U0198252

常见手与腕关节手术并发症的处理
Management of Complications in Common Hand and Wrist Procedures

2021 欧洲手外科学会指导教程
FESSH Instructional Course Book 2021

主 编 （荷）布里吉特·范德海登
Brigitte van der Heijden，MSc，MD，PhD
Plastic Surgeon and Chairman
Department of Plastic Surgery
Jeroen Bosch Hospital
's-Hertogenbosch, the Netherlands;
Radboud University Medical Center
Nijmegen, the Netherlands

（挪威）简 - 拉格纳·海于格斯特韦特
Jan-Ragnar Haugstvedt，MD，PhD
Division Chair of Hand Surgery and Consultant Hand Surgery
Department of Orthopaedics
Østfold Hospital Trust
Moss, Norway

（荷）亨克·库尔特
Henk Coert，MD，PhD
Professor and Chairman
Department of Plastic Surgery
UMC Utrecht
Utrecht, the Netherlands

主 译 高凯鸣 李 涛 徐吉海 聂广辰
副主译 梁高峰 王克列 于 灏 周英杰 杨小凡

北方联合出版传媒（集团）股份有限公司
辽宁科学技术出版社

图书在版编目（CIP）数据

常见手与腕关节手术并发症的处理：2021 欧洲手外科学会指导教程 /（荷）布里吉特·范德海登（Brigitte van der Heijden），（挪威）简 - 拉格纳·海于格斯特韦特（Jan-Ragnar Haugstvedt），（荷）亨克·库尔特（Henk Coert）主编；高凯鸣等主译 . — 沈阳：辽宁科学技术出版社，2024.7

ISBN 978-7-5591-3423-3

Ⅰ. ①常… Ⅱ. ①布… ②简… ③亨… ④高… Ⅲ. ①手—骨折—外科手术—教材②腕骨—骨折—外科手术—教材 Ⅳ. ① R683.41

中国国家版本馆 CIP 数据核字（2024）第 026152 号

出版发行：辽宁科学技术出版社
（地址：沈阳市和平区十一纬路25号　邮编：110003）
印 刷 者：辽宁新华印务有限公司
经 销 者：各地新华书店
幅面尺寸：210mm×285mm
印　张：16
插　页：4
字　数：350千字
出版时间：2024年7月第1版
印刷时间：2024年7月第1次印刷
责任编辑：吴兰兰
封面设计：顾　娜
版式设计：袁　舒
责任校对：黄跃成

书　号：ISBN 978-7-5591-3423-3
定　价：218.00 元

投稿热线：024-23284363
邮购热线：024-23284502
E-mail:2145249267@qq.com
http://www.lnkj.com.cn

译者名单

主译

| 高凯鸣 | 复旦大学附属华山医院 | 李　涛 | 华中科技大学同济医学院附属协和医院 |
| 徐吉海 | 宁波市第六医院 | 聂广辰 | 哈尔滨市第五医院 |

副主译

梁高峰	西安兵器工业五二一医院	王克列	深圳市龙岗区骨科医院
于　灏	中国医科大学附属第一医院	周英杰	复旦大学附属华山医院
杨小凡	华中科技大学同济医学院附属协和医院		

参译人员（按姓氏汉语拼音排序）

包丞州	宁波市第六医院	陈传杰	承德市中心医院
陈　亮	荆州市中心医院	董子升	宁波市奉化人民医院
段超鹏	西安兵器工业五二一医院	范伟剑	宁波市第六医院
郝旭光	哈尔滨市第五医院	贾钟喻	西安兵器工业五二一医院
贾宗海	西安兵器工业五二一医院	姜浩力	深圳市第三人民医院
姜　龙	哈尔滨市第五医院	李辰阳	新疆维吾尔自治区第三人民医院
李佳铭	哈尔滨市第五医院	李　杰	中国医科大学附属第一医院
李骏然	唐山市第二医院	梁海东	大连医科大学附属第二医院
凌海乾	深圳市龙岗区骨科医院	刘　洋	哈尔滨市第五医院
刘英男	深圳市人民医院	孟祥悦	哈尔滨市第五医院
秦夏冰	十堰市太和医院	魏瑞鸿	深圳市人民医院
魏　镇	宁海县第一医院	向首阳	哈尔滨市第五医院
谢　晴	深圳市龙岗区骨科医院	薛娉娉	华中科技大学同济医学院附属同济医院
姚晓玲	深圳市龙岗区骨科医院	张宜之	深圳市龙岗区骨科医院
周　健	深圳市龙岗区骨科医院	周　龙	宁波市第六医院
邹时雨	深圳市龙岗区骨科医院		

序言

手是人类赖以生存以及创造美好生活的器官。手外科医生正是用自己的双手来守护手的健康、解除手的病痛。中国的手外科医生在前辈们的带领下，取得了丰硕的成果。

在临床实践中，手外科医生难免会遇到各种各样的并发症。这些并发症的发生可能缘于医生对于病理、解剖、病理生理以及疾病本身认识不足，也可能缘于医生对手术难度和风险的判断有误，还有可能缘于手术操作时的失误。并发症会给患者带来不同程度的痛苦，增加他们的住院时间和耗费的金钱；同时，也会给外科医生带来困难和挑战。如何预防、避免和处理手术并发症是每一位外科医生职业生涯中的必修课。

传统教科书和手术图谱侧重于介绍疾病的病理机制、诊断、鉴别诊断和治疗方法，尽管一部分专科图书会详细地阐述手术步骤和注意要点，但仍然缺少关于手术并发症的预防及治疗的内容。欧洲手外科学会（FESSH）联盟长久以来致力于手外科专科医师的培训和教学，编著过多部手外科及手术学专著，其内容翔实、图片精美并且紧跟时代不断迭代更新。本书原著是 FESSH 系列教材中颇具亮点的一本，图文并茂地展示了手外科各亚专科如骨关节、周围神经、肌腱、手部退行性疾病等方面手术并发症的识别和处理。在中华医学会手外科学分会青年委员会的几位骨干医生的积极推动下，这本实用性极强的教材被引入国内，并由国内众多手外科专家完成了翻译工作，以供国内的手外科、骨科、显微外科同道参考。

如今，这本译著在译者们的不懈努力下，终于顺利出版，在此感谢他们对本书翻译工作所做出的贡献！

劳杰教授
2023 年 12 月 20 日

前言

在我们的职业生涯中，还没有任何一个人没有遇见过手术并发症。即便是最优秀的外科医生，也会在某时面对并发症问题。那些声称没有面对过手术并发症的外科医生，要么多半没有亲自参加手术，要么不随访患者，要么对此持否定态度。

手术并发症不仅对患者也对外科医生产生重大影响。几乎所有教科书都列举了我们进行手术后可能发生的并发症，但通常我们选择对此避而不谈。这种做法其实并未能妥善处理好手术并发症，甚至无法向患者和外科医生做出公平的交代。

手术并发症与我们的职业生涯时时相伴，理应得到与其他方面同等的重视，确切说来这是为了让我们从中吸取教训以及提升将来的诊疗质量。

在这本书中，我们希望在手术并发症方面畅所欲言！

本书中我们聚焦于常规手及腕关节手术的并发症，将讨论手术并发症的预防以及治疗。另外，我们也将阐述如何处理患者的期待以及手术并发症对于患者和外科医生的影响。

我们希望这本书能同时为高年资和低年资外科医生在处理手术并发症方面提供参考。

对于最终提升诊疗质量而言，积极地了解手术并发症，然后将其与患者和自己的同事进行沟通和讨论十分有必要。

最后，我们想向所有作者表示感谢，我们感谢他们为这本书的编写做出了巨大努力以及为此提供了"丰厚"知识和经验分享。

Brigitte van der Heijden, MSc, MD, PhD
Jan-Ragnar Haugstvedt, MD, PhD
Henk Coert, MD, PhD

编者名单

Peter C. Amadio, MD
Lloyd A and Barbara A Amundson Professor of
   Orthopedic Surgery
Mayo Clinic
Rochester, Minnesota, USA

Andrea Atzei, MD
PRO-Mano
Treviso, Italy;
Hand Surgery Unit
Ospedale Koelliker
Torino, Italy

Peter Axelsson, MD, PhD
Senior Consultant
Department of Hand Surgery
Sahlgrens University Hospital
Sahlgrenska Academy
Institute of Clinical Sciences
University of Gothenburg
Gothenburg, Sweden

Greg I. Bain, MD
APWA President
Professor of Upper Limb and Research
Department of Orthopaedic Surgery
Flinders University
Adelaide, South Australia, Australia

Eva-Maria Baur, MD
Practice
Department for Plastic and Hand Surgery Murnau
Penzberg, Germany

Randy Bindra, FRACS
Professor of Orthopaedic Surgery
Griffith University School of Medicine and Dentistry
Southport, Australia

Michel E. H. Boeckstyns, MD, PhD
Consultant Hand Surgeon
Capio Private Hospital
Senior Researcher
Clinic for Hand Surgery
Herlev–Gentofte Hospital
University of Copenhagen
Hellerup, Denmark

Elske Bonhof-Jansen, MSc
European Certified Hand Therapist
Clinical Epidemiologist
Isala Zwolle
Zwolle, the Netherlands

Geert Alexander Buijze, MD, PhD
Hand & Upper Limb Surgery Unit
Department of Orthopaedic Surgery
Clinique Générale
Annecy, France;
Lapeyronie University Hospital
University of Montpellier
Montpellier, France;
Amsterdam University Medical Center
University of Amsterdam
Amsterdam, the Netherlands

Anne Eva J. Bulstra, MD, PhD
Department of Surgery
Red Cross Hospital
Beverwijk, the Netherlands

Marion Burnier, MD
Wrist Surgery Unit
Department of Orthopaedics
Claude-Bernard Lyon 1 University
Herriot Hospital
Lyon, France

Maurizio Calcagni, MD
Department of Plastic Surgery and Hand Surgery
University Hospital Zurich
Zurich, Switzerland

Alessandro Crosio, MD
Hand Surgery and Reconstructive Microsurgery
   Department
ASST-Orthopedic Institute, Gaetano Pini–CTO
Milan, Italy

Paul De Buck, MSc Manual Therapy
European Certified Hand Therapist
Department of Rehabilitation Sciences
Campus UZ Gent
Gent, Belgium

Ilse Degreef, MD, PhD
Professor of Orthopedic Surgery
University of Leuven
Leuven, Belgium

Godard C.W. de Ruiter, MD, PhD
Neurosurgeon
Department of Neurosurgery
Haaglanden Medical Center
The Hague, the Netherlands

Francisco del Piñal, MD, PhD
Hand and Microvascular Surgeon
Madrid and Santander, Spain

J.G.G. Dobbe, MD
Department of Biomedical Engineering and Physics
Amsterdam University Medical Center
Amsterdam, the Netherlands

David Elliot, MA, FRCS, BM, BCh
Consultant Hand and Plastic Surgeon (Retd.)
Essex, UK

Mireia Esplugas, MD
Consultant Hand Surgeon
Kaplan Hand Institute
Barcelona, Spain

Florian S. Frueh, MD, PhD
Department of Plastic Surgery and Hand Surgery
University Hospital Zurich
Zurich, Switzerland

Marc Garcia-Elias, MD, PhD
Consultant and Co-Founder
Kaplan Hand Institute;
Vall d'Hebron Institut de Recerca (VHIR)
Barcelona, Spain

Thomas Giesen, MD
Orthopaedic Surgeon
Clinica Ars Medica
Centro Manoegomito
Gravesano, Switzerland;
Clinic for Hand and Plastic Surgery
Luzerner Kantonsspital
Lucern, Switzerland

Max Haerle, MD
Professor
Director of Hand and Plastic Surgery Department
Orthopädische Klinik Markgröningen
Markgröningen, Germany

Daniel B. Herren, MD, MHA
Department of Hand Surgery
Schulthess Klinik
Zurich, Switzerland

Guillaume Herzberg, MD, PhD
Professor of Orthopaedic Surgery
Lyon Claude Bernard University
Herriot Hospital
Lyon, France

Pak Cheong Ho, MBBS, FRCS (Edinburgh), FHKAM (Orthopaedic Surgery), FHKCOS
Chief of Service
Department of Orthopaedic & Traumatology
Prince of Wales Hospital
Chinese University of Hong Kong
Hong Kong SAR

Ayla Hohenstein, MD
Hand and Plastic Surgery
Orthopädische Klinik Markgröningen
Markgröningen, Germany

Mick Kreulen, MD, PhD
Department of Hand Surgery
Rode Kruis Ziekenhuis
Beverwijk, the Netherlands

Gertjan Kroon, MD
European Certified Hand Therapist
Isala Zwolle
Zwolle, the Netherlands

Florian M.D. Lampert, PD, MD
Senior Consultant
Orthopädische Klinik Markgröningen
Markgröningen, Germany

Alex Lluch, MD
Kaplan Hand Institute;
Vall d'Hebron Institut de Recerca (VHIR);
Hand & Wrist Unit
Vall d'Hebron Hospitals
Barcelona, Spain

Riccardo Luchetti, MD
Rimini Hand Surgery and Rehabilitation Center
Rimini, Italy

SimonB.M.MacLean,MBChB, FRCS(Tr&Orth), PGDipCE
Consultant Orthopaedic and Upper Limb Surgeon
Tauranga Hospital, BOPDHB
Tauranga, New Zealand

Luke McCarron, BOcc. Thy., MSc. Hand
Assistant Professor, Orthopaedic Conjoint Position
Bond University Occupational Therapy Department
Gold Coast Hospital and Health Service Orthopaedic
    Department
Gold Coast, Queensland, Australia

Duncan Angus McGrouther, MD, PhD
Professor and Senior Consultant Hand Surgeon
Director Cell and Tissue Bioengineering Laboratory
Singapore General Hospital;
Adjunct Professor
Duke-NUS Medical School
Singapore

Daniel J. Nagle, MD, FAAOS, FACS
Professor Emeritus
Clinical Orthopedic Surgery
Northwestern Feinberg School of Medicine
Chicago, Illinois, USA

Ridzwan Namazie, FRACS
Gold Coast University Hospital
Southport, Australia

Simona Odella, MD
Hand Surgery and Reconstructive Microsurgery
    Department
ASST-Orthopedic Institute, Gaetano Pini–CTO
Milan, Italy

Dominic Power, MD
Peripheral Nerve Injury Service
Birmingham Hand Centre
Queen Elizabeth University Hospital
Birmingham, UK

Mike Ruettermann, MD
Consultant Plastic Surgeon—Hand Surgeon
University Medical Center Groningen—UMCG
Groningen, the Netherlands;
Institute for Hand and Plastic Surgery
Oldenburg, Germany

Niels W.L. Schep, MD, PhD, MSc
Trauma—Hand and Wrist Surgeon
Maasstad Hospital
Rotterdam, the Netherlands

Ton A. R. Schreuders, PT, PhD
Erasmus Medical Center
Department of Rehabilitation Medicine
Rotterdam, the Netherlands

S.D. Strackee, MD
Department of Plastic, Reconstructive and Hand
    surgery
Amsterdam University Medical Center
Amsterdam, the Netherlands

Filip Stockmans, MD, PhD
Campus Kulak Kortrijk
Kortrijk, Belgium

Jin Bo Tang, MD
Professor and Chair
Department of Hand Surgery
The Hand Surgery Research Center
Affiliated Hospital of Nantong University
Nantong, Jiangsu, China

Pierluigi Tos, MD, PhD
Director
Hand Surgery and Reconstructive Microsurgery
    Department
ASST-Orthopedic Institute, Gaetano Pini–CTO
Milan, Italy

Gwendolyn van Strien, PT, CHT-NL
Hand Therapist
The Hague, the Netherlands

Thomas Verschueren, MD
Department of Orthopedic Surgery
AZ Monica Hospital
Antwerp, Belgium

Frederik Verstreken, MD
Department of Orthopedic Suegery
Antwerp University Hospital
Edegem, Belgium

Erik Walbeehm, MD
Radboud Peripheral Nerve Centre
Department of Plastic, Reconstructive and Hand
    Surgery
Radboudumc
Nijmegen, the Netherlands

Marjolaine Walle, MD
Pediatric Surgery Department
University Hospital Estaing
Clermont-Ferrand, France

David Warwick, MD, BM, DIMC, FRCS, FRSCS(Orth),
    Eur Dip Hand Surg
Professor
Consultant Hand Surgeon
University Hospital Southampton
Southampton, Hampshire, UK

Paul M.N. Werker, MD, PhD, FEBOPRAS, FEBHS
Professor and Chief
Department of Plastic Surgery
University of Groningen and University Medical
    Center Groningen
Groningen, the Netherlands

Terry L. Whipple, MD
Chief of Orthopaedics
Hillelson-Whipple (H-W) Clinic;
Associate Professor of Orthopaedic Surgery
University of VA and VA Commonwealth University;
Director, Orthopaedic Research of Virginia
Richmond, Virginia, USA

目录

第一部分
肌腱手术

1

第一章 屈肌腱手术后并发症的处理

Peter C. Amadio, Duncan Angus McGrouther

摘要

粘连是手部屈肌腱修复后最常见和治疗最困难的并发症。除幼儿外，几乎所有屈肌腱修复患者术后都会出现活动受限的粘连；问题是这些粘连是否严重到需要手术来治疗。滑车缺损可能是外伤所致，也可能是修剪滑车以改善手指运动的结果。通常，如果滑车缺损长度＜2cm，则无须进行重建。对于屈肌腱断裂，应通过询问病史、伤口检查和术中探查来明确诊断并预防并发症的发生。肌腱修复的技术关键是多束中心缝合、更牢固的缝合和适当的滑车松解。恢复手指的主动活动是屈肌腱修复的治疗目的，再次手术修复也是如此，因为肌腱粘连后有可能在活动中断裂。控制感染仍然离不开引流、减压和冲洗治疗，以消除炎症和控制细菌毒力。肌腱修复后的感染较为少见，通常是由于清创不彻底或出现并发症所致。发生感染，应通过使用抗生素、引流和导管冲洗进行治疗。如果肌腱坏死，则应切除并考虑重建。

关键词：肌腱，粘连，弓弦，滑车，断裂，感染

1.1 屈肌腱粘连的处理

1.1.1 定义/问题：目前对粘连形成机制的理解

"有伤口，就会有瘢痕"，是几乎所有哺乳动物在出生后组织伤口愈合的普遍规律。但由于损伤部位、损伤机制和组织损伤类型的不同，粘连对功能影响的严重程度也不同。手部的屈肌腱容易出现粘连，瘢痕将肌腱固定在滑车和骨骼上，从而限制了肌腱滑动，影响功能。

由于手部屈肌腱特殊的解剖结构和正常情况下也不稳定的营养结构，使其特别容易形成粘连。成人手指屈肌腱最大的滑动长度约为2.5cm，由指动脉在关节水平发出的血管分支进入肌腱提供营养，而不是由周围腱旁组织向肌腱提供，从而满足肌腱滑动的长度需要。该血供是节段性的，由指动脉在关节水平发出的血管分支为肌腱供血（图1.1）。这些

滋养血管仅位于每个关节的近端和远端，分布在指骨的外侧和掌侧。在行肌腱修复或松解时，必须仔细保护好这些滋养血管。如果不慎切断，即使断端整齐，肌腱血供也会被破坏。肌腱周围腱鞘也可以提供营养，作为滋养血管的补充。这两套供血系统在屈肌腱撕裂时通常同时被破坏：腱鞘供血系统由于外伤被破坏，而滋养血管供血系统可能由于外伤或者肌腱回缩牵拉而损伤。

血供的破坏是导致肌腱粘连的主要因素之一，血供良好的肌腱比血供差的肌腱功能更好，因此保持良好的血供是降低粘连严重程度的重要因素。这不仅适用于有血管严重损伤的肌腱（如截肢/再植时），也适用于血管良好的手指肌腱损伤。与其他血供受损的组织一样，无血供或低血供的肌腱会释放细胞因子，如血管内皮生长因子（VEGF），刺激新生血管在肌腱内生长。这些新生血管，有助于恢复肌腱的血供并促进肌腱愈合，但同时也使肌腱与周围组织粘连在一起，从而限制了肌腱的运动。通常情况下，几乎没有什么方法可以逆转外伤造成的血供破坏，但仍可以采取措施来减少肌腱血供不足对肌腱活动的影响，具体内容如下节所述。

肌腱粘连的另一个原因是手指特殊的纤维鞘管结构，正常情况下鞘管将肌腱固定在指骨表面，并允许肌腱滑动，带动手指产生270°的关节活动范围。在狭窄的鞘管里即使是肌腱修复良好，表面光滑，也很容易出现活动受限，并与周围组织形成粘连牵引带。对此，外科医生可以采取一些措施来减轻鞘管因素对粘连的影响，如下节所述。

其他容易发生粘连的因素与外伤有关，如需要长时间的固定（如对于骨折、神经修复、近端肢体损伤等），或其他限制患者进行康复治疗的创伤（如多发性创伤、头部损伤等）。影响粘连的另一个主要因素是外科医生的手术操作，包括对肌腱的处理、修复的光滑度、滑车的保留情况以及康复治疗等。过去10年，随着技术进步和肌腱松解术的开展，肌腱损伤术后粘连的严重程度显著降低，并能对需要治疗的粘连进行肌腱松解，如下节所述。

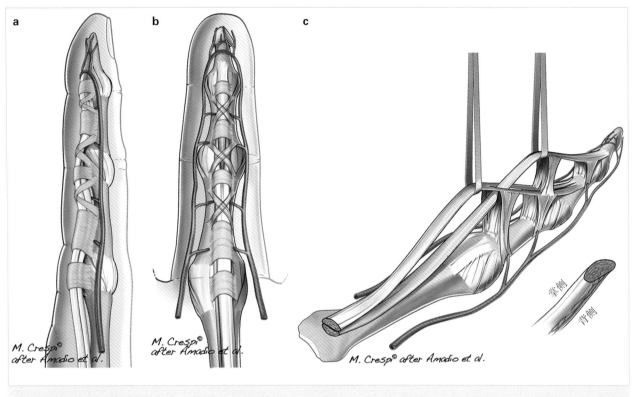

图 1.1 a~c.屈肌腱的血液供应

1.1.2 治疗

减少肌腱粘连的手术技巧

众所周知，在 II 区对断裂肌腱的粗暴操作会破坏肌腱的光滑表面，使粘连加重。因此，手术时必须动作轻柔且仅操作断端部分。如果肌腱已缩回到手掌中，则应使用肌腱导丝或者通条（如窄导管）将其取出。应小心保护任何在最初损伤中存留下来的腱钮。事实上，如果无法一期修复肌腱，则应当用夹板固定腕关节和手指于屈曲位，以最大限度地减少破坏剩余腱钮的可能性，直至进行二期修复手术。在这段时间内，也应该适当限制受伤手指的主动活动。

保持断端整齐、轻度的张力和接近正常的光滑度，对于修复的肌腱能顺利通过保留下来的滑车至关重要。肌腱修复不仅应断端整齐，同时也应该保持肌腱表面光滑，在肌腱表面的缝线要尽可能少。线结、线头都是摩擦阻力的来源，早期会划伤经过的滑车（图 1.2），反复的摩擦反应将导致炎症和粘连的发生。

早期学者认为，切除滑车可以为肌腱修复留出

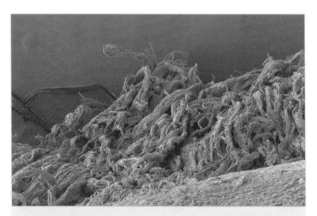

图 1.2 肌腱修复动物模型中在滑车内的线结反应

空间，但可能导致弓弦和屈曲挛缩。为了避免这一问题，多年来，手外科学者一直强调保留滑车，甚至完全关闭鞘管。但这同时导致粘连和肌腱滑动的受限，即使是做了精细、微创和整齐的肌腱修复。

问题在于，即使是最理想的修复也很难使术后接近正常。大体观察，正常肌腱在 A2 滑车水平已没有额外的滑动空间。因此，最近的观点再次倾向于做选择性的滑车切除。如果有必要，可切除全部

的 A4 滑车，甚至部分的 A2 滑车。通常，A4 滑车切除后的弓弦是轻度的，因为中节指骨长度较短，切除 A4 滑车后只有轻度的中节弯曲。在 II 区肌腱受伤后，即使 A3 滑车不完整，手指弓弦也不严重。相反，近节指骨较长，凹陷更深，A2 滑车完全缺损会导致较严重的手指屈曲，特别是当同时伴有 A3 滑车缺损时。因此，保留至少一半的 A2 滑车是非常重要的。我们更倾向于切除或修剪而不是修复指浅屈肌腱，从而减少一个肌腱滑动空间，即使是进行较粗的指深屈肌腱修复时，也可以预留下足够的 A2 滑车空间。

怎样修复才算整齐？如何判断多长的滑车可以被切开？答案很清楚：如果能在"患者完全清醒"的局部麻醉下手术，可以允许患者在肌腱修复后、伤口闭合前做手指主动活动，这可以帮助发现肌腱修复的不足之处，有时是肌腱缝合质量问题，有时是由于将肌腱缝到了腱鞘的边缘，有时是线结不牢、出现松动（图 1.3）。

防粘连材料

除了手术入路和肌腱缝合技术外，手外科医生经常尝试通过使用各种润滑剂或防粘连材料来降低粘连形成的风险。理论上讲，这些材料都有一定的益处，在有空间的地方，例如骨折和肌腱修复部位，保护片或保护膜可以减少一定的粘连。然而，有两个主要问题限制了此类屏障材料的作用：一是，材料本身占据一定的空间，对最需要它们起作用的地方造成了妨碍，例如肌腱和滑车之间；二是，如上所述，粘连是一种为受损肌腱提供血液供应的正常

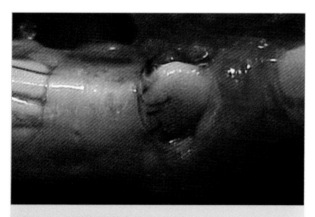

图 1.3　即使是最整齐的肌腱修复，也能卡在滑车的边缘。最好的解决办法是通过部分滑车切除或切除 FDS 的一个滑动部分来留出空间

生理反应，因此，阻断粘连通常也意味着肌腱持续性的缺血，更有可能导致肌腱断裂，如本章其他部分所述。

液体润滑剂，如透明质酸，也被用于防止肌腱粘连。这些液体，通常被作为材料而不是药物来使用，因为它们的作用是机械性的，并不影响细胞生长过程，这些润滑剂不会阻碍营养物质的扩散，因此不会破坏肌腱的血供。然而，在大多数情况下，这些润滑剂要么被代谢掉，要么随着肌腱运动被挤走，因此在肌腱愈合过程中几乎没有帮助。未来能够研发出可以在肌腱表面的分子薄层进行化学键结合的新润滑剂可能会克服这些问题，但目前仅开展了动物实验，还没有应用于临床。

药物也被用于减轻机械性肌腱粘连，如以往常用的 β-氨基丙腈，其作用为干扰胶原交联反应。然而药物不能单纯地阻断肌腱粘连中的交联反应，例如，肌腱断端之间或肌腱与伤口皮肤之间的粘连反应。因此，应用这些药物可能会出现伤口不愈合的并发症；将其长期用于实验动物时，发现甚至大血管中的胶原也会受到影响，出现大出血的危险。

肌腱松解术

如上所述，过去 20 年来，肌腱手术技术的发展降低了肌腱松解术的比例，已经从 20 世纪 70 年代和 80 年代的 20% 降至今天的 10% 以下。尽管如此，一些患者仍然需要进行肌腱松解术，其适应证仍然与以往相同：①功能丧失，肌腱无法主动活动；②柔软的手指（主动活动受限、被动活动较好）；③肌腱已经良好愈合；④近端肌肉功能良好；⑤患者能配合治疗。如果手指不柔软、关节僵硬、主动活动和被动活动均受限，则松解的效果很差；如果肌腱未愈合或肌肉损伤严重，则需行肌腱重建术或肌腱转位术，而不是肌腱松解术；当然在术后康复过程中，如果患者不能配合，则治疗效果较差。

考虑肌腱松解的第二个因素是对风险和效果的评估。当前有哪些功能受限？有多大程度的活动限制？手术是否会损害当前的功能？另外需要注意的是，通过肌腱松解达到关节的完全伸直和完全屈曲都是不现实的。事实上，通常最后只能恢复大约一半的术中主动活动改善的效果，因此，在确定是否需要手术时，必须要考虑到这些。

肌腱松解术前评估时，很重要的一环是能否通过夹板固定、拉伸训练或者持续矫正来解决已有的关节挛缩问题。同时手外科医生要知道关节挛缩可

能是由于主要滑车缺损造成的，当同时需要做滑车重建和肌腱松解时，应考虑分期手术。因为滑车重建需要一段时间的制动，而肌腱松解需要术后早期活动，以避免粘连。尤其当不活动的肌腱表面与重建的滑车接触时复发性粘连几乎是不可避免的。最后，手外科医生还应验证肌腱是否已经愈合，除临床评估外，超声或磁共振成像（MRI）可用于术前检查，以帮助确认肌腱的完整性，并判断滑车缺损的情况。

肌腱松解术有很多风险：肌腱和滑车可能被瘢痕缠绕，滑车缺损后肌腱滑脱可能出现严重的屈曲挛缩，术后可能出现肌腱断裂。由于术中有肌腱断裂的风险，术前应与患者详细讨论术中发生肌腱断裂的处理计划。患者同意进行肌腱松解术时也应告知可能需要分期行肌腱重建术。值得注意的是，肌腱松解术后可能出现功能较术前更差的情况。

有关肌腱松解术效果的文献资料并不多，可能反映了很多病例有明显的恢复效果，也可能手术效果不明显，使许多手外科医生报告其结果的积极性不高。所有文献都强调，要预料到最终松解效果可能不如术中观察到的效果好，肌腱断裂可能在松解后立即发生，或在几天后肌腱溶解过程中发生。

1.1.3 康复

肌腱松解术后，早期主动活动尤为重要，但在开始几天内不宜过于积极的活动，以免引起出血，同时可减轻水肿。根据我们的经验，患者、外科医生和有经验的物理治疗师之间的紧密配合对于术后获得良好的临床效果至关重要。必须根据每位患者病变的具体情况和手术细节制订护理计划和康复方案。分级主动活动、被动关节活动和水肿控制都是取得康复计划成功的关键要素。

目前主张早期主动屈曲锻炼，随时间延长逐渐增加"小幅度"的局部活动范围，这一方法逐渐取代了20世纪70年代和80年代所提倡的被动屈曲/主动伸直的锻炼方法。被动活动和水肿控制对于保持关节和软组织的柔软度有重要作用，但它们本身对促进肌腱滑动的作用很小，即使采用各种协同运动效果也不明显。术后石膏固定的要求也有一些不同，因为腕关节固定超出了手指屈曲所能达到的范围，对手指屈肌腱活动张力的卸载作用很小。因此，屈肌腱修复术后的石膏固定越来越多地只用于手部，至少在去除敷料包扎之后可以这样固定。

总之，对于血供良好的肌腱锐器伤，进行良好的肌腱修复、必要的滑车切开和早期主动活动锻炼等现代方法，已经减少了肌腱松解术的必要性。肌腱松解术仅用于一些复杂的复合性损伤患者，例如断指再植、受伤组织条件不良和术后伤口愈合较差者。

1.1.4 提示和技巧

虽然每个病例都有其独特性，但仍有一些共同的特征可以总结为一般性原则。最重要的原则之一是，由于治疗肌腱粘连最主要的目的是恢复主动活动，因此在手术过程中评估主动活动程度十分重要。出于这个原因，我们更倾向于"患者完全清醒"下的局部麻醉手术：不使用镇静剂、止血带或肌肉松弛药物干扰有效的肌腱主动收缩。这也是我们对患者的建议。在许多情况下，主动收缩能够松开最后的粘连，并恢复所需的运动。在其他情况下，外科医生在肌腱上施加张力的牵拉检查能够显示损伤区域的肌腱被动活动程度，但当患者尝试屈曲手指时没有活动，则表明这是在损伤区域之外形成粘连的迹象。这些可以是远端的粘连，但也可以是近端的粘连，甚至是在前臂远端、位于深肌或浅肌肌腹之间的粘连。

皮肤条件对手术方案也很重要。皮肤萎缩的瘢痕手指不可能耐受广泛的组织松解，是肌腱松解的禁忌证。柔软的皮肤覆盖是必不可少的条件。分离组织时必须保护好重要的血供，对于手指和肌腱都是如此。我们更喜欢应用已有的切口，并根据需要将其向近端和远端延长，使切口超出损伤区域，以便从解剖结构正常的地方开始分离进入损伤区域。

暴露肌腱和腱鞘时，重要的是要避免进一步损伤神经血管束或供应肌腱和腱鞘的血管分支（图1.1）。应注意残余滑车的保护。为了保护这些滑车，松解时可横向开窗，开窗间距不小于1cm。为此，可使用各种特殊的窄型刀具和剥离子。但无论如何，保持肌腱的完整性非常重要，如同在山下挖隧道一样，从两侧开始要保持同向对齐，当近端和远端游离完毕时，肌腱的完整性得以良好保留。对于某些肌腱严重粘连的病例，尤其是对于A2滑车下的严重粘连，必要时可切除指浅屈肌腱，保留指深屈肌腱。

对于肌腱松解后的伤口闭合，止血是一个关键因素。采用局部麻醉手术的另一个原因，是可以在局部麻醉中适当添加肾上腺素，能提供很好的止血

1

效果。皮肤必须在无张力下小心闭合，以确保早期运动不会影响伤口愈合。

1.1.5 结论

总之，肌腱粘连是屈肌腱损伤后一种重要但越来越少见的并发症。当需要进行肌腱松解时，需要仔细确保手术的效果，并避免风险。使用局部麻醉下的手术松解具有很多优点，能够确保局部粘连的完全松解。术后，需要由患者、物理治疗师和外科医生组成的合作团队来共同制订术后康复方案。

1.2 弓弦

1.2.1 定义 / 问题

严格来讲，只要肌腱与指骨失去紧密接触，就会出现肌腱弓弦。这是由指骨的前表面为弯曲状这一特殊的解剖特点决定的。在没有 A2 和 A4 滑车的情况下，无论关节角度如何，屈肌腱将自然地远离弯曲的指骨。近节指骨更是如此，因为它比中节指骨更加弯曲，也更长一些。

如果与关节相关的 A1、A3 或 A5 滑车也受到影响，弓弦程度会随着关节屈曲而加剧。受影响的节段越长，弓弦程度就越严重。值得注意的是，指骨的基底髁在关节处产生肌腱的掌侧弯曲，从侧位视图来看，近端指间关节处的肌腱走行路线实际上不是直的，只有到关节屈曲约 45° 时才会变直。因此与关节相关的弓弦，即使在没有滑车的情况下，也仅发生在屈曲 45° 以上时。关节活动受到的限制越大，如关节炎、关节内损伤或关节周围纤维化等，弓弦的程度实际上越轻，换言之，恢复滑车功能的重要性就越小。反过来也是如此：当患者越需要在近端指间关节处充分屈曲来完成重要的功能，就越需要有一个完整的滑车系统。

为什么需要滑车？

滑车是保持肌腱靠近骨骼所必需的结构，特别是在需要关节活动角度较大的部位。基于肌动蛋白和肌球蛋白分子在肌肉中的收缩能力，肌腱滑动长度是固定的，为了获得更多稳定的关节活动角度，肌腱必须尽可能靠近关节的运动轴。作为测量数据，关节处周长是半径的 2 倍，因此，如果肌腱转动半径为 5mm 的圆形关节，则每滑动 5mm，关节将移动大约 60°。如果肌腱弓弦时远离关节 5mm，则同样的 5mm 的肌腱滑动只能使关节移动约 30°。由于杠杆臂的增长（10mm∶5mm），肌腱在关节上施加 2 倍的力，但关节只能移动一半的距离。这就是要保留或重建滑车的原因。同时，由于滑车解剖结构的特点之一，即 A2 和 A4 滑车是固定的，但 A1、A3 和 A5 滑车连接到掌板，因此它们允许关节屈曲时存在自然状态下的弓弦，轻度减少了潜在的关节活动角度，同时能够增加一些强度。早期容易被我们忽视的一个重点是，虽然正常的滑车结构对于完整的手指活动是必要的，但在所有滑车缺损的情况下，实际上并不能完全恢复正常的手指活动。通常情况下，相较于出现弓弦，减少手指活动范围的同时增加手指力量更有利于患者。当然，在腱鞘缺损的情况下，成年人可能无法完全恢复手指的正常活动，但相对于肌腱卡压、完全丧失手指活动，滑车部分修剪引起的轻度弓弦导致的轻度的主动活动损失是可接受的。滑车缺损几乎总是会导致某种程度的屈曲挛缩，但除非有广泛的滑车缺损需要滑车修复或者重建，否则滑车修剪是一个可行的方案，有时尝试重建完整的滑车，反而会出现肌腱粘连和关节僵硬。

滑车缺损的病因

滑车缺损可能是闭合性或开放性损伤所致，而开放性损伤往往是由于创伤引起，也可能是手术中修剪或切除滑车以利于肌腱修复或松解的结果。闭合性损伤通常是用力抓握的结果，也是攀岩运动员遇到的常见问题，通常损伤较轻，仅损伤远端 A2、单独 A3 或 A4 滑车，可通过贴胶带和早期保护性运动进行治疗（图 1.4）。即使是 A2 滑车完全破裂，如果不合并有其他滑车的损伤，通常并不需要手术，可使用定制的支具或环形夹板进行保护下的功能活动。尸体模型研究显示：与正常情况下相比，A2 滑车的完全缺损仅导致大约 20° 的运动受损；与 Ⅱ 区屈肌腱修复后的情况相比，这种运动损失要小得多。然而，多个滑车的断裂则需要手术修复，开放性滑车损伤的情况也是如此，短节段的损伤可能无法修复或重建，但较长节段的损伤则需要手术修复，否则会导致明显的弓弦畸形，进而引起严重的屈曲挛缩。滑车缺损长度为多少时可以不予以修复取决于患者本身的功能要求和 PIP 关节的活动情况，但很少有患者能够在 A2、A3 和 A4 滑车同时缺损的情况下耐受功能的丧失，这时屈肌腱在弓弦状态下屈曲力量增大，

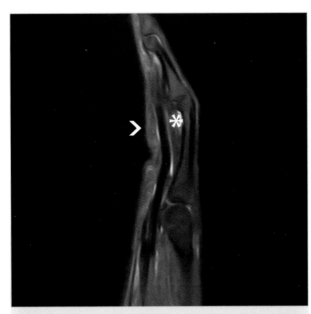

图 1.4 患者 A2 滑车远端断裂有少许弓弦（箭头）。这种弯曲度可以不用滑车重建，用非手术的方法处理即可。然而，请注意，肌腱（＊）后方的空间并不是空的——它将被楔形瘢痕填充，在肌腱恢复到其邻近指骨的原来位置之前，必须切除该瘢痕，并进行适当直径的滑车重建

超过了伸肌腱平衡的力量，导致关节过度牵拉，出现屈曲挛缩导致关节固定。

1.2.2 治疗

非手术治疗

如上所述，无论由于外伤还是手术损伤，通常＜1cm 的滑车缺损均可通过相对简单的方法进行安全处理。只要 A3 和 A5 滑车保持完整，即使整个 A4 滑车缺损也可以用同样的方式处理。Schöffl VR 和 Schöffl I 对攀岩运动员的滑车损伤进行了有效的分类，分为以下几种类型：

1 级损伤：为扭伤导致，有局部压痛，但超声或 MRI 显示滑车的完整性存在。可以对症处理，在之后几个月里，通常需要用绷带固定受伤的手指，并逐步恢复正常的功能。

2 级损伤：为上述较短（＜1cm）的滑车完全性损伤，部分 A2、A3 或 A4 滑车缺损，可进行类似保守处理，早期可以使用适当支具固定让受伤部位得到休息。

3 级损伤：基本上是 A2 滑车的完全缺损，在成

人手指中长约 15mm。Schöffl VR 和 Schöffl I 还将 A3 滑车的单独缺损作为 3 级损伤，但在我自己的经验中，未发现 A3 滑车的单独缺损会导致功能障碍。甚至，A3 滑车在 PIP 关节屈曲＞45°之前都不会发挥功能。对于单独的完全性 A2 滑车损伤，在滑车痊愈之前，绷带固定不足以限制弓弦，在这种情况下，使用支具固定会有帮助。在完全恢复活动之前，通常需要为期 3 个月或更长时间的保护，此后数月的活动期间内仍可能需要佩戴支具。然而，许多此类患者可以在不需要滑车重建的情况下恢复良好的功能。

4 级损伤：需要手术治疗，具体如下所述。

外科治疗

与较短的滑车缺损相比，相邻滑车完全缺损的 4 级损伤通常需要手术重建，可以适当缩短支具的佩戴时间（图 1.5）。对开放性滑车损伤可进行急诊修复，但通常不能够直接缝合，可以使用伸肌支持带移植修复。然而，效果不如滑车修剪后"Z"字成形修复的效果好，因此只有当较长段的滑车缺损时，例如 A2 和 A3 滑车完全缺损时，才应考虑这种移植修复方法。大多数情况下，滑车重建通常是首选方案。当需要对滑车进行重建时，重点是恢复 A2 滑车的功能，因为这对正常的近端指间关节活动非常重要。

理论上，A3 滑车的功能也可以被修复，例如，采用 Karev 肌腱环缠绕法利用掌板的一部分进行修复，但这种方法需要在有肌腱移植的前提下，像掌长肌腱一样薄而窄的移植物才能够用来修复。即使这样，通常做肌腱移植时，不仅有肌腱损伤，同时还合并关节挛缩，因此必须松解挛缩的掌板以恢复近端指间关节的伸直。有时可以考虑通过重建 A4 滑车来避免远端指间关节的屈曲挛缩。然而，我们也可以采用远端指间关节融合术或关节囊固定术，将手指活动转移在近端指间关节上。

除了攀岩运动员的闭合性滑车损伤可以保守固定外，大多数患者需要重建手指滑车时，如果肌腱正常，可以进行 A2 和 A4 滑车的重建。但问题是有时不仅有滑车损伤，同时还合并肌腱损伤或者需要行肌腱松解；这种情况下，治疗目的要集中于恢复 A2 滑车，因为要恢复手指完全正常的功能几乎是不可能的。

有几种方法可以重建 A2 滑车，但到目前为止，我们更倾向于使用肌腱移植物，例如掌长肌腱或损伤后不可修复的屈肌腱残余部分，进行"绕骨"方

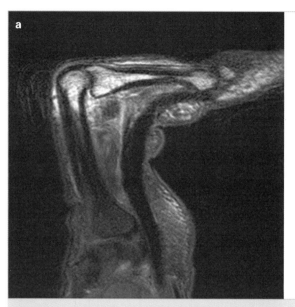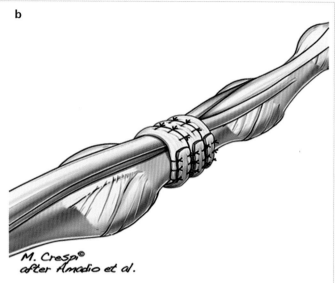

图 1.5 多个滑车的缺损更可能需要重建。a. 患者出现大范围的滑车缺损，接受分期肌腱修复和滑车重建。b. 最需要重建的滑车是 A2 滑车，对于 A2 滑车，用肌腱移植缠绕指骨 3 圈的方法最牢固，也有较宽的滑车宽度。这是我们对 4 级损伤首选的重建方法。如果可能，最好使用掌长肌腱。因为滑车重建通常是在肌腱重建的情况下进行的，所以也可以使用屈肌腱的残余部分，保留掌长肌腱以供后期所用

式修复，这种修复方法最牢固。参考 Harold Kleinert 的方法，也可以用肌腱移植物穿过受损滑车的边缘以"系鞋带"的方式编织缝合。受损滑车的残留边缘确实可以利用，但它相当狭窄，很难通过它编织一个肌腱移植物。虽然后一种技术的主要优点是不会干扰伸肌腱，但我们采用"绕骨"技术时也没有发现会对伸肌腱活动造成影响：只要确保移植物位于指骨和伸肌腱之间，重建 A2 滑车时通常要在远离关节的位置，大致位于近侧指骨的中间 1/3 处，宽度不超过 15mm。如果可能的话，使用 3 个滑车环固定最为牢固，我们也曾通过受损滑车的残留边缘来固定重建的滑车，这样就不会旋转或移动，当然也可以在滑车围绕肌腱或肌腱间隔物后，拉紧张力将它们相互缝合。如果要重建 A4 滑车，受损滑车的残留边缘更小，在中节指骨上缠绕伸肌腱，通常仅能容下一个滑车环。但这会导致不可避免的粘连并限制远端指间关节的活动，所以笔者通常不重建 A4 滑车，这时选择关节囊内固定术或关节融合术更合适。

除了攀岩运动员的闭合性滑车损伤，当考虑滑车重建时，经常遇到屈肌腱也同时受损的情况，有时肌腱是完整的，但松解后出现滑车缺损，但更常见的是伴随肌腱断裂或严重磨损以及关节挛缩或其他软组织问题。在这种情况下，滑车重建通常与肌腱分期重建相结合，先在人工肌腱上重建滑车，几个月后，当一期修复全部愈合后，再进行二期的自体肌腱移植。

肌腱分期重建有很多详细的操作步骤，但重要的是人工肌腱应与后期预计的肌腱移植物一样大，否则在肌腱移植时将出现空间不匹配。如果选择较大的人工肌腱，但后期重建选择薄而扁的掌长肌腱，肌腱移植物将会在过大的滑车空间内弯曲。但如果计划采用 Paneva-Holevich 技术或其他技术，使用宽而圆的指浅屈肌腱或者指深屈肌腱移植，则在第一期阶段不要使用窄而平的人工肌腱。

无论滑车是在人工肌腱还是自体肌腱上重建，术中都必须测试肌腱的光滑滑动度，并确保肌腱可以在新滑车下轻松滑动。对于人工肌腱而言，缝合其远端，近端游离时可在滑车下轻松滑动，当手指被动屈曲时不会发生卡压。对于自体肌腱而言，能主动屈曲光滑通过滑车是非常重要的。

1.2.3 康复

重建滑车的术后处理与非手术治疗的 3 级闭合性滑车损伤相同，但需要考虑指深屈肌腱是否完整或是否存在一个潜在的肌腱腔隙。如果肌腱完好无

1

损，在最初几天，为了稳定伤口并将出血风险降至最低，可以轻柔地、小幅度地主动活动，类似于肌腱一期修复后的功能锻炼。早期可以采取减轻手指水肿的措施，包括在有限的幅度内进行一些轻柔的被动关节活动。当然，也必须对未受伤的手指进行康复锻炼，以免因不活动而发生僵硬。滑车重建后首先用绷带保护，在伤口愈合后，可考虑使用环形支具固定。如果放置了人工肌腱，在休息几天后可进行被动活动训练，以利于接下来的二期肌腱重建。

1.2.4 提示和技巧

MRI 可以用于判断没有明显临床症状的肌腱弓弦畸形：在弓形畸形的肌腱光滑的背侧面通常不是指骨的掌侧，而是形成一个楔形瘢痕，使肌腱远离指骨表面（图 1.4）。这个楔形瘢痕必须在手术中予以切除，使肌腱在相对于指骨表面复位，并进行合适的滑车重建。

另一个滑车重建的要点是手术不要太复杂，为严重受损的手指重建所有的滑车反而难以获得好的效果。例如，虽然 A4 滑车的缺损通常可以得到很好的处理，但 A3、A4 和 A5 滑车同时缺损会导致明显的远端指间关节屈曲挛缩。虽然重建 A4 滑车可纠正这种挛缩，但最终会导致远端指间关节的主动活动范围变小。因此，对于严重受损的手指，如果存在多个远端滑车缺损，则应考虑保留近端指间关节浅屈肌腱的活动而融合远端指间关节。指深屈肌腱受损而指浅屈肌腱完好时更应如此。如果进行分期肌腱重建，则手术复杂且效果不佳，而简单的远端指间关节融合可以让患者更快地恢复工作。

最后，与其说是一个提示或技巧，不如说是一个中肯的建议：对于任何肌腱手术，我们建议采用 Donald Lalonde 推广的局部麻醉下手术的方法。这是确保滑车修复的牢固和贴合的最佳方式，因为术中可以检查肌腱有良好的主动滑动且不发生阻碍，提前预判存在的问题并避免术后粘连。

1.2.5 结论

在术者充分评估和处理肌腱弓弦之前，必须彻底了解滑车缺损出现的功能受损情况。一般来说，长度 < 1cm 的滑车缺损是可以接受的，不需要重建，而长度 > 2cm 的滑车缺损通常需要手术重建。对于 1~2cm 范围内的滑车缺损，有必要进行一些判断，治疗选择更多地取决于受损情况和受损部位，例如，手指远端的滑车缺损是可以接受的。滑车修复往往不如重建可靠，但可在急诊手术时进行尝试。

1.3 肌腱再断裂

1.3.1 问题

目前，屈肌腱损伤的治疗理念发生了一些变化。Harold Kleinert 确立了早期屈肌腱修复的原理（当时仍有争议），很久以来的主要关注点是如何保留肌腱和滑车。近年来的观点有了新的变化，即通过鞘管切开允许体积增大的肌腱能顺利通过，从而进行牢固的修复。目前还没有充分的数据表明鞘管切开会有更好的恢复效果，但在屈肌腱手术中，一些新的观点正不断地涌现。

手术修复后屈肌腱再断裂是手外科医生所担心的问题，因为是突发和无法预料的，可能会被患者认为是技术上的失误所导致。事实上，这种情况受多种因素的影响，通常是由于修复质量差所导致，而不是粘连和僵硬的结果。

肌腱再断裂会影响原有的康复计划，此时外科修复和康复治疗面临的挑战是如何恢复和保持肌腱的良好活动度，同时避免再次发生断裂。

肌腱修复后为什么会再断？

肌腱发生再断时，有 3 个很重要的相互作用的因素：肌腱修复的愈合机制、肌腱再断的个体因素和外科修复的生物力学。

肌腱修复的愈合机制

肌腱愈合和粘连本质上是一个伴随伤口愈合的生物学过程，我们尝试通过手术和康复来保持肌腱张力的良好传导性，同时保持肌腱表面的光滑滑动性。但不可避免，与完整的肌腱相比，修复后的肌腱都非常脆弱。此外，有明确的证据表明，粗暴的肌腱修复会造成进一步的损伤，因为每次粗暴的缝合都会在缝线夹持的高应变区域产生脱细胞坏死。

肌腱再断的个体因素：发生率和原因

David Elliot 仔细收集的数据显示：在已发表的 526 根手指、728 个肌腱再断的大数据资料中，Harris 等报告了 23 根手指、28 个肌腱再断（4%）。此外，值得注意的是，当时仅使用双股中心缝合法就实现了较低的肌腱再断发生率。对一些肌腱再断的详细描述，发现这通常在过度受力时导致，如发生跌倒或暴力地抓握。在非专业的医学中心，肌腱再断的发生率似乎要更高一些。

外科修复的生物力学

为了解决肌腱再断这一难题，肌腱牢固缝合技术得到了发展。除了一直以来采用的肌腱中心缝合法外，通常还加用外周肌腱缝合法，以增加肌腱缝合的抗张力性来防止断裂。近年来，一些术者似乎忽视了这种外周肌腱缝合法，完全依靠紧密的中心缝合法。牢固缝合方法的关键是用多束缝合法取代双束缝合法。Savage 在 1985 年提出并详细分析了这一概念。除了多束缝合法，Savage 提出另一个重要的原则，即通过围绕浅表纤维的交叉缝合，来确保肌腱缝线的牢固把持力，以防止缝线滑脱。Adelaide 技术就是由此衍生而来的，并进展为目前的缝合法，包括 4 束缝合和 1 个更简单的交叉缝合法。许多多束缝合法（图 1.6）都需要在增加缝线的力量和加重肌腱损伤之间取得平衡，因为增加缝线会加重对肌腱断端的损伤，4 束或 6 束缝合法是目前常用的方法。

缝线断裂与线结脱落

肌腱缝合后发生断裂有两种主要方式，一种是整个线结滑脱，另一种是线结断裂或散开导致缝合失效。两者都有可能在术后第 1 周内发生，因为肌腱缝合早期完全依靠缝线来维持抗断裂的张力，由于水肿和酶的软化作用，肌腱修复在 5~10 天后抗张力性最弱。到 5~7 天时，修复间隙内出现细胞浸润和新的、随机排列的胶原沉积，导致这一时间段内更容易出现由于缝线滑脱引起的缝合失败。在肌腱愈合的成纤维期修复部位的强度会增大，但也增加了肌腱外部黏附力，由于粘连而无法滑动被固定住，此时容易在尝试做主动或被动活动时发生断裂。导致线结早期滑脱的第二个原因是滑车对修复后肌腱的卡压，在主动或被动活动时将缝合部位拉断。

近年来对屈肌腱修复的生物力学测试模型研究指出，应用重复运动和张力模型可以帮助改进肌腱缝合技术，并可演示缝线失效的发生原因。皮肤缝线不能用来缝合肌腱，新型编织合成缝线（如 Fiberwire）具有更大的抗张力强度，但打结性能较差，通常需要 4 圈以防止滑脱。这导致了线结过于粗大，可能会增加腱鞘内摩擦力，或在肌腱间隙内卡压从而影响肌腱的愈合。

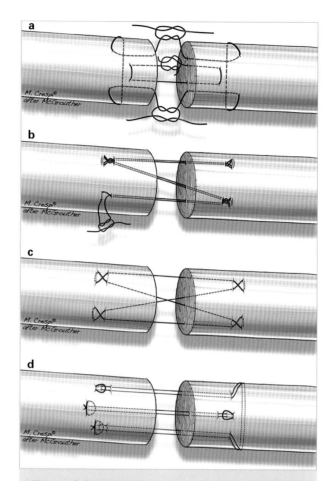

图 1.6 多束缝合法示例。a. Strickland 缝合法，是 Kessler 双股缝合法的改良，该缝合具有 4 个交叉点的框式缝合，并增加一个单环的两束缝合。如图所示，这种方法在肌腱断端有许多缝线。b. Lim Tsai 缝合法，改进使用了 6 束环形缝合，线结位于肌腱断端接触区之外。c. Adelaide 缝合法，是 Savage 多束缝合法的衍生方法，采用 4 束或 6 束以及更简单的 "十" 字交叉缝合技术。d. M-Tang 缝合法，使用两根单独的 Tsuge 套圈缝线形成 M 形排列的 6 束缝合

导致线结脱落的因素包括患者活动过度、肌腱水肿或缝线进针点过于靠近肌腱断端。缝线之间的高应力（如紧贴线结）或缝线的一个线股与肌腱内的另一个线股交叉时，可能会发生切割，出现缝线断裂。使用不牢固的缝线是另一个因素，另外器械也可能会夹伤缝线。或者，打结不牢，出现滑动或松开。

在伤口闭合之前，可通过反复的被动活动来检查修复的完整性，必要的鞘管切开（长达 20mm）可保证较好的肌腱滑动而不会被滑车卡压。局部麻醉手术允许在术中即刻检查肌腱的自由活动度，以确保缝合处没有被滑车卡压。

1.3.2 肌腱修复术后早期出现断裂的处理

病史

在处理肌腱断裂时，目的是尽可能收集更多的信息，以判断再次修复是否可能成功或是否有更合适的替代方案。受伤情况、术中情况和发生断裂的时间点可提供有用的线索，还要考虑患者是否配合治疗。接下来需要评估以下因素：在首次修复时是否有技术缺陷导致肌腱断裂或影响肌腱愈合？在术后是否发生感染？是否有糖尿病等合并症？患者是立刻意识到无法主动活动还是逐渐发现无法主动活动的？而后者往往表明肌腱断裂可能是伴随着粘连过程发生的。

检查

在术后早期1~2周，手指可以被动活动，有完全或接近完全的被动活动，但通常没有主动活动，尽管在少数情况下，由于完整的腱钮存在，仍有一小部分主动活动存在。

超声检查

超声检查对于确定屈肌腱修复后活动受限的原因是必不可少的。超声的主要优点是提供了一个即时的和动态的图像。肌腱断端之间的间隙将呈现为低回声信号。粘连可视为肌腱运动时对相邻软组织的拖曳。弓弦及其确切位置可以在超声检查下清晰地显示并进行测定。完整的肌腱断裂显示为一段空的低回声鞘管区域，有时可能显示缝线的断裂和主动活动的丧失。

手术修复知情同意

在患者同意再次修复时，建议明确再次手术后肌腱恢复完全活动的可能性要比初次修复后小。也应告知患者，如果伤口状况稳定，先用人工肌腱置入、后期再行肌腱移植的分期重建手术可能是成功率最高的方案。

手术设计

要想评估肌腱和腱鞘的实际状况很困难，但根据手部组织的一些病理学特征，可以总结出一些指征。肌腱断端可能看起来有受伤时的断裂形态，但更常见的是由于缝线拔出而出现分层或撕裂。早期手术探查可以发现肌腱断裂的病理特征，并有可能找出导致断裂的确切原因。缝线的状况能够提供一些线索。如果缝线环完好无损，则可能是由于线结滑脱而导致断裂，表明肌腱断端有可能因治疗延迟或发生感染而出现软化。部分病例是由于缝合技术的原因，缝线距离肌腱断端没有达到所建议的6~8mm距离，因缝线抓握力不足而导致滑脱。

缝线的断裂可能是由于所选择的材料太细，或者由于被缝针的锐利边缘切割，或被持针器或其他仪器夹持而损伤所致。如果用很小的力量就可以把线结扯开，并且线尾呈螺旋形或长锥形，则线结松开导致的肌腱断裂可能性较大。手外科医生可能不愿意出现这种情况，但任何渔民都知道，单股或多股编织合成线都不能用单个结固定在礁石上，因为两股材料之间没有足够的摩擦力，线结会打滑。

如果发现肌腱和腱鞘有水肿等炎症表现，手外科医生务必判断好缝线能否抓持住肿胀的肌腱。应评估鞘管的条件，以确定滑车是否有可能卡压肌腱断端。松开止血带会有助于评估肌腱断端的血液供应。当深、浅屈肌腱均断裂时，如果条件适合进行肌腱修复，最好切除一段或整段的指浅屈肌腱，而修复指深屈肌腱，应保留好任何完整的腱鞘，因为在二次手术后，会出现较重的组织肿胀，存在肌腱被腱鞘卡压的风险，这时切开或切除部分腱鞘可能是合适的选择。

与一期修复相同，修复的重点已经从保留整个腱鞘转变为在腱鞘中央切开足够的长度，以便使肌腱断端能顺利滑动。Tang建议腱鞘切开的长度应控制在20mm以内，对于Ⅰ区肌腱损伤可以切开整个A4滑车或大部分A2滑车。在决定腱鞘切开之前，先确定好肌腱修复的确切位置及其滑移的位置非常重要。指深屈肌腱在中节指骨最大滑移长度为8mm，在近节指骨处为15mm，在掌骨处为35mm。如果不影响肌腱修复，腱鞘可以先予以保留直到手术结束之前再切开进行松解。

如果在线结松开的情况下，肌腱断端几乎没有损坏，则可进行重新修复。没有文献建议在这种情况下使用哪种修复方法为好，最好的建议应该是术者使用自己最为熟悉的修复方法，尽可能在肌腱断端获得更长一段距离的抓握力。如果肌腱断端有轻微的损坏，在Ⅲ~Ⅴ区的修复中，一小段长度的肌腱修剪是可以接受的，但在Ⅰ、Ⅱ区的任何肌腱的缩短都会明显改变手指的姿势，并且由此增加的张力会增加第二次肌腱断裂的风险。细胞学分析表明，肌腱残端具有愈合所需的细胞和生长因子，肌腱二次修复的主要问题是：缝合是否牢固？是否有足够

1

的抓握力以防止再次断裂的发生？

但拇指屈肌腱的修剪缩短可以通过之后肌腱逐步延长或肌腹内肌腱逐步延长的方式得以矫正。

对肌腱断端损伤较严重的，可以通过部分切除和肌腱移植来修复肌腱正常部分。当肌腱和腱鞘都严重受损时，通过分期肌腱移植重建可提供最佳的肌腱功能恢复。如果二次修复后的手指出现肌腱粘连和卡压，那么手指的所有关节都有可能发生屈曲挛缩，而固定性的屈曲挛缩治疗非常困难。分期肌腱重建方式的第一阶段是先让一个僵硬的手指恢复并维持关节的被动活动，然后在第二阶段恢复关节的主动活动。

肌腱移植重建屈肌腱

随着肌腱一期修复的成功率越来越高，二期肌腱移植手术的应用越来越少。现在已很少有清洁伤口下的肌腱断裂是通过二次手术来修复的。对于分期肌腱重建术，有许多不同的修复技巧来获得良好的效果。现在仍有必要回顾一下这些技术的细节（图 1.7）。如果修复区域是一段明显的瘢痕组织（在 Ⅱ 区＞ 2cm），此时如果要恢复手指良好的屈伸范围，选择分期重建术会更好。

第一步要辨认出向近端回缩的肌腱，并通过缝线将其固定，以防止其再回缩。我们的经验是将指浅屈肌腱和指深屈肌腱固定在一起。为了容纳硅胶肌

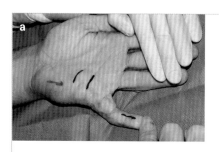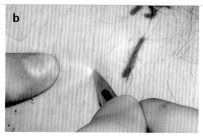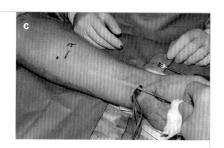
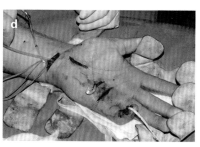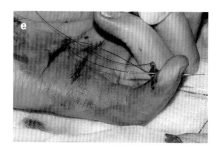
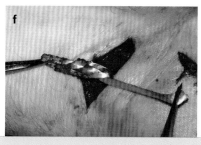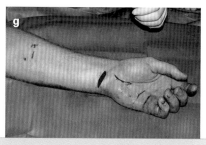

图 1.7 分期肌腱移植的第二阶段。a. 一期修复失败后，从掌心端插入直径 4mm 的肌腱棒至远节指骨。在 6 个月时，尽管手指活动范围有限（这很常见），但仍计划进行第二阶段手术。在探查中，发现近端 FDS 和 FDP 在腕管内有广泛的瘢痕，决定在腕部上方切取掌长肌腱作为移植物。b. 通过腕横纹和近端刺入切口切取掌长肌腱，长约 15cm。c. 在远端用力牵引掌长肌腱，标记触及的近端肌腱。然后用 11 号刀片刺穿肌腱，刀尖在皮肤周围滑动，从而将远端牵引的肌腱切断。d. 将肌腱移植物与肌腱近端缝合，并向远端拉入指屈肌腱鞘。通过移植物近端与小儿鼻饲管缝合，牵引其通过腕管。e. 将强韧的缝线穿入移植物远端。两根皮下注射器针头自末节指骨腰部，经指甲穿出。折断针尾，两根缝线穿过针芯后从远端拔出，缝线穿过指甲后打结（不需要纽扣）。注意要牵引缝线以确保肌腱移植物的远端位于 DIP 关节的远端。f. 移植物远端穿过 FDS，先用单针固定，然后通过腕关节肌腱固定试验确认手指姿势，移动缝合位置，直到手指姿势满意，完成编织（出于拍照目的显示在伤口外）。g. 修复完成后手指的姿势

腱棒，有必要从Ⅰ区和Ⅱ区移开断裂的肌腱，这可能需要适当的切口辅助，然后将硅胶肌腱棒从掌心端插入到远节指骨处，硅胶棒插入肌腱远端后并缝合在一起，所放置的位置要位于远端指间关节的远端，因为在远端指间关节之外形成新的鞘管非常重要，可以为二期肌腱移植重建远端指间关节和近端指间关节的屈肌腱提供很大的方便。硅胶棒的近端不予缝合，仅松松地位于掌中间隙的屈肌腱处。这种硅胶棒允许伤口床愈合和滑膜鞘再生，滑膜鞘可以在几周内形成。尽管硅胶棒直径为 3mm 或 4mm，但它们促进了更宽的鞘管形成，这有利于更大直径的肌腱移植。在进行第一次重建手术时，有必要重建环形滑车，以将硅胶棒保持在适当的解剖位置。

第二次手术的时间由以下因素决定：良好的手指关节被动活动功能、较好的组织炎症消失。这一般需要 6 个月左右的时间。

第二步，将指浅、深屈肌腱从其粘连处松解开后，需要通过牵拉来检查滑移度。指深屈肌腱是滑移度较好的一个肌腱。手掌部屈肌腱的良好滑移距离是 35mm，但通常选择稍小滑移距离的肌腱也是可以的。从手掌部到手指，最常见的是掌长肌腱移植。然而，大约 20% 的人群存在掌长肌腱缺如，同时切取肌腱可能会留下明显的掌侧腕部瘢痕，但通过使用很小的 10~15mm 的腕横纹切口，可以使切口瘢痕最小化。切取掌长肌腱时先在深筋膜层分离，在腕横纹挑出并向远端牵拉，即可在前臂中段触及绷起的肌腱并测量出所需长度。随后用 11 号尖刀片刺入皮肤，通过滑移，刀片尖端可将绷紧的掌长肌腱切断，而小切口瘢痕很小。

切取掌长肌腱的一个重要的技巧是通过远端的用力牵引使肌腱绷紧，并在前臂尽可能近端的位置用刀尖刺入以切断，确保不会伤及位于深部的正中神经。首先使用这种方法的是 Harold Kleinert，切口瘢痕非常小。一些医生喜欢在腕关节上方做近端切口，以获得手掌部腱膜延续的部分。然而，当掌长肌腱不够长时，必须考虑切取其他肌腱的可能，如足底跖肌腱（可以超声检查）、趾伸肌腱（较难获取）、指浅屈肌腱或其他。在先修复肌腱近端（编织缝合）还是先缝合远端来调整移植肌腱的长度方面，也存在很大的争议。我们的首选方法是用改良的 Kessler 缝合法先将缝线穿过移植肌腱的远端，然后两根缝线穿注射器针头，最后穿过末节指骨，在穿过指甲后打结固定。通过手指牵拉反应来判断移植物是否长度合适，当调整好肌腱张力后，肌腱近端做编织

缝合，并用缝线间断缝合固定。

但是，如果只有指深屈肌腱破裂，但指浅屈肌腱仍然存在，由于手术可能会损害患者已有的近端指间关节活动范围，因此最好采取非手术保守治疗，对于小指尤其如此，因为指深屈肌腱的再修复结果并不乐观。Guy Pulvertaft 将这种"指浅屈肌腱完整、指深屈肌腱断裂"情况下的肌腱修复手术描述为"患者要求达到的完美手术"，术后效果往往难以使患者满意。

肌腱修复后晚期再断裂的处理

在初次修复后晚期出现再断裂的病例中，可能存在广泛的肌腱和腱鞘瘢痕以及关节挛缩，通过简单的再修复往往无法达成治疗目标。在这种情况下，断裂通常继发于粘连，如果长时间存在关节僵硬和纤维化的情况，不容易诊断出肌腱断裂，超声成像有助于做出判断。可能需要分几个阶段来解除关节挛缩和替换瘢痕化的肌腱。在这种情况下，几乎不可能从环形滑车中游离出肌腱，滑车的完整性很难保持，往往会发生断裂，可能需要通过插入人工肌腱棒对滑车进行修复和重建。

第一阶段治疗的目的是恢复手指有效的被动活动，并等待瘢痕组织的稳定，瘢痕组织在几个月内都会具有收缩性，对于何时瘢痕组织会稳定，与其强行设定一个时间点，不如观察手指愈合的状态和炎症肿胀的程度。通常，第二阶段治疗的时间选择在术后 6 个月到 1 年之间。1 年后，可能出现硅胶棒折断，近端部分随着新生鞘管塌陷而发生滑移。在此等待手术期间，患者伤口愈合后可以恢复工作，并且可以将"受伤指"与相邻的"正常指"用胶布固定在一起，以防止其影响工作。有时患者可能会放弃二次手术的重建，只要求取出肌腱棒，或行关节融合术。

1.3.3 康复

肌腱断裂再修复术后要根据专业人员的评估进行仔细的和有针对性的手部康复。如果患者有强烈的主动活动愿望，那么要进行一些适当的约束和监督。

随着肌腱修复技术的发展，早期预防再断裂主要是通过术后被动活动来达到目的的，但目前倡导的是更加积极的主动活动锻炼，同时需要加以适当的保护和限制，以避免力量过大。有许多夹板固定的方法，但其目的通常是限制肌腱断端以近的关节活动，鼓励肌腱断端以远的关节活动。重要的是要

1

在肌腱发生粘连固定之前开始活动，通常在术后 5~7 天，并在 8 周内逐渐增加活动的力量和范围。连续的超声检查有助于判断肌腱的牢固度和滑动度。在活动的第 2 周，肌腱最容易出现再断裂。许多被认为的手术效果往往可能是由于更好的康复指导和早期主动活动的结果。

1.3.4 提示和技巧

两阶段肌腱移植术是一个整体的和连贯的治疗过程，但需要重视滑车重建。虽然在主动活动锻炼意识很高的攀岩者中滑车重建是成功的，但对于一些晚期肌腱再断裂的患者，我们在做广泛的滑车重建术后，几乎没有取得满意效果的病例。所以在这种情况下，我们更倾向于切除掉 A2 和 A4 滑车之间瘢痕化的肌腱，保留正常肌腱在原腱鞘位置内，然后通过穿隧道的方法，将人工肌腱棒插入缺损部位，与肌腱断端相连接。

在有广泛肌腱瘢痕化的情况下，没有确切的方法来保证肌腱断裂再修复后获得满意的结果，也没有文献资料可供参考。笔者的一位同行开展了相同的术式，但是目前仍没有学者来报道也没有足够的病例用来报道这项术式的效果，尽管在这种情况下，很难获得满意的效果，但这种技术仍有效地恢复了一定的手指活动度，避免了截指。

1.3.5 结论

经验表明，肌腱再修复后获得良好或极好功能的概率与获得较差功能或再断裂的概率大致相等。笔者在临床工作中，如果条件合适，则选择性地重新修复肌腱，但如果担心某个因素欠佳，则选择两阶段重建术。另外还可选择其他方案，特别是对于小指，如考虑关节融合或者肌腱固定术。

总体来说，屈肌腱的再断裂是一种严重的并发症。采用较好的修复技术，再断裂率较低，但是否可通过更牢固的缝合技术进一步降低肌腱再断裂的发生率，仍有待观察。

1.4 屈肌腱修复术后感染

1.4.1 问题

本节将集中讨论屈肌腱修复或重建后感染的处理，这是一个迄今为止很少讨论的难题。由于肌腱修复后的感染通常与早期处理相关，因此回顾与肌腱损伤有关的首次治疗情况和术后对伤口处理的情况是有必要的。

由于抗生素的使用，屈肌腱损伤的一期修复已成为常态。然而，随着抗生素耐药性的上升，现在需要重新回顾抗生素出现之前的那些外科手术的处理原则，并严格将其应用于对感染的控制中。这些处理原则是在过去单纯依靠医生操作来避免感染的情况下建立起来的，这些宝贵经验，在当今处理严重的感染如脓毒血症时，仍然具有重大的指导意义。

在 Kanavel 所处的时代主要使用小切口进行引流，用钝头器械分离组织，然后插入引流器，以收集感染引流物。第一次世界大战期间，Alexis Carrel 用达金溶液（稀释的漂白剂）冲洗伤口。20 世纪 40 年代，外科教授、纽约哥伦比亚大学著名微生物学家 Frank Meleney 描述了通过塑料管在屈肌腱鞘内进行抗菌剂或抗生素灌洗引流。今天，我们对使用生理盐水溶液冲洗屈肌腱鞘或其他感染部位的治疗有了更新的理解，生理盐水溶液冲洗的好处不仅在于稀释细菌及其致病因子，还在于稀释细胞因子和其他内源性促炎症反应因子。Meleney 还描述了组织减压在治疗链球菌引起的败血症中的益处，他认识到血管通透性增加引起的组织渗出液增加在传播感染过程中起着重要的作用，由此他建议对链球菌引起的蜂窝组织炎进行长切口引流，以排出"洗碗水"样的脓液。

综合这些技术，治疗原则可概括为对外源性毒素和内源性炎症分子的引流、稀释和减压。目前，通过导管输送抗菌药物进行局部治疗已不常见，抗生素主要是通过静脉注射进行全身给药。

我们在实践中采用多种措施预防伤口感染，一旦出现与屈肌腱手术相关的伤口感染，首先需要确认容易发生败血症的因素，如生物污染、治疗延迟或合并症。即使清洁性伤口，脓毒症仍然有可能发生并导致肌腱功能丧失。当伤口不整齐、周围组织损伤或缺损时，发生伤口感染的风险较高。关于预防性使用抗生素仍存在争议，抗生素在治疗感染中确实有效，并且在污染伤口（如咬伤或严重组织创伤）中具有预防作用。但大量文献表明，在手术时间短于 2h 的择期手术或急诊外伤手术时并不需要。同时研究显示，导致手部感染的主要因素是手术时间长、糖尿病和吸烟，但在那些全身情况较差的患者群体中，很多在预防性使用抗生素的情况下，并没有有效避免感染的发生。对这些研究结果仍然存有争议，因为会受到患者群体所处的不同社会环境和经济条件的影响。

在能查到的发表文献中，有关屈肌腱修复术后感染的发生率的报道较少，但在临床工作中，感染的发生要比文献报道的更多。肌腱修复后发生感染可能会导致再次断裂，或者由于炎症反应而加重粘连和关节僵硬，所以一般对锐器伤要尽早地进行手术修复，早期处理好不整齐或污染性的伤口。

1.4.2 处理

对许多手术来说，预防胜于治疗。由于肌腱修复术后感染通常与术前和手术因素相关，因此当术后感染发生时，应确定这些因素，来帮助治疗和改善预后。

急性肌腱损伤的感染预估

屈肌腱损伤几乎总是与开放性伤口和不同程度的污染相关。可以根据外伤史预判发生感染的可能性，包括致伤的工具、潜在的污染、治疗的延迟和是否进行第一时间的伤口处理等。

伤口探查

伤口情况很大程度上可以通过病史采集和体格检查进行大体的判断，并通过手术探查得到确认。沿解剖层次游离，可以发现被切断的肌腱，不规则的伤口下可能伴随有深度组织损伤，即使在浅层结构保持完整情况下也是如此。明确伤口是否损伤到滑膜鞘内的肌腱或滑膜鞘外的肌腱对于术后感染的判断非常重要。Allen Kanavel 的尸体注射研究表明，肌腱有特定的结缔组织空间。Kanavel 的放射学研究可以显示出屈肌腱鞘的解剖学范围，但肌肉之间的筋膜非常脆弱，在压力增大时可能发生破裂，导致感染的渗出液相互扩散。因此，如果 II 区的屈肌腱被切割生鱼或生肉的刀具切断时，随着肌腱将向近端回缩，通过刀具接触污染的任何细菌都有可能被接种到肌腱鞘内，从而污染整个滑膜鞘，并可能进一步导致向近端的感染扩散。在这种情况下，任何被伤口细菌或者由于深部组织污染而扩散到的可疑空间都需要被充分打开并进行充分冲洗。

Kanavel 认为压力对于感染扩散起着很重要的作用。一些致病物产生毒力因子，例如，链激酶、透明质酸酶等，能增加组织血管通透性，在组织中形成水肿压力，促使渗出物向肢体近端移动。因此行

切开引流时，不但是为了引流物的渗出，还是为了组织减压的需要。

清创术

清创术的重要原则，是清除所有的异物和可能的感染组织。清创是不确定的，有可能组织切除得过少或过多。需要仔细地判断切除的组织范围，考虑实际或潜在污染的情况，但也要避免不必要的过大范围的切除，导致伤口不能闭合或者只能在张力下闭合，并且需要后期的植皮修复。异物、坏死组织和血运破坏的组织应被切除，但"失活组织"是一个不确切的名词描述，在决定是否切除时应明确该组织是"存活"还是"坏死"。没有明确的证据支持炎症组织一定要被切除，应保留所有"存活"组织，除非受到异物的严重污染。有血供的组织应保留，不应切除有血供的滑膜或腱周组织，因为切除这些组织将使肌腱失活，并容易发生缺血和感染。同时，如果皮肤切除过多，暴露与伤口的肌腱可能会发生干枯和坏死。

应对组织样本或伤口分泌物采样做细菌培养，针对可能的微生物，可以提前使用抗生素。治疗应持续到术后 5 天，头孢氨苄具有相当广的抗菌谱，对于厌氧菌感染可添加甲硝唑。

屈肌腱术后感染的处理

对肌腱术后感染的处理是一个很大的难题。皮肤坏死可能是感染导致，也可能是血肿的结果，或者是伤口扩大时皮瓣设计不当造成的。在设计扩大切口时，应避免伤及手指动脉和静脉，以避免对皮肤血运的破坏。根据 Bruner 的建议，切口设计时皮瓣基底不要位于手指动脉损伤的一侧，但在对原有横行或斜行切口做延长时，有时难以做到。Bruner 建议在做"之"字形延长切口时，对原伤口进行短的纵向延伸，以避免"之"字形切口的尖端过于狭小，出现皮瓣尖端坏死的可能，或者可采用手指侧正中纵长切口。当有皮肤缺损或挫伤时，可能需要皮瓣覆盖，以确保良好的伤口愈合。

屈肌腱修复术后的患者很可能在社区门诊进行治疗，持续加重的伤口疼痛可能提示出现术后感染，这时需要仔细询问患者病史：是否有使用抗生素？使用了多长时间的抗生素？是否有细菌培养结果？抽血化验的炎症标志物水平是多少？是否患有一些疾病，如糖尿病或全身免疫抑制的情况？

对于轻度以上的皮肤和软组织感染，最好暂停

康复治疗。经检查，如果存在 Kanavel 所描述的 4 种感染的主要体征：手指轻微屈曲、梭形肿胀、触压疼痛和被动伸指牵拉疼痛，则可确诊化脓性腱鞘炎，同时可能出现近端蜂窝织炎和淋巴管炎。虽然此时一些外科医生会选择使用抗生素治疗，并且认为在较轻的感染病例中，单用抗生素治疗可以解决问题，但当有明显疼痛持续存在的情况下，长期使用抗生素是不当的，因为感染会破坏肌腱周围重要而精细的组织结构。Ⅰ区或Ⅱ区屈肌腱手术后的感染被归类为化脓性腱鞘炎，因为早期的鞘管已经在手术中被切开，此时应按照化脓性腱鞘炎的治疗原则进行治疗。Jacques Michon 将屈肌腱鞘化脓性腱鞘炎分为3个时期：轻度期（Michon 1）：产生浆液性渗出物，通过使用抗生素和冲洗进行治疗；中度期（Michon 2）：产生脓性聚集和肉芽形成；重度期（Michon 3）：产生肌腱坏死，严重者需要进行广泛的切除或截肢。但在手术探查之前很难对所有的病例进行明确分类，目前对所有病例都应进行持续灌洗治疗，直到明确肌腱存活或坏死（图1.8）。

一旦明确感染，任何积液或脓液都应被引流，否则会导致肌腱软化和缝线脱落。为肌腱供血的腱钮动脉很小，在外伤情况下通常会受到破坏。

如果屈肌腱手术后伤口疼痛持续加重，应拆除缝线，以便检查肌腱情况。我们建议置管冲洗鞘管，需要做两个小切口，一个在 A1 滑车掌侧，另一个在 DIP 关节掌侧横纹处，或者可使用原有的切口。然后将具有侧孔的小儿鼻饲管插入腱鞘内，将其连接到冲洗泵驱动器上，调节冲洗泵驱动器的冲洗速度，以每小时 5mL 或 10mL 的冲洗速度，生理盐水持续冲洗 4 天或 5 天。有时肌腱肿胀导致冲洗管置入困难，这时可以通过开放性切口或在 DIP 关节掌侧横纹处，从远端到近端置入第二根导管。这种治疗方法的原理不仅在于排出脓液或分泌物，还在于稀释内源性细胞因子和中性粒细胞源性促炎分子，并在一定程度上稀释病原体及其产物。大部分组织损伤是由于强烈的炎症反应引起的，除了病原体直接损伤外，是宿主的炎症反应导致了组织损伤。建立冲洗系统后，应缝合伤口，以避免肌腱修复区的外露，仅留

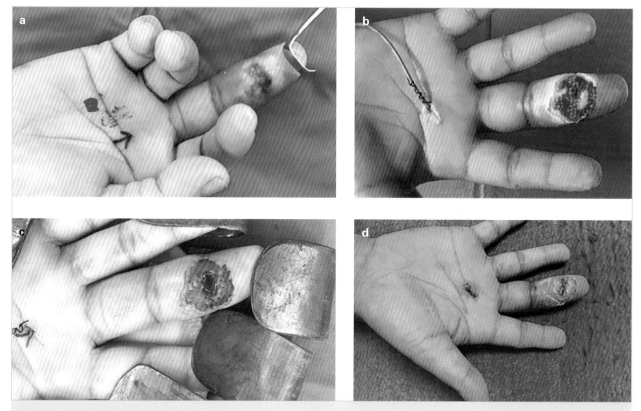

图 1.8 通过置管冲洗治疗化脓性腱鞘感染。a. 感染后期在远端手指横纹处出现伤口，有开放性屈肌腱鞘损伤，Kanavel 感染征阳性。已静脉注射抗生素治疗。b. 小儿鼻饲管于 A1 滑车近端插入屈肌腱鞘内，并推进到Ⅱ区，建立导管冲洗系统。c. 冲洗管在 4 天后移除。d. 术后 20 天伤口自行愈合，没有再次手术

1

下一定的切口敞开，以允许冲洗液流出。术后每天更换厚的伤口敷料。可在病房或门诊换药时取出冲洗管，通常不需再次手术缝合伤口。

有些情况下，肌腱可能已完全断裂，例如打球时损伤，指深屈肌腱断裂后回缩到手掌。另外，可能会由于损伤原因或感染性血栓而导致腱钮血管的破坏，最终肌腱失去血运，在有些纵行未感染的伤口中，失去血供的肌腱可以通过血运重建而存活，但在感染的情况下肌腱很难存活。对发生感染而失去血供的肌腱应予以切除，这时可在鞘管内置入人工硅胶棒，等待感染得到控制，几个月后再次手术进行肌腱移植。通过数天的置管冲洗和几周的注射抗生素治疗可以清除硅胶棒周围的感染。在感染情况下滑车被破坏无法一期重建，随着硅胶棒周围感染的清除和软组织炎症得到控制，后期再进行重建（图 1.7）。对于严重的感染很少进行软组织重建，其中原因很多，许多患者全身情况较差，或者拒绝较长时间的再次手术和康复。此外，感染可能引起广泛的粘连，特别是限制了手内部肌和伸肌腱的滑动。有些患者会选择指间关节的关节融合术，尤其是小指关节融合术。

对于拇指，尽管其在手的功能中起着主要作用，但许多患者会选择关节融合术，而不是进行一个较长时间的分期肌腱重建和康复治疗，因为手内在肌提供了一些拇指的对捏功能。

1.4.3 康复

与所有手外科手术一样，要评估患者的个人需求及其各自工作和生活方式，制订出康复治疗方案，分析各自的优点和缺点。在活动性感染期间，重要的是继续进行一些主动活动，但要预防发生肌腱断裂的风险。置管冲洗过程中鼓励多做主动活动，有助于冲洗液循环到屈肌鞘管的所有部位。

1.4.4 提示和技巧

置管冲洗的方法显著改善了化脓性屈肌腱鞘炎的预后，无论对于发生在手术后还是其他途径的感染，如穿透性伤口或由牙龈炎或甲沟炎感染播散导致的感染。

1.5 小结

成人肌腱修复后均会发生不同程度的粘连，通

过良好的肌腱修复和康复技术，尤其是在清醒下的局部麻醉手术和必要的滑车修剪，肌腱粘连的不良影响可以被最小化。滑车缺损不一定都需要进行重建，大多数滑车缺损可以通过保守治疗得到控制，当需要滑车重建时，主要恢复 A2 滑车的功能。肌腱断裂后，如果断端完好且无滑车卡压，则可重新修复肌腱，如果肌腱和腱鞘发炎或缺损，则采用两阶段重建的方法可获得最好的功能恢复。对于肌腱感染，早期诊断、早期使用抗生素、持续置管生理盐水溶液的冲洗以及持续的主动活动，为获得满意的结果提供了最佳可能。

参考文献

[1] Amadio PC, Hunter JM, Jaeger SH, Wehbe MA, Schneider LH. The effect of vincular injury on the results of flexor tendon surgery in zone 2. J Hand Surg Am. 1985; 10(5):626–632.

[2] Tang JB. New developments are improving flexor tendon repair. Plast Reconstr Surg. 2018; 141(6):1427–1437.

[3] Tang JB, Xie RG, Cao Y, Ke ZS, Xu Y. A2 pulley incision or one slip of the superficialis improves flexor tendon repairs. Clin Orthop Relat Res. 2007; 456(456):121–127.

[4] Tang JB. Wide-awake primary flexor tendon repair, tenolysis, and tendon transfer. Clin Orthop Surg. 2015; 7(3):275–281.

[5] Breton A, Jager T, Dap F, Dautel G. Effectiveness of flexor tenolysis in zone II: a retrospective series of 40 patients at 3 months postoperatively. Chir Main. 2015; 34(3):126–133.

[6] Lin GT, Amadio PC, An KN, Cooney WP. Functional anatomy of the human digital flexor pulley system. J Hand Surg Am. 1989; 14 (6):949–956.

[7] Schöffl VR, Schöffl I. Injuries to the finger flexor pulley system in rock climbers: current concepts. J Hand Surg Am. 2006; 31(4):647–654.

[8] Lin GT, Amadio PC, An KN, Cooney WP, Chao EY. Biomechanical analysis of finger flexor pulley reconstruction. J Hand Surg [Br]. 1989; 14 (3):278–282.

[9] Wong JK, Cerovac S, Ferguson MW, McGrouther DA. The cellular effect of a single interrupted suture on tendon. J Hand Surg [Br]. 2006; 31(4):358–367.

[10] Harris SB, Harris D, Foster AJ, Elliot D. The aetiology of acute rupture of flexor tendon repairs in zones 1 and 2 of the fingers during early mobilization. J Hand Surg [Br]. 1999; 24(3):275–280.

[11] Tang JB. Recent evolutions in flexor tendon repairs and rehabilitation. J Hand Surg Eur Vol. 2018; 43(5):469–473.

[12] Savage R. In vitro studies of a new method of flexor tendon repair. J Hand Surg [Br]. 1985; 10(2):135–141.

[13] Chang MK, Lim ZY, Wong YR, Tay SC. A review of cyclic testing protocols for flexor tendon repairs. Clin Biomech (Bristol, Avon). 2019; 62:42–49.

[14] Tang JB. Release of the A4 pulley to facilitate zone II flexor tendon repair. J Hand Surg Am. 2014; 39(11):2300–2307.

[15] Kanavel AB. Infections of the hand; a guide to the surgical treatment of acute and chronic suppurative processes in the fingers, hand, and forearm. 5th ed. Philadelphia and New York: Lea & Febiger; 1925.

[16] Meleney FL. Clinical aspects and treatment of surgical infections. Philadelphia: W. B. Saunders Co.; 1949.

[17] Reito A, Manninen M, Karjalainen T. The effect of delay to surgery on major complications after primary flexor tendon repair. J Hand Surg Asian Pac Vol. 2019; 24(2):161–168.

[18] Michon J. Phlegmon of the tendon sheaths. Ann Chir. 1974; 28 (4):277–280.

[19] Fujita M, Iwamoto T, Suzuki T, et al. Continuous catheter irrigation for the treatment of purulent tenosynovitis during two-stage flexor tendon reconstruction. J Hand Microsurg. 2019; 11(3):170–174.

第二章　伸肌腱手术后并发症的处理

David Elliot, Thomas Giesen

摘要

伸肌腱损伤一期治疗后的并发症大致可以分为以下几类：①与肌腱本身的解剖结构和功能有关的并发症；②创伤后肌腱在其周围组织中。事实上，由于背侧损伤通常是复杂的，因此治疗的最终结果是很少仅仅取决于伸肌腱的。与屈肌腱损伤一样，我们对伸肌腱损伤的主要治疗原则是采用适当的缝合技术和康复治疗，进行早期修复和早期活动。与屈肌腱不同，伸肌腱解剖结构非常复杂，单靠早期手术和康复并不足以满足伸肌腱损伤的治疗要求。早期的治疗必须针对伸肌腱损伤的特定部位，从前臂近端到指端在不同部位的伸肌腱损伤有各自不同的并发症存在。因此，具体分析不同的肌腱分区可能出现的并发症更为实际（图 2.1）。值得考虑的是，通过适当的早期预防往往比出现并发症后的二期治疗更有效。

关键词：伸肌腱，伸肌腱修复，伸肌腱重建，伸肌腱康复，伸肌腱二期手术，伸肌腱修复并发症

2.1 引言

当人类的手进化出完全的抓握功能后，掌指关节附近的伸肌腱主要让手指伸直，配合有屈曲功能的屈肌腱完成抓握动作，所以这部分伸肌腱的解剖较为简单。同时，手指的伸肌腱也在不断地进化，可以将手指 3 个关节的运动一起协同控制。伸肌腱的解剖非常复杂，手部和前臂的肌肉 – 肌腱运动单元之间有许多复杂的协同运动，产生远端肌腱精细的动作来满足手指精细活动的需要。由此产生了两个结果：第一，指伸肌腱非常脆弱，很难在修复后进行早期活动；第二，指伸肌腱修复后容易产生粘连，较难获得良好的功能，粘连成为较常见的并发症。因此，伸肌腱解剖的复杂性决定了功能恢复的困难性。

如果肌腱断裂而未立即予以修复，会导致很多并发症。一旦延误治疗，治疗并发症会成为主要的工作，这些并发症包括慢性损伤导致的伸肌腱的固定畸形，即锤状指畸形、纽扣指畸形和鹅颈畸形。

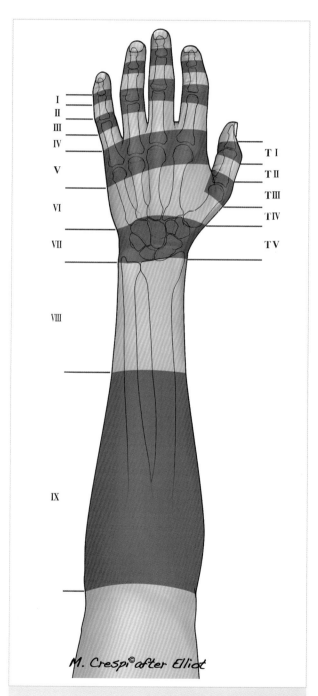

图 2.1　Doyle 对 Verdan 伸肌腱分类法进行了改进，将原伸肌腱Ⅷ区再分为Ⅷ区（腕以近伸肌腱的腱性部分）和Ⅸ区（前臂近端伸肌腱的肌肉部分）(Doyle，1993)

对这些畸形的认识和治疗，经历了一个很长期的摸索和实践过程。

与屈肌腱不同，伸肌腱没有滑车系统，依靠肌腱和皮肤之间以及肌腱和骨之间的间质结缔组织来保持滑动（图2.2）。

创伤或手术后的一个主要问题是，愈合反应与水肿反应导致的病理过程。由于创伤反应会增加组织水肿，水肿渗出物中的黏性纤维蛋白被Watson Jones非常恰当地描述为"生理性胶水"，限制了伸肌腱滑行。直到今天，伸肌腱粘连及其活动受限仍然

是最常见的并发症。不仅伸肌腱损伤，伸肌腱周围组织的损伤，也会导致纤维蛋白水肿并向周围扩散。人体90%的渗液通常由静脉回流，10%通过淋巴管回流，然而，渗出物中的大分子蛋白不能通过炎症部位的静脉回流，它们会阻塞淋巴管，导致淋巴回流受限，纤维蛋白的积聚很容易在人体运动的部位形成病理性的结构。虽然在良好的康复后，渗出物中的液体成分会被淋巴管清除，但纤维蛋白会在伸肌腱周围的间质层中沉积，形成肌腱粘连阻止滑动。由于指伸肌腱有效的滑动距离通常很短，非常容易出现活动受限。虽然都尝试早期的功能锻炼，但严重的伸肌腱损伤需要一定时间的固定，没有保护下的锻炼可能引起肌腱的断裂。当受伤超过6个月，这种大分子纤维蛋白会形成瘢痕，难以通过锻炼达到康复，这时需要手术（图2.3a），但二次手术后仍然可能出现纤维蛋白水肿导致肌腱再次粘连。肌腱粘连发生的程度会随着损伤程度的加重而加重，在不同的个体、不同的种族之间存在差异，但纤维蛋白水肿导致的伸肌腱粘连是普遍存在的。伸肌腱粘连多数情况下会在一定程度上引起指背关节囊和侧副韧带的挛缩，但在某些情况下，肌腱粘连却很少发生，而很大程度会引起关节囊的改变。由于伸肌腱的问题和关节问题密不可分，无论在病因学、诊断学上，还是在手部康复和外科治疗方面，两者都需要作为一个整体来综合治疗。

有些受伤严重的手指，结果是手指屈伸功能均丧失，然而，手指屈曲功能的丧失对手的功能影响最大。轻度的伸肌腱粘连通常对伸直功能的影响很

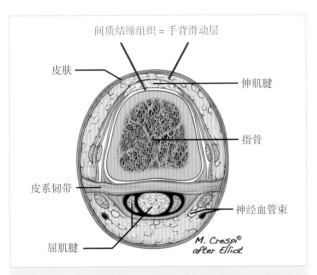

图2.2 与屈肌腱不同，伸肌腱没有滑车系统，依靠肌腱和皮肤之间以及肌腱和骨之间的间质结缔组织层来保持滑动

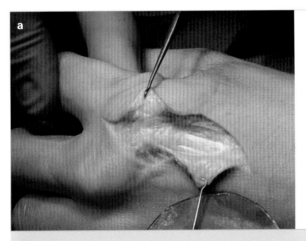
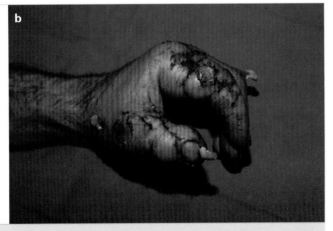

图2.3 a. 示指Ⅴ区伸肌腱修复术后，出现屈曲丧失、活动受限和捏指困难而行肌腱粘连松解术，术中可见瘢痕粘连。b. 左手被机器严重绞伤，示指远端指骨粉碎性骨折，术后示指处于屈曲位，组织肿胀明显，尽管伸肌腱连续性存在，但由于骨折和组织水肿导致示指伸直受限

1

小，但即使轻微的伸肌腱粘连也会限制远端肌腱的滑行，这足以影响手指的完全屈曲和手的功能。这表现为手指不能完全屈曲、失去完全握紧的能力、伸肌腱粘连部位有疼痛、不能用力或长时间的握紧、握力的降低等。由于肌腱远端的运动刺激了粘连部位中的疼痛纤维，"被动屈曲试验"可以诱发出粘连部位的疼痛感。拇指、示指的伸肌腱粘连会影响手指进行快速小巧的运动，对指活动会受到影响。

如果伸肌腱粘连不能通过康复得到缓解，无论缓解疼痛，还是恢复屈曲功能，或同时恢复屈曲和伸直功能，肌腱松解术对于恢复足够的手部功能是必要的。因为肌腱松解手术后会再次出现纤维蛋白水肿，为避免再次形成组织瘢痕而导致再次肌腱粘连，手术松解后需要进行一段时间持续的和强化的康复锻炼，以维持松解后的肌腱具有良好的滑动度，因松解术后会再次出现纤维蛋白水肿，要注意避免再次形成组织瘢痕而导致肌腱粘连的再次发生。

无论哪个区的肌腱粘连需要松解，手术时机的选择都非常重要。如果在受伤或手术修复后过早地进行肌腱松解，此时组织仍处于较活跃的愈合阶段，进行手术会加重组织的水肿反应，尽管松解术中会取得效果，但松解术后会迅速发生再次粘连。虽然有教科书建议在受伤或手术后的3个月、4个月后再进行肌腱松解术，但此时手指受伤组织仍处于愈合过程，显然在这个时间进行肌腱松解并不合适。相反，根据皮肤状况来判断手术时机会更加可靠，临床观察并定期检查受伤或手术部位，直到炎症完全消失，皮肤变得柔软、不再红肿。虽然有些患者希望能尽早做肌腱松解手术以恢复手部功能，但必须要掌握好其适应证。如果选择在受伤后3个月、6个月或12个月进行手术，我们将选择12个月作为最佳手术时机，因为此时受伤组织的炎症反应最轻并且稳定。然而，决定手术时机的应该是手的恢复状况，而不是一个固定的时间点。

大约60%的伸肌腱损伤伴有严重的骨折或皮肤损伤，治疗的最终效果很少单独取决于伸肌腱的情况。最糟糕的情况是，有复合组织损伤、伸肌腱被撕裂或大段缺损、粉碎性骨折或者骨折缺损、伤口缺损肌腱外露等。在欧洲，大多数手外伤能在数小时或数天内得到及时治疗，大部分的再次治疗是为了解决首次治疗所不能处理的问题，而不是像过去那样由于忽视首次治疗而去处理原发伤的结果，分计划的逐步治疗已经成为目前的治疗规范。

初次处理复合组织损伤时，包括治疗骨骼、肌腱和皮肤在内的复合伤，主要目的是保持骨折的稳定、良好的皮肤覆盖和伸肌腱的完整，以允许修复的肌腱尽早运动。对骨折和皮肤的初步处理不当会影响伸肌腱的恢复结果，同时复合组织损伤出现明显的组织水肿也会加重伸肌腱粘连（图2.3b）。目前要更多地关注和预防肌腱粘连，同时处理好相伴随的皮肤、骨折和神经问题，然后是治疗遗留的并发症，如纽扣指畸形、鹅颈畸形和锤状指畸形，而年轻的医生往往更关注对后者的治疗。

2.2 Ⅰ区和Ⅱ区指伸肌腱损伤后的并发症

Ⅰ区是指伸肌腱覆盖远端指间关节的那部分，Ⅱ区是手指中节上的部分。该区伸肌腱损伤会出现锤状指畸形，总结以往各种方法对锤状指的治疗，发现有很多失败病例和效果欠佳，该区伸肌腱非常薄弱（像纸一样薄），很难实现良好的修复以达到远端指间关节完全屈曲和伸直的效果。由于该区肌腱的薄弱，主要的治疗方法是固定夹板或外科修复，在肌腱断端连接后，通过较长时间的被动固定，恢复肌腱的愈合和伸直功能。夹板固定通常需要较长的时间才能达到肌腱愈合，有些患者难以坚持。夹板固定或手术治疗都有失败的可能，需要采用补救措施进行治疗。各种方法最常见的并发症是远端指间（DIP）关节无法完全伸直、偶尔伴随疼痛、肌腱粘连和远端指间关节关节屈曲受限（图2.4）。

伸肌腱断裂经过夹板固定或者手术修复后，在肌腱断端间隙形成一小段的瘢痕愈合，导致伸肌腱的部分延长，会出现远端指间关节不能完全伸直。通常这种情况比较轻微而不需要治疗，但当远端指间关节伸直角度丢失过大时可能需要重叠缝合以缩短肌腱。当出现明显的关节炎疼痛，或反复尝试伸肌腱修复均失败时，可考虑远端指间关节融合术。锤状指损伤有时会影响远端指间关节的屈曲功能。尽管远端指间关节在握拳时只贡献了手指屈曲的15%功能，但远端指间关节需要有30°~40°的活动范围，并且能够快速来回地移动，才能保证指尖完成精细的对捏和抓握活动。在夹板固定6周或8周后，经过康复治疗几周的时间才能活动开粘连的伸肌腱并恢复屈曲功能。伸肌腱损伤的非手术治疗是通过固定远端指间关节于过伸位，尽量靠拢断裂的肌腱让残端产生愈合，相较于手术修复可以避免肌腱的粘连和再次肌腱松解。尤其是在受伤严重的情况下，如再植或中节指骨粉碎性骨折，在这种情况下，由

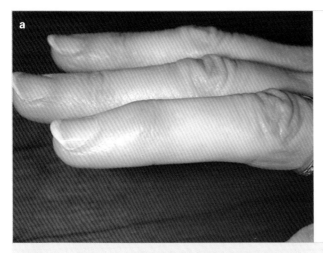
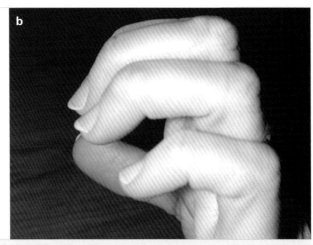

图 2.4　采用夹板固定治疗闭合性锤状指损伤数月后的情况：a. 受伤的环指 DIP 关节无法完全伸直，伸肌腱愈合后出现轻度的延长，但这种情况不需要进一步治疗。b. 由于环指固定了 8 周，中节指骨处伸肌腱粘连，导致 DIP 关节不能完全屈曲，经过康复治疗后 DIP 关节屈曲活动度有所改善。需要注意的是，其他手指由于同时固定也受到伸肌腱粘连的影响，导致 DIP 关节不能完全屈曲

于手指骨骼和皮肤之间的空间狭小，纤维蛋白水肿引起的粘连程度更重。在这种情况下，伸肌腱粘连的预防比手术松解更有可能恢复远端指间关节的屈曲活动。Ⅰ区和Ⅱ区肌腱粘连部位组织间隙狭小，纤维蛋白水肿容易导致粘连松解术的失败。Fowler 手术选择在中节指骨中 1/3 处切断伸肌腱中央束，同时松解远端指间关节背侧和侧方韧带，可以恢复远端指间关节的屈曲。中央腱束切断后由于关节的继发性韧带改变，锤状指也得到矫正，但即使在广泛的伸肌腱松解术后，也要试图让 DIP 关节处于屈曲位，有时通过克氏针维持远端指间关节屈曲 4~6 周，甚至有时在切断的肌腱断端之间植皮以阻止愈合。

　　锤状指畸形会继发远端伸肌腱的松弛，伸肌的力量更多地作用于中央腱束上，可能导致病理性鹅颈畸形（图 2.5）。虽然矫正锤状指可以矫正鹅颈畸形，但对于那些长期存在这种问题的个体和那些患有先天性鹅颈畸形的个体，可能没有作用。对此可选择的手术方法有：中央腱束切断滑移延长术，或同时进行远端伸肌腱重叠修复术，或 Lands-Meer 螺旋斜行韧带重建术（SORL）。

2.3　Ⅲ区和Ⅳ区伸肌腱损伤后的并发症

　　Ⅲ区是指伸肌覆盖在近端指间关节上的部分，Ⅳ区是指伸肌覆盖在近节指骨上的部分。在这些区的肌腱更坚固，早期修复进行早期锻炼发生断裂的可能性较小。尽管强调早期运动，但与其他部位的

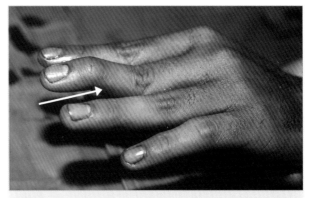

图 2.5　一名来自印度的患者左手示指和环指出现正常的种族性鹅颈畸形，而中指锤状指畸形后继发出现鹅颈畸形（箭头）

伸肌腱损伤一样，该区主要的和常常出现的问题是在近节指骨和近端指间关节背侧的肌腱粘连，通常与近端指间关节背侧的关节囊和副韧带瘢痕挛缩有关，限制了伸肌腱向远端的滑动，也限制了近端指间关节和远端指间关节的屈曲活动。与其他区一样，该区肌腱修复后的康复锻炼原则是要避免那些经常使用的暴力被动活动，包括临床医生的手法或者麻醉下的被动按压。相反，推荐由熟练的治疗师和经过指导的患者进行轻柔、多次、能耐受少许不适的被动屈曲训练，要定期和不断地扳动这些手指，通过被动活动克服组织水肿和肌腱粘连带来的屈曲限制。持续的牵引，无论通过不断更换石膏支具或动态夹板，都是有用的。肌腱功能恢复差的需要手术

松解，但单靠手术治疗无法获得满意的效果，松解手术后需要配合良好的康复锻炼以防止发生再次肌腱粘连。

Ⅲ区肌腱的解剖结构很复杂，手术修复会变得很困难：Ⅲ区肌腱分成中央腱束和两侧的侧腱束，侧腱束在手指屈曲时远离中央轴滑移。虽然单侧侧腱束的断裂不会影响远端指间关节的伸直，但双侧侧腱束的断裂则需要修复并进行术后保护下的锻炼，在不引起肌腱断裂的前提下防止肌腱粘连的发生，以实现远端指间关节的良好活动。急诊手术修复中央腱束撕脱相对容易，在有撕脱性骨折块的情况下更容易修复。但延期手术修复会比较困难，侧腱束在受伤早期可能伸直近端指间（PIP）关节，然而当断裂的中央腱束向近端回缩，侧腱束会离开支撑关节的伸肌表面，向侧方滑移，使近端指间关节不能伸直（图 2.6）。近节指骨头在两侧侧腱束之间穿出，就像"纽扣"穿出衬衫的"扣眼"一样出现纽扣指畸形。在早期，可以通过伸直位夹板固定来治疗。然而，随着时间的延长，侧腱束出现固定畸形，也可能出现继发的掌板挛缩，对此夹板治疗很难逆转。侧腱束继续向掌侧滑移、韧带紧缩、远端指间关节过度伸直，一般情况下很难矫正。但该区肌腱损伤后期出现纽扣指畸形的情况并不多见，多数患者存在相对较轻的近端指间关节的伸直受限，有时会没有远端指间关节的过度伸直。近端指间关节伸直的受限通常对手指功能的影响不大，直到受限角度大于 45°，此时手指处于屈曲位，由于太靠近手掌而影响向前移动去抓住物体，这种情况需要对中央腱束进行重建。当近端指间关节的活动范围受限，尤其是远端指间关节不能屈曲时，如果对近端指间关节伸肌腱中央腱束重建，可进行一半的而不是完全的伸直功能矫正。因为如果过度收紧伸肌腱，近端指间关节

的屈曲将变得困难，同时在远端指间关节不能屈曲的情况下手指无法起到抓握的作用（图 2.7）。通常情况下，近端指间关节的不能完全伸直可以通过正常的掌指关节过伸或腕关节背伸，或两者的结合得到代偿。如果有继发性掌板挛缩，可能需要夹板治疗，或偶尔进行手术松解，以允许足够的近端指间关节伸直。我们推荐一种分阶段的治疗方法，先手术松解掌板，然后在二期手术中重建伸肌腱，因为如果同时进行两种手术通常会造成较严重的组织水肿，很容易导致伸肌腱粘连，无法获得满意的效果。20 世纪 50 年代至 70 年代，许多手外科医生尝试了很多种方法来重建中央腱束滑脱，以治疗陈旧性纽扣畸形。

如果远端指间关节过度伸直、屈曲活动度很小，Fowler 手术是一种特别有用的方法。该手术在中节指骨上切断远端伸肌腱，并将整个侧腱束向指骨中轴翻卷缝合，以形成新的中央腱束，附着在中节指骨的基底上。如果远端指间关节有一定屈曲活动度，切取掌长肌腱、游离移植、远端固定于中节指骨的基底、近端与手背的伸肌腱编织缝合，是治疗中央腱束断裂后滑移的最有用的方法。这两种方法术后都可以进行积极的早期主动活动。如果掌指关节的活动度比较大，可能需要对掌指关节进行临时的克氏针固定或掌板紧缩术，保持在轻微的屈曲位置，以避免掌指过度背伸而影响近端指间关节的伸直。

近端指间关节的鹅颈畸形很少是由于伸肌腱本身的原因导致，少数是由于近端指间关节掌板完全断裂造成的。通常发生于青少年，有的为急性损伤所致，有的为陈旧性损伤，不管是急性还是陈旧性损伤都可缝合掌板。如果掌板薄弱，可将全部的指浅屈肌腱或一半的指浅屈肌腱，从中节指骨原止点处游离出约 1.5cm，纵向切取部分指浅屈肌腱，与滑车的外侧缘缝合，保持近端指间关节于 20° ~30° 的屈

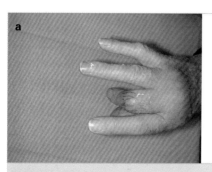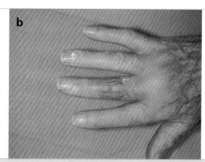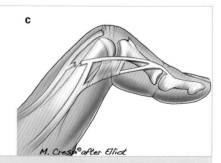

图 2.6 右手中指伸肌腱中央腱束闭合性断裂的表现。a. 中指 PIP 关节处于完全屈曲位置。b. 当 PIP 关节被动伸直后仍可保持伸直位置，因为侧腱束仍可"骑跨"在关节背侧。c. 随着时间的延长，断裂的中央腱束向远端回缩，而侧腱束从关节伸肌表面向侧方滑移，PIP 关节无法伸直。近节指骨头部穿过侧腱束之间，形成纽扣指畸形或纽孔指畸形

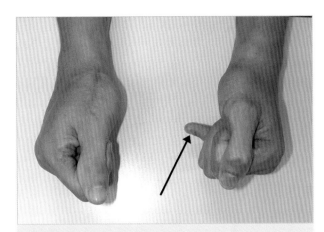

图 2.7 左手小指外伤出现陈旧性纽扣指畸形，手指 PIP 关节过度屈曲、DIP 关节过度伸直，中节指骨伸肌腱切断术不太可能矫正该 PIP 关节的屈曲。如果中央腱束术中修复张力调整为 PIP 关节完全背伸，则 DIP 关节更加屈曲受限。在没有 DIP 屈曲的情况下，手指不能在抓握中发挥作用。因此，手术只重建中央腱束的一半而非完全的伸直功能

曲位置，然后用夹板固定近端指间关节于屈曲位置 4 周。前面已有描述继发于锤状指畸形出现的鹅颈畸形的治疗，大多数外伤性或其他病理性鹅颈畸形的治疗原理与骑马人使用的"马鞍"原理相似，即通过在马的胸部和缰绳之间系一条"马鞍"的绳子来防止马向后抛头。

对于年轻人和手部健壮的人，用指浅屈肌腱的远端 1/3 部分环绕 A2 滑车后与自身缝合，是最牢固的修复方法。对于年龄较大、能配合治疗的患者，特别是当侧腱束在指背有粘连时，可以选择侧腱束松解，然后将尺侧部分移位到近端指间关节的掌侧缝合，以达到"马鞍"效果。

2.4 Ⅴ区和Ⅵ区伸肌腱损伤后并发症

Ⅴ区是指伸肌腱覆盖在掌指关节上的部分，Ⅵ区是指伸肌腱覆盖在掌背上的部分。肌腱更加坚固，可以通过屈肌腱修复的缝合技术进行修复。现在大多认为该区伸肌腱修复后应进行早期活动，而不是固定，以获得好的恢复结果。因此，急诊修复效果较好，当有伸肌腱缺损时，可行肌腱转位术，作为肌腱移植的替代方法。与直接修复不同，肌腱移植物或肌腱转位术多采用编织缝合方法，因此，尽管术后仍采用夹板固定，但可以在早期进行主动功能锻炼。关于肌腱移植应该在一期手术完成还是分期

手术完成，仍然有争议。用周围的滑动组织层血管化方法来替代肌腱移植物的方法已经被淘汰了，多年来人们已经认识到，在该区外伤性肌腱缺损后，即使没有行伸肌腱重建也可以获得较好的手功能，因为手处在休息位屈肌放松后，掌指关节屈曲约 30°，这个位置可以满足手指抓握动作所需的伸直位置。

2.4.1 肌腱粘连与肌腱松解

Ⅴ区、Ⅵ区肌腱损伤主要的并发症是肌腱粘连和屈曲受限。当肌腱损伤愈合得过于牢固，也可以是伸肌腱修复术后过度保护的结果，会导致纤维蛋白和瘢痕将肌腱与周围组织牢固地"愈合"在一起。如果经过康复锻炼仍不能较好地缓解肌腱粘连，则需要行肌腱松解和关节松解术，后者即掌指关节背侧关节囊松解术和侧副韧带松解术，术后应及早并持续进行康复锻炼。在松解开掌指关节的近端和背侧后，被动屈曲掌指关节能达到完全屈曲是必要的，因此无论在Ⅲ区、Ⅳ区，还是Ⅴ区、Ⅵ区，或者前臂区域的伸肌腱松解，有时需要在上、下、左、右各个方位进行充分的肌腱松解。

行肌腱松解术要尽可能充分地恢复手指伸肌腱的活动度，但需要考虑到以下的情况：

（1）手术引起的纤维蛋白水肿，有再次粘连的可能。

（2）广泛的松解会加重疼痛，患者经常会遇到这种情况，由于再次手术后的疼痛阈值降低，主动活动的意愿下降。

肌腱松解术也需要考虑到止血带的使用时间：

（3）是否能在一个止血带时间内完成 4 个手指的松解，或一次仅能松解 1 个或 2 个手指。

（4）是否在一个止血带时间内完成手指 3 个关节的松解，或一次手术首要松解掌指关节和指间关节。

近年来，我们倾向于将伸肌腱松解术分为近端部位（前臂和手）松解和远端部位（掌指关节以远）松解。首先在近端部位松解，因为这可能取得较大的改善；在多个手指松解的情况下，可能一次仅松解一个或两个手指；在有非常广泛的伸肌腱瘢痕的情况下，一般是挤压掌指关节以近的伸肌腱松解，可能有更好的改善效果；即使在这种瘢痕广泛的情况下能完全松解开伸肌腱，但术后出现的组织纤维蛋白水肿，使早期的改善效果难以维持，最终长期的恢复效果不良。

2.4.2 神经瘢痕卡压

　　V区和Ⅵ区肌腱粘连可能伴随有一些重要组织的损伤，如神经切断或粘连引起的神经痛。它最常见于挤压伤、创伤后的伤口感染，有时也发生在多次手术后。在组织纤维蛋白水肿严重的情况下，组织瘢痕不仅影响肌腱，而且影响桡神经浅支或尺神经背侧支的细支，或神经、肌腱均有卡压。诊断的依据是，当尝试屈曲瘢痕远端的关节时，会引起比正常情况要严重得多的疼痛，并且在瘢痕累及的肌腱和神经区域 Tinsel 征阳性。单纯的肌腱松解术可能没有效果，因为神经疼痛，患者术后很难进行主动活动。在肌腱松解前需要明确是否有神经的瘢痕卡压以及部位。同时做肌腱、神经的松解术是不可能的，因为神经松解术后需要休息制动，而肌腱松解术后需要早期活动。V区和Ⅵ区的许多其他并发症与骨折和皮肤治疗效果不良有关，很多情况下都有手部的严重创伤（图 2.8）。

2.4.3 穿透伤引起的感染风险

　　在 V 区有两个可能导致后期并发症的急迫性问

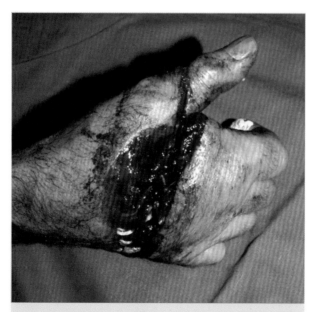

图 2.8 在鱼类加工厂，滚筒导致严重挤压伤，手部Ⅵ区伸肌腱损伤，4 个掌骨粉碎性骨折，多根伸肌腱断裂，皮肤挫裂伤，静脉断裂，远端皮肤靠掌浅弓发出的掌背穿支动脉供血。在受伤早期，手部已有明显肿胀，预测术后肿胀会进一步加重。即使急诊手术一期修复，术后很大可能出现肌腱粘连和屈曲受限

题。第一个是由于牙齿咬伤导致的掌骨头感染。牙齿穿透伤可能伤及掌骨头远端关节面，在伸肌腱修复时，除非在修复关节囊和伸肌腱之前检查整个掌骨头表面的情况，否则很可能会遗漏掉关节损伤。因此，这种情况下可能发生掌骨骨髓炎，提前预防比辅助治疗更有效。第二个是当尝试手术将关节内的小碎片从远端复位通常会失败。解决这个问题的方法是在掌骨背侧开窗，将破裂关节面复位到原来位置，用无菌纱条从开窗处填塞住掌骨的髓腔，手术后 2~3 天予以取出。

2.4.4 伸肌腱腱帽损伤

　　V区的第二个问题称为"拍苍蝇损伤"，但实际上这种情况很少是由拍苍蝇或丢物品引起的。当掌指节弯曲时，正常的腱帽会紧绷在关节顶部以稳定手的活动，此时如果手指抓住坚硬的物体后突然用力，阻止了紧绷的伸肌向近端移动，力量过大会导致腱帽撕裂。主要是桡侧束撕裂，伸肌腱从关节的背侧滑落至尺侧沟中产生阻挡，导致手指在弯曲位置无法主动抬起。对陈旧性损伤，不可能再进行直接修复，最简单有效的重建方法是用腕背至 MCP 的伸肌腱桡侧部分的 1/3，缠绕 MCP 侧副韧带，穿出后将其与自身编织缝合，从而修复腱帽远端桡侧束撕裂部。

2.5 Ⅶ～Ⅸ区伸肌腱损伤后的并发症

　　Ⅶ区是指伸肌腱在支持带下方那部分，Ⅷ区是伸肌腱在前臂背侧肌间隔内的那部分，Ⅸ区是在前臂近端的伸肌。Ⅶ区和Ⅷ区的伸肌腱长而且很结实，可以用屈肌腱手术修复的技术进行修复，然后早期活动。Ⅶ～Ⅸ区伸肌腱损伤有很多共同的并发症，就像在 V 区和Ⅵ区一样，肌腱粘连是最主要的并发症，可参考上述方法治疗。无论是单独修复，还是与伸指总肌腱共同修复，术后均用夹板固定手腕于伸直位，20°～30°，持续 4 周。Ⅶ～Ⅸ区伸肌腱断裂非常少见。

2.5.1 Ⅶ区

　　Ⅶ区存在伸肌支撑的问题。在没有支持带滑车的保护下，手腕背伸时可能发生伸肌腱的弓弦，但手腕活动度很小的患者除外。伸肌支持带宽度为几

厘米，通常可以至少保留下 1cm 的宽度，而切除剩余部分，以允许伸肌腱修复后有良好的滑动，而不会卡压。应当在手术暴露腕关节之前就要设计好腕横支持带的保留宽度，而不是在修复完成之后。当出现弓弦时，通常可以使用剩余的部分支持带进行重建。如有必要，可使用任何肌腱条重建伸肌支持带（图 2.9）。

2.5.2　Ⅸ区

　　Ⅸ区存在 3 个具体的问题。第一个问题是肌肉的缝合抓握力差，所以很重要的是要找到向肌肉近端内回缩的腱性部分，缝合这些腱性部分可以提供

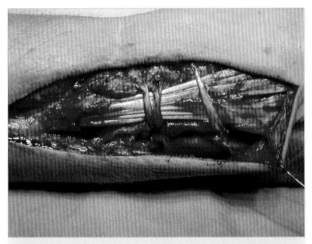

图 2.9　腕部撕裂伤伴伸肌支持带完全断裂，用掌长肌腱重建伸肌支持带，以避免出现伸肌腱弓弦

更牢固的力量来允许早期活动。否则，即使进行很仔细的肌肉与肌肉的缝合，力量也不足够牢固，术后难以早期活动，可能要推迟到 4 周后才能活动（图 2.10）。第二个问题是如何分辨出单根肌肉，并单独修复它们。对于这一问题，肌肉愈合后有可能成为一团，会导致一期修复的效果差，而二期松解术不容易将愈合的肌肉团分开。第三个问题是，切口较深时可能损伤到骨间背侧神经的分支，由于这些小的终末分支不容易被修复，因此肌肉修复可能无法恢复部分肌肉运动功能。有时术中能探查出这些小神经，但它们通常严重受损而无法修复，或者在受伤严重的肌肉中找不到远端部分。进行二次手术时，由于组织瘢痕化也很难探查出这些小的神经。在这种无法修复的情况下，早期行肌腱转位术是必要的。偶尔，Ⅸ区伸肌腱损伤会同时伤及前臂背侧皮神经的 3 个分支，导致 3 个部位出现痛性神经瘤，这些可以通过神经转位术来治疗。

2.6　拇指伸肌腱并发症

　　拇指伸肌腱的二次手术主要重建拇长伸肌腱，与其他各区损伤一样，肌腱粘连是最常见的问题。拇长展肌和拇短伸肌损伤时应尽可能修复或重建，因为拇长展肌和拇短伸肌的缺损会轻度影响拇指的伸展；但如果拇指的其他肌腱或肌肉都正常，这些肌腱的断裂并不影响拇指主要的功能。

　　虽然拇指伸直受限很少会导致严重的功能障碍，但肌腱粘连可能会导致部分功能障碍：如指间

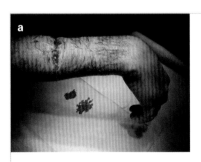
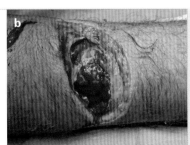
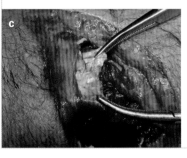
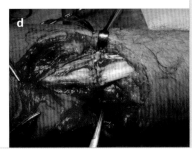

图 2.10　a. Ⅸ区伸肌腱撕裂伤。b. 肌肉断裂，但近端伤口无肌腱外露。c. 从近端肌肉断端中拉出回缩的腱性部分。d. 增强肌腱性缝合提高牢固性，允许早期主动活动

1

关节不能屈曲，拇指用力屈曲时出现伸肌腱粘连部位的牵拉疼痛，或者指间关节不能做快速屈曲－伸直活动从而丧失精细对捏功能，或者两种情况均有。当Ⅰ区伸肌腱损伤给予修复时，如果同时用内固定贯穿指间关节，则发生这种情况的可能性很大（图2.11）。

与其他区一样，拇长伸肌腱远端结构较厚，可采用屈肌腱修复技术进行修复，在Ⅰ区和Ⅱ区的伸肌腱修复后，不需要进行术后夹板或克氏针固定。预防肌腱粘连比二次手术松解有效，因为再次肌腱松解术很少能恢复指间关节的良好功能，甚至在长时间的康复过程中，几个月后肌腱粘连再次发生。如果腕部外伤后拇长伸肌腱断裂，有可能由于肌腱血供破坏所致，或是迟发性断裂，此时采用示指固有肌腱转位代替拇长伸肌腱比肌腱移植修复更有效，因前者在前臂的瘢痕较小。

2.7 小结

1944年，Bunnell写道："当我第一次尝试修复手指肌腱时，术中缝合似乎都很理想，但在接下来的

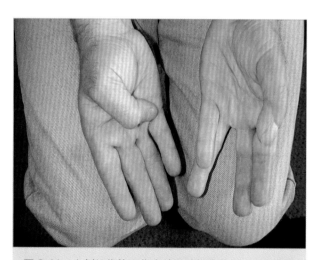

图2.11 左侧拇指挤压伤合并远端指骨骨折，用克氏针贯穿拇指指间（IP）关节固定6周。后期出现拇长伸肌腱粘连在近节指骨上，IP关节屈曲时受限，当伸直或用力屈曲IP关节做对捏动作时，出现不在IP关节而是包括近节以近的广泛疼痛

几天时间里，我观察到，受伤手指的活动度变得越来越小，直到几周后，手指的活动度为0°"。尽管他所描述的肌腱损伤包括屈肌腱和伸肌腱，但公平地讲，通常认为治疗伸肌腱损伤要比屈肌腱损伤简单的看法是肤浅的。从本章中可以得出结论，手的伸肌腱损伤所出现的一些严重并发症，与屈肌腱损伤一样的多，而且还有神经损伤和瘢痕卡压引起的神经痛问题。

参考文献

[1] Doyle JR. Extensor tendons—acute injuries. In: Green DP, Hotchkiss RN, Pederson WC, eds. Green's operative hand surgery. 4th ed. New York: Churchill Livingstone; 1999:1950–1987.

[2] Kleinert HE, Verdan C. Report of the committee on tendon injuries. J Hand Surg Am. 1983; 8(5 Pt 2):794–798.

[3] Verdan CE. Primary and secondary repair of flexor and extensor tendon injuries. In: Flynn JE, ed. Hand surgery. Baltimore: Williams and Wilkins; 1966:20–75.

[4] Elliot D, McGrouther DA. The excursions of the long extensor tendons of the hand. J Hand Surg [Br]. 1986; 11(1):77–80.

[5] Kulkarni M, Harris SB, Elliot D. The significance of extensor tendon tethering and dorsal joint capsule tightening after injury to the hand. J Hand Surg [Br]. 2006; 31(1):52–60.

[6] Fowler SB. The management of tendon injuries. J Bone Joint Surg Am. 1959; 41-A(4):579–580.

[7] Littler JW. The finger extensor mechanism. Surg Clin North Am. 1967; 47(2):415–432.

[8] Thompson JS, Littler JW, Upton J. The spiral oblique retinacular ligament (SORL). J Hand Surg Am. 1978; 3(5):482–487.

[9] Littler JW, Eaton RG. Redistribution of forces in the correction of Boutonniere deformity. J Bone Joint Surg Am. 1967; 49(7):1267–1274.

[10] Sirotakova M, Figus A, Jarrett P, Mishra A, Elliot D. Correction of swan neck deformity in rheumatoid arthritis using a new lateral extensor band technique. J Hand Surg Eur Vol. 2008; 33(6):712–716.

[11] Zancolli EA. In: Lamb DW, ed. The paralysed hand. Edinburgh: Churchill Livingstone; 1987:163–167.

[12] Khandwala AR, Webb J, Harris SB, Foster AJ, Elliot D. A comparison of dynamic extension splinting and controlled active mobilization of complete divisions of extensor tendons in zones 5 and 6. J Hand Surg Am. 2000; 25B:140–146.

[13] Quaba AA, Elliot D, Sommerlad BC. Long term hand function without long finger extensors: a clinical study. J Hand Surg [Br]. 1988; 13 (1):66–71.

[14] Atherton DD, Leong JCS, Anand P, Elliot D. Relocation of painful end neuromas and scarred nerves from the zone II territory of the hand. J Hand Surg Eur Vol. 2007; 32(1):38–44.

[15] Elliot D, Sierakowski A. The surgical management of painful nerves of the upper limb: a unit perspective. J Hand Surg Eur Vol. 2011; 36 (9):760–770.

[16] Carroll C, IV, Moore JR, Weiland AJ. Posttraumatic ulnar subluxation of the extensor tendons: a reconstructive technique. J Hand Surg Am. 1987; 12(2):227–231.

[17] Atherton DD, Fabre J, Anand P, Elliot D. Relocation of painful neuromas in Zone III of the hand and forearm. J Hand Surg Eur Vol. 2008; 33(2):155–162.

[18] Britto JA, Elliot D. Thumb function without the abductor pollicis longus and extensor pollicis brevis. J Hand Surg [Br]. 2002; 27(3):274–277.

[19] Bunnell P. Surgery of the hand. Philadelphia: Lippincott; 1944:277.

第三章　腱鞘炎手术后并发症的处理

Jin Bo Tang

摘要

　　本章讨论并总结了扳机指、扳机拇和桡骨茎突狭窄性腱鞘炎手术的常见并发症，如神经损伤、弓弦或肌腱半脱位，提出并讨论了预防和治疗并发症的方法。

　　关键词：扳机指，Quervain 病，手术松解，神经损伤，感染，复发

3.1 引言

　　手的腱鞘炎通常表现为扳机拇指或扳机指（由于拇指或手指的 A1 滑车狭窄导致）或桡骨茎突狭窄性腱鞘炎（腕部第一伸肌间室的腱鞘炎，又被称为 Quervain 病）。腱鞘炎是肌腱周围腱鞘内的炎症，通常导致关节疼痛、肿胀和僵硬，通常在反复使用手后发生，上述症状在休息或保守治疗后可自行消退。

　　如果经过几周的保守治疗无效，由于手术操作较为简单，并发症较少，可考虑手术松解。我们 30 年来所做的腱鞘炎手术极少遇到并发症的困扰。然而，由于指神经与手掌部 A1 滑车毗邻，桡神经浅支与腕部第一伸肌间室邻近，因此对上述神经的损伤有可能成为手术后的并发症，并可能是严重的并发症。如果术中鞘管切开不充分，则腱鞘炎可能会复发。因此，对神经损伤和可能的复发应予以足够的重视，本章将对此进行详细的讨论。

　　如果手术松解恰当，术后发生肌腱弓弦和关节半脱位的情况是非常罕见的，手术后发生感染的风险也很低。为了全面了解可能的并发症，我们接下来将对半脱位、弓弦和感染的问题进行详细讨论。

3.2 神经损伤

3.2.1 A1 滑车切开松解

　　手指神经，包括手掌到手指的指总神经的远端部分，其走行区域靠近 A1 滑车。在手术切开 A1 滑车时，于滑车上方取约 1cm 的皮肤切口，直接纵向切开 A1 滑车，在滑车两侧不要做过多的组织切除，可以避免对两侧指神经的损伤；相反，如果手术切口过大，且探查滑车时进行两侧的组织切除，则存在损坏指神经的风险。过长的切口和广泛的松解实际上是不必要且有风险的。

　　规范的手术切口为长约 1cm 的横向切口，位于 A1 滑车的掌侧，牵开切口后暴露 A1 滑车，使用剪刀纵向切开。A1 滑车一般卡压得比较紧，但是在滑车近端沿鞘管中少许松解即可显露腱鞘腔，可以插入剪刀完成纵向切开。A1 滑车长约 1cm，因此做 1cm 的纵向切开松解即可。扳机指很少累及到 A1 滑车以外的其他滑车，只充分松解 A1 滑车即可，而不要做广泛的其他滑车的松解。

　　拇指桡侧的指神经在 A1 滑车近侧屈肌腱的表面斜行穿过（图 3.1）。因此，拇指手术的切口要短小，并警惕该神经被损伤的可能。很少需要延长切口以完成扳机拇指的松解，如有必要，手术医生应仔细辨别出指神经，以避免对其造成损伤。如果指神经被切断，应予以修复。

3.2.2 第一伸肌间隔松解

　　桡神经浅支在腕部第一伸肌间隔的近侧跨越（图 3.2）。在大多数情况下，神经距离该间隔近端边缘约 1cm。然而，有时神经的走行会有变异，因此手术切口在近端不要过长。术前，术者可以检查神经走行，因为在非肥胖患者中可以看到该神经。在肥胖患者中，如果切口较长，术者应注意辨别并保护该神经。我们习惯在桡骨茎突处做 1~1.5cm 的纵向切口（图 3.3），就足以暴露第一伸肌间隔，并能容易地松解该间隔和其内可能出现的小间隔（图 3.4）。

3.3 弓弦和半脱位

3.3.1 A1 滑车松解

　　如果手术只松解扳机指的单个滑车，不会发生

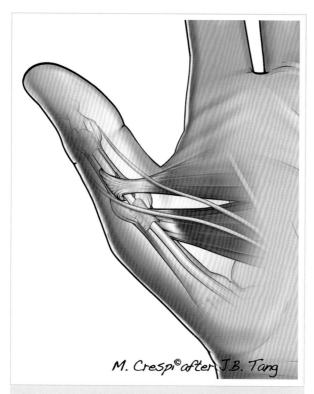

图 3.1　拇指桡侧指神经的解剖，该神经在 A1 滑车的掌侧近侧半走行，做扳机拇指松解手术时可能会损伤该神经

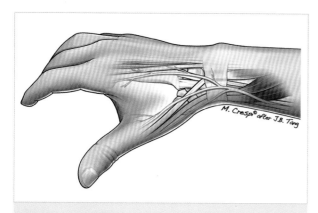

图 3.2　位于腕部第一伸肌间隔背侧的桡神经浅支的解剖走行

弓弦和半脱位。然而，如果手术操作不当，松解到其他滑车，造成长段滑车缺损，肌腱弓弦可能会发生。如果松解 A1 滑车时同时松解 A2 滑车的一部分，则无须进行修复或重建，因为不会造成明显的影响。然而，如果整个 A1 和 A2 滑车被松解，屈肌腱将会出现弓弦，这时术中可立即修复 A2 滑车，或者在二期手术中采用"Z"字成形术予以修复。

3.3.2　第一伸肌间隔松解

腕部的第一伸肌间隔被松解时，存在半脱位的风险，而不是弓弦。半脱位发生在做过长范围的松解时，治疗方法是重建一部分切开的鞘管，包括第一伸肌间隔"Z"字成形术（图 3.5）。

3.4　感染

腱鞘炎松解术通常在小治疗室进行，术后感染的概率很低，但目前尚不清楚其感染率是否高于在标准的大型手术室进行的手术，因为后者通常是不必要的。我个人没有遇到一例感染病例。如果有感染，通常并不严重，应口服抗生素以治疗感染。严格的手术消毒是预防感染的关键。由于感染率非常低，因此没有必要常规地服用抗生素来预防感染。

3.5　腱鞘炎的复发

3.5.1　A1 滑车松解

这并不常见。然而，如果扳机指的松解不完全，则复发可能发生，治疗方法是再次松解，以确保整个 A1 滑车被充分切开，术中证实屈肌腱可以自由滑动。如果采用局部麻醉手术，应嘱患者主动活动手指，一旦 A1 滑车被完全松开，患者能立即感到手指主动活动自如，没有阻力，这标志着彻底的松解。术后发生粘连的风险非常小，因为屈肌腱没有损伤，对于复发，主要原因是滑车松解不彻底而不是肌腱粘连。

3.5.2　第一伸肌间隔松解

桡骨茎突狭窄性腱鞘炎的复发通常与第一伸肌间隔内小的间隔（亚鞘）未松解或未完全松解有关。Sato 等通过超声检查发现，在桡骨茎突狭窄性腱鞘炎患者中第一伸肌间隔内小的间隔出现率约为 62%（69/112 个腕关节）。因此，术中应常规确认有没有这种小的间隔，一旦出现应予以充分松解。因此，小的间隔松解应作为桡骨茎突狭窄性腱鞘炎手术的必要部分。

3.6　经皮扳机指松解术

近来，一些外科医生使用经皮或超声引导下的

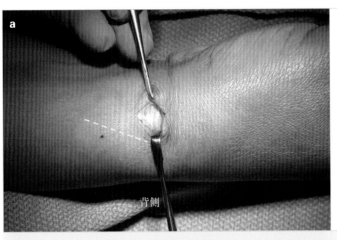
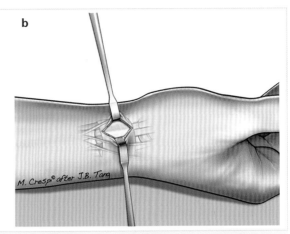

图3.3　a、b.如图所示,在第一伸肌间隔上做纵向短切口,可避免损伤桡神经浅支(其走行如黄色虚线所示)

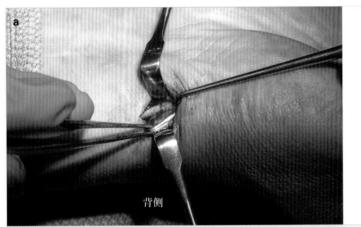
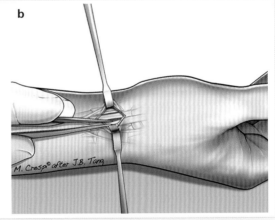

图3.4　a.在完成第一伸肌间隔松解时,分辨出其内的一个小的间隔(亚鞘),覆盖其中的一个肌腱。b.这个小的间隔也应被松解,以避免桡骨茎突狭窄性腱鞘炎的复发

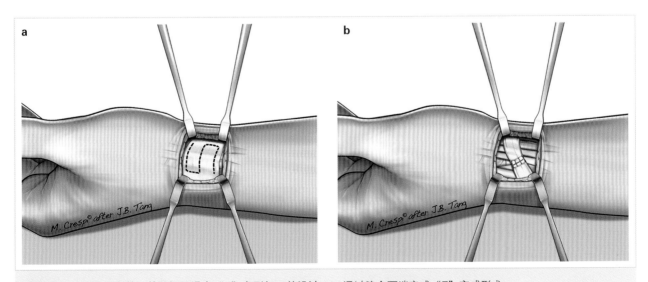

图3.5　a.绘图示意第一伸肌间隔滑车"Z"字形切口的设计。b.通过缝合两端完成"Z"字成形术

1

扳机指松解术或针刀松解。对于经皮松解术是否会增加或减少手术并发症，仍有很大的争议。经皮松解术的优点是切口更小，对手术部位的创伤更少。然而，掌握经皮松解术需要一段学习周期，这是一个缺点，与开放式手术相比，更有可能损伤指神经。

3.7 讨论

在世界许多地区，扳机指和桡骨茎突狭窄性腱鞘炎是常见的手部疾病，但目前尚无这些疾病的全球发病率统计数据。常见的手术是做 1~1.5cm 的小切口对鞘管的卡压部位进行松解，可以在小手术室中进行。与前两章中讨论的屈肌腱或伸肌腱修复术后的并发症相比，扳机指、扳机拇指和桡骨茎突狭窄性腱鞘炎松解手术后的并发症要少得多。如果手术松解恰当，一般不会出现并发症。出现神经损伤或肌腱弓弦的并发症与切口过长和滑车切开过多有关。术后复发通常与 A1 滑车未完全松解或第一伸肌间隔内的小间隔没有被松解有关。如发现上述并发症，应给予适当的治疗。

3.8 小结

目前，腱鞘炎松解术普遍在门诊或是小型无菌室进行，因此，应进行充分和适当的环境消毒。术中应嘱在局部麻醉下手术的患者主动活动拇指、其他手指或手腕，以确定卡压的滑车或腱鞘被完全松解开。作者建议所有的低年资医生在术前复习相关解剖内容，以避免在腱鞘炎手术松解时出现可能的并发症。如果手术操作得当，这些并发症是完全可以被预防的。

参考文献

[1] Amirfeyz R, McNinch R, Watts A, et al. Evidence-based management of adult trigger digits. J Hand Surg Eur Vol. 2017; 42(5):473–480.
[2] McAuliffe JA. Tendon disorders of the hand and wrist. J Hand Surg Am. 2010; 35(5):846–853, quiz 853.
[3] Adams JE, Habbu R. Tendinopathies of the hand and wrist. J Am Acad Orthop Surg. 2015; 23(12):741–750.
[4] Goel R, Abzug JM. de Quervain's tenosynovitis: a review of the rehabilitative options. Hand (N Y). 2015; 10(1):1–5.
[5] Tang JB, Zhou X, Pan ZJ, Qing J, Gong KT, Chen J. Strong digital flexor tendon repair, extension-flexion test, and early active flexion: experience in 300 tendons. Hand Clin. 2017; 33(3):455–463.
[6] Tang JB. Indications, methods, postoperative motion and outcome evaluation of primary flexor tendon repairs in Zone 2. J Hand Surg Eur Vol. 2007; 32(2):118–129.
[7] Kim JY, Baek JH, Lee JH. Comparison between simple release and Zplasty of retinaculum for de Quervain's disease: a retrospective study. J Hand Surg Eur Vol. 2019; 44(4):390–393.
[8] Sato J, Ishii Y, Noguchi H. Clinical and ultrasound features in patients with intersection syndrome or de Quervain's disease. J Hand Surg Eur Vol. 2016; 41(2):220–225.
[9] Bernstein DT, Gonzalez MA, Hendrick RG, Petersen NJ, Nolla JM, Netscher DT. Impact of septated first dorsal compartments on symptomatic de Quervain disease. Plast Reconstr Surg. 2019; 144(2):389–393.
[10] Croutzet P, Guinand R, Mares O, Apard T, Candelier G, David I. Ultrasound-guided de Quervain's tendon release, feasibility, and first outcomes. JWrist Surg. 2019; 8(6):513–519.
[11] Werthel JD, Cortez M, Elhassan BT. Modified percutaneous trigger finger release. Hand Surg Rehab. 2016; 35(3):179–182.
[12] Aksoy A, Sir E. Complications of Percutaneous release of the trigger finger. Cureus. 2019; 11(2):e4132.
[13] Xie P, Zhang QH, Zheng GZ, et al. Stenosing tenosynovitis: evaluation of percutaneous release with a specially designed needle vs. open surgery. Orthopade. 2019; 48(3):202–206.
[14] Lalonde DH. Conceptual origins, current practice, and views of wide awake hand surgery. J Hand Surg Eur Vol. 2017; 42(9):886–895.
[15] Maliha SG, Cohen O, Jacoby A, Sharma S, Sharma, P. A cost and efficiency analysis of the WALANT technique for the management of trigger finger in a procedure room of a major city hospital. Plast Reconstr Surg Glob Open. 2019; 7(11):e2509.

第二部分
神经手术

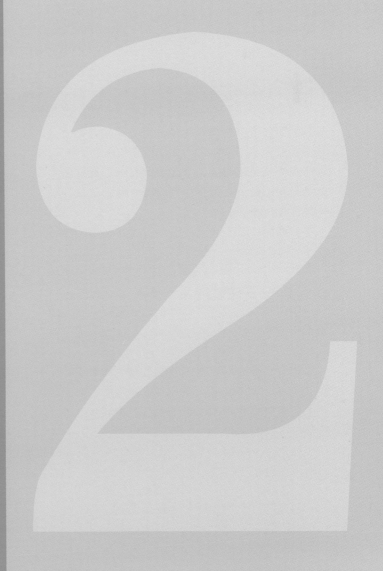

第四章　感觉神经术后并发症的处理

Pierluigi Tos, Alessandro Crosio, Simona Odella

2

摘要

　　手部或其他部位神经损伤修复或松解术后的并发症包括感觉功能完全无法恢复或部分恢复、痛性神经瘤、痛性瘢痕神经病变，以及寒冷不耐受。

　　以上这些都可统称为痛性神经病变。能够早期识别这些并发症是十分重要的。症状持续时间越长，结果越糟糕：病理性神经疼痛将转为慢性疼痛，并且痛性神经病变还可能导致复杂区域疼痛综合征Ⅱ（CRPS Ⅱ）发生，出现烧灼样疼痛或诱发性疼痛（不致引起疼痛的刺激即可导致疼痛）的慢性（长达6个月以上）疼痛症状。

　　如果存在有症状的神经瘤或者瘢痕神经病变，手术治疗可获得良好效果。但必须强调如果之前已尝试过治疗，再次手术仅可以使症状得到有限的缓解。

　　另外，如果慢性病理性神经病变的手术治疗效果不佳，那么也可选择多学科综合治疗手段。

　　神经损伤和修复后的康复治疗过程，也是一种重新学习的过程，是对神经修复后的不适、疼痛的重要预防环节。感觉再训练对于功能性感觉灵敏度的恢复十分重要，在神经手术术前术后均十分必要。可能会诱发感觉迟钝、手部功能丧失，最好的治疗方法是在康复治疗师指导下的侵入性脱敏治疗以及感觉功能的再训练。

　　关键词：疼痛，神经瘤，牵拉性神经病变，神经损伤，并发症

4.1 感觉无恢复或不完全恢复

4.1.1 定义

　　大约1/3的成年人指神经损伤修复效果不佳。正如Paprottka等在Meta分析中报道的那样，无论初次手术还是翻修手术，无论是否行神经移植/导管修复，都是如此。

　　近年来，没有一种手术修复技术可以保证成年患者手部触觉和辨别功能完全恢复。相反，很多青少年患者可获得完全恢复。

4.1.2 治疗

　　如果神经手术后功能仍无法恢复，通常需要再次进行翻修手术。功能无恢复有时归咎于神经缝合处的再断裂，有时也因为未将神经断端修剪至"健康的神经轴突"部分。当然，有时原因也不明确。

　　神经导管或神经移植术可以获得满意的效果，甚至良好的远期临床疗效。

　　皮肤的终末器官包括Meissner和Pacinian小体、Ruffini末梢、Merkel细胞和游离的神经末梢。Meissner和Pacinian小体是传导移动触觉和振动觉的快速适应纤维感受器。Merkel细胞是传导压力觉和恒定触觉的慢速适应纤维感受器。Ruffini末梢在传导振动觉和本体感觉中起作用。游离神经末梢是一类游离的无髓纤维，对触觉、温度觉和疼痛较为敏感。Pacinian小体只接受单一轴突，通常无法获得神经再支配，而其他感觉感受器可重新获得神经支配。

　　与运动神经再支配不同，感觉神经再支配可发生于失神经支配之后的数年间。在这种情况下，感觉器官可能会发生最终影响神经再支配的改变。长时间的失神经支配后，保护性感觉可通过游离神经末梢而不是感受器的神经再支配来进行恢复。

　　感觉神经恢复连续性的手术方法是由修剪两断端后缺损的长度来决定的。确保正确的修剪断端的近端且无残余束膜和瘢痕再进行缝合是十分重要的。另外，应保证无张力条件下直接缝合。有研究表明，吻合口张力过大会导致Schwann细胞激活受损、大量Schwann细胞凋亡导致轴突生长不良以及在神经修复处形成瘢痕。如果神经断端相距2~4cm，可使用神经导管从而避免牺牲正常神经来进行移植；如果缺损长度大于3~4cm，则可考虑进行神经移植手术。虽然证据尚不明确，但对于感觉神经而言，准确距离应该为3~4cm。经证实，指神经缺损达到3~4cm，尚无合适的手术来对神经进行修复。

2

4.1.3 康复治疗

应该开展特定的康复训练来对残余的感觉功能进行巩固。MacKinnon 和 Dellon 认为 S3+ 也归为感觉恢复效果较差，但我们认为 S3〔两点辨别觉（2PD）在 7~15mm 之间，疼痛和触觉敏感度恢复，无反应过度，如表 4.1 所示〕仍可作为良好的功能效果。

> **提示和技巧**
>
> 如果患者表现为感觉迟钝，可认为是"正常"的结果，并不需要进一步的手术（S1+、S2）。

4.2 神经病理性疼痛

病理性神经疼痛由国际疼痛研究学会（IASP）定义为"由躯体感觉系统损伤或病变引起的疼痛"。

病理性神经疼痛并不是单一病因引起的单独疾病，而是由不同病因包括糖尿病、神经卡压和神经损伤等所导致，总之都是由躯体感觉系统损伤或疾病引起的疼痛。

病理性神经疼痛的主要症状是温度感觉过敏（感受到的疼痛刺激超出正常的疼痛感觉）、机械性诱发痛（非疼痛性刺激可诱发疼痛）、自发性灼烧样疼痛。

对于大多数疾病，病理性神经疼痛的病因至今尚不明确，这是由于在患者中很难开展相关研究。周围神经损伤相关病理机制相对明确，已存在一系列动物模型供病理性神经疼痛的发生机制进行研究，如保留性神经损伤模型和脊神经收缩损伤模型。

对动物疼痛进行直接评估仍十分困难，但这些模型仍为病理性神经疼痛的发生机制提供了线索。

通过这些动物模型，已证实神经损伤后皮肤的失神经支配参与了病理性神经疼痛的发生。此过程是通过邻近未损伤的神经侧支纤维出芽来实现的。

这可能就是上肢外科医生为何秉持着尽早修复损伤神经这一理念的原因，可防止皮肤的失神经支配，减少发展为病理性神经疼痛的机会。

临床上，病理性神经疼痛的患者可表现为触碰性疼痛、自发性烧灼样疼痛和严重的温度感觉过敏。这意味着受累区域无法进行穿脱衣物，凉爽的微风即可引发严重的疼痛，下雨也会令人感到恐惧，受累的部位也无法淋浴。病理性神经疼痛的治疗仍然十分困难，这是因为我们并没有完全理解疼痛的发生机制。患者反复使用止痛药物，病理性神经疼痛将会向慢性疼痛演变。Grace 等证实持续疼痛是在慢性疼痛中过量使用阿片类药物，未引起重视后发生的被临床关注的结果。病理性神经疼痛的手术治疗仅对于疼痛由特定病因引起的情况有效，大部分情况下疼痛仅可部分缓解。

4.3 痛觉过敏 / 感觉过敏

痛觉过敏可分为原发性痛觉过敏和继发性痛觉过敏。区别在于是否存在中枢性症状。

前者是指损伤区域的初始传入 A-δ 和 C 类伤害感受器开始对正常情况的非疼痛性刺激产生反应或者对疼痛性刺激产生过大的反应，同时也可产生自发活动。这是由于初始伤害感受器基因与分子的重构以及损伤部位出现"炎性混合物"表现造成的。

继发性感觉过敏是指身体除了损伤部位以外区域的敏感度增加，因此被认为可反映出中枢神经系统功能的改变。这种情况提示中枢神经系统正处于敏感状态，并且以增强的状态产生反应，导致了非

表 4.1 感觉恢复结果的 Highet 分类标准，静止两点辨别觉（s2PD）、移动两点辨别觉（m2PD）以及灵敏度恢复

感觉恢复结果	Highet 分类	s2PD	m2PD	感觉恢复
失败	S0	—	—	神经支配区感觉无恢复
差	S1	—	—	神经支配区深部皮肤疼痛觉恢复
	S1+	—	—	浅层疼痛觉恢复
	S2	—	—	浅层疼痛觉和少量触觉恢复
	S2+	—	—	同 S2，但存在过度反应
	S3	> 15mm	> 7mm	疼痛和触觉恢复，过度反应消失
良	S3+	7~15mm	4~7mm	同 S3，但对刺激的定位准确，2PD 恢复不全
优	S4	2~6mm	2~3mm	感觉完全恢复

疼痛性刺激也将诱发疼痛发生。外周神经和中枢神经系统在神经病理性疼痛的产生和持续过程中均起到了重要作用。

当患者产生痛觉过敏或感觉过敏，治疗包括脱敏疗法、应用局部麻醉药物以及膏药等，用以减轻症状。

4.4 寒冷不耐受

起初人们认为寒冷不耐受或者敏感是血管源性问题，但目前普遍认为是一种神经病理性症状（温度感觉过敏）。这一症状常出现在手部外伤和骨折后（38%），以及掌腱膜挛缩手术后（发生率高达63%）。这一机制也可出现在啮齿类动物之中。出现寒冷不耐受的患者体内的可控疼痛调节机制似乎受到了削弱。传统观点认为寒冷不耐受可在数年后减轻，但近来的研究表明此症状可持续较长的时间。幸运的是，仅有 1/5 的患者会继续发展为严重或极严重的症状，当然这些患者也主要出现在气候较寒冷的地区。对许多患者而言，治疗措施包括提高适应性以及实施在低气温下的保护性措施，如佩戴发热的手套、提高核心温度等。

4.5 疼痛性神经病变

4.5.1 定义

这一组病理特征包括疼痛性神经瘤、疼痛瘢痕性神经病变以及牵拉性神经病变。这些都是外周神经损伤后重要的并发症，将会严重影响患者的日常生活。伴有症状的神经瘤的确切发病率尚不明确，在外周神经损伤患者中占 2%~60%。有趣的是，在断指再植患者中发生疼痛性神经瘤的比例仅为 7%。

神经瘤的形成是由于神经横断伤或神经未得到修复后的正常生物学过程。轴索任意方向性地出芽，生长，未与神经远端相连接，则将形成神经瘤。当然，神经瘤发展为痛性神经瘤的机制仍不明确。

发生疼痛的不确定机制包括两点：①神经瘤内轴索持续的机械或化学刺激；②由于神经瘤内的轴突持续受到刺激，并伴随着脊髓背根神经节、脊髓背角，甚至更近端的神经元自发活动而产生的自发性且令人不安的感觉症状。轴突向周围瘢痕组织内出芽而形成神经瘤。钠通道、肾上腺素能和烟碱乙酰胆碱能受体的上调可能会导致受损的轴突异常敏

感和自发活动。同时，还有使脊髓和感觉皮层的中枢致敏作用。

如 Elliot 所述，所谓的"瘢痕性神经炎"或者"瘢痕性神经病变"，包括所有与神经损伤引起的神经周围和神经内纤维组织形成有关的情况，也包括神经症状。神经周围瘢痕和牵拉性神经病变传统上与神经减压手术的并发症有关。神经与手术区域瘢痕组织粘连，仍是产生与神经周围瘢痕化有关症状的主要原因。病理性神经疼痛的问题甚至可以出现于手术"接触"周围神经，而不中断纤维，并引起神经周围瘢痕反应。这个问题可通过再次手术应用防粘连凝胶或者脂肪筋膜组织瓣得以解决。所有这些步骤都旨在促进神经在周围组织上进行正常滑动。有些特定患者相较其他患者更易发生神经瘤的原因仍未知。

自发疼痛、诱发疼痛、痛觉过敏以及寒冷不耐受，是患者主诉的主要症状。

神经瘤可分为：

（1）末端无法再与远端相连（如指神经瘤或远端神经干因多次手术损伤严重无法寻及）。

（2）末端仍可与神经远断端相连（如因手术或者创伤性切断造成的桡神经感觉支神经瘤）。

（3）神经连续性存在（如神经修复或创伤后）无残余功能或残余功能尚存。

4.5.2 诊断

疼痛性神经病变的诊断依靠询问病史和体格检查。患者有明确神经损伤病史，伴有疼痛以及典型的符合神经解剖范围的症状，常有寒冷不耐受。询问病史对于明确症状的病因至关重要：是否与简单的神经卡压、神经重建术、直接的外伤或创伤后形成瘢痕有关？体格检查和疼痛类型分析（是静息性疼痛还是活动或者机械刺激后引发的疼痛？），可为损伤类型提供信息。静息性疼痛通常提示累及深部神经结构的瘢痕。神经周围瘢痕组织形成通常会导致神经粘连，神经可因活动而加重。另一项十分重要的线索是痛性 Tinel 征阳性。局部麻醉药注射可以帮助判断症状是否仅与神经瘤有关，或者已经出现中枢化。其他辅助检查包括超声或磁共振检查，也可以有助于确诊。建议同时进行简单的疼痛评估，例如应用疼痛视觉模拟评分（VAS）以及详细的疼痛、功能问卷，如 DASH 或 PROMIS。使用这些量表进行连续性评估，有助于跟踪患者自身有时并不明

显的病情变化。

体格检查结束后，诊断性神经阻滞可有助于判断神经减压或者神经切开对该区症状恢复的有效程度。神经阻滞可让患者看到行神经切除术会对发生感觉变化的区域带来的影响，但并不保证手术的成功有效。换言之，如果神经阻滞并不能减轻疼痛，则表明手术并不能解决患者的问题，此时应该避免手术治疗。

有经验的医生也可以使用超声或动态超声检查来诊断神经周围瘢痕神经病变或神经内神经瘤。

目前，对于为何同样的病理解剖问题会导致一些患者出现疼痛，而另一部分患者则没有症状，尚无明确答案。

4.5.3　治疗原则

在进行手术治疗前，必须先经过至少半年的、由专业医生开展的药物及理疗等非手术治疗。关于手术时机的选择，目前观点尚未统一。总的原则是，当内科及理疗不能改善症状时即有手术指征。

根据产生疼痛的病因不同，应选择不同的外科手术治疗。针对疼痛性"瘢痕神经病变"，治疗手段包括手术探查、放大下的神经松解术，以及旨在防止新瘢痕形成的手术方法，如皮瓣覆盖和应用抗粘连药物。对于神经末梢肿瘤或无功能的神经瘤，手术方法包括神经瘤切除手术，并在可能的情况下，使用移植物对神经干进行重建。在其他情况下，神经末梢断端需行转位术并用血供好的软组织覆盖。

神经末梢肿瘤的预防和治疗

在截肢翻修手术中，应尽量通过手术措施来预防神经末梢肿瘤的形成，这些措施包括减少组织张力、对软组织轻柔操作以及准确彻底的清创。尽管有这些预防措施，仍然无法避免残端疼痛，这是因为在被切断的神经顶端将会出现新的神经瘤。实际上，定向生长的肌肉神经再植是一种独特的技术，可以有效地限制神经瘤的形成。如 Alligand-Perrin 等描述，可通过"静脉导管覆盖"吻合口来预防神经吻合部位的神经瘤形成。这种技术对于初次神经缝合和神经移植都较为有效。我们科室常规使用这一术式（图 4.1）。

许多技术被提倡用于末梢神经瘤的外科治疗，但还没有一种技术成为治疗这一挑战性难题的"金标准"。大多数治疗也都集中在抑制轴突再生或保护

其不受刺激而加剧产生影响。

对于单侧指神经疼痛性神经瘤，最简单易行的治疗方法是缩短神经并将其置入到相邻的、柔软的和非"接触"区域。Gosset 等推荐对神经断端使用电凝（可缓慢增加电流强度），这一方法在 2002 年又被 Brunelli 重新提出。这一方法的原理是基于电烧伤的患者不会产生痛性神经瘤这一现象。

中心 - 中心吻合术可用于吻合两根同一中心来源的神经束，这一术式也在单根神经被分为两束相等大小的情况下使用。轴突停止生长的其中一个原理是轴突必须在两个方向上持续流动；如果这些新形成的轴突在移植区受到挤压，就将导致神经元中蛋白质的产生和轴浆流动的减少，从而抑制神经瘤的生长。对于连接同一组神经的两根残端或手指的两根神经，可以使用静脉或导管（以避免侧支纤维发芽）治疗。

对于靠近近端的神经末梢肿瘤，若无法行重建术，可行神经近端切除并将神经断端移位埋于肌肉或骨骼中，抑或用静脉杯或由不同材料组成的合成杯覆盖神经断端。此外，也可以使用神经外膜瓣覆盖神经末梢，但没有取得比单独切除更好的效果。

关于神经瘤治疗的研究中很少加入对照组。但在众多报道的手术方法中，神经移位和肌肉包埋似乎获得了最多的支持。

Lanzetta 和 Nolli 介绍了神经剥离手术治疗掌侧皮神经瘤。可沿着神经长轴纵向牵拉，直至神经与主干剥离，而又不损伤主干神经。

神经瘤切除后，可通过受体神经的神经外膜窗口将神经残端覆盖到相邻完整神经的一侧。这一术式最开始被称为"反向端侧神经再生术"。这一术式与中心 - 中心吻合术一样，为轴突再生提供通路。在图 4.2 中，我们用图示的方式展示各种可行的术式。

连续性神经瘤和瘢痕性神经病变的预防和治疗

连续性神经瘤存在并且有残余功能（感觉功能恢复良好）

建议将引起疼痛的神经重置于深部组织，远离原发的损伤部位，可能需要以皮瓣或者静脉来进行覆盖。应该首先尝试这一术式（防止机械和热损伤，并有可能避免神经周围的粘连）。

防粘连装置

在神经松解、重置后，使用以透明质酸（HA）为基质的防粘连装置已被证实有效。先前的临床前

2

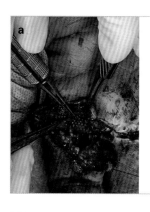
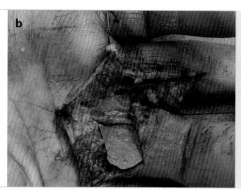

图 4.1 a、b. 神经缝线通常由静脉保护，以避免侧支疼痛增生

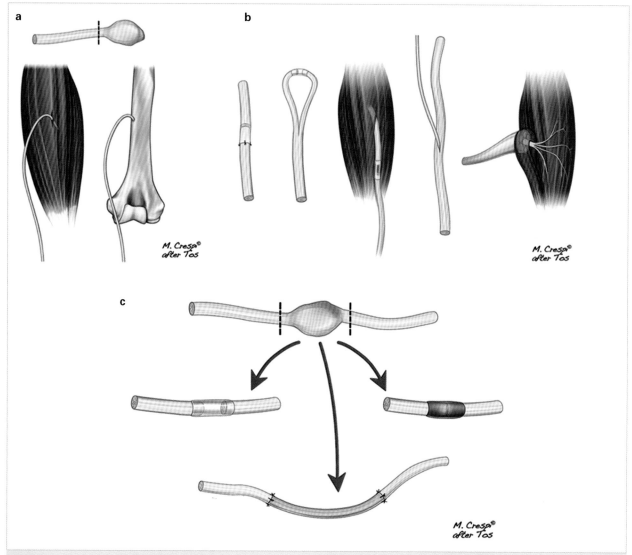

图 4.2 a~c. 多种术式治疗神经末梢肿瘤和可行的神经重建术

试验已经证实了它们的防粘连特性以及安全性。HA 相关产品有独立形式的 Hyaloglide® 或与羟甲基纤维素联合（CMC；Separafilm®）。然而，关于防粘连装置的确切效果并未达成共识。一些研究者指出，它们会通过干扰粒细胞渗出以及阻断白介素 -1 的合成来减少胶原沉积，这一过程对成纤维活化十分重要；而其他的研究者则认为它们对细胞因子不产生作用，认为其仅有物理屏障作用。

近来也开发出以胶原为基质的产品用来包绕损伤神经。

脂肪移植

一些研究者认为，对于富含基质血管组分（SVF）的脂肪移植物具有生物效应的机械屏障作用，可降低移植物的吸收速率，提高移植物的再生潜力。他们报道了这一方法在治疗桡神经感觉支神经瘤的应用，并取得了良好的效果。

静脉

以"切开"的静脉段包绕神经可获得满意的结果，使感觉功能得以改善并减少复发率。

组织瓣

一系列组织瓣包括带蒂（局部）或游离组织瓣，用于神经松解后的覆盖：滑膜、筋膜、脂筋膜以及带皮下组织的皮瓣。与静脉包绕、凝胶和其他防粘连装置相比，组织瓣有以下两个功能：用富含血供的组织对受伤的神经进行包裹，以最大限度地提供营养，并提供体积效应，即保护神经免受外部机械伤害。这种方法通常用于翻修手术效果不佳或者局部组织条件不允许开展更简单的手术时施行。典型的应用于腕管综合征（CTS）复发或出现并发症患者的组织瓣包括小鱼际脂肪垫瓣和掌短肌瓣。这些组织瓣最大的优点是可以为待处理神经表面提供丰富的血供的脂肪筋膜瓣或肌肉组织，从而起到缓冲作用。对于顽固的 CTS 也可使用屈肌腱的滑膜瓣。前臂掌侧可切取更厚的组织瓣：Becker 和 Gilbert 提出的背侧尺动脉脂肪筋膜组织瓣可以用来作为包裹神经的脂肪筋膜组织瓣或提供更大保护作用的筋膜皮肤组织瓣；桡动脉穿支脂肪筋膜瓣和前臂背侧切取的骨间后动脉脂肪筋膜瓣，可以以同样的方式使用；旋前方肌瓣可作为治疗腕部近端损伤的有效解决方案。

无功能神经瘤的治疗

如果痛性神经瘤丧失功能（即损伤远端无感觉或出现诱发痛），推荐行神经瘤切除手术并应用神经移植或导管进行重建。根据我们的经验，应尽可能进行手术，对引起疼痛的损伤神经进行重建。神经重建旨在为神经的生长提供通路。根据我们的经验，以肌肉/神经组织构建"生物学导管"联合多年前 Brunelli 及其团队提出的神经移植术，可能是最简单的解决方案。对于这些具备潜在倾向形成痛性神经瘤的患者，并不需要额外切除神经。也有学者提出单独使用静脉或者使用人工合成的神经导管，也取得同样良好的疗效。在美国以及其他国家，也同样使用同种异体神经移植。但我们并未取得相关经验，因为在意大利不允许使用公司提供的人体组织。我们也正在研究一种价格较低廉的神经去细胞方法。

痛性神经病变的其他治疗方法

射频消融

脉冲式射频（PRF）是一种相当微创的方法，将细针穿刺至疼痛区域及其神经干邻近区域皮肤，将射频发送至靶神经；PRF 和射频消融（RFA）都可应用在慢性周围神经疼痛的治疗中。

疼痛神经调节

当多种手术治疗方法失败时，即可开始直接使用周围神经刺激治疗，通过选择性活化有髓纤维造成的突出效能长期抑制，减轻慢性疼痛。更常使用在治疗复杂区域疼痛综合征 I 中的脊髓刺激（SCS），也有较好的疗效。

4.6 康复训练——感觉脱敏

神经损伤后的康复训练目标各不相同。治疗旨在减少对寒冷不耐受的过度反应，几乎所有的项目都期望治疗神经损伤后出现的感觉过敏（疼痛或非疼痛刺激造成的疼痛反应增加）、痛觉过敏（疼痛性刺激造成的疼痛反应增加）以及诱发痛（非疼痛刺激造成疼痛）。

痛觉过敏常指各种疼痛灵敏度增加，包括对寒冷不耐受。感觉脱敏训练利用渐进式的方法对神经再支配感觉分布区的感觉功能进行训练，使其将接触性刺激反映重新归为无痛的状态。通过振动的方法来刺激触觉纤维可用以脱敏，并应用闸门控制学说来刺激较大的 A-β 纤维来阻断疼痛通路传导。视觉反馈的镜像疗法已被广泛应用于慢性疼痛综合征以及周围神经损伤和截肢患者。未受伤的肢体所反射的图像会激活大脑的对侧皮层，用来识别非疼痛刺激脱敏疗法包括使用暴露于不同质地材料和低温条件，通过观察镜面中可视化图像来识别为无痛性刺激。可以使用对感觉的脱敏训练，并将冷应激源和反应纳入渐进的感官再教育/脱敏计划中。

4.7 小结

临床实践表明，神经病理性疼痛治疗困难，目前仅能部分缓解。

文献报道的现有的研究无法进行比较，这是由于其方法学和评估结果的方法不同。因此，很难确切地甄别更好的治疗方法。此外，一些研究并未提供他们对患者随访的时长。

应告知患者他们所存在的疾病问题并不容易解决，当症状持续时可能需要开展更积极的治疗方法。

当患者的疼痛是因为神经被瘢痕组织包绕引起时，需要对患者进行全面的评估，包括病史询问、疼痛类型评估、准确的超声扫描检查，从而确定瘢痕组织损伤的部位并判断神经是否存在内部结构损伤。

可以通过多学科手段来帮助患者解决这些问题，联合外科医生、疼痛科医生、理疗师和精神科医生，因为如果病因不明，可能患者本身即是问题的本源。由于存在术后症状无改善或者恶化的风险，术前应当对疼痛症状进行准确评估，任何干预方法都可能会导致复杂区域疼痛综合征患者术后疼痛恶化。

如果初次手术后疼痛症状没有缓解，那后续的手术治疗更无法取得较好疗效，并可能会出现获益递减的情况。

总之，瘢痕性神经炎以及神经病理性疼痛的诊断和治疗仍存在较多的疑问。应用更加清晰的将损伤和临床问题相联系的损伤分类方法，以及遵循一种可靠循证、效果肯定的治疗方法，能为改善患者症状和临床效果提供帮助。

参考文献

[1] Paprottka FJ, Wolf P, Harder Y, et al. Sensory recovery outcome after digital nerve repair in relation to different reconstructive techniques: meta-analysis and systematic review. Plast Surg Int. 2013; 2013:704589.

[2] Mackinnon SE, Dvali LT. Basic pathology of the hand, wrist, and forearm: nerve. In: Berger RA, Weiss AC, eds. Hand surgery. Baltimore: Lippincott Williams & Wilkins; 2004.

[3] Li XY, Chen SZ, Li YJ, Cheng B, Chen H, Qu H. Degeneration and regeneration of free nerve endings in denervated monkeys after implantation. Chin J Microsurg. 1998; 21:284: (In Chinese).

[4] Yi C, Dahlin LB. Impaired nerve regeneration and Schwann cell activation after repair with tension. Neuroreport. 2010; 21(14):958–962.

[5] Goldberg SH, Jobin CM, Hayes AG, Gardner T, Rosenwasser MP, Strauch RJ. Biomechanics and histology of intact and repaired digital nerves: an in vitro study. J Hand Surg Am. 2007; 32(4):474–482.

[6] Zhang F, Inserra M, Richards L, Terris DJ, Lineaweaver WC. Quantification of nerve tension after nerve repair: correlations with nerve defects and nerve regeneration. J Reconstr Microsurg. 2001; 17(6):445–451.

[7] Jensen TS, Baron R, Haanpää M, et al. A new definition of neuropathic pain. Pain. 2011; 152(10):2204–2205.

[8] Decosterd I, Woolf CJ. Spared nerve injury: an animal model of persistent peripheral neuropathic pain. Pain. 2000; 87(2):149–158.

[9] Duraku LS, Hossaini M, Schüttenhelm BN, et al. Re-innervation patterns by peptidergic Substance-P, non-peptidergic P2X3, and myelinated NF-200 nerve fibers in epidermis and dermis of rats with neuropathic pain. Exp Neurol. 2013; 241:13–24.

[10] Leibovich H, Buzaglo N, Tsuriel S, et al. Abnormal reinnervation of denervated areas following nerve injury facilitates neuropathic pain. Cells. 2020; 9(4):1007–1028.

[11] Duraku LS, Hossaini M, Hoendervangers S, et al. Spatiotemporal dynamics of re-innervation and hyperinnervation patterns by uninjured CGRP fibers in the rat foot sole epidermis after nerve injury. Mol Pain. 2012; 8:61.

[12] Cooper TE, Chen J, Wiffen PJ, et al. Morphine for chronic neuropathic pain in adults. Cochrane Database Syst Rev. 2017; 5(5):CD011669.

[13] Grace PM, Strand KA, Galer EL, et al. Morphine paradoxically prolongs neuropathic pain in rats by amplifying spinal NLRP3 inflammasome activation. Proc Natl Acad Sci U S A. 2016; 113(24):E3441–E3450.

[14] Osborne NR, Anastakis DJ, Davis KD. Peripheral nerve injuries, pain, and neuroplasticity. J Hand Ther. 2018; 31(2):184–194.

[15] Ruijs AC, Niehof SP, Hovius SE, Selles RW. Cold-induced vasodilatation following traumatic median or ulnar nerve injury. J Hand Surg Am. 2011; 36(6):986–993.

[16] Smits ES, Nijhuis TH, Huygen FJ, Selles RW, Hovius SE, Niehof SP. Rewarming patterns in hand fracture patients with and without cold intolerance. J Hand Surg Am. 2011; 36(4):670–676.

[17] Rodrigues JN, Zhang W, Scammell BE, et al. Functional outcome and complications following surgery for Dupuytren's disease: a multicentre cross-sectional study. J Hand Surg Eur Vol. 2017; 42(1):7–17.

[18] Stokvis A, Ruijs AC, van Neck JW, Coert JH. Cold intolerance in surgically treated neuroma patients: a prospective follow-up study. J Hand Surg Am. 2009; 34(9):1689–1695.

[19] Smits ES, Duraku LS, Niehof SP, et al. Cold-induced vasodilatation in cold-intolerant rats after nerve injury. J Plast Reconstr Aesthet Surg. 2013; 66(9):1279–1286.

[20] Vaksvik T, Kjeken I, Holm I. Self-management strategies used by patients who are hypersensitive to cold following a hand injury. A prospective study with two years follow-up. J Hand Ther. 2015; 28(1):46–51, quiz 52.

[21] Elliot D. Surgical management of painful peripheral nerves. Clin Plast Surg. 2014; 41(3):589–613.

[22] Weng W, Zhao B, Lin D, Gao W, Li Z, Yan H. Significance of alpha smooth muscle actin expression in traumatic painful neuromas: a pilot study in rats. Sci Rep. 2016; 6:23828.

[23] Atherton DD, Taherzadeh O, Facer P, Elliot D, Anand P. The potential role of nerve growth factor (NGF) in painful neuromas and the mechanism of pain relief by their relocation to muscle. J Hand Surg [Br]. 2006; 31(6):652–656.

[24] Mavrogenis AF, Pavlakis K, Stamatoukou A, et al. Current treatment concepts for neuromas-in-continuity. Injury. 2008; 39 Suppl 3:S43–S48.

[25] Campbell JN. Neuroma pain. In: Gebhart GF, Schmidt RF, eds. Encyclopedia of pain. 2nd ed. Berlin: Springer-Verlag; 2013:2056–2058.

[26] Fisher GT, Boswick JA, Jr. Neuroma formation following digital amputations. J Trauma. 1983; 23(2):136–142.

[27] Vlot MA, Wilkens SC, Chen NC, Eberlin KR. Symptomatic neuroma following initial amputation for traumatic digital amputation. J Hand Surg Am. 2018; 43(1):86.e1–86.e8.

[28] van der Avoort DJ, Hovius SE, Selles RW, van Neck JW, Coert JH. The incidence of symptomatic neuroma in amputation and neurorrhaphy patients. J Plast Reconstr Aesthet Surg. 2013; 66(10):1330–1334.

[29] Watson J, Gonzalez M, Romero A, Kerns J. Neuromas of the hand and upper extremity. J Hand Surg Am. 2010; 35(3):499–510.

[30] Birch R. The peripheral neuroma. In: Green DP, Hotchkiss RN, Pederson WC, Wolfe P, eds. Green's operative hand surgery. 5th ed. New York: Churchill Livingstone; 2005:1102–1111.

[31] Curtin C, Carroll I. Cutaneous neuroma physiology and its relationship to chronic pain. J Hand Surg Am. 2009; 34(7):1334–1336.

[32] Stokvis A, van der Avoort DJ, van Neck JW, Hovius SE, Coert JH. Surgical management of neuroma pain: a prospective follow-up study. Pain. 2010; 151(3):862–869.

[33] Lipinski LJ, Spinner RJ. Neurolysis, neurectomy, and nerve repair/reconstruction for chronic pain. Neurosurg Clin N Am. 2014; 25(4):777–787.

[34] Crosio A, Albo E, Marcoccio I, et al. Prevention of symptomatic neuroma in traumatic digital amputation: a RAND/UCLA

appropriateness method consensus study. Injury. 2020; 9::S0020–1383(20)30240–0.

[35] Souza JM, Cheesborough JE, Ko JH, Cho MS, Kuiken TA, Dumanian GA. Targeted muscle reinnervation: a novel approach to postamputation neuroma pain. Clin Orthop Relat Res. 2014; 472(10):2984–2990.

[36] Alligand-Perrin P, Rabarin F, Jeudy J, et al. Vein conduit associated with microsurgical suture for complete collateral digital nerve severance. Orthop Traumatol Surg Res. 2011; 97(4) Suppl:S16–S20.

[37] Gosset J, Andre P, Levame M. [The prevention of amputation neuromas of the fingers and of amputation neuromas in general]. Mem Acad Chir (Paris). 1962; 88:548–550.

[38] Brunelli GA. Prevention of damage caused by sural nerve withdrawal for nerve grafting. Hand Surg. 2002; 7(2):163–166.

[39] Belcher HJ, Pandya AN. Centro-central union for the prevention of neuroma formation after finger amputation. J Hand Surg [Br]. 2000;

25(2):154–159.

[40] Lanzetta M, Nolli R. Nerve stripping: new treatment for neuromas of the palmar cutaneous branch of the median nerve. J Hand Surg [Br]. 2000; 25(2):151–153.

[41] Calcagni M, Zimmermann S, Scaglioni MF, Giesen T, Giovanoli P, Fakin RM. The novel treatment of SVF-enriched fat grafting for painful endneuromas of superficial radial nerve. Microsurgery. 2018; 38(3):264–269.

[42] Tos P, Crosio A, Pugliese P, et al. Painful scar neuropathy: principles of diagnosis and treatment. Plast Aesthet Res. 2015; 2:4.

[43] Racz GB, Ruiz-Lopez R. Radiofrequency procedures. Pain Pract. 2006; 6(1):46–50.

[44] Novak CB. Cold intolerance after nerve injury. J Hand Ther. 2018; 31 (2):195–200.

[45] Ives GC, Kung TA, Nghiem BT, et al. Current state of the surgical treatment of terminal neuromas. Neurosurgery. 2018; 83(3):354–364.

2

第五章　前臂正中、尺、桡神经手术并发症的处理

Erik Walbeehm, Dominic Power

2

摘要

　　前臂主要神经修复术后遗留的并发症会导致功能不良、疼痛以及残疾。优化初次手术时机和技术，可减少并发症的发生率和严重程度；然而，这些损伤的特性以及轴索再生困难使得手术效果无法预测。神经修复处神经瘤形成、瘢痕包裹以及粘连可导致神经痛，神经再支配延迟会致使肌肉力量减小或瘫痪，失去营养的皮肤会产生溃疡以及随后产生的较罕见的严重疼痛综合征，包括复杂区域疼痛综合征Ⅱ。正确地辨识以及处理这些并发症可挽救功能，可通过手术翻修或再次手术来缓解疼痛以及改善功能。认识到远期功能可因损伤表现的延迟以及损伤位置靠近肢体近端而变差，可使得外科医生在最初的治疗计划中加入针对远端重要肌肉的神经移位术。

　　关键词： 正中神经，尺神经，桡神经，神经移位，肌腱转位，神经瘤，连续性尚存的神经瘤，神经病理性疼痛，神经松解术，瘫痪

5.1 引言

　　创伤性外周神经手术后的重建是十分明确的。结合解剖学知识，通过详尽的体格检查可诊断和治疗大多数前臂和手部发生的原发神经病变。单纯依靠显微缝合或者纤维蛋白胶水将神经的两个断端吻合可满足大多数病例的需求。当存在神经组织缺损和较大张力时，需考虑使用神经导管作为桥接装置，以及通过神经移植修复更长的缺损。这样的治疗计划很容易实施。然而，与微小血管吻合术不同，神经重建术的最终结果需要等待。初次手术需要进行周密的计划、及时的落实，并由技术过硬的专科专家来实施。局部的病理解剖情况可预测术后恢复的可能性，有经验的医生可为由近端神经损伤、延迟临床表现、长段缺损或者组织条件不佳带来的挑战做好准备，他们可在初次手术同时或在恢复期早期进行远端神经或肌腱转位。

　　神经修复失败可导致感觉丧失、瘫痪和疼痛。疗效不佳在数月内可无明显表现，进而导致错过翻修手术机会，只能选择补救治疗措施。临床医生需要对康复有所预期，动态观察不良信号，当恢复缓慢时予以及时干预。

5.2 优化神经修复

　　尽早识别神经损伤并及时探查。治疗方案由损伤的部位和严重程度决定，当然也需考虑伴发损伤情况。清创应充分，神经修复应在无张力下进行。应用神经导管来为神经吻合口减张或将神经缺损减少到 5mm 左右来起到减张作用。理论上在神经吻合处包绕神经导管或者以其保护吻合口可防止轴索外溢生长和外源性瘢痕粘连，但上述理论仍未得到证实。长段神经缺损通常需要神经移植；然而，如果同时伴发肱骨骨折，可行肱骨缩短并予钢板内固定，进而避免行神经移植术。避免产生两个吻合口的明显优点就是可以减少轴索再生过程中发生停顿或者错向。在前臂，一般不建议缩短骨骼，因其会造成旋转受限；然而，在复杂的压砸伤中，骨缩短有助于软组织的处理，包括神经功能重建。同种异体神经移植修复可减少供区并发症，作为备选方案也十分有吸引力；然而，在主干混合神经损伤中，与自体移植相比，其疗效尚不清楚。

　　认识到可能因延迟诊断、近端损伤、长段缺损或者组织床条件较差而造成的具有挑战性的损伤，可使得外科医生在他们最初的治疗计划中加入神经或者肌腱转位术。神经修复术后如若未按照预期恢复，可再次进行干预。

　　术后需告知患者功能和感觉的恢复时间长达数月，让患者对预期有所了解，减轻神经病理性疼痛并改善依从性，同时也可预防营养不良性并发症。这一章将重点介绍初次手术后数周至数月内发生的问题和并发症，而前提是正确实施了初次手术。

5.3 正常恢复过程

　　从生理学角度来说，就算是周围神经锐器横断

伤，准确地重建所有轴索也是不可能实现的。损伤机制决定了损伤处的轴索数量。对于近端损伤，虽然存活的轴突比相同机制的远端损伤可能具有更强的再生能力，但其与更多的凋亡相关。创伤后的近端神经干损伤会造成进行性感觉、运动神经元数量减少，这种情况就需要早期进行干预。

神经修复后，再生的轴索有可能因瘢痕形成无法通过吻合口。神经移植术存在两个吻合口，这就比仅有一个吻合口的无张力缝合更难有较多的健康轴索再生。每个再生轴索都有许多细小的向周围活跃生长的出芽。与神经内膜通道表面蛋白多糖接触以及神经营养物质梯度可为轴索再生提供正确的引导信号。未接收正确刺激信号的轴索会出现生长停滞，这样可以重新分配神经再生的动力。若没有出现较强的正确信号，大量的轴索出芽会形成无序的微集束排列，这是神经瘤的典型特征。在混合神经中出现不同的纤维排列是一大难题。吻合口运动和感觉神经轴索的错配会导致神经束进入错误的 Schwann 细胞鞘管内，这样就无法到达正确的靶器官内，最终导致无功能恢复以及随后的细胞死亡。细小的纤维再生能力更活跃，较大的纤维再生需要成熟的髓鞘，这样就需要更长时间来到达靶器官以及恢复功能。Brushart 认为运动神经优先再生。那些未正确到达它们的靶器官的轴索会尝试重新连接以及重获功能。尽管再生的轴索数量比原先要少很多，人体却拥有着神奇的适应性生理机制。再生的运动轴索可以比损伤前自然状态支配更多的肌肉纤维，创造出较大但却有功能的运动单位。这种未受神经支配的肌肉纤维会被邻近有神经支配者通过侧枝出芽的方式来"收养"的过程，最早是由 Brunelli 报道的，这可以用来解释为什么肌肉神经再支配后通过肌电图可以记录到巨大的运动波峰。运动单元较大、适配的运动神经纤维传入变少，会导致运动神经损伤后恢复过程中运动技能的丧失。

同样，皮肤组织内也存在皮下轴索的出芽生长。有趣的是，这是一个动态的过程。在坐骨神经横断损伤修复后的大鼠中，邻近的隐神经中的完整纤维会发生侧支出芽，蔓延至由损伤的胫神经支配的足底区域。10~12 周以后，当再生的胫神经纤维到达支配区，这些隐神经的纤维会发生撤退。邻近的侧支出芽会减少神经损伤后感觉缺失带来的影响，甚至在损伤完全无法恢复以及中枢神经系统中突触发生改变时也如此，这就会导致在一些病例中出现受损神经支配区域边缘出现超敏现象。

正常恢复的时间

再生和功能恢复的速度由许多因素决定。近端的神经损伤因损伤部位靠近胞体，起始的轴索生长速度较快。但是，神经再生距离远端靶器官较长会导致去神经支配时间延长。完全横断的神经损伤修复后，轴索生长的速度大约是每天 1mm，但低级别的轴索病变可恢复得更快。复杂的创伤中存活的神经细胞更少，再生就更不活跃。年纪越小的患者损伤后凋亡发生得越少，并且较短的肢体可使得术后恢复比成年人快；并且即便在近端神经损伤后存在轴索错配，儿童皮层重塑的潜能也可使得功能恢复更佳。临床恢复情况可以通过修复后 Tinel 征阳性部位的进展速率来观察。肌肉疼痛征可先于运动神经再支配出现，肌电图上可观察到混合相。

5.4 恢复过程中的问题

手术并发症是指任何不希望出现的、非计划的、影响患者的手术直接后果，如果手术与预期一致，这些事情就不会发生了。外伤后神经功能的恢复通常比较棘手，多数患者会受到神经病理性疼痛影响，营养性溃疡会影响失神经支配的皮肤，失用会导致关节僵硬。定义并发症极具挑战。Clavien-Dindo 分类法可依据术后计划的不同康复阶段来定义并发症，包括非计划的康复治疗干预所提示的不同严重程度、额外的药物治疗需求以及非计划入院和二次手术。

5.4.1 神经病理性疼痛

神经病理性疼痛产生于感觉神经系统损伤或者疾病。疼痛是周围神经损伤后不可避免的结果。外伤或者炎症反应会产生正常的疼痛刺激。但当感觉和运动传入信号的中断调节了正常的疼痛通路，会增加其对正常疼痛的反应。适应不良的皮层重塑会导致中枢重塑，这样即便在无疼痛刺激时患者也会感受到自发疼痛。外周敏化与吻合口神经瘤形成、由无序且不成熟的微集束形成的大量轴索出芽有关，后者是自发疼痛和机械刺激诱发痛产生的一个来源。边缘超敏是由邻近有神经支配的皮肤内皮神经末梢的侧支出芽以及中枢神经系统内正常感觉反应受到调节导致的。修复神经的瘢痕粘连会导致由活动诱发的神经病理性疼痛，称之为神经狭窄疼痛。

神经病理性疼痛可随着轴索再生的进展以及

传出、传入信号恢复而减缓。超过正常神经再生时间窗的持续疼痛，特别是疼痛严重时，可能已经达到诊断为Ⅱ型复杂区域疼痛综合征的标准。这种慢性疼痛症状具有如下特点：对疼痛性刺激（痛觉过敏）、非疼痛性刺激（诱发痛）产生的过度反应，亢进，营养症状，以及自主神经紊乱。

慢性疼痛与高度焦虑和抑郁这类严重的情绪影响有关。神经损伤产生生理性的影响同时也会产生巨大的社会经济学影响。31 例行正中神经和（或）尺神经损伤修复的患者，术后随访 12 个月，其中有 21 例患者无疼痛。其余的患者存在神经病理性疼痛，在感觉运动神经传导测试中损害程度更为严重，感觉、运动功能恢复更差，并且出现了不同的人格结构和信仰结构。在周围神经损伤的啮齿类动物模型中，胫神经损伤未修复会导致神经病理性疼痛的产生。神经延迟修复会导致神经病理性疼痛慢性化以及恢复效果不理想。无疑，疼痛与生活质量低下有强烈的关联，并会阻碍功能恢复。Davis 和 Cutin 为复杂神经损伤后疼痛的治疗撰写了一篇综述。

5.4.2 瘢痕

瘢痕是外伤和手术产生的正常结果。神经内的瘢痕可能由在清创术时神经吻合技术不佳、吻合口张力过大以及吻合口开裂引起。神经内瘢痕会阻碍轴索再生，导致产生连续性尚存的神经瘤。神经修复后再断裂会导致近断端产生终末神经瘤。神经依赖良好的周围组织来保证功能性活动时的生理性滑动。神经具有可塑性，拉长其自身长度的 8% 也不会产生功能的不可逆性改变。损伤后，神经可在手术操作区域产生瘢痕。在有严重组织损伤、血供差、污染或感染后的复杂创伤中，瘢痕更为常见。瘢痕会压迫神经致其缺血以及传导受阻，也会导致疼痛。神经被瘢痕组织粘连，滑动受阻产生神经狭窄疼痛（被动屈伸时产生的神经病理性疼痛）。如何控制神经修复处的瘢痕是当下研究的焦点。在一些临床前研究中，神经内环境的药理学操控已有较满意的结果。Atkins 等发现在 M6PR/IGF2 敲除小鼠中，瘢痕形成显著减少，胶原染色较少，复合动作电位增加、神经传导速度增加，同时吻合口远端的纤维数量增加。这一结果与在正常对照小鼠以及会形成更多瘢痕的 IL-4/IL-10 敲除小鼠中的结果相反。近来，用抗 TGF-β 来减少瘢痕形成已在大鼠中取得令人满意的结果。注射他克莫司，可以促进轴索再生并减少

胶原形成。这些结果尚未转化应用于人的神经损伤治疗，尽管有一些利用局部给药的方式来减少系统性不良反应的研究崭露头角。瘢痕对于损伤神经的影响吸引了一些生物医药器材公司的注意力，许多神经桥接器产品应运而生并取得了创新：包括在缝线吻合时使用神经导管作为减张装置、用更少缝线的方式来修复以及使用生物或人工合成的防粘连屏障。在对吻合口附近瘢痕行再次探查以及神经松解术后，可切取自体的脂肪筋膜组织作为覆盖甚至包裹瘢痕化神经的带血供的带蒂组织瓣。当然可使用市面上出售的包裹物来避免供区并发症。生物包裹物包括来自牛、猪或者马的组织，人工合成的生物可吸收多聚物也提供了一种选择。从猪肠道黏膜下取得的细胞外胶原层基质可为神经周边环境提供更多的血供，从而保护正常的神经间质层。尽管还没有大量的证据支持临床应用，内含碳水化合物或者透明质酸的防粘连胶已在市面上出售。

5.4.3 神经瘤形成

在周围神经横断伤后，损伤的神经轴索会修复损伤的细胞膜来保护自己免受进一步损伤。胞体功能上调已为再生做准备。轴浆运输将新鲜的物质输送到损伤部位。尚存的轴索会扩张出芽产生大量细小的丝状伪足。生长圆锥代表着再生的最前端，可探寻周围的微环境并对接触刺激和神经营养反馈产生回应。成功的生物学反馈可引导并加强再生。若无反馈，瘢痕组织内轴索不可控且无序的增殖会形成神经瘤，组织学上表现为包含细小且无髓鞘轴索的微集束排列。Green 对神经瘤的定义是，"不可避免也无法阻止的神经损伤后近断端对其所处的再生轴突无法到达远断端的环境的一种回应"。因此，在每一横断且未修复的神经，都会在神经近断端产生梭形肿胀，或者称为神经瘤。每一横断且未修复的神经均会形成神经瘤，但不是所有的神经瘤都自动地存在功能。在神经束部分横断损伤或者还保留有部分神经鞘的牵拉损伤后，损伤处可形成连续性尚存的神经瘤。神经修复后，轴索异常出芽和瘢痕会导致修复区出现神经瘤。通常一些轴索最终也会到达远端部分，导致功能不全恢复。针对修复后产生的连续性尚存的神经瘤是否需要二次干预处理取决于到达靶器官的轴索的数量、神经瘤的部位以及是否有瘢痕粘连。位置较为表浅的神经就通常有症状，因为它们更易受机械刺激影响。

有症状的神经瘤

临床有症状的神经瘤表现为自发的（有基线和波峰）以及诱发痛，损伤处 Tinel 征阳性。疼痛经常表现为具有烧灼样、射击样、电击样、针刺感、压砸感或压迫感的特点。局部接触会诱发疼痛，这是 Tinel 征阳性的机制：轻触可疑神经瘤形成的部位，可在受伤神经支配区产生不适的感觉。痛觉过敏和机械诱发痛可在连续性尚存的神经瘤形成后功能部分恢复时产生；然后，在末端神经瘤中，远端皮肤支配区产生这些症状可表明发生了边缘超敏现象。也有其他的神经损伤后典型的疼痛特征出现，包括冷敏感以及基底部的疼痛。可通过诊断性神经阻滞后疼痛减轻来确诊。超声或者磁共振检查在确定神经瘤部位中的作用有限，有症状的神经瘤仍然主要依靠临床诊断。

Van den Avoort 等认为行截指术的患者会中仅有 7% 的神经瘤会有疼痛症状，修复的指神经吻合口仅有 5% 产生神经瘤。任何神经瘤都可能产生疼痛。这可能与每个个体的顺应性有关，或者是由于大多数病例中神经损伤后脊髓突触连接的快速重构成功抑制了疼痛。Smits 等通过施加一个在对侧肢体较强的疼痛刺激来检测其是否能造成疼痛，认为主诉寒冷不耐受的患者存在失调的疼痛控制（CPM）系统，这一系统是存在于脊髓水平的固有疼痛抑制机制。疼痛调节治疗可在一些病例中减轻神经瘤带来的疼痛的程度。通过在神经再生阶段开展认知性疼痛治疗以及神经康复镜像治疗，患者可避免再次手术。

5.4.4 有症状神经瘤的外科手术治疗

痛性神经瘤的手术治疗方案取决于其是否为终末神经瘤、连续性尚存的神经瘤但远端无功能或是连续性尚存的神经瘤且远端有完整的或有部分恢复的功能。

积极的修复重建手术

这个概念是指对原有的神经缺损进行修复重建，以利于有效的轴索再生到达其靶器官，期望感觉和运动功能的恢复。

自体神经移植

对于末端神经瘤、无功能的连续性尚存的神经瘤以及松解术失败的连续性尚存的神经瘤，需要行切除及重建手术。最优的方案是通过积极的修复重建手术来恢复原有神经的物理连续性，使远端靶器官重获神经支配，恢复原有神经通路的传入信号。可在这些病例中使用神经自体移植或者同种异体移植术。通常在这些补救手术中，对于使用导管桥接而言，切除后的缺损较长。受体神经应清创切除至能够看到正常神经束结构以及血管结构，并且在切面内无神经内瘢痕，这样才有助于神经再生。清创术目前尚无"金标准"，可用神经刀无损伤抓取神经并以刀片无挤压地切削神经。对于直径较小的神经，可使用带齿的显微外科剪处理；但对于瘢痕较密的主干神经，最好使用刀片来处理。测量近端和远端断端之间的距离，需放置在解剖位置时进行。自体神经移植需要切取可牺牲的皮神经来重建缺损或者损伤的神经区段。如果直径不匹配，需要以数股自体移植神经来匹配缺损的神经量。因这类自体神经移植的长度通常相当大，需要切取一侧或者双侧下肢的腓肠神经。自体移植神经束通过缝合连接到位，可辅以纤维蛋白胶水。包绕吻合口，但尚无证据表明这样的做法能为神经重建术提供额外的有效性。移植神经需从断端以及手术操作的组织床重获血运，电缆式神经移植手术带来的高比表面可有助于这一过程。动物实验证实，最主要的重获血运的途径是来自近断端沿长轴的生长。

同种异体神经移植

对于重建修复手术失败后出现的连续性尚存的神经瘤，经特殊处理的同种异体神经是一种具有吸引力的选择。对于存在痛觉敏化的患者，需考虑供区的并发症以及有症状神经瘤的形成。已有发表的论著支持用同种异体神经移植来治疗有症状的感觉神经瘤。然而，支持使用同种异体神经移植修复运动或混合神经的观点仍较少。同种异体神经移植可在合理的知情同意条件下开展，对于一些下肢手术及全身麻醉存在禁忌的患者亦有其价值。我们建议可在不期望重建神经运动功能的情况下开展同种异体神经移植，例如损伤时间较长或者已计划通过神经/肌腱转位行远端运动功能重建的病例，在这些病例中同种异体神经移植最主要的目的是解决疼痛问题以及重建保护性感觉。目前可行同种异体神经移植术的神经缺损长度上限可达 70mm，但大量的证据仍旧推荐行感觉神经重建的缺损上限为 50mm。对于大的神经干，同种异体神经移植可以电缆式形式进行，神经的直径可为 1~5mm。

解剖学外重建技术

神经移植提供解剖学和功能学上的重建。在一些特定的病例，可联合神经移植为重要运动靶器官行神经移位术或肌腱移位术，通过原神经以及重建解剖学外的运动功能来治疗疼痛、重建感觉功能。

被动消融技术

在某些少见的主干神经损伤病例中，尤其当神经缺损较大、损伤时间长或损伤位置较高时，不太可能再恢复有效功能；此时可使用包括近端断端重置或者封闭的被动消融术，联合远端感觉神经移位、神经或肌腱移位术重建运动功能的术式，而不是采用强行重建复杂神经缺损的手术方式。

包裹、遮蔽神经近断端可预防机械性刺激、瘢痕粘连以及在神经损伤周围分泌的神经生长因子（NGF）的生物性刺激。

主动消融技术

处理神经近断端时，主动消融手术优于被动消融手术。这一术式要求轴索有生理性再生但远端靶器官尚未重获神经支配。其中一个选择是将神经在任一地方成环或行移植；但已证实使用靶肌肉神经再支配（TMR）或者构建再生性周围神经接口（RPNI）对这些病例更有效。同时可联合行远端感觉以及运动神经/肌腱转位术来重建功能。TMR术是在神经瘤切除后将神经近断端与更近端的肌支相连。从混合神经断端到新近失神经支配的肌肉的再神经化可能会影响该肌肉的功能恢复，另一个好处是，正常的不同运动刺激可以调节先前放大的感觉反应。一些感觉轴索可捕获肌肉内的神经丛，虽无功能但可减轻神经性疼痛。近端和远端神经通常直径不匹配，以失神经支配的肌肉组织瓣（RPNI）额外包裹神经可有潜在额外的好处，当然这一术式也可在近端无可用运动支时单独使用。

5.5 感觉功能的恢复

正中神经和（或）尺神经近端损伤，会导致引起较严重的残疾及保护性皮肤感觉受损。所有的感觉神经支配功能均丧失，包括本体感觉和自主神经功能。较大直径的传递快速疼痛觉、温度觉和轻触觉的有髓纤维损伤会导致保护性感觉缺失，手部更易罹患创伤。分泌汗液运动的自主神经功能的丧失会导致皮肤干燥无汗，更易损伤。血管舒缩功能的丧失会导致红斑、温度调节机制发生改变。需教育患者让他们明白损伤的风险以及如何使用润肤霜保

养皮肤，神经修复后有望恢复感觉；然而，神经再支配的时间窗取决于损伤部位和远端靶器官之间的距离。更近端的损伤向远端再生需要更长的时间。最终的结果较难预测，功能恢复程度也不同，一部分是由到达手部的轴索数量决定，一部分是由神经再支配的质量决定，更重要的是由每个个体患者受损神经、重训以及皮质重塑的程度决定。

感觉恢复可以感觉定量测试来评估。Semmes-Weinstein 单丝通过压力阈值、两点辨别觉（2PD）评估再生质量，或者通过移动两点辨别觉（m2PD）来评估再生质量以及重塑情况，因训练可改善神经功能而无须进一步的神经再生。这些都是门诊中开展的较实用的试验，需与健康的对侧肢体比较进行。其他的感觉形式可用振动仪器、温觉感知仪器以及皮肤电容器（出汗情况）来测试；但由于测试流程复杂，这些通常仅供研究使用。热成像仪在评估细小纤维支配的血管紧张度的恢复中有着良好前景。较小的纤维再生迅速，比较大的有髓纤维在功能性神经再支配方面可提前数月。正常的温度觉反应的恢复，也许可以用来预测修复或重建术后进一步的恢复情况。

感觉神经移位术

对于初次神经手术病例中出现如下情况的，即重要神经主干大量纤维损伤、手术操作组织床条件差、很难通过神经移植恢复功能，可将远端神经移位术作为初次手术修复重建时的选择。更多的则是，作为初次神经手术失败或者近端神经修复仅有部分恢复时的选择。切除神经瘤并行神经移植并不会带来益处，反而会造成进一步功能丧失。在这些情况下，值得用完好的感觉神经来行远端神经移位术来恢复更重要区域的感觉。在远端切断供体神经，改道向近端牵引后行端－端吻合。这一术式在患者存在因为营养性改变导致手部边缘易受接触损伤的风险之情况下非常有用。可以尝试的一个例子是将正中神经来源的第三指蹼指总神经移位至小指尺侧指神经。这一移位手术可在手部远端完成，减少了神经再生的距离；若在腕管水平行移位手术，可恢复整个尺神经浅支的功能，为小鱼际区域以及尺侧二指提供保护性感觉。手术造成的瘢痕会更短而不影响手指的活动度。

将受体神经近断端与完好的供体神经外膜开窗后行反向端－侧吻合，这是另一种恢复保护性感觉的手术方式，但恢复质量相对较差。两种术式可结合起来，正式的端－端吻合用以恢复原靶区域的神

经再支配，端－侧吻合可用来恢复供体感觉神经远端区域的感觉。

5.6　运动功能的恢复

前臂重要的混合神经干急性损伤的修复和重建最基本的目标之一就是运动功能的恢复。神经再生的成功取决于最初损伤的严重程度、手术时机、修复质量、损伤与靶器官的距离、神经移植术时修复缺损的距离。混合性神经中大多数纤维是感觉性的，数量上相对弱势的运动轴索需要在吻合口争取捕获远端神经内膜管来到达正确靶肌肉内的神经丛。在这里的运动终板，还必须恢复生理性的神经、肌肉配对。随着失神经支配的进展，肌肉内神经丛、运动终板的整合以及肌肉对再生轴索的接纳度都会下降。同时随着脂肪浸润和纤维化发生，会发生进行性的肌肉萎缩。成功恢复神经再支配的时限还未完全研究清楚。早期恢复神经再支配会获得较好的功能；但在完全性神经损伤中，在9~12个月中神经再生无法恢复似乎会导致更高的功能恢复失败率。即使及时行神经修复，对于神经再支配顺序中最远的肌肉来说，神经再生的距离确实相当遥远。肘部高位的尺神经损伤仍旧是特别棘手的问题，因为尽管近端的尺侧腕屈肌以及尺侧的环指、小指指深屈肌（FDP）可成功获得神经再支配，更远端的手内肌恢复神经再支配的概率仍较低。随着近端肌肉力量加强，开始出现爪形手畸形，可使用支具来限制掌指关节过伸而后行肌腱手术防止爪形手。然而，认识到最终结果可能并不理想可让临床医生考虑在初次修复手术同时行辅助的远端运动神经移位，或者在恢复阶段发现患者恢复速度较慢时，为患者行神经移位术。

5.6.1　运动神经移位术

神经移位术是指为周围神经系统重建连接关系。对于在远端切取混合神经中可被牺牲的运动神经支或神经束，将其牵至近端损伤的受体运动神经并做吻合，这样可以支配远端更重要的肌肉或肌肉群。原理是，远端重要的失神经支配的肌肉可通过这一方式比近端神经主干修复或重建术更快地获得有效的神经再生。由于时间－距离现象而出现的原有神经损伤恢复并不如意时，神经吻合可采用端－端吻合，通过解剖学外路径可有恢复潜能。

近来，更多的人对另一种"寄养"手术的作用产生兴趣，这一术式为远端神经和肌肉提供局部神经支配来预防肌肉完全萎缩，同时近端神经逐渐向远端再生。端－侧吻合（SETS）移位术近来也得到了推广，这一术式使用骨间前神经旋前方肌运动支外膜开窗，与前臂远端尺神经运动支吻合，恢复尺神经远端的运动成分。可将神经移位术纳入初次手术计划中，但更常应用在发现近端神经吻合后Tinel征进展速率较慢之时。在这种情况下，神经移位术就变成了补救手术，目的是在伤后6~9个月内让失神经支配的肌肉之运动神经得以再生。

5.6.2　肌腱移位在瘫痪肌肉功能重建中的应用

肌腱移位术是治疗长期肌肉瘫痪的主要手术方式。仅在复杂的急性神经损伤中考虑行早期的肌腱移位术。对于需要神经移植的高位桡神经损伤，早期行旋前圆肌至桡侧腕短伸肌（ECRB）移位术可恢复手部主动伸腕、被动伸指肌腱固定的功能性使用。通常肌腱移位术被作为一种补救手术，用于初次神经修复手术失败或者因近端肌肉恢复良好而远端较差造成的不平衡，例如高位尺神经修复后出现的爪形手畸形。尚无关于无法行肌腱移位术的时限规定，只要掌握手术原则，供体肌肉力量强大且可被牺牲同时受区关节仍灵活而稳定。因力线发生改变，且在肌腱切断和移位后无法维持原有的静止肌节长度，用以移位的肌肉显然无法达到其峰值力量。神经移位的优势是可为原肌肉在原位提供神经再支配恢复，而不会改变其肌纤维长度。而在下运动神经元损伤时，运动神经移位术严格受时间限制的特性使得这一术式在补救初次神经修复失败中作用不大。当预期功能结果不理想时，运动神经移位术可作为初次神经重建术的序贯术式。

5.7　近端修复后的远端卡压

神经修复后，生长圆锥即为再生轴索的最远端，其含有大量的丝状伪足，通过探寻和反馈神经营养性刺激来促进轴索的增强效应和引导作用。远端神经所需的结构性成分和功能性细胞器需要在近端神经细胞装配后通过细胞骨架运送到损伤处。在这一向外生长的过程中，轴浆流十分重要。最终，较大的纤维会被成熟的髓鞘包裹，为其提供机械性支持和保护，同时通过有效传导来恢复成熟的动作电位传输。在发生这些之前，处于再生中的轴索肿胀、易被受损的动作电位传输所压迫。整条神经都易受外界压迫。不太容易解释的一个概念就是远离损伤修复处的远端神经天然卡压处的受压。可能是近端的瘢痕使得神经易发生远端卡压，称为"双卡"。临床表现就是 Tinel 征阳性进展较慢，进一步的运动和感觉功能恢复延迟，在连续几次随访中均发现卡压处的 Tinel 征强阳性。在这种情况下，远端卡压的松解可带来益处，尽管文献中相关报道不多。我们的经验是远端减压松解可减轻疼痛、改善再生神经的传导，在一定的时间内可看到运动和感觉功能的显著改善，这样的改善并不能仅用再生继续来解释。

5.8 神经修复后的随访以及临床决策

周围神经外科医生必须熟知周围神经的解剖以及损伤和再生的病理生理机制。在通过神经移植行近端神经修复或重建后，再生的速度可通过在门诊对患者的临床观察进行预估和观察。Tinel 征阳性点以每天 1mm 的速度向远端移动，而修复处的强度逐渐减弱，这是乐观的现象。肌肉压痛是运动功能神经再支配的早期征象。靶皮肤区域的出汗功能恢复要先于感觉功能神经再支配的发生。随着功能的恢复，神经病理性疼痛也有望缓解。问题是通常在神经修复和可以检测到远端功能恢复之间通常有较长的时间间隔，所以对恢复进展的监测是评估效果是否良好的重要步骤。

需要注意的是疼痛加剧。修复处的疼痛伴有较弱的或者无进展的 Tinel 征，预示着神经瘤的形成。如果恢复较差并且在被动牵拉时出现神经粘连引起的疼痛，就需要行神经松解术；据在远端卡压点固定的 Tinel 征、疼痛加重以及恢复进展较慢，则可诊断为远端卡压。神经外科医生需要能够解释这些征象，并且准备在连续的门诊随访中亲自规律检视患者、监测恢复进展。不要草率决定重新探查损伤区域以及通过神经移植来翻修初次手术。如果没有细致的观察以及必要的积极措施，结局可能会是针对疼痛和感觉恢复的补救手术，运动功能的恢复效果会差于早期翻修以及必要时远端神经移位。影像学检查和神经电生理检查对功能恢复的监测帮助不大。在运动功能延迟恢复时，选取神经再生顺序中的一块重要肌肉进行有目标的肌电图（EMG）检查可帮助判断是否有临床前恢复，可推迟再探查的时机。需要注意的是，EMG 结果并不能预测运动功能恢复的质量，而需要依靠临床判断。

5.9 特定神经问题的处理

5.9.1 正中神经

正中神经的感觉功能对手部功能十分重要。神经修复处疼痛、Tinel 征阳性点无进展，可怀疑神经瘤形成。推荐的治疗方案是：翻修吻合口，切除至健康的神经断端，然后行自体神经电缆式移植。如果疼痛源自粘连并且远端已有部分恢复，则可考虑神经松解、包绕神经来预防进一步的瘢痕包裹和粘连。当然也可能无法解决疼痛问题，需告知患者下一步选择是切除、移植，但可能损失已经再生的功能。作为"前奏"，诊断性局部神经阻滞可产生和神经切除相同的效果，让患者为手术做好准备。当神经周围组织床条件较差时，需考虑自体组织瓣覆盖来保证神经移植有较好的环境条件。若初次创伤十分严重、组织床条件欠佳、神经缺损超过 70mm，需考虑行补救性远端感觉神经移位术。桡神经浅支可与拇指尺侧指神经以及示指桡侧指神经吻合，可为精确抓握提供接触性感觉。另一种选择是，第四指蹼的指总神经可切取移位至腕管水平的正中神经的第一指蹼分支。

对于肘关节水平的高位正中神经损伤，初次手术修复或必要时所行的神经移植术可使近端前臂肌肉获得功能性恢复。可考虑行辅助性的远端神经移位修复正中神经运动支。已有报道的供体神经包括骨间掌侧肌支（尺神经）、小指展肌支（尺神经）、骨间后神经远端肌支，以及在正中神经损伤但骨间前神经完好时，可在前臂远端将旋前方肌（AIN）肌支移位至正中神经的运动束组。对于远端正中神经损伤，可将骨间前神经移位至大鱼际肌支，但需要行神经移植术桥接。

可通过肌腱移位术获得掌外展和对掌功能的恢复，示指固有伸肌腱移位至拇短展肌仍是有用的术式。通常这一术式要保留到康复后期，当近端恢复后有确凿的进展性恢复且原损伤处不再需要进行二次手术时才考虑。

Soldado 等建议在高位正中神经损伤时行神经移位术。这些手术可作为复合重建术的一部分应用于复杂高位正中神经损伤，可联合神经自体移植恢复感觉功能或在原发损伤不利于行解剖学重建时行远端感觉神经移位术。神经移位术也可应用于上肢初次修复术后 6 个月失败的情况，可翻修初次修复、以神经移植的方式恢复感觉功能、减轻疼痛；但要通过补救性自体神经移植术恢复运动功能就很难获得成功了。骨间后神经的旋后肌肌支可移位指浅屈肌肌支，桡侧伸腕短肌肌支可移位至骨间前神经。这些神经移位术可联合以小指展肌肌支移位至正中神经返支或对掌肌腱移位术。

对于高位正中神经瘫痪超过 9 个月的病例，补救手术方面可采用肌腱移位术恢复运动功能。肱桡肌肌腱移位至拇长屈肌腱可联合在前臂远端行正中神经支配的指深屈肌腱移位至尺神经支配的环指、小指指深屈肌腱。另一种选择是用桡侧腕长伸肌腱移位至示指和中指的指深屈肌腱。可通过示指固有伸肌腱移位来行对掌功能重建；或者对于腕部的低位正中神经损伤，患肢的指浅屈肌腱可作为有效的对掌功能重建的供体肌腱，同时通过尺侧腕屈肌的尺侧滑车来重建力线。当原正中神经损伤亦累及指浅屈肌时，就不能再使用指浅屈肌腱。另一个选择是小指展肌带蒂转移至拇指，来恢复拇指的对掌和外展功能。

5.9.2 尺神经

手部的尺神经支配手内肌，可启动掌指关节（MCPJ）的屈曲、控制精细活动以及平衡手指的屈伸肌。尺神经深支终末运动支可控制拇指、示指的精细抓握。感觉功能支配尺侧二指以及手尺侧缘，为手部提供反馈并保护其免受损伤。尺神经在近端支配尺侧腕屈肌控制腕部活动以及尺侧的指深屈肌提供强大的抓握力。尺神经手背支从前臂远端 1/3 处发出，为手尺背侧提供保护性感觉。

前臂远端尺神经损伤会导致远端感觉功能障碍以及手内肌功能障碍，但手外在的屈指以及尺侧腕屈肌功能正常。初次手术失败或者损伤晚期，可以通过神经瘤切除、自体神经电缆式移植来补救。因损伤位置较远，半年内行翻修手术可较成功地恢复远端运动功能，术后 2 年内可有感觉功能的改善。通常来说，正如所有其他的解剖性神经功能重建，早期手术可带来较好的结果。在行自体神经移植时，应注意尺神经在腕关节水平以上的走行。在前臂远端 1/3，尺神经中央束组中包含界线清晰的运动束组，位于浅层以及桡侧的尺神经浅支、尺侧的尺神经手背支之间。如果未将电缆式神经移植正确对合，会导致术后功能无恢复。对于无法修复的初次损伤以及自体神经移植补救手术失败的病例，可以第三指蹼的指总神经（正中神经）移位至 Guyon 管中的尺神经浅支行感觉神经移位术。

顽固的爪形手畸形伴远端运动功能恢复不佳，可行爪形手畸形矫形术，包括静止型矫形术——MCPJ 掌板提升、以指浅屈肌腱包绕以限制 MCPJ 过伸，或者动力型转位——在手指根部以指浅屈肌腱包绕穿过屈肌腱鞘，又或者手内在肌重建——以屈指浅肌腱劈分转位至蚓状肌或者其在侧腱束的止点。通常在尺神经损伤中，仅需要对环指、小指行转位术。拇内收以及第一骨间背肌功能重建可使用示指固有伸肌腱转位至拇内收肌，以及用拇长展肌腱的一部分通过掌长肌腱移植转位至第一骨间背侧肌。

前臂近端以上的尺神经高位损伤，会导致上述提及的远端运动、感觉功能障碍，另外还有尺侧腕屈肌以及环指、小指屈指深肌的功能障碍。

位于肱骨中段水平以远的尺神经损伤早期修复可恢复尺神经支配的屈指深肌功能，但由于时间 - 距离效应，成年人远端尺神经支配的手内在肌功能较难恢复。在腕部通过将骨间前神经旋前方肌肌支转位至尺神经深支运动束组来加强远端运动功能，可为尺神经手内肌功能恢复提供另一种思路。移位可用 SETS 法、端 - 端吻合或者半端 - 端吻合至半切的尺神经深支来完成。虽然目前支持这些术式的证据仍有限，但在一些病例中已看到有效的功能恢复。理论上来说，在 SETS 吻合和半端 - 端吻合中，即便尺神经手内肌部分非功能性再生也可为运动轴索自近端损伤处向远端生长提供更久的再生时间窗。如果不再尝试在近端行修复或者重建，推荐使用完全端 - 端吻合。另一个选择是，将正中神经的对掌肌运动支移位到尺神经深支，保留拇短展肌肌支。重建尺神经支配的手内肌功能，可用作前臂尺神经修复后恢复不佳的补救手术。

唯一可以有效监测尺神经轴索由近端损伤修复处向远端再生速度的指标就是 Tinel 征阳性点的移动进度，尺侧屈腕肌和屈指深肌肌腹的肌肉压痛征也可帮助确认是否如期恢复。Tinel 征阳性点固定和神经病理性疼痛提示神经瘤的存在。可在 6 个月内行再探查术，切除神经瘤并切削断端，然后行自体神经电缆式移植，这样可以挽救近端的运动功能以及远端的感觉功能。6 个月后，已无法再通过原发损伤部位的解剖学重建来重获运动功能的恢复，仅可将其作为减轻疼痛以及恢复感觉的手段。通过靶肌肉神经再支配将尺神经移位至肱肌肌支也是处理神经病理性疼痛的另一个选择，同时可行非解剖学的远端运动神经和（或）远端感觉神经移位来恢复功能。

近端的尺神经损伤的运动功能重建可通过在前臂近端行桡侧腕短伸肌肌支移位到尺侧手指的屈指

深肌肌支、肱肌肌支移位至尺神经（只要原发损伤位置高于这些吻合口的位置）。这些都是在严重近端尺神经撕脱损伤、缺损较长、近断端无法募集到确定质量的轴索供再生的情况下的补救性神经移位可供选择的方案。这些神经移位术可联合骨间前神经移位修复尺神经深支运动功能、第三指蹼指总神经（正中神经来源）移位修复尺神经浅支感觉功能以及正中神经掌皮支移位至尺神经手背支修复手尺背侧的保护性皮肤感觉。

有较多关于尺神经运动功能瘫痪后肌腱转位行功能重建方面的报道。肌腱转位可同时联合神经移位以及原神经损伤缺损处的解剖学重建；但通常需要为初次修复后无功能恢复或者恢复不全（表现为近端肌肉神经再支配后仍出现爪形手畸形和拇内收不能）保留这些术式。对于这些病例，治疗目标是使手部达到再平衡并且改善其功能。近端功能重建中尺侧屈指深肌可通过在前臂远端将其与正中神经支配的示指、中指屈指深肌相编织来重建，或者通过将桡侧腕长伸肌腱转位至环指、小指屈指深肌腱来实现。因为尺侧屈腕肌功能障碍，这一术式带来的腕部桡偏力量减弱还能带来额外的收益。手部功能障碍主要表现在拇指内收、第一骨间背侧肌、小指展肌、掌侧和背侧骨间肌以及尺侧两块蚓状肌。

肌腱转位行拇指内收功能重建包括以示指固有伸肌腱转位至拇内收肌或桡侧腕短伸肌腱辅以肌腱移植桥接转位至拇收肌。这些术式有助于恢复拇指捏持功能，可联合拇短伸肌腱转位至第一骨间背侧肌并以前述肌腱移植做桥接。如果存在爪形手畸形，需要仔细检查。最重要的检查是 Bouvier 动作。如果 IP 关节可在 MP 关节被动屈曲时伸直，则仅行 Zancolli 套索术即可。在这一术式中，将屈指浅肌腱围绕 A1 滑车固定，可将 MP 拉至屈曲位，于是可矫正 IP 关节。如果 IP 关节不能在 MP 关节被动屈曲时伸直，则需行不同的转位术。需将肌腱转位固定至侧腱束。当屈指浅肌腱无法利用时，比如高位尺神经损伤，可以桡侧腕短伸肌腱转位至手内肌来纠正（Brand 术有两种方式，Brand 1 术和 Brand 2 术）。在这种情况下，可以行肱桡肌内收肌成形术。如果不存在爪形手畸形，可将拇长展肌的部分束转位至第一骨间背侧肌来为拇指提供反向作用力。

5.9.3 桡神经

桡神经最常见的损伤部位是在上臂，通常与肱骨骨折伴发。低位的损伤可能累及骨间后神经和桡神经浅支。早期修复、必要时行神经移植仍旧是"金标准"，因为手术可达到预期的效果。在严重损伤中，等待近端神经修复恢复功能的同时，远端的旋前圆肌转位至桡侧腕短伸肌，通过腱固定术可为伸腕、伸直提供可靠的内在固定。

如果在预期的时间窗内肱桡肌仍无神经再支配、出现神经病理性疼痛以及 Tinel 征阳性点固定在神经修复处，需要怀疑在之前桡神经损伤修复处出现了神经瘤。在这种情况下，6 个月内行再探查可行神经瘤切除、断端切削并行自体神经电缆式移植重建。肱桡肌、桡侧腕长伸肌、桡侧腕短伸肌的运动功能以及感觉功能有望在 6~12 个月内恢复。6 个月时行补救手术后骨间后神经支配的肌肉恢复情况就很难预测了，并且可能需要行不同的重建手术。桡神经移植修复术同时辅以远端神经移位，即以正中神经的桡侧腕屈肌和掌长肌肌支移位至除了旋后肌肌支以外的骨间后神经，再行旋前圆肌腱转位桡侧腕短伸肌腱端侧缝合来提供内在固定支持。另外，桡神经移植修复可缓解疼痛、促进感觉恢复以及肱桡肌和桡侧腕长伸肌的功能恢复，同时行正中神经指浅屈肌肌支至桡侧腕短伸肌肌支、桡侧腕屈肌/掌长肌肌支至骨间后神经的双神经移位术。可加行旋前圆肌至桡侧腕短伸肌腱转位，以帮助早期腱固定以及功能性伸腕。最终，需观察患者至神经移植术后是否有功能恢复，如果没有恢复则可在高位桡神经瘫痪病例中行三联肌腱转位术；如果有功能性伸腕，在骨间后神经瘫痪病例中可在此时行低位的桡侧肌腱转位术。关于三联肌腱转位术有不同的方法，但最可靠的是旋前圆肌转位至桡侧腕短伸肌、桡侧腕屈肌转位至指总伸肌、掌长肌转位至拇长伸肌。后两者可在仅有骨间后神经瘫痪时使用。至今，关于神经移位在处理桡神经瘫痪中的作用仍未达成一致；支持肌腱转位术的学者担心，在早期神经移位术中使用桡侧腕屈肌/掌长肌肌支会使得神经移位术未取得成功后无法选择肌腱转位术。Bertelli 对比在桡神经瘫痪病例中使用神经移位和肌腱转位术。对于神经移位术而言，效果较好的有骨间前神经至桡侧腕短伸肌肌支、桡侧腕屈肌肌支移位至骨间后神经以及尺侧腕屈肌肌支移位至指总伸肌肌支、旋前圆肌肌支移位至桡侧腕短伸肌肌支、掌长肌肌支移位至拇长伸肌肌支。两组均出现拇指欠伸约 30°。在肌腱转位组，一半病例无法在伸腕位伸指，这一动作在神经移位组病例中几乎人人都能完成。肌腱转位术的缺点包括因穿过腕部行肌腱转位至指总伸肌造成的最终屈腕功能的丧失，以及由于转移至四指的转位术的占位效应造成的独立 MCPJ 伸指功能丧失。

桡神经修复或移植术后部分恢复的病例中，探查、神经松解以及神经包绕术可挽回一些功能，同时远端的神经、肌腱转位用作补救手术。

在无功能恢复并出现神经病理性疼痛的严重损伤中，可行 TMR 将桡神经近断端与肱三头肌肌支或肱肌肌支吻合，可减轻神经病理性疼痛；同时可以前面讲述的远端神经、肌腱移位术来行运动功能重建。

在这些病例中，桡神经浅支感觉功能丧失通常也无功能性后果；但可用反向端 - 侧吻合法将远端神经吻合至前臂正中神经来恢复桡神经浅支支配区域的感觉，尽管这一术式有导致正中神经支配区域敏感的风险。选择其他的供体神经也许可以降低风险，将前臂外侧皮神经与之端 - 端吻合也是一个极富吸引力的选择。

5.9.4 联合神经损伤

上肢多于一根主要神经主干的损伤较罕见。在这些病例中，应尽全力修复或者重建原发神经损伤，因为恢复情况不确定且仅有有限数量的供体神经或肌腱可供移位且有大量的重要功能需要重建。在这些病例中，补救手术的方式取决于特定的功能障碍以及可选的供体。做出正确的选择是极富挑战的。手外科治疗师的功能评估可根据患者特定需求来帮助提供重建方案。可考虑行腕关节融合术，这样可有额外的肌腱可供转位；但肌腱固定术会引起腕关节在手指功能位时活动度的丧失。腕部腱固定术加强用以肌腱转位的较弱的供体肌肉力量或加强张力不够的肌腱转位，纠正偏移以及改善功能恢复。

5.10 补救手术失败

对于特定的损伤，任何手术最主要的目标都是为功能恢复提供最大可能。应尽可能将初次手术做得完美。对于预期结果以及后期补救手术可能性的知晓会帮助医生在初次手术计划中加入辅助性神经和肌腱转位术，尤其对于一些有晚期损伤表现以及神经缺损较大的病例。再次手术为减轻疼痛、重建瘫痪功能、恢复保护性感觉，或者三者兼有。在行任何的再次干预手术前，周围神经外科医生需要首

先明确初次手术失败的原因而后方可达到预期的目标。再次手术若失败，则几乎没有什么方案可供补救。神经病理性疼痛可通过 TMR 来缓解，这样也几乎不再可能通过神经手术以及非解剖性的神经 / 肌腱转位重建术来恢复其功能。

5.11 小结

在上肢主要神经干损伤初次手术后，周围神经外科医生面对的最常见的问题包括有症状神经瘤的形成同时无神经功能恢复、损伤修复处神经粘连同时仅有部分功能恢复、远端卡压阻碍功能恢复、运动和（或）感觉功能恢复不佳、与调节和敏化有关的周围和（或）中枢疼痛通路重塑引起的神经病理性疼痛综合征。

重点是要强调正确实施初次手术的重要性，同时要认识到在特定解剖学部位行神经修复的局限性。针对神经再生失败或者进度不佳的情况，及时通过二次重建术进行干预并辅以远端重建术，可挽救局面。疼痛持续或者神经瘤复发则需行神经松解、神经包绕或者 TMR。可通过远端减压或者远端神经、肌腱转位来改善运动功能恢复较差的情况。可通过尝试进一步神经重建或偶尔行感觉神经移位来改善感觉功能恢复较差的情况。手术成功的关键就是尽早实施正确的手术以及规律的临床随访来监测神经再生的重要标志。

参考文献

[1] Boeckstyns MEH, Sørensen AI, Viñeta JF, et al. Collagen conduit versus microsurgical neurorrhaphy: 2-year follow-up of a prospective, blinded clinical and electrophysiological multicenter randomized, controlled trial. J Hand Surg Am. 2013; 38(12):2405–2411.

[2] Kirsch M, Brown S, Smith BW, Chang KWC, Koduri S, Yang LJS. The presence and persistence of unrealistic expectations in patients undergoing nerve surgery. Neurosurgery. 2020; 86(6):778–782.

[3] Brushart TM. Motor axons preferentially reinnervate motor pathways. J Neurosci. 1993; 13(6):2730–2738.

[4] Brunelli G, Brunelli F. Partial selective denervation in spastic palsies (hyponeurotization). Microsurgery. 1983; 4(4):221–224.

[5] Gordon T. Nerve regeneration: understanding biology and its influence on return of function after nerve transfers. Hand Clin. 2016; 32 (2):103–117.

[6] Duraku LS, Hossaini M, Hoendervangers S, et al. Spatiotemporal dynamics of re-innervation and hyperinnervation patterns by uninjured CGRP fibers in the rat foot sole epidermis after nerve injury. Mol Pain. 2012; 8:61.

[7] Duraku LS, Hossaini M, Schüttenhelm BN, et al. Re-innervation patterns by peptidergic Substance-P, non-peptidergic P2X3, and myelinated NF-200 nerve fibers in epidermis and dermis of rats with neuropathic pain. Exp Neurol. 2013; 241:13–24.

[8] Kambiz S, Baas M, Duraku LS, et al. Innervation mapping of the hind paw of the rat using Evans Blue extravasation, Optical Surface Mapping and CASAM. J Neurosci Methods. 2014; 229:15–27.

[9] Kambiz S, Duraku LS, Baas M, et al. Long-term follow-up of

2

peptidergic and nonpeptidergic reinnervation of the epidermis following sciatic nerve reconstruction in rats. J Neurosurg. 2015; 123(1):254–269.

[10] Rayner M, Brown H, Wilcox M, Phillips J, Quick T. Quantifying regeneration in patients following peripheral nerve injury Journal of Plastic. Reconstructive & Aesthetic Surgery. 2019; 73(2):201–208.

[11] Lee EY, Karjalainen TV, Sebastin SJ, Lim AY. The value of the tender muscle sign in detecting motor recovery after peripheral nerve reconstruction. J Hand Surg Am. 2015; 40(3):433–437.

[12] Sokol DK, Wilson J. What is a surgical complication? World J Surg. 2008; 32(6):942–944.

[13] Dindo D, Demartines N, Clavien PA. Classification of surgical complications: a new proposal with evaluation in a cohort of 6336 patients and results of a survey. Ann Surg. 2004; 240(2):205–213.

[14] Sink EL, Leunig M, Zaltz I, Gilbert JC, Clohisy J, Academic Network for Conservational Hip Outcomes Research Group. Reliability of a complication classification system for orthopaedic surgery. Clin Orthop Relat Res. 2012; 470(8):2220–2226.

[15] Davis G, Curtin CM. Management of pain in complex nerve injuries. Hand Clin. 2016; 32(2):257–262.

[16] Taylor KS, Anastakis DJ, Davis KD. Chronic pain and sensorimotor deficits following peripheral nerve injury. Pain. 2010; 151(3):582–591.

[17] Ciaramitaro P, Mondelli M, Logullo F, et al. Italian Network for Traumatic Neuropathies. Traumatic peripheral nerve injuries: epidemiological findings, neuropathic pain and quality of life in 158 patients. J Peripher Nerv Syst. 2010; 15(2):120–127.

[18] Sunderland IR, Brenner MJ, Singham J, Rickman SR, Hunter DA, Mackinnon SE. Effect of tension on nerve regeneration in rat sciatic nerve transection model. Ann Plast Surg. 2004; 53(4):382–387.

[19] Starkweather RJ, Neviaser RJ, Adams JP, Parsons DB. The effect of devascularization on the regeneration of lacerated peripheral nerves: an experimental study. J Hand Surg Am. 1978; 3(2):163–167.

[20] Nath RK, Kwon B, Mackinnon SE, Jensen JN, Reznik S, Boutros S. Antibody to transforming growth factor beta reduces collagen production in injured peripheral nerve. Plast Reconstr Surg. 1998; 102(4):1100–1106, discussion 1107–1108.

[21] Atkins S, Smith KG, Loescher AR, et al. Scarring impedes regeneration at sites of peripheral nerve repair. Neuroreport. 2006; 17(12):1245–1249.

[22] Parthiban S, Foster MA, Beale S, Power D. Interim analysis of recruitment data for a randomized control trial of digital nerve repair. J Musculoskelet Surg Res. 2019; 3(1):86–89.

[23] Neubrech F, Heider S, Harhaus L, Bickert B, Kneser U, Kremer T. Chitosan nerve tube for primary repair of traumatic sensory nerve lesions of the hand without a gap: study protocol for a randomized controlled trial. Trials. 2016; 17(1):48.

[24] Zhu X, Wei H, Zhu H. Nerve wrap after end-to-end and tension-free neurorrhaphy attenuates neuropathic pain: A prospective study based on cohorts of digit replantation. Sci Rep. 2018; 8(1):620.

[25] Jordaan PW, Uhiara O, Power D. Management of the scarred nerve using porcine submucosa extracellular matrix nerve wraps. Journal of Musculoskeletal Surgery and Research. 2019; 3(1):128–133.

[26] Watson J, Gonzalez M, Romero A, Kerns J. Neuromas of the hand and upper extremity. J Hand Surg Am. 2010; 35(3):499–510.

[27] Arnold DMJ, Wilkens SC, Coert JH, Chen NC, Ducic I, Eberlin KR. Diagnostic criteria for symptomatic neuroma. Ann Plast Surg. 2019; 82 (4):420–427.

[28] van der Avoort DJ, Hovius SE, Selles RW, van Neck JW, Coert JH. The incidence of symptomatic neuroma in amputation and neurorrhaphy patients. J Plast Reconstr Aesthet Surg. 2013; 66(10):1330–1334.

[29] Dunlop RLE, Wormald JCR, Jain A. Outcome of surgical repair of adult digital nerve injury: a systematic review. BMJ Open. 2019; 9(3): e025443.

[30] Smits ES, Selles RW, Huygen FJ, Duraku LS, Hovius SE, Walbeehm ET. Disordered conditioned pain modulation system in patients with posttraumatic cold intolerance. J Plast Reconstr Aesthet Surg. 2014; 67(1):68–73.

[31] Safa B, Buncke G. Autograft Substitutes. Hand Clin. 2016; 32(2):127–140.

[32] Dumanian GA, Potter BK, Mioton LM, et al. Targeted muscle reinnervation treats neuroma and phantom pain in major limb amputees: a randomized clinical trial. Ann Surg. 2019; 270(2):238–246.

[33] Kozusko S, Kaminsky A, Boyd L, Konofaos P. Sensory neurotization of muscle: past, present and future considerations. J Plast Surg Hand Surg. 2018; 4:1–6.

[34] Lundborg G, Rosén B. The two-point discrimination test: time for a re-appraisal? J Hand Surg [Br]. 2004; 29(5):418–422.

[35] Dellon AL, Mackinnon SE, Crosby PM. Reliability of two-point discrimination measurements. J Hand Surg Am. 1987; 12(5 Pt 1):693–696.

[36] Wilder-Smith OH. Chronic pain and surgery: a review of new insights from sensory testing. J Pain Palliat Care Pharmacother. 2011; 25 (2):146–159.

[37] Holmes W, Young JZ. Nerve regeneration after immediate and delayed suture. J Anat. 1942; 77(Pt 1):63–96, 10.

[38] Fu SY, Gordon T. Contributing factors to poor functional recovery after delayed nerve repair: prolonged axotomy. J Neurosci. 1995; 15 (5 Pt 2):3876–3885.

[39] Fu SY, Gordon T. Contributing factors to poor functional recovery after delayed nerve repair: prolonged denervation. J Neurosci. 1995; 15(5 Pt 2):3886–3895.

[40] Barbour J, Yee A, Kahn LC, Mackinnon SE. Supercharged end-to-side anterior interosseous to ulnar motor nerve transfer for intrinsic musculature reinnervation. J Hand Surg Am. 2012; 37(10):2150–2159.

[41] Johnston RB, Zachary L, Dellon AL, Mackinnon SE, Gottlieb L. The effect of a distal site of compression on neural regeneration. J Reconstr Microsurg. 1993; 9(4):271–274, discussion 274–275.

[42] Żyluk A, Puchalski P, Szlosser Z. Development of carpal tunnel syndrome after repair of the median nerve in the distal forearm. J Hand Surg Eur Vol. 2018; 43(3):332–333.

[43] Schoeller T, Otto A, Wechselberger G, Pommer B, Papp C. Distal nerve entrapment following nerve repair. Br J Plast Surg. 1998; 51(3):227–229, discussion 230.

[44] Wilson TJ, Kleiber GM, Nunley RM, Mackinnon SE, Spinner RJ. Distal peroneal nerve decompression after sciatic nerve injury secondary to total hip arthroplasty. J Neurosurg. 2018; 130(1):179–183.

[45] Holzgrefe RE, Wagner ER, Singer AD, Daly CA. Imaging of the peripheral nerve: concepts and future direction of magnetic resonance neurography and ultrasound. J Hand Surg Am. 2019; 44(12):1066–1079.

[46] Leckenby JI, Furrer C, Haug L, Juon Personeni B, Vögelin E. A retrospective case series reporting the outcomes of advance nerve allografts in the treatment of peripheral nerve injuries. Plast Reconstr Surg. 2020; 145(2):368e–381e.

[47] Bertelli JA, Soldado F, Rodrígues-Baeza A, Ghizoni MF. Transfer of the motor branch of the abductor digiti quinti for thenar muscle reinnervation in high median nerve injuries. J Hand Surg Am. 2018; 43(1):8–15.

[48] Brown JM, Mackinnon SE. Nerve transfers in the forearm and hand. Hand Clin. 2008; 24(4):319–340, v.

[49] Soldado F, Bertelli JA, Ghizoni MF. High median nerve injury: motor and sensory nerve transfers to restore function. Hand Clin. 2016; 32 (2):209–217.

[50] Loewenstein SN, Adkinson JM. Tendon transfers for peripheral nerve palsies. Clin Plast Surg. 2019; 46(3):307–315.

[51] Barrett JE, Farooq H, Merrell GA. Reliability of focal identification of motor fascicles of the ulnar nerve proximal to the wrist: an anatomical study. J Hand Surg Eur Vol. 2020; 45(3):237–241.

[52] Revol M, Servant JM. Paralysis of the intrinsic muscles of the hand. Chir Main. 2008; 27(1):1–11.

[53] Hentz VR. Tendon transfers after peripheral nerve injuries: my preferred techniques. J Hand Surg Eur Vol. 2019; 44(8):775–784.

[54] Brown JM, Yee A, Mackinnon SE. Distal median to ulnar nerve transfers to restore ulnar motor and sensory function within the hand: technical nuances. Neurosurgery. 2009; 65(5):966–977, discussion 977–978.

[55] Bertelli JA, Soldado F, Rodrígues-Baeza A, Ghizoni MF. Transferring the motor branch of the opponens pollicis to the terminal division of the deep branch of the ulnar nerve for pinch reconstruction. J Hand Surg Am. 2019; 44(1):9–17.

[56] Mackinnon SE, Roque B, Tung TH. Median to radial nerve transfer for treatment of radial nerve palsy. Case report. J Neurosurg. 2007; 107 (3):666–671.

[57] Bertelli JA. Nerve versus tendon transfer for radial nerve paralysis reconstruction. J Hand Surg Am. 2020; 45(5):418–426.

第六章　神经松解手术并发症的处理

6.1 A 部分：腕管切开术的并发症

Daniel J. Nagle

摘要

腕管综合征是上肢神经卡压中最常见的疾病。腕管切开术（CTR）可为患者带来可预见的良好疗效；然而，偶尔也会有并发症发生。这一章节将对与腕管切开手术有关的术中、术后的并发症的诊断、治疗和结果进行综述。

关键词：腕管综合征，腕管切开，并发症

6.1.1 背景

腕管综合征是上肢最常见的神经卡压疾病。美国普通人群中腕管综合征的发病率约为 3.72%，2006 年全美开展了约 577 000 例腕管切开术。腕管切开术可给患者带来可预见的良好疗效；然而，偶尔也会有并发症发生。这一章节将对与腕管切开术有关的术中、术后的并发症的诊断、治疗和结果进行综述。

6.1.2 术中并发症

神经损伤

神经损伤可能是腕管切开术中可能发生的最严重的术中并发症。正中神经主干、掌皮支和正中神经运动支、尺神经以及指神经均可能受累。Benson 等报道了一项 Medline 综述，他们总结了自 1966—2001 年所有报道有关腕管切开术中对神经、动脉和肌腱产生结构性损伤的医学文献，发现在内镜下腕管切开术（ECTR）中一过性神经失用症发生率为 1.45%，开放性腕管切开术（OCTR）相关的发生率为 0.25%。ECTR 术中重要神经（正中神经或者尺神经）损伤发生率为 0.13%，OCTR 术中为 0.10%。Boeckstyns 和 Sorensen 通过对 54 篇文献的综述，发现 ECTR 术中发生不可逆神经损伤概率为 0.3%，而 OCTR 术中为 0.2%。

Ruijs 等认为，神经损伤后修复得越早，其效果越好。并且，大量证据表明神经损伤的早期修复比使用神经移植或者神经导管的延迟修复的疗效更佳。即刻修复可让外科医生更准确地辨认神经束的外观，这样在修复过程中可以维持正确的神经走向。因此，在术中神经损伤发生之时能够做出正确诊断十分重要，可为患者提供最佳的功能恢复机会。理想情况下，所有发生在腕管切开术中的神经损伤都可即刻发现，并用显微外科技术来完成修复。延迟诊断可使修复难度增大，这是由于神经断端会发生回缩，需要进行彻底的神经松解以及通过神经移植来对不可避免的神经缺损进行桥接。基于上述原因，如果术中怀疑神经损伤，术者应进行局部探查来排除可能的损伤。

Berrettini 交通支包含了正中神经、尺神经支配的指总神经之间的感觉纤维。有 94% 的患者存在这一交通支，其与腕横韧带（TCL）远端十分接近，因此在腕管切开术中存在损伤风险。Berrettini 交通支损伤会导致中指、环指的手指感觉减退，并且会在手掌部形成较难处理的神经瘤。与其他神经损伤一样，早期修复 Berrettini 交通支损伤可为良好功能恢复提供最佳机会。

血管损伤

腕管切开术中血管损伤发生较少。Benson 等报道 ECTR 术中掌浅弓损伤的发生率为 0.02%，而 OCTR 术中为 0。Zhang 等报道了 1144 例小切口 OCTR 术中有 1 例出现血肿。手部的血供由桡动脉、尺动脉以及其掌浅弓和掌深弓的吻合来供应。掌浅弓一旦损伤，这样的解剖特点可对手部的血供起保护作用。治疗掌浅弓损伤，恢复患者手部动脉解剖功能为治疗目标。在多数病例中，对损伤的动脉需要进行结扎。但在一些罕见情况下，损伤导致手部分血供受到影响，此时应早期行掌浅弓的显微外科修复。

因为许多手外科医生在行腕管切开术时使用止血带，并在术后加压包扎完成后才松开止血带，这样就可能会导致动脉损伤的漏诊。此时，动脉损伤会导致术后血肿发生，可能会压迫正中神经并引起

腕管内明显的瘢痕生成。治疗原则是尽早识别并清除血肿。Kaltenborn 等报道一些行腕管切开术的病例并且得到了正确的处理，但仍发生出血后的并发症，其术后的功能恢复明显不良。

肌腱损伤

腕管切开术中屈肌腱有损伤风险。幸运的是，屈肌腱损伤较少发生。Benson 等报道 ECTR 术中屈肌腱损伤发生率为 0.008%，OCTR 术中发生率为 0。正如神经损伤，通常屈肌腱损伤可即刻识别并进行修复。就肌腱修复的必要性而言，外科医生也有一些回旋余地。例如，如果指浅屈肌（FDS）腱损伤但该指深屈肌（FDP）腱完好，基于 FDS 缺如时手指功能也不受影响的原因，外科医生可选择不修复损伤的 FDS 腱，这样也可让患者免受屈肌腱损伤相关的僵硬以及其他并发症影响。显然对于每个病例都应该进行临床判断。切开腕管后，屈肌腱修复也有特殊的难题。屈肌支持带切开术后康复训练时不能将手腕放置在屈曲位，因为腕部屈曲会导致屈肌腱和正中神经的弓弦状畸形，会影响手术效果。为解决这一问题，可在屈肌腱修复同时用残余的支持带设计旋转瓣或者掌长肌腱移植修复屈肌支持带。屈肌支持带的重建必然会带来腕管综合征症状持续或复发的可能性。

6.1.3 术后并发症

症状持续

神经损伤漏诊

术后感觉异常会带来比较麻烦的诊断困难。这样的感觉异常是由于严重的腕管综合征引起的吗？是否存在某一神经的损伤？如果存在神经损伤，仅仅是神经失用还是神经裂伤？腕管是否被充分切开？神经修复的效果与损伤至修复的时间间隔直接相关，考虑到这个原因，术后阶段鉴别感觉、运动功能受损的不同病因十分重要。如果外科医生在切口关闭前未能对神经损伤进行诊断，那么，术后做出该诊断的第一时机就应该在恢复阶段。除非神经功能与术前相比存在较大差异（在这种情况下，需要考虑立即行手术探查的严重情况），大多数外科医生会将术后感觉异常归咎于残余的麻醉效果或者神经失用，并期望在术后第一次随访时功能得到改善。术后第一次随访若没有改善，就要担心是否存在隐匿的神

经损伤。临床体征并非总是可靠。正中神经失用会导致严重运动和感觉功能损害，但可完全恢复。严重的腕管综合征会使得术后诊断神经损伤难度加大。术前存在感觉减退、拇短展肌力量减弱的患者几乎不可能在初次随访时症状就奇迹般地消失。如果外科医生可以确认手术完美并可以解释神经功能状态的变化（腕管综合征进展、神经失用等），那他会选择继续对患者进行规律随访。否则，需进行影像学检查如高分辨率超声、磁共振成像（MRI）和（或）MR 神经成像等来排除神经裂伤。正中神经超声检查可发现除神经裂伤以外的正中神经卡压的典型表现。如有神经裂伤，需要立刻进行手术修复，从而避免神经回缩以及行神经移植的必要。

漏诊的神经损伤会导致慢性手部疼痛、感觉和运动功能障碍以及复杂区域疼痛综合征（CRPS）。与正中神经及其分支部分损伤有关的症状常常会被误认为是神经失用而被忽视。但当随时间进展神经功能障碍和疼痛不改善时，外科医生需警惕潜在的神经损伤正在愈合的可能性。应开展前文已述的诊断程序包括超声和 MRI 检查，明确以及定性神经损伤情况。如果损伤时间超过 30 天，也可行神经电生理检查。如果神经完全或部分损伤诊断延误，需行神经松解术或者神经移植术修复。

术后神经失用是排除诊断之一。仅当外科医生有信心在术中未发现神经损伤时，方可采取"等待"的策略。如果有关于神经损伤的任何问题出现，就必须进行进一步的影像学检查，如同上文所述。如果确诊神经失用，医生可有信心认为随着时间推移患者的症状会得到改善。仍有一些要点需要提醒读者。严重腕管综合征患者发生的正中神经失用比轻度腕管综合征患者恢复得更慢。高龄、糖尿病会对包括神经失用的神经损伤后的恢复情况带来负面影响。严重神经失用的恢复通常需要数月甚至数年。

本章上述的内容并未讨论正中神经掌皮支损伤，因为这一损伤通常要到术后阶段才会被发现。这一损伤的患者会主诉鱼际区近端麻痹，以及腕部掌侧射击样疼痛。临床体格检查会发现该神经支配区域感觉功能减退，以及由损伤导致的神经瘤表面 Tinel 征阳性。该神经损伤相对较少发生，与腕横纹处的切口设计得偏掌长肌桡侧、靠近桡侧屈腕肌腱有关。诊断通常依靠临床检查，偶尔可使用高分辨率超声来显示神经瘤。在疑似神经瘤处近端行诊断性局部麻醉阻滞可帮助诊断。治疗主要依靠手术，必须寻找到掌皮支的神经瘤，追踪掌皮支至其从正中神

发出的位置。然后根据外科医生的经验，将神经瘤埋于软组织或骨组织内。尽管可行正中神经掌皮支的修复，但由于诊断通常会延迟以及该区神经远端呈树枝状分叉，初次修复手术通常较难。

松解不彻底

OCTR 和 ECTR 都可由于腕横韧带松解不彻底所施行。当患者行腕管切开术，症状加重或者未缓解且术者认为手术成功的时候，应考虑松解不彻底的可能。若腕管切开术成功，患者在术后数天或数周内很少见症状未发生改善。当然，非常严重的腕管综合征患者术后的改善情况比较细微并且耗时更久。如果患者行腕管切开术后，症状无改善或者加重，同时无神经损伤发生（见前文），需考虑可能由于已行腕横韧带彻底松解后仍然残留正中神经卡压。在这种情况下，应该密切观察患者数周之内的病情进展。如果患者仍无症状改善，应行腕管的超声检查，必要时可以行 MRI 检查；同时应检查前臂远端和手掌部，以排除正中神经的残余卡压。医生可以进行术后神经电生理检查，以确认神经卡压是否持续或恶化，但神经电生理检查结果可在数月内无明显变化，这为术后早期神经检查带来困难。腕部 X 线检查可帮助排除漏诊的进展期关节病变 [舟月骨进行性塌陷（SLAC）以及舟状骨骨不连进行性塌陷（SNAC）]、痛风或假性痛风，这些疾病均可产生大量滑膜炎症，可侵蚀腕掌侧关节囊造成持续性的正中神经卡压。如果以上诊断方法仍无法明确判断残余卡压的位置，可以考虑使用诊断性的类固醇激素注射。如果患者在注射后症状可有一过性改善，应行腕管探查术。如果注射后患者症状没有任何改善，需考虑其他病因（如颈神经根病、臂丛神经病变、胸廓出口综合征、旋前圆肌管综合征、弥漫性周围神经病变、多发性硬化、Waldenstrom 巨球蛋白血症）。

对于残余的卡压症状行正中神经探查术，应从前臂远端开始，小心切开前臂远端筋膜。从腕管一路向掌部分离神经，要能看到正中神经及其所有分支。术后将腕部固定于轻度背伸位，避免发生屈肌腱和正中神经的弓弦状畸形。

偶尔正中神经会出现严重瘢痕，单纯减压并不奏效而需要更复杂的治疗手段，包括用静脉包绕神经、应用局部转移组织瓣如小鱼际脂肪垫瓣以及应用局部肌瓣如小指展肌、旋前方肌或掌短肌。也可使用滑膜组织瓣。带蒂组织瓣如逆行前臂桡侧脂肪筋膜瓣甚至游离网膜转移也取得了一些良好效果。

通常诊断同时进行残余正中神经卡压减压术可带来较好的恢复。Stang 等报道，对松解不彻底的腕管行第二次手术，有 84% 的患者感到效果满意。但仍有 78% 的患者主诉持续性的神经症状。

屈肌腱并发症

术后与屈肌腱相关的并发症较为罕见。主要有两大并发症：一是尺侧屈肌腱在钩骨钩处发生半脱位；二是屈肌腱弓弦状畸形。

屈肌腱在钩骨钩处半脱位可能是由于切开腕横韧带时超过或者离其在钩骨钩处的止点十分接近，尺侧无剩余的韧带阻止屈肌腱半脱位。症状包括在患者握拳、腕部屈曲尺偏时在腕部掌侧有弹响感。如果术后早期可发现该症状，支具固定在腕部伸直位数周可治愈。如果保守治疗无效，需考虑钩骨钩切除。

弓弦状畸形发生于腕管过度松解、前臂筋膜和腕横韧带松解过于彻底同时正中神经自其组织床脱离。屈肌腱掌侧发生移位，可将正中神经从腕管内推至皮下组织。正中神经一旦位于皮下，则极易受到创伤。对发生移位的正中神经轻轻压迫都可造成感觉异常和疼痛。正如屈肌腱在钩骨钩处半脱位，在术后早期识别弓弦状畸形，支具固定在伸直位可有效治疗。但当保守治疗无法解决问题时，可用残余的腕横韧带或者游离掌长肌移植来重建腕横韧带。

较少发生的屈肌腱术后瘢痕会导致瘢痕化的肌腱在通过前臂筋膜远端下方时产生"扣扳机感"。这一病症不要与更常见的"扳机腕"相混淆，后者与完整的腕横韧带发生病变累及屈肌腱有关，治疗方式包括腕管切开。腕管切开术后腕部"扣扳机感"的治疗包括手术松解前臂远端筋膜以及松解术后新形成的腕横韧带。术后应予支具固定，预防屈肌腱和正中神经出现弓弦状畸形。

扳机指经常在腕管切开术后出现，严格意义来说并不属于腕管切开术后的并发症。King 等报道了在 1185 例患者腕管切开术后发生手术侧扳机指的概率为 6.6%，在对侧手部发生的概率为 3.5%。拇指是最常受累的手指。同侧和对侧示指、中指、环指、小指发生扳机指的概率相同。Lin 等发现腕管切开术后前 6 个月内扳机指的发生率增高。对于扳机指的治疗方法已经十分明确，包括类固醇激素注射，必要时行 A1 滑车切开。

2

感染

有报道称腕管切开术后的感染发生率低至 0.32%。Werner 等发现开放腕管切开术后发生感染的独立危险因素包括低龄、男性、肥胖、吸烟、酗酒、糖尿病、炎症性关节炎、周围血管疾病、慢性肝病、慢性肾病、慢性肺病以及抑郁。Werner 等在另一项研究中发现糖尿病自制力较差、围术期（手术前后 3 个月内）HbA1c 高于 8mg/dL 的患者，行 OCTR 术后更容易发生手术部位的感染。有许多研究都表明在腕管切开这类手术进行预防性使用抗生素无明显优势，但有些研究者也认为在糖尿病患者行腕管切开术时应该考虑预防性使用抗生素。

外科医生需警惕患者主诉疼痛加重以及手术部位出现皮肤红斑。即便是一处缝合处的脓肿也可发展为深部的感染。早期治疗包括拆除缝线以及使用抗生素，以解决浅层感染的问题。在糟糕情况下，将会发展成深部感染，治疗包括切开引流以及应用足量Ⅳ类抗生素。在这种情况下患者可能会在屈肌腱和正中神经周围形成大量的瘢痕，需要后期再次进行肌腱松解术、神经松解术以及带血供的软组织覆盖。

柱状痛

柱状痛是指手部以钩骨钩和大多角骨钩状突为中心的"柱"区的不适感。通常柱状痛不在术后即刻出现，而当患者向手掌部施加压力如从椅子上起身或做俯卧撑时更为明显。Larsen 等发现 90 例患者行标准 OCTR、小切口 OCTR 以及 ECTR（每组各 30 例），有 73% 患者发生柱状痛。手术方式对柱状痛的发生率无明显影响。柱状痛的病因可能与腕部解剖改变有关，但确切的病因仍未可知。建议发生柱状痛的患者避免活动从而使症状加重，但这将使患者重返工作的时间推迟。有报道在一小组患者中使用抗氧化 α 脂肪酸（ALA）40 天可减少柱状痛。Haghighat 等通过一项小型对照研究发现，体外冲击波治疗可对治疗柱状痛有效。幸运的是，柱状痛通常会在术后数月内自行消失，唯一需要的治疗方法就是安慰患者让他们减少对该症状的焦虑。

豌豆骨疼痛

偶尔患者会在腕管切开术后在豆三角关节产生不适，出现这一问题的患者会主诉直接按压豆三角关节时产生不适感。Stahl 等认为这和由腕管切开术后豆三角关节面生物力学改变而引起显现的隐匿性豆三角关节炎有关。切开腕横韧带会导致豆三角关节桡侧限制减少，反过来引起豌豆骨轨迹不良，加重潜在的关节病变。Stahl 等复习了 700 例行 OCTR 和 ECTR 患者的病历和 X 线片，发现 14 例发生了豆三角关节功能障碍和关节病变。诊断和治疗包括在荧光镜检查下行类固醇注射。如果类固醇注射无法带来长期缓解，则切除豌豆骨可达治愈。

瘢痕性疼痛

腕管切开术后瘢痕疼痛的发生率为 19%~61%。ECTR 发生瘢痕疼痛概率较 OCTR 低。有人认为 OCTR 术后发生瘢痕疼痛可能与正中神经、尺神经掌皮支的末梢损伤有关。Siegmeth 等开展了一项前瞻性随机研究，对比了两组各 42 例患者术后的瘢痕疼痛情况。一组行 OCTR 并未尝试保护浅层的神经分支；另一组行相同的 OCTR，术中对神经分支保护仔细。作者发现两组患者在术后 6 周、3 个月和 6 个月时瘢痕疼痛并无区别。瘢痕疼痛的治疗包括术后对瘢痕按摩（切口愈合后）、使用硅胶垫和类固醇霜等。在切口愈合早期，避免手部大量活动也十分有所帮助。

复杂区域疼痛综合征

无论何种手术方式，腕管切开术后超过 2%~8% 的患者将会发生复杂区域疼痛综合征（CRPS）。腕管切开术后，CRPS 在中年女性（40~64 岁）中更为常见。手外科医生在遇到患者出现术后意料之外的疼痛时，应该在鉴别诊断时考虑 CRPS。并且如果患者术后一切良好，随后出现无明显诱因的疼痛、肿胀，应该考虑 CRPS。手外科医生可对 CRPS 早期病例进行口服类固醇激素 2 周以及规律而轻柔的康复治疗。如果保守治疗未能使患者症状有所减轻，需考虑将患者转诊到疼痛门诊寻求更加积极的治疗方案。

长期性神经症状

老年重度腕管综合征患者偶尔会发生与正中神经功能逐渐恢复有关的术后神经疼痛，但这种现象较少发生。治疗包括使用加巴喷丁和度洛西汀，尽管治疗主要依赖于不断安慰患者症状会消失。连续多次进行轻触觉定位、两点辨别觉测试以及神经电生理检查可为患者带来神经功能改善的"客观"有利证据。但不幸的是，恢复可能十分缓慢，需要 1~2 年。

6.2 B 部分：肘管手术的并发症和手术失败

Godard C.W. de Ruiter

摘要

对于肘管手术，外科医生可选择不同的手术方式，包括单纯神经松解以及不同方式的尺神经前置术。这一章节将会对不同术式的手术并发症进行介绍。另外，还会对这些术式的技术要点、手术失败的可能原因（症状持续或复发）以及翻修手术的方案进行讨论。最后还将阐述不同并发症的治疗建议以及对潜在的解剖变异的识别和外科治疗方案。

关键词：尺神经，神经病变，肘部，减压术，前置术，皮下，肌下，神经瘤

6.2.1 背景

肘管综合征（CuTS），也称为肘部尺神经病变（UNE），是继腕管综合征后第二大周围神经卡压病变。根据 Dellon 的分类法，症状按严重程度可分为轻、中、重度。保守治疗包括应用止痛药物、预防神经发生外在卡压或减少发生频率、夜间佩戴支具，特别是对于轻度患者，可作为首先考虑的治疗方案。对于保守治疗失败的病例或中重度病例，可行手术治疗。

6.2.2 尺神经卡压的手术治疗：不同术式和潜在并发症

外科医生和患者可选择进行不同的术式，从单纯的神经减压、内镜下减压到不同的神经前置术（皮下、肌下、肌内）。这些术式均有各自的优缺点。Cochrane 在 2016 年所发表的综述报道了，不同术式的疗效没有明显差别（临床改善率达到70%），但前置术后并发症的发生率更高，尤其是发生浅层和深部感染。单纯减压目前是手术治疗的首选方案，对于一些病例（例如神经脱位或者重度神经功能丧失），外科医生可与患者共同决定直接在减压的基础上同时将尺神经前置。下文将介绍治疗 CuTS 的不同手术方案，特别是它们的并发症和手术失败的潜在原因。在 6.2.3 节中将讨论翻修手术的选择方案。最后在 6.2.4 节中将提供预防和治疗并发症的建议以及识别和治疗解剖学变异的实用技巧。

尺神经减压术的并发症

治疗 CuTS 最标准的手术方式是尺神经单纯减压术。在内上髁和鹰嘴之间设计略带弧度的切口（图6.1）对神经进行显露。随后，探查可能的卡压位点（最可能在 Osborne 韧带以及尺侧屈腕肌 FCU 腱膜处）。这一术式最常见的不良反应，甚至可能都不能称之为并发症，是由前臂内侧皮神经（MABCN）后侧支损伤引起的肘关节周围感觉麻痹。其可能是由过度牵拉所引起，随着时间推移，症状可能会逐渐恢复；但对于一些严重病例（如完全切断伤患者），有时神经瘤的形成会给患者造成较大影响（图6.2）。单纯神经减压术后 MABCN 神经瘤的形成原因尚不明确；Mackinnon 和 Novak 在一项研究中发现，100 例行肘管翻修手术的患者，有 73 例中发现了 MABCN

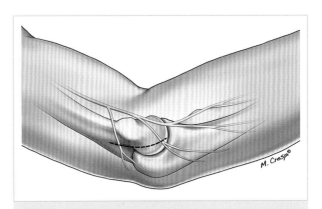

图 6.1　解剖绘图显示前臂内侧皮神经（MABCN）的走行，分为后侧支（PB）和前侧支（AB），通常后侧支会在内上髁（ME）远端约 2cm 处穿过手术常规切口（黑色虚线），但在约 23% 的病例中，该分支也会从 ME 近端或同一水平穿过

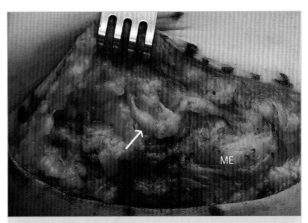

图 6.2　1 例之前行皮下前置术后前臂内侧皮神经（MABCN）神经瘤（箭头）形成的术中照片。ME，内上髁

神经瘤。MABCN 神经瘤的处理将在本章最后 6.2.4 节讨论；应该重视的是即便没有神经瘤形成，手部麻木症状得到缓解，肘关节周围的疼痛/麻木可大幅降低患者对手术效果的满意程度，因此在暴露尺神经时需要对 MABCN 进行保护，从而避免其受到损伤。

其他报道称，单纯减压术的并发症包括血肿/血清肿、尺神经及其尺侧屈腕肌肌支的直接损伤以及 CRPS。此外，尺神经松解不充分，可发生在常规卡压点（图 6.1）或者由于特殊原因以及解剖变异例如肘管近端的 Struthers 弓、滑车上肘肌以及突出的肱三头肌内侧头（识别和手术处理详见 6.2.4 节）。最后，减压术也可导致尺神经（半）脱位，这会使症状持续存在而需要翻修手术（皮下、肌下或肌内前置术）。

单纯减压手术的另一种方法是在肘管原位松解后，使用内镜辅助向远端和近端继续松解。在一项随机对照试验中发现，内镜手术可显著增加尺神经减压的长度范围（和开放手术一样应用 3cm 的切口，但减压长度可从 9cm 增加到 16cm），但内镜手术组术后血肿的发生率显著增高，并且两组短期、长期结果无显著差异。

尺神经肘部皮下前置

2016 年，一项 Cochran 综述和近来的一项 Meta 分析（固定和随机效应模型比值比分别为 0.449 和 0.469）表明，皮下神经前置术较单纯减压术更容易造成上述并发症的发生，但大多数研究中报道，其手术效果无明显差异。因此尺神经前置术并不作为首选治疗方案。除非术前有尺神经（半）脱位；尽管 Bartels 等的研究表明，对（半）脱位进行亚组分析，单纯减压和皮下神经前置术没有明显疗效差别。

除前文提到的单纯减压术的并发症，神经皮下前置术还有其他的潜在并发症，包括尺神经血运阻断、肘管近端或者远端发生神经扭曲、内侧肌间隔处的残留卡压和（或）皮下区域神经周围瘢痕化（图 6.3 和图 6.4），（除了最后一项）大多数是由手术技术问题所导致。

尺神经扭曲可发生于神经前置的近端，原因是术中未对 Struthers 弓进行辨别、未充分切开上臂筋膜以及尺侧屈腕肌腱膜仍有残留。另一个罕见并发症是因未能在屈肘时识别出肱三头肌内侧头的脱位或者突然膨出导致的继发性卡压。最后，尺神经脱位复发，尤其是在皮下缝合皮肤至内上髁位置。Eaton 等介绍了一种手术方法，可通过制造筋膜皮肤吊索，

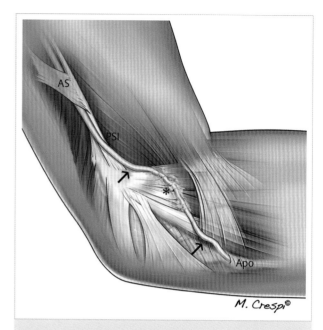

图 6.3 解剖绘图显示皮下神经前置术后尺神经行径，潜在发生扭曲的位点（前置处远端和近端，箭头），继发卡压位点（AS，Struthers 弓；PSI，近端内侧肌间隔；FCU，尺侧腕屈肌；Apo，腱膜），以及尺神经周围皮下组织床处瘢痕形成（＊）

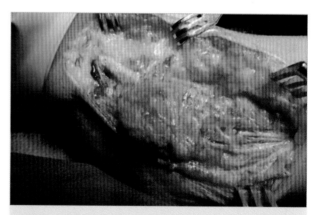

图 6.4 术中照片显示皮下前置术后尺神经周围大量瘢痕形成

预防上述情况的脱位复发。

尺神经肘部肌下前置术

尺神经肘部肌下前置术可作为前文所述的皮下前置术以外的另一种可供选择的手术方式。肌下前置术有许多不同的手术方式，包括 Learmonth 法以及"Z"字延长法。与皮下前置术相比，肌下前置术的优点是神经被保护在血供丰富的肌肉深层；皮下前置术中神经位置更为表浅，更容易受到创伤而更敏

感。常规的并发症与单纯减压术相似，手术技术性问题与皮下前置术相近［尺神经的扭曲和（或）在内侧肌间隔处的卡压］。另外，肌下前置术的并发症还包括肌肉下方的继发性卡压。有研究证实，相比其他方法比如 Learmonth 法，"Z"字延长法在尸体标本中可使神经内压有效减小，从而降低再次卡压的发生率。肌下前置术另一技术问题为前臂远端肌间隔（DIS）引起的继发性卡压（图 6.5）。最后，患者术后在缝合的屈肌和旋前肌区域的肌肉处可出现疼痛；如果术后对上肢进行固定，肘关节将会发生伸直型挛缩（见 6.2.4 节）。术后因血供丰富的肌肉被切断而发生血肿/血清肿。

尺神经肘部肌内前置术

相比肌下前置手术，部分外科医生更喜欢肌内前置术，可将尺神经放置在肌肉纤维床内，而不是直接放置在肘关节囊上。这一术式的关键点为需对屈肌旋前肌群中纵向的间隔（至少 3 条）进行辨认。关于此术式，对于上文所述以外的其他并发症未见报道。

微创内上髁切除术

最后，与神经前置术相比，有些外科医生（多数是骨科医生）更喜欢微创内上髁切除术；这是因

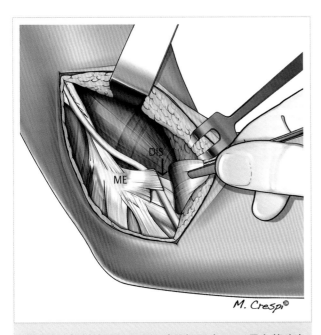

图 6.5 解剖绘图显示因远端肌间隔（DIS，黑色箭头）造成的肌下前置术中的潜在卡压。图中"Z"字形切开屈肌、旋前肌后尺神经已经前置处理，使用镊子牵开肌肉后可显示出尺神经和 DIS 的关系。ME，内上髁

为考虑到该术式可使前置术中尺神经血供受阻的风险有效降低，同时可防止尺神经在内上髁后方发生粘连，该情况在单纯减压术后可持续发生。这一术式最大的缺点为大约有 1/3 的患者主诉在截骨处存在疼痛。此外，内侧副韧带前束还存在医源性损伤的风险，也将导致肘关节不稳。其他有报道的不良反应包括因屈肌旋前肌群力量减弱引起的捏握力下降以及尺神经向前发生半脱位。

6.2.3　肘管综合征术后症状持续发生或者复发

术后随访

肘管综合征初次减压手术后大约有 30% 的病例出现症状持续发生或复发，有些则需要行翻修手术。如果考虑对肘管综合征行翻修手术，应清楚神经恢复需要较长时间（有时长达 1 年）十分重要。当然在术前与患者沟通也很重要，否则患者期望值可能过高。当出现残余症状，肘关节的潜在性疼痛需要和环小指的感觉异常与疼痛带来的影响相鉴别。最后，外科医生需注意可能存在的双卡损伤（如颈神经根病或者胸廓出口综合征）。如果初次手术后症状持续长达 3~6 个月，最好根据疼痛症状的严重程度（神经功能恢复耗时更长）复查肌电图或者超声（US）。如果检查结果提示尺神经传导改善和（或）尺神经横截面积减小，最好等待其进一步恢复；但如果 EMG 和（或）US 提示未见恢复，且仍存在持续性感觉异常，则需考虑翻修手术。如果仅存在肌力持续不良，最好等待 1 年。持续的麻木（无疼痛）症状并不作为翻修手术的指征。

最近，有研究报道了"超级增压"手术（除了行尺神经减压或者前置术，通过端－侧吻合将骨间前神经移位至尺神经运动支）来改善运动功能恢复；该术式需对严重的尺神经卡压性病变的患者（EMG 显示失神经支配）施行，研究结果仍处在初始阶段，需要开展使用标准化评估方法的前瞻性队列研究和随机对照试验来对该补充术式的效果进行评估。

最后，减压术后尺神经脱位也不作为翻修手术的指征。患者仍存在环指、小指的感觉麻木除外。

肘管综合征的翻修手术

翻修手术的常用术式包括皮下和肌下前置术，这些术式在前文已完成讨论。目前还没有随机临床试验对二者的疗效进行比较。前瞻和回顾性研究的结果也很难进行比较，因为它们纳入了不同类型的

2

患者（有时还纳入了一些多次翻修手术的病例），并且通常各个研究的结果评估方法也各不相同。总的来说，翻修手术后症状改善率较高（85%），尽管仍有一小部分（2.4%）病例术后出现症状恶化。对于术式的选择，最好在术前与患者沟通不同式式的优缺点。由于一些患者（如一些音乐家、举重运动员、先前有肘关节创伤并存在异位骨化的患者以及术前无法暂停抗凝药的患者）的相比肌下前置，大家可能更偏向开展皮下前置术。

6.2.4 并发症的预防和处理：提示和技巧

肘管综合征手术中减少并发症发生率最重要的一点就是对解剖结构以及一些潜在的解剖变异熟悉掌握。首先，在尺神经显露过程中，需要辨认并分离 MABCN 后支（图 6.1）。如果不慎将该神经切断，最好继续将该神经的近断端向近端分离，然后再次切断此近断端该神经将回缩至上臂皮下组织内部而远离手术部位；分支残留在手术区域会导致有症状神经瘤形成概率增高，可能是由神经断端埋于瘢痕组织内而引起。

MABCN 神经瘤形成的病例需行翻修手术。术中将神经瘤进行切除，并向近端分离，而后再次将断端近断切断（如前文所述）。有时，需将新鲜切断的神经断端包裹于自体脂肪，或者将断端埋入邻近的肌肉组织。目前，也有研究使用人工神经覆盖断端以防止神经瘤再次形成。

将上臂的臂筋膜充分切开，可在内上髁近端 5~7cm 处找寻 Struthers 弓，可防止前置术后发生尺神经扭曲。同时，前臂尺侧屈腕肌腱膜也需要充分切开以防止远端神经扭曲。必要时单独解剖出尺侧屈腕肌的第一个分支，这是因为该神经将会影响尺神经前置；如果不将其充分游离，会导致尺神经发生粘连。

肌下、肌内前置术中可通过"V"形切开内上髁近端的肌间隔以及前臂远端间隔来预防继发性卡压发生。应对近端的肌间隔在切开前进行灼烧或结扎，这是由于间隔基底部有许多较粗的血管经过，切断后再行双极电凝止血会导其回缩而止血效果不佳。

肘管综合征手术尤其是前置术中仔细止血十分重要，因为术中会扩大皮下区域面积，将会增加术后纤维化程度。因此术后可使用加压绷带，尤其是术中在止血带控制下操作。使用止血带并不是肘管综合征术中的标准操作流程，因为局部麻醉下使用

会引起疼痛；但在尺神经前置术中需要使用止血带，这样可以改善术野清晰度、减少 MABCN 损伤的风险。2 天后将绷带去除，指导患者规律地屈伸肘关节以促进尺神经滑动，同时可以预防粘连和挛缩的发生。肌下前置术后告知患者继续佩戴肘部支具 3 周，并且 3 周内不能上举重物。部分患者在 6 周后会在屈肌旋前肌群切开处出现肌肉酸痛，但大多可通过物理治疗缓解。

除了上面提到的手术技术问题，肘管综合征的治疗也可因解剖变异变得十分复杂，包括滑车上肘肌的存在以及肱三头肌内侧部分膨出。

Gervasio 等发现在他们行 CuTS 手术的病例中，滑车上肘肌发生率大约为 3.2%，这些病例都与覆盖在肘管近端尺神经表面的肱三头肌一个较突出的头有关，这使得肘管手术中暴露尺神经难度加大。因此，有必要在术前明确此变异结构的存在，如此可以从远端先对尺神经进行显露，随后向近端追踪。另外，还需要在术前明确滑车上肘肌存在的因素是应安排在全麻下完成手术，因为局部麻醉下行滑车上肘肌切除（肌肉切除术）以及部分肱三头肌切除会引起患者疼痛。其他步骤需仅做肌肉横断（肌肉切开术），但这将引起 CuTS 症状无法缓解，因为肥厚的滑车上肘肌会引起尺神经的残留卡压。此外，术中前置神经并非必要，因为其病理生理机制并非牵拉损伤而是卡压，这就解释了为何手术效果通常较好。

另一种 CuTS 术中会遇到的解剖变异是肱三头肌内侧部分的膨出。通常和尺神经脱位同时发生，因此常常会被误诊为单独的尺神经脱位。如果无法辨认肱三头肌膨出，即使尺神经前置手术非常成功，仍然会导致 CuTS 症状无法缓解。术前可通过超声检查来对滑车上肘肌以及肱三头肌膨出进行辨认。

6.2.5 小结

在行 CuTS 手术时需要考虑到不同的潜在并发症以及手术技术问题。因此熟知解剖以及潜在的解剖结构变异十分重要。手术失败后行翻修手术通常会取得成功，但把握正确的手术指征、权衡可供患者选择的不同式式的优缺点仍十分重要。

参考文献

[1] Papanicolaou GD, McCabe SJ, Firrell J. The prevalence and characteristics of nerve compression symptoms in the general population. J Hand Surg Am. 2001; 26(3):460–466.

[2] Fajardo M, Kim SH, Szabo RM. Incidence of carpal tunnel release: trends and implications within the United States ambulatory care setting. J Hand Surg Am. 2012; 37(8):1599–1605.

[3] Benson LS, Bare AA, Nagle DJ, Harder VS, Williams CS, Visotsky JL. Complications of endoscopic and open carpal tunnel release. Arthroscopy. 2006; 22(9):919–924, 924.e1–924.e2. Review.

[4] Boeckstyns ME, Sørensen AI. Does endoscopic carpal tunnel release have a higher rate of complications than open carpal tunnel release? An analysis of published series. J Hand Surg [Br]. 1999; 24(1):9–15.

[5] Ruijs AC, Jaquet JB, Kalmijn S, Giele H, Hovius SE. Median and ulnar nerve injuries: a meta-analysis of predictors of motor and sensory recovery after modern microsurgical nerve repair. Plast Reconstr Surg. 2005; 116(2):484–494, discussion 495–496.

[6] Kaur N, Singla RK, Kullar JS. Cadaveric Study of Berretini communications in North Indian population. J Clin Diagn Res. 2016; 10(6):AC07–AC09.

[7] Ferrari GP, Gilbert A. The superficial anastomosis on the palm of the hand between the ulnar and median nerves. J Hand Surg [Br]. 1991; 16(5):511–514.

[8] Zhang D, Blazar P, Earp BE. Rates of complications and secondary surgeries of mini-open carpal tunnel release. Hand (N Y). 2019; 14 (4):471–476.

[9] Coleman SS, Anson BJ. Arterial patterns in the hand based upon a study of 650 specimens. Surg Gynecol Obstet. 1961; 113:409–424.

[10] Kaltenborn A, Frey-Wille S, Hoffmann S, et al. The risk of complications after carpal tunnel release in patients taking acetylsalicylic acid as platelet inhibition: a Multicenter Propensity Score-Matched Study. Plast Reconstr Surg. 2020; 145(2):360e–367e.

[11] Hunter JM. Reconstruction of the transverse carpal ligament to restore median nerve gliding. The rationale of a new technique for revision of recurrent median nerve neuropathy. Hand Clin. 1996; 12 (2):365–378.

[12] Whitaker I, Cairns S, Josty I. The palmaris longus tendon weave: a novel method of reconstructing the transverse carpal ligament. Plast Reconstr Surg. 2008; 122(6):227e–228e.

[13] Holzgrefe RE, Wagner ER, Singer AD, Daly CA. Imaging of the peripheral nerve: concepts and future direction of magnetic resonance neurography and ultrasound. J Hand Surg Am. 2019; 44(12):1066–1079.

[14] Steinkohl F, Gruber L, Gruber H, et al. Memory effect of the median nerve: can ultrasound reliably depict carpal tunnel release success? Röfo Fortschr Geb Röntgenstr Nuklearmed. 2017; 189(1):57–62.

[15] Brown JM, Yablon CM, Morag Y, Brandon CJ, Jacobson JA. Use of the peripheral nerves of the upper extremity: a landmark approach. Radiographics. 2016; 36(2):452–463.

[16] Zanette G, Tamburin P. The diagnostic value of nerve ultrasound in an atypical palmar cutaneous nerve lesion.

[17] Briani C, Visentin A, Campagnolo M, et al. Peripheral nervous system involvement in lymphomas. J Peripher Nerv Syst. 2019; 24(1):5–18.

[18] Cook AC, Szabo RM, Birkholz SW, King EF. Early mobilization following carpal tunnel release. A prospective randomized study. J Hand Surg [Br]. 1995; 20(2):228–230.

[19] Varitimidis SE, Riano F, Vardakas DG, Sotereanos DG. Recurrent compressive neuropathy of the median nerve at the wrist: treatment with autogenous saphenous vein wrapping. J Hand Surg [Br]. 2000; 25(3):271–275.

[20] Plancher KD, Idler RS, Lourie GM, Strickland JW. Recalcitrant carpal tunnel. The hypothenar fat pad flap. Hand Clin. 1996; 12(2):337–349.

[21] Milward TM, Stott WG, Kleinert HE. The abductor digiti minimi muscle flap. Hand. 1977; 9(1):82–85.

[22] Dellon AL, Mackinnon SE. The pronator quadratus muscle flap. J Hand Surg Am. 1984; 9(3):423–427.

[23] Rose EH, Norris MS, Kowalski TA, Lucas A, Flegler EJ. Palmaris brevis turnover flap as an adjunct to internal neurolysis of the chronically scarred median nerve in recurrent carpal tunnel syndrome. J Hand Surg Am. 1991; 16(2):191–201.

[24] Wulle C. Treatment of recurrence of the carpal tunnel syndrome. Ann Chir Main. 1987; 6(3):203–209.

[25] Luchetti R, Riccio M, Papini Zorli I, Fairplay T. Protective coverage of the median nerve using fascial, fasciocutaneous or island flaps. Handchir Mikrochir Plast Chir. 2006; 38(5):317–330.

[26] Harii K. Clinical application of free omental flap transfer. Clin Plast Surg. 1978; 5(2):273–281.

[27] Stang F, Stütz N, Lanz U, van Schoonhoven J, Prommersberger KJ. Results after revision surgery for carpal tunnel release. Handchir Mikrochir Plast Chir. 2008; 40(5):289–293.

[28] Itsubo T, Uchiyama S, Takahara K, Nakagawa H, Kamimura M, Miyasaka T. Snapping wrist after surgery for carpal tunnel syndrome and trigger digit: a case report. J Hand Surg Am. 2004; 29(3):384–386.

[29] Park IJ, Lee YM, Kim HM, et al. Multiple etiologies of trigger wrist. J Plast Reconstr Aesthet Surg. 2016; 69(3):335–340.

[30] King BA, Stern PJ, Kiefhaber TR. The incidence of trigger finger or de Quervain's tendinitis after carpal tunnel release. J Hand Surg Eur Vol. 2013; 38(1):82–83.

[31] Lin F-Y, Manrique OJ, Lin CL, Cheng HT. Incidence of trigger digits following carpal tunnel release: a nationwide, population-based retrospective cohort study. Medicine (Baltimore). 2017; 96(27):e7355.

[32] Werner BC, Teran VA, Deal DN. Patient-related risk factors for infection following open carpal tunnel release: an analysis of over 450,000 Medicare patients. J Hand Surg Am. 2018; 43(3):214–219.

[33] Werner BC, Teran VA, Cancienne J, Deal DN. The Association of Perioperative Glycemic Control with postoperative surgical site infection following open carpal tunnel release in patients with diabetes. Hand (N Y). 2019; 14(3):324–328.

[34] Li K, Sambare TD, Jiang SY, Shearer EJ, Douglass NP, Kamal RN. Effectiveness of preoperative antibiotics in preventing surgical site infection after common soft tissue procedures of the hand. Clin Orthop Relat Res. 2018; 476(4):664–673.

[35] Harness NG, Inacio MC, Pfeil FF, Paxton LW. Rate of infection after carpal tunnel release surgery and effect of antibiotic prophylaxis. J Hand Surg Am. 2010; 35(2):189–196.

[36] Ko JS, Zwiebel S, Wilson B, Becker DB. Perioperative antibiotic use in diabetic patients: a retrospective review of 670 surgeries. J Plast Reconstr Aesthet Surg. 2017; 70(11):1629–1634.

[37] Larsen MB, Sørensen AI, Crone KL, Weis T, Boeckstyns MEH. Carpal tunnel release: a randomized comparison of three surgical methods. Journal Hand Surg (E). 2013; 38E(6):646–650.

[38] Brooks JJ, Schiller JR, Allen SD, Akelman E. Biomechanical and anatomical consequences of carpal tunnel release. Clin Biomech (Bristol, Avon). 2003; 18(8):685–693.

[39] Boriani F, Granchi D, Roatti G, Merlini L, Sabattini T, Baldini N. Alphalipoic acid after median nerve decompression at the carpal tunnel: a randomized controlled trial. J Hand Surg Am. 2017; 42(4):236–242.

[40] Haghighat S, Zarezadeh A, Khosrawi S, Oreizi A. Extracorporeal shockwave therapy in pillar pain after carpal tunnel release: a prospective randomized controlled trial. Adv Biomed Res. 2019; 8:31.

[41] Stahl S, Stahl S, Calif E. Latent pisotriquetral arthrosis unmasked following carpal tunnel release. Orthopedics. 2010; 33(9):673.

[42] Kluge W, Simpson RG, Nicol AC. Late complications after open carpal tunnel decompression. J Hand Surg [Br]. 1996; 21(2):205–207.

[43] Brown RA, Gelberman RH, Seiler JG, III, et al. Carpal tunnel release. A prospective, randomized assessment of open and endoscopic methods. J Bone Joint Surg Am. 1993; 75(9):1265–1275.

[44] Shin EK. Endoscopic versus open carpal tunnel release. Curr Rev Musculoskelet Med. 2019; 12(4):509–514.

[45] Siegmeth AW, Hopkinson-Woolley JA. Standard open decompression in carpal tunnel syndrome compared with a modified open technique preserving the superficial skin nerves: a prospective randomized study. J Hand Surg Am. 2006; 31(9):1483–1489.

[46] Mertz K, Trunzter J, Wu E, Barnes J, Eppler SL, Kamal RN. National trends in the diagnosis of CRPS after open and endoscopic carpal tunnel release. JWrist Surg. 2019; 8(3):209–214.

[47] Dellon AL. Review of treatment results for ulnar nerve entrapment at the elbow. J Hand Surg Am. 1989; 14(4):688–700.

[48] Caliandro P, La Torre G, Padua R, Giannini F, Padua L. Treatment for ulnar neuropathy at the elbow. Cochrane Database Syst Rev. 2016; 11:CD006839.

[49] Mackinnon SE, Novak CB. Operative findings in reoperation of patients with cubital tunnel syndrome. Hand (N Y). 2007; 2(3):137–143.

[50] Benedikt S, Parvizi D, Feigl G, Koch H. Anatomy of the medial antebrachial cutaneous nerve and its significance in ulnar nerve surgery: an anatomical study. J Plast Reconstr Aesthet Surg. 2017; 70(11):1582–1588.

[51] Zhang D, Earp BE, Blazar P. Rates of complications and secondary surgeries after in situ cubital tunnel release compared with ulnar nerve transposition: a retrospective review. J Hand Surg Am. 2017; 42 (4):294.e1–294.e5.

2

[52] Said J, Van Nest D, Foltz C, Ilyas AM. Ulnar nerve in situ decompression versus transposition for idiopathic cubital tunnel syndrome: an updated meta-analysis. J Hand Microsurg. 2019; 11(1):18–27.

[53] Spinner M, Kaplan EB. The relationship of the ulnar nerve to the medial intermuscular septum in the arm and its clinical significance. Hand. 1976; 8(3):239–242.

[54] Gervasio O, Zaccone C. Surgical approach to ulnar nerve compression at the elbow caused by the epitrochleoanconeus muscle and a prominent medial head of the triceps. Neurosurgery. 2008; 62(3) Suppl 1:186–192, discussion 192–193.

[55] de Ruiter GCW, van Duinen SG. Complete removal of the epitrochleoanconeus muscles in patients with cubital tunnel syndrome: results from a small prospective case series. World Neurosurg. 2017; 104:142–147.

[56] Schmidt S, KleistWelch-Guerra W, Matthes M, Baldauf J, Schminke U, Schroeder HW. Endoscopic vs open decompression of the ulnar nerve in cubital tunnel syndrome: a prospective randomized double-blind study. Neurosurgery. 2015; 77(6):960–970, discussion 970–971.

[57] Bartels RH, Verhagen WI, van der Wilt GJ, Meulstee J, van Rossum LG, Grotenhuis JA. Prospective randomized controlled study comparing simple decompression versus anterior subcutaneous transposition for idiopathic neuropathy of the ulnar nerve at the elbow: Part 1. Neurosurgery. 2005; 56(3):522–530, discussion 522–530.

[58] Messina A, Messina JC. Transposition of the ulnar nerve and its vascular bundle for the entrapment syndrome at the elbow. J Hand Surg [Br]. 1995; 20(5):638–648.

[59] Rogers MR, Bergfield TG, Aulicino PL. The failed ulnar nerve transposition. Etiology and treatment. Clin Orthop Relat Res. 1991 (269):193–200.

[60] Dellon AL. Musculotendinous variations about the medial humeral epicondyle. J Hand Surg [Br]. 1986; 11(2):175–181.

[61] Spinner RJ, O'Driscoll SW, Jupiter JB, Goldner RD. Unrecognized dislocation of the medial portion of the triceps: another cause of failed ulnar nerve transposition. J Neurosurg. 2000; 92(1):52–57.

[62] Eaton RG, Crowe JF, Parkes JC, III. Anterior transposition of the ulnar nerve using a non-compressing fasciodermal sling. J Bone Joint Surg Am. 1980; 62(5):820–825.

[63] Learmonth JR. A technique for transplanting the ulnar nerve. Surg Gynecol Obstet. 1942; 75:792–793.

[64] Dellon AL, Coert JH. Results of the musculofascial lengthening technique for submuscular transposition of the ulnar nerve at the elbow. J Bone Joint Surg Am. 2003; 85(7):1314–1320.

[65] Gervasio O, Gambardella G, Zaccone C, Branca D. Simple decompression versus anterior submuscular transposition of the ulnar nerve in severe cubital tunnel syndrome: a prospective randomized study. Neurosurgery. 2005; 56(1):108–117, discussion 117.

[66] Dellon AL, Chang E, Coert JH, Campbell KR. Intraneural ulnar nerve pressure changes related to operative techniques for cubital tunnel decompression. J Hand Surg Am. 1994; 19(6):923–930.

[67] Henry M. Modified intramuscular transposition of the ulnar nerve. J Hand Surg Am. 2006; 31(9):1535–1542.

[68] Göbel F, Musgrave DS, Vardakas DG, Vogt MT, Sotereanos DG. Minimal medial epicondylectomy and decompression for cubital tunnel syndrome. Clin Orthop Relat Res. 2001(393):228–236.

[69] Wever N, de Ruiter GCW, Coert JH. Submuscular transposition with musculofascial lengthening for persistent or recurrent cubital tunnel syndrome in 34 patients. J Hand Surg Eur Vol. 2018; 43(3):310–315.

[70] Power HA, Kahn LC, Patterson MM, Yee A, Moore AM, Mackinnon SE. Refining indications for the supercharge end-to-side anterior interosseous to ulnar motor nerve transfer in cubital tunnel syndrome. Plast Reconstr Surg. 2020; 145(1):106e–116e.

[71] Dengler J, Dolen U, Patterson JMM, et al. Supercharge end-to-side anterior interosseous-to-ulnar motor nerve transfer restores intrinsic function in cubital tunnel syndrome. Plast Reconstr Surg. 2020; 146 (4):808–818.

[72] Natroshvili T, Walbeehm ET, van Alfen N, Bartels RHMA. Results of reoperation for failed ulnar nerve surgery at the elbow: a systematic review and meta-analysis. J Neurosurg. 2018; 130(3):686–701.

[73] Dellon AL, Mackinnon SE. Treatment of the painful neuroma by neuroma resection and muscle implantation. Plast Reconstr Surg. 1986; 77(3):427–438.

[74] Felder JM, III, Mackinnon SE, Patterson MM. The 7 structures distal to the elbow that are critical to successful anterior transposition of the ulnar nerve. Hand (N Y). 2019; 14(6):776–781.

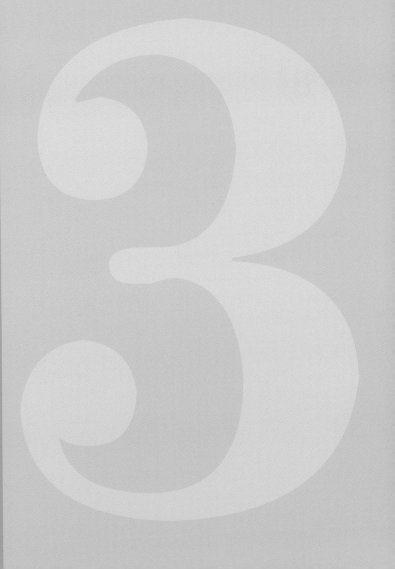

第三部分
骨手术：骨折

第七章　指骨骨折并发症的处理

Mick Kreulen

摘要

　　手指僵硬和疼痛可导致患者出现手部的永久性损伤，补救手术是严重终末期指骨骨折的并发症之一。这一切都来源于创伤后可能发生的数种并发症，打破复杂而又脆弱的手部解剖学平衡。损伤本身和所有后续事件，包括治疗以及并发症都将增加手指功能永久丧失的风险。这是因为在骨折及其治疗中涉及的组织远比骨骼要多。因此，指骨骨折应被看作是一小块碎裂的骨头伴发隐匿的周围软组织损伤。这样一来，只要处理好软组织愈合以及邻近多个组织的生物力学平衡就可为治疗骨折铺平道路。

　　本书所涵盖的章节难以充分诠释所有可能发生的指骨骨折并发症及其治疗方法。特别是骨髓炎和感染的预防、早期诊断和治疗值得我们单独重视。本章旨在提倡一种系统的治疗方法，处理指骨和掌骨骨折所涉及的所有并发症，避免陷入弊大于利的陷阱。为进一步解释说明，本文将对3种并发症进行分别讨论：骨折不愈合，畸形愈合，还有最大的"敌人"——手指僵硬。

　　关键词： 手指僵硬，畸形愈合，不愈合，肌腱粘连，关节囊挛缩，韧带挛缩，夹板治疗，阶梯式，松解手术，截骨手术，骨重建手术

7.1 手指僵硬

　　手指僵硬是指骨骨折最常见和糟糕的并发症，容易导致永久性功能障碍。原发性创伤、长时间固定、手术包括过度治疗，都很可能导致手指僵硬。不论何种性质的继发性并发症，都将增加僵硬的发生风险。任何位置的掌指（MCP）关节和指间（IP）关节都可能发生挛缩，各个方向都可能发生僵硬。然而，为保证肿胀的患手关节间隙尽可能大，掌指关节在伸展时趋于僵硬，指间关节在屈曲时趋于僵硬。并非一定是创伤受累的关节才变得僵硬。僵硬的趋势范围可以发展到未受伤的手指关节。无论损伤范围如何，应对整个手部做好预防措施。

　　加重僵硬趋势的第一个诱因是炎症级联反应所引起的水肿。但水肿本身并不是并发症。水肿的积累是炎症阶段的一种自然反应，在肌腱、韧带、关节囊、滑膜间隙周围的运动层中发生都将严重损害关节运动。指骨骨折后首先要采取的措施之一就是控制水肿。在伤口愈合的成纤维细胞阶段，由于干预治疗或早期并发症引起的水肿发生进展或恶化，膨胀的滑膜间隙将随着成纤维细胞的增殖而发生变化。胶原蛋白的交联反应可促使粘连形成和韧带缩短。最终，这些变化发生固定，关节挛缩将会加重。与感染和骨髓炎一样，预防至关重要：

　　·尽早控制水肿，包括患肢抬高和加压敷料包扎。

　　·开放性骨折和侵入性手术的感染预防。

　　·采取允许远端指间关节和掌指关节早期运动的骨折治疗措施。这实际上是所有手术或非手术治疗的先决条件。从这个角度上来看，骨折稳定性的重要性超过了（而非消除）对于骨折复位是否可以接受的讨论。只有在骨折复位足够稳定并允许采取预防僵硬的基础上，方可接受骨折的解剖复位。

　　·如果进行手术，应选择保证足够稳定性并允许早期保护性运动的微创固定技术。并不是说经皮克氏针固定就是最佳的选择。如果使用克氏针可以达到理想效果，便可以选择。但是，术者每次都应该考虑到所有可用的技术。使用螺钉、环扎线或钢板进行切开复位，也可达到"微创手术"的效果。

　　·任何时候在对组织进行处理时都应轻柔，这也包括非手术干预。

　　·在关节的适当位置尽可能短时间地进行固定，并在炎症愈合阶段使用可拆卸夹板，便于进行间歇性休息和保护性运动。

　　·毫不含糊地明确对患者的指导。在炎症愈合阶段避免过度的主动活动治疗。

　　指骨骨折的治疗既可为良好的功能恢复奠定基础，也可为灾难埋下祸根。当然，也不是总能够阻止一些患者向僵硬方向进展。对于伴有严重软组织损伤的高能量创伤或伴有进行性骨髓炎等暴发性并发症的病例，治疗重点应转移到尽可能减少不可避免的损伤。确保适当的力线和关节功能对位，使活

动度有所保留，进而施行后续的补救手术。对于出现复杂区域疼痛综合征（CRPS）的情况需要特别考虑。CRPS 的治疗已超出了本章所涉及的范围，但出现疼痛性营养不良症状确实可以推迟或改变本章所阐述的治疗路径。CRPS 将在第二十五章进行讨论。

7.1.1　手指僵硬的评估

对于指骨骨折后的关节僵硬，需要对所有影响因素进行系统评估。这里有一个误区，就是患者、外科医生和手部治疗师首先仅仅关注骨折部位的影像学改变并进行治疗，而非治疗患者本身。"如果即便在进行手功能康复后，手部功能仍没有恢复至正常，这一定是由于骨折没有在解剖位置完全愈合，也可能是因为那些一切都正常时不存在的内植物仍然在那里"。随后认为进行截骨矫形手术或简单地取出内植物可使手部功能自动恢复至正常，或者干脆指望手部治疗师可以达到这个效果。对于一系列病例，这可能是正确的治疗方案。但是，忽视手指复杂的生物力学特征将会导致原本无坏处的手术计划失败。针对每一种不同类型组织的损伤情况，必须保证进行系统性和阶梯式的诊断方法较为必要，且进行详细记录。尽管建议避免因视野受限而在放射学检查前进行体格检查，但最好在进行手指触诊前对内固定物相关问题、延迟愈合或不愈合的情况做到心中有数。为检查手指发生僵硬和相邻未受伤手指的功能，以下为作者所偏好的 6 个连续检查步骤：

步骤 1：首先无须多说的是要确定在受伤之前是否已经存在僵硬，但这经常被检查者所遗忘。首先记录任何外伤、掌腱膜挛缩病、肌肉骨骼或神经系统疾病、类风湿疾病、痛风或退行性关节炎的病史。当然，创伤的特性和到目前为止的治疗方案，将是分析僵硬病因的第一个方向指标。

步骤 2：接下来是进行 3 个方位的 X 线检查。应用前后位、侧位和斜位 X 线片对延迟愈合或不愈合、是否存在植入物、植入物的位置、骨髓炎、骨痂形成、退行性关节炎、关节失调以及其他畸形愈合或骨赘进行评估。这些情况都可能会扰乱肌肉骨骼系统的生物力学平衡，增加僵硬的发生风险，并引起疼痛或结构性运动障碍。计算机断层扫描（CT）可以协助诊断关节面发生的异常，这些内容将在畸形愈合章节中进行讨论。

步骤 3：对整个手部进行仔细检查和观察可获得大量有用的信息。手部的外观可以显示出休息位

时的感染、残余水肿、瘢痕、营养不良症状和畸形。在尝试不同的功能抓握动作时，可以观察手指的运动情况。一些与僵硬伴随发生的畸形和导致这些畸形的因素，只有在运动时才会显现出来。例如，在手指屈曲过程中手指关节的"丢失"或手指出现剪切动作，以及在手指伸展时出现鹅颈畸形或手指位置发生偏移。患者牵拉屈指深肌腱屈曲至最后阶段的同时远端指间关节异常伸直提示蚓状肌紧张发挥作用，而在孤立情况下，只能通过观察才能发现。然而，关节屈曲功能受限、骨间肌紧张、Ⅰ区或Ⅱ区屈肌腱粘连，都可掩盖蚓状肌紧张的表现。

步骤 4：触诊和动诊可发现对手部的残余水肿、皮肤肿胀、瘢痕挛缩、皮下纤维化、内固定物突出、屈肌腱弓弦状畸形等。痛性神经瘤、皮肤过敏和软组织血管化障碍也可以通过触诊发现，这些情况也可能会导致僵硬和影响治疗方案的制订。需要对骨折处和相邻关节的位置进行触诊，并对不稳定或僵直进行临床测试。如果关节非常僵硬或发生固定挛缩，体格检查无法区分是肌肉肌腱、韧带还是关节囊引起的。在这种情况下，无法执行下一步操作，可以选择略过。

步骤 5：保持握手动作，依据邻近关节不同的位置测试关节活动度。要确定关节活动功能受限是固定的，还是随着其他关节的位置而发生变化？首先，对近端指间关节屈曲受掌指关节的影响的区域进行内在肌紧张试验。与掌指关节屈曲状态或与未受伤的手指相比，处于伸直状态时，近端指间关节屈曲能力下降，表明内在肌肉受累。如前所述，存在结构性韧带挛缩、粘连、畸形愈合或疼痛的情况下，这一检查可能无法进行。如上述检查可行，应记录为内在肌紧张尚未排除，并在后期继续检查。内在肌是否受累常常被医生所忽视。其次，进行斜支持韧带（ORL）应力试验（Landsmeer 试验）。如果近端指间关节被动伸直使远端指间关节完全僵直，且远端指间关节屈曲只能在近端指间关节处于屈曲状态时进行，则提示斜支持韧带处于紧绷状态。假性纽扣指畸形中也可能出现挛缩，例如：近节指骨的背侧发生成角畸形愈合。第三个相对运动试验是针对外在肌紧张的，当指间关节屈曲力量随着掌指关节和腕关节屈曲而降低，则提示为外源性伸肌挛缩。当指间关节伸展随着掌指关节和腕部伸展而应力减少时，同样也怀疑为外源性屈肌挛缩。

步骤 6：对患者患肢所有手指关节的被动和主动活动范围进行测量。如果被动活动范围超过主动活动范围，最有可能为外源性伸屈肌腱粘连所导致。然

3

而，被动伸直和主动伸直的差异也可能是由肌腱断裂所引起的，或者由步骤 2 中发现的缩短畸形或矢状面成角畸形愈合引起。在相邻关节处在任何位置时关节主动、被动活动受限程度一样，关节就可能已出现完全僵硬。

在所有的病例中，系统的检查和记录说明可以为任何治疗方案提供必要的信息，包括存在明显的、突出的畸形愈合、不愈合或存在完全固定的关节，对任何激发试验没有反应。此时，增加放射学检查可能会对诊断提供帮助。先进的超声探头和具有专用线圈的高分辨率 3T-MRI 的发展，可以对损伤组织进行越来越精细的检查，但也需要放射科医生对局部解剖和病理组织学有更多的了解。一般来说，最好根据检查结果，采用非手术治疗方案。除有较高的改善机会外，其还具有诊断目的，因为只有当其他导致僵硬的病因得到解决时，不同的病因才可被发现。治疗手指僵硬也是一个循序渐进的过程，每次改善后都要反复进行检查。

7.1.2 手指僵硬的治疗

非手术疗法

一般来说，非手术治疗优先于手术干预。治疗的目的不仅仅是解决手指僵硬的问题，如上所述，其可能还具有诊断价值。例如：只有当手指屈曲角度增大时，手指旋转畸形愈合的程度和其对功能性握力的影响才会变得明显；只有当关节囊挛缩解除时，内在的应力才会变得明显；只有被动活动增加时，才能区分出关节囊紧张和肌腱粘连。此外，康复治疗师应致力于患者教育，共同决策，并根据患者的需求制订实际的功能目标。受过良好教育的患者是坚强的盟友，具有明确的治疗动机对于开始整个治疗过程十分重要，治疗过程就像一个漫长的旅程，康复锻炼可能长达数月，也可能需要外科干预。

手指僵硬的非手术治疗基础为对挛缩的软组织施加低负荷长时间的应力，以获得预期方向的塑性变形。在解决手指僵硬方面，使用静态和动态夹板已被证明为相当成功的治疗方案。将合适的夹板按照所需的塑性变形方向、为任何不稳定提供支撑、受保护的可控的活动量、控制水肿以及减轻炎症症状所需的休息范围来调整。一名熟练的手部康复治疗医生可以为每一个僵硬的手指制订正确的夹板治疗：

· 石膏矫正法。

· 静态阶梯式支具固定。

· 动态夹板固定。

· 相对活动支具固定。

石膏矫正法和静态阶梯式支具固定是当前的首选治疗方案。挛缩的组织最好通过加压 – 放松的方法来实现塑性变形，尤其是在使用石膏矫正时（如图 7.1a），这种方法不容易引起锻炼过度和炎症恶化。炎症表现则需要一种可以周期性放松的管理方法。无论使用静态阶梯式支具或石膏固定，维持关节在恒定的位置，不能存在持续的牵拉。由于组织通过塑形拉伸最终达到平衡，维持在该位置所需的力量随着时间的推移而减少，可以对石膏进行调整或更换。相对活动夹板（图 7.1b）同样根据应力释放的方法发挥作用，但与石膏不同的是，支具可以进行调节和拆卸，便于进行活动锻炼。

配有持续牵引装置的动态支具（图 7.1c）是治疗僵硬晚期和持续阶段的首选。在炎症消退之后，需要进行活动锻炼以保留软组织残留的滑动特性。动态方案最大风险为对组织施加的力量过大。无论是对于急迫的患者还是缺乏经验的医生，过度的矫正和过激的锻炼都是弊大于利。另一方面，对持续牵引装置进行适当调整，训练有素的锻炼可以为滑动面和组织挛缩提供有益的治疗方案。使用动态支具对挛缩组织进行塑形可以通过缓慢变形来实现。缓慢变形是组织在长时间处于恒定牵引应力条件下发生的变形。

对于近端指间关节或远端指间关节发生僵硬，使用相对运动支具作为众所周知的一项技术，并不常用（图 7.1d）。该技术广泛应用于肌腱修复和纽扣指畸形的治疗。其允许相邻的手指和来源于同一块肌肉支配的肌腱立刻进行主动活动。该支具也可以通过限制掌指关节来加强指间关节的主动伸展或屈曲活动。换言之，由于无法使掌指关节活动能力过大，伸展或屈曲力量被转移到指间关节。这可能对练习主动活动有所帮助，特别是手内肌、肌肉挛缩或肌腱粘连，可以直接使用相对运动的方法解决。总之，非手术治疗的 7 个原则可以从本段进行总结：

（1）患者宣教。

（2）水肿的控制情况。

（3）炎症体征的评估。

（4）使用合适的支具固定治疗。

（5）对所有的手指进行主动和被动活动练习。

（6）对残余僵硬的影响因素进行性、重复检查。

（7）支持患者恢复日常活动并重返工作岗位。

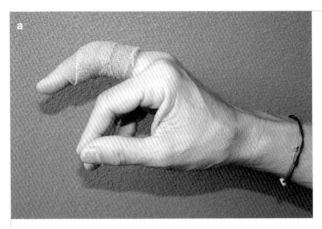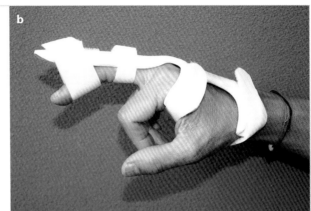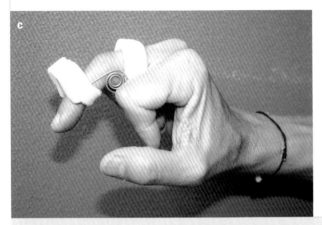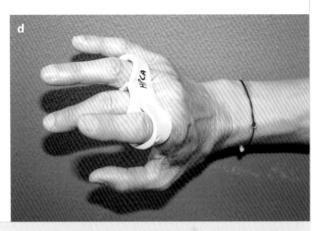

图 7.1 中指近端指间（PIP）关节屈曲挛缩，4 种夹板的规范使用方法［照片由阿姆斯特丹手腕部治疗中心（HPCA）的手外科医生提供］。a. 石膏矫形固定。b. 静态阶梯式夹板固定。c. 应用动态牵引装置。d. 使用相对活动支具加强指间关节的伸展活动

手指僵硬的外科治疗

只要手指僵硬症状有所改善，即使只是轻微或缓慢的进展，都应继续非手术治疗。只有到达平台期，僵硬在几周甚至几个月没有得到进一步缓解时，才会重新考虑治疗方案。手术治疗与非手术治疗不能互相替代，两种治疗方法应相互促进，以达到最佳的效果。在某些情况下，非手术治疗可能需要转变为手术治疗，反之亦然。例如，需要在畸形愈合康复治疗之前，先对其进行矫正，在手术松解肌腱或重建成功前，先进行康复治疗以去除关节囊僵硬。同时，需要采取渐进和系统的方法进行治疗。本段将着重于介绍这种治疗方法，而非对手术技术的细节进行概述。如前所述，第一步是反复对僵硬的手指进行全面检查，并对造成持续性僵硬的因素进行分析总结。下一步是确定干预的时间和顺序。理想的手术时机为：

· 炎症期已经消退。

· 波动性水肿已经消失。

· 现有治疗对症状改善达到平台期。

· 瘢痕已经完全成熟。

偏离理想手术时机时，需要对相关并发症的发生风险和早期手术的必要性进行权衡。当然假如存在活动性感染、甲状旁腺炎肾炎、骨髓炎或化脓性关节炎等并发症，应立即忽略手术时机标准，对僵硬的手指进行手术治疗。这些疾病都需要紧急治疗，但内固定物失效、功能不全、突起或断裂的都应及早进行手术治疗。在这些情况下，选择单一、创伤尽可能小的手术治疗方案，使眼前的问题得到完全解决。完整操作流程上的任何进一步的择期手术都应在满足上述时机标准后再执行操作。

根据经验，一次手术应通过单一手术入路（背部、掌侧或外侧）完成多个操作步骤，这样术后就无须开展相互冲突的康复治疗。应尽量避免在一次手术中使用多个手术入路。随着手术范围的不断扩大，更多并发症的出现和令人失望的手术效果的发生风险呈指数增长。此外，企图通过一次手术解决所有的危险

3

因素，从而可以缩短康复治疗的时间还能达到相同效果是妄想。多次逐步、时机恰当的手术治疗可以促进非手术治疗所持续解决的僵硬问题，甚至可以减少进一步手术治疗的需要。另一方面，可以通过一次手术、一个切口完成的所有手术步骤应当合并完成。一次手术中依序开展的步骤可通过局部麻醉完成，术中患者完全清醒。这样可以在术中确定每个步骤的效果，以及确定是否需要后续的治疗方案。从这个角度来说，可能需要开展的外科手术可组合为 3 类：

（1）骨与皮肤的重建。

外科治疗主要的目标应当放在处理皮肤和骨骼的损伤上。畸形愈合、骨不连、骨赘或植入物位置不良应在第一步手术中首要解决。畸形愈合和不愈合将在具体段落进行详细说明。此外，骨的重建需要血运良好的软组织将其进行覆盖。瘢痕挛缩和软组织覆盖质量疑似不良，最好同时进行重建。骨的修复重建范围不应与广泛松解手术的范围同时开展，手术不能超过皮肤和骨重建手术的入路范围，也不要和肌腱重建手术同时开展。治疗的目标为使关节、指骨以及掌骨功能获得恢复和解剖结构达到稳定，并有良好血运的软组织对其覆盖，以便在非手术治疗后恢复最佳的功能。

（2）手术松解和去除内植物。

当非手术治疗方法无法对僵硬程度得到进一步改善，并且骨和皮肤已经愈合良好时，应重点关注持续的关节囊和韧带挛缩、肌肉挛缩和肌腱粘连的治疗。理想条件下，可以使用局部麻醉，采用单一手术入路逐步松解所有的粘连和挛缩结构。例如，首选使用背侧中外侧手术入路，沿着神经血管束显露手背部和手掌侧的所有结构，松解指间关节发生屈曲挛缩的结构。然而，掌侧入路更适用于需要同时进行屈肌腱松解或滑车重建的患者。既往有手术史、内植物的位置影响或需要对伸肌腱装置进行完全松解时，倾向于使用背侧入路。在一个治疗过程中不应该合并使用多个手术入路，若需要对手指背侧和掌侧进行广泛的松解，手术应该分阶段开展。无论使用哪种技术方法，在多次手术松解手术后，都不应抱有活动范围可以恢复如常的幻想。如果计划进行两个阶段的松解手术，首先选择背侧还是掌侧的倾向性应当视患者的功能需求以及挛缩的位置和程度而定。一般来说，首先应该改善掌指关节和指间关节丧失的屈曲功能。去除手背部或外侧的内固定物。从手部的近端到远端进行松解，逐步连续松解 V 区和 VI 区的伸肌腱和矢状带的粘连、掌指关节的背侧关节囊、整个伸肌装置和内在

肌、指间关节的背侧关节囊、斜支持韧带和远端伸肌肌腱，甚至 Fowler 肌腱切断术也可在此阶段同时进行。手术的目标为使掌指关节、近端指间关节、远端指间关节至少可以恢复被动屈曲功能，使关节的主动伸直功能可以达到最大被动伸直的范围。在治疗的后期阶段，对掌侧进行松解，处理残余的近端指间关节和远端指间关节的屈曲挛缩。在局部麻醉下，使用手掌部 Bruner 入路或中外侧入路对 I 区和 II 区屈肌腱粘连、横韧带、侧副韧带和 Checkrein 韧带进行连续松解，必要时可将近侧掌板切除。尽管松解手术最好不与重建手术同时进行，但滑车重建手术除外。经验丰富的康复治疗师可以在进行肌腱滑动训练时，对重建的滑轮进行保护。成功的松解手术旨在使手部的被动伸展和屈曲运动，达到预期的功能水平。术后应立即开展康复治疗，并将重点放在控制水肿、维持手术获得的被动活动并锻炼主动屈伸上。大多数情况下，不需要进一步的手术治疗。对于分阶段进行屈肌腱重建的特殊病例，需要在这一步骤中置入硅胶棒。

（3）肌腱重建。

肌腱重建或肌腱转位需要上述所有手术获得最佳结果：骨和关节获得稳定、血运良好且滑动正常的软组织环境、在预期活动范围内可以完全被动活动。在这一阶段，最常见的手术方案是屈指深肌腱或者伸肌腱的重建。

当需要多次手术治疗时，只有再次满足手术时机标准时才可以进行下一次手术。毋庸置疑，整个治疗过程较为漫长，需要手外科医生、康复治疗师和患者三方密切合作。无论是手术治疗还是非手术治疗，在每一步治疗之后所获得的结果都将与团队共享，并为下一步设定新的目标。积极、勤奋、目标明确的团队，将能够在治疗手指僵硬的挑战中取得最大的功能效果。然而，在治疗过程的任何时刻，也应考虑接受和与残余僵硬的共处，需与继续治疗可获得的现实改善进行权衡。接下来的两个段落将继续说明，对于严重受伤的手指也应考虑补救治疗。尽管不是期望之中的判断，在伤情严重的情况下，关节融合术甚至截肢也可能是最好的选择。

7.2 畸形愈合

畸形愈合通常被定义为骨的不完全愈合或骨在不正确的位置发生愈合。其定义不包括最小限度的愈合不完整或在错误的位置发生愈合，也不包括导

致功能性损伤或长期退行性变的风险发生。手外科医生有一个本能的倾向，就是会使用专业术语"畸形愈合"作为诊断，而不是症状。但畸形愈合确实不是一种诊断。其作为客观发现，可能与功能缺陷有因果关系。看待指骨和掌骨骨折畸形愈合，存在另外3个误区：

（1）畸形愈合通常只出现在单个平面。与骨折脱位的成角、移位、缩短或旋转畸形类似，只出现在一个平面。最常发生在矢状面（掌侧或背侧方向）或冠状（横向）平面。而现实中，我们应当考虑畸形发生在三维的多个平面。我们更倾向于利用畸形最明显的平面来描述畸形愈合。例如，"旋转畸形"或"背侧成角畸形愈合"。需要注意的是旋转畸形可能也存在缩短和成角发生，背侧成角畸形愈合也会存在冠状面成角，也可能发生旋转和移位。在为重建手术做术前规划时，应该对所有的畸形愈合平面及其功能缺损情况的影响有所认识。

（2）在标准 X 线片上对畸形愈合程度进行可靠的测量比较困难。应该牢记我们用二维的角度来观察、来表示三维的问题，视角的细微差别都可以影响到移位的角度、缩短的程度、间隙的大小。将测量值与文献中的参考值进行比较时，需将上述问题牢记。更需要注意的是，在标准 X 线片上的测量，只代表了一个平面上的畸形愈合程度，也仅仅是对患者主诉和功能缺陷问题分析时的一个方面。三维CT 扫描对于需要在多个平面或对畸形愈合程度进行可靠测量时使用。

（3）也许很难对畸形愈合引起的功能缺失进行预测。畸形愈合是导致功能缺失的主要（唯一）原因吗？会使功能缺失发展到什么程度？我们经常可以得出最大的可接受角度，最大缩短程度或关节表面最大百分比的受累情况。我们的理论基础包括生物力学和解剖学所得到的可靠数据和广泛的专家意见。在此基础之上，我们很容易便得出结论，即客观的畸形愈合和功能缺失之间存在因果关系。然后力求通过手术对畸形愈合进行矫正，从而完全纠正功能缺陷。这一误区有可能会导致手术失败，即使测量结果十分可信并且畸形比较明显，我们也应该意识到畸形愈合不一定就是导致受累手指功能缺失的唯一原因。但有时也会发生例外，例如，可以将表现为全活动范围内出现疼痛的剪刀手完全归因于客观孤立的旋转畸形。在"手指僵硬"的段落中提到，损伤区域内所有软组织的质量和组织完整性，被认为是指骨和掌骨骨折之后不适主诉和功能缺陷

的重要影响因素。

畸形愈合的治疗

如果对症状缓解程度的现实期望超过了外科手术的投入以及新的并发症的发生风险、伤口愈合以及康复所需的时间，就应该选择外科手术对畸形愈合进行矫正。正如以上段落所说明，这也只是解决手指僵硬问题的第一步。从这个角度来看，应该针对每个特定患者的需求进行量身定做，制订手术计划以求功能恢复最佳。另一方面，并不是所有的畸形愈合都会导致致残性功能丧失。轻度的畸形愈合可能仅仅表现为明显的手指关节功能丢失、手指力线的微小改变、指甲的微小旋转或者只存在轻微的活动范围的丧失。上述所有情况都没有使手部丧失功能。对于没有实质性损伤的患者来说，让手部完整地进行功能性抓握可能会使患者感觉异常。患者有时仅是基于对骨折非解剖性愈合，与另一只手相比，手部外观发生改变而感到失望，虽然手部没有任何功能缺陷，患者也期望对轻度畸形愈合进行手术矫正。截骨矫形手术与（二期）多次松解手术相结合，来获得最终20°的活动度数是否切实，是否值得为新的并发症的发生而承担风险，非常值得我们所讨论。另一方面，第 5 掌骨颈的掌侧成角畸形愈合导致的关节丧失，虽然这种畸形使患者因不美观而感到不快，并可能导致手指伸展功能轻度丧失，但并不会对手部的功能造成任何限制。对于知情能力良好和有积极性的患者而言，是否进行手术矫正，仍然值得商榷。当然，在骨折治疗的急性阶段，接受畸形愈合中存在一定程度的移位，尤其是掌骨颈骨折，也需要将这些因素考虑其中。

制订手术治疗方案之前的第一步为通过使用上述最佳的非手术治疗方案，尽可能解决并发的关节僵硬问题。在理想情况下，水肿和炎症得以消退，软组织愈合，所有纤维性瘢痕已经成熟。与手指僵硬相同，手部治疗师在这个治疗过程中扮演着重要角色，帮助患者量体裁衣地确定适合其功能需求的治疗目标。手术矫正畸形愈合的具体方案应包括以下内容：

· 预防感染。

· 手术入路、手术部位和截骨矫形的术式。

· 松质骨植骨或结构性植骨。

· 内植物的选择。

· 软组织附件的处理。

· 术后康复管理方案。

3

掌骨的畸形愈合

掌骨颈骨折导致的畸形愈合，最常见的原因为内在肌牵拉所造成的掌侧成角。可耐受的畸形角度随着第5指列方向而增加。如前所述，准确的可耐受角度并不可靠且变化较大，无法满足患者的需要和期望。据报道，示指和中指的可耐受角度为10°，小指的可耐受角度可超过一般认为的30°，最高可达70°。成角畸形通常伴有不太主要的旋转畸形和缩短畸形，这些情况应该得以考虑。总之，最好在陈旧骨折的部位（或距离陈旧骨折非常近的部位）进行截骨矫形手术，恢复正常解剖结构，纠正多个平面的畸形愈合。闭合楔形截骨比切开楔形截骨手术操作更加容易，但会使掌骨进一步缩短。为纠正伸直受限并伴有明显的伸直无力想要采用手术治疗的病例，首选使用切开楔形截骨术。需要对掌骨进行稳定的固定（钢板和螺钉），以便早期活动。

掌骨骨干斜行或螺旋形骨折引起的，以旋转畸形为主的，为第二种常见的掌骨畸形愈合。由于畸形位置距离指尖需要跨过3个关节，轻微的掌骨旋转畸形就可以导致手指的功能性抓握时出现致残的剪刀手畸形。过去的几十年间，掌骨骨折的固定时间已经大大缩短，鼓励手指进行早期活动。可以让正在发展的旋转畸形愈合能够被早期发现。完整的骨性愈合在最初的几个月时间内不会愈合完全，原始的骨折平面仍然有可能被打开，恢复正常的解剖结构。此为在畸形愈合部位进行截骨手术的另外一个原因。另一个经典的截骨位置位于畸形愈合的近端，在掌骨基底部做横向或阶梯式截骨手术。对于没有其他平面的畸形愈合需要被矫正、没有粘连需要松解、只需要进行有限的旋转矫形的完整的骨性愈合，或在畸形愈合部位骨量或软组织覆盖不佳情况下，可以考虑使用这些方法治疗。然而，有临床意义的畸形愈合是一种典型的可以早期在畸形处得到纠正的畸形愈合，应该在畸形部位进行早期矫正。切断原始的畸形平面，也可以进行旋转截骨然后通过稳定的固定，以便早期恢复活动。

指骨畸形愈合

指骨畸形愈合的治疗更具有挑战性。由于近端指骨被手内、手外肌肌腱的组合巧妙地包裹在一起，所以不稳定型骨折、肌腱粘连以及近端和远端指间关节挛缩病例，畸形愈合的可能性较高。在标准X线片上，典型的向背侧成角的近端指骨基底部骨折较为隐蔽。当手指背侧骨碎片被拉长时，指骨基底

和骨干骨折的近端骨碎片，通过手内在肌的牵拉发生屈曲。指骨的背侧面相对于伸肌装置的长度发生缩短，造成生物力学失衡和假性纽扣指畸形。正如上面段落中对手指僵硬的叙述中介绍，如不进行处理，必要时应使用分阶段或阶梯式的手术入路。一般来说，我们更偏向于使用在骨折部位进行闭合楔形截骨和在外侧放置钢板。由于畸形的位置靠近指间关节或掌指关节，并与伸肌装置密切相关，以及对稳定固定的要求，使其具有挑战性。为避免并发症进一步的发生，可能需要将陈旧性骨折进行部分分离。背侧放置钢板作为次选方案，应避免放置在近端指骨靠近远侧板靠近近端指间关节。这样会对伸肌装置产生干扰，因此后期需要考虑将钢板移除和肌腱松解。然而，靠近中指和无名指掌指关节的近节指骨基底，通常需要使用背侧钢板或交叉克氏针进行固定。进行骨移植的切开楔形截骨术也会导致新的粘连和挛缩风险发生，增加了后续进行肌腱松解或关节囊松解的可能性。这些都是为了纠正指骨在冠状面明显的缩短或畸形愈合。

基于中指指骨与伸肌装置的关系，可以在其基底部使用微型背侧板，或者在骨干部或靠近远端的一半处安装小的匹配良好的外侧板。但是，交叉克氏针固定可以与骨良好接触，允许手指早期活动，通常作为中指指骨的首选方案。

关节内的畸形愈合

除了在多个平面存在力线不良和上述所有需要考虑的问题之外，关节失调和软骨损伤都可能会使畸形愈合进一步更加复杂化，可能将伴有疼痛、关节炎和发生进行性退变的风险。因此，对于仍在进展的关节内畸形愈合应该及早进行矫正。在理想条件下，可以将陈旧的骨折线打断，恢复正常的解剖对位。然而，这只适用于大段骨质存在的前提下。为了防止骨不连、骨坏死或固定失败，应该尽量避免产生可疑失活的多个小骨碎片从而无法稳定固定的风险。因此，第一步需要将原始的骨碎片的大小和位置以及关节面的完整程度进行评估。使用三维CT扫描通常可以做出正确的评估。结合患者自身特点和功能需求，可以考虑以下4个选择：

（1）应该在骨不完全愈合的前几个月内，进行早期截骨。当存在一个或两个大块有活力的骨碎片时，畸形在恢复正常解剖结构方面，才具备可靠优势。图7.2所示为一名16岁女性，经历创伤后10周的情况。骨折部位存在大块骨碎片，可以将其打断

3

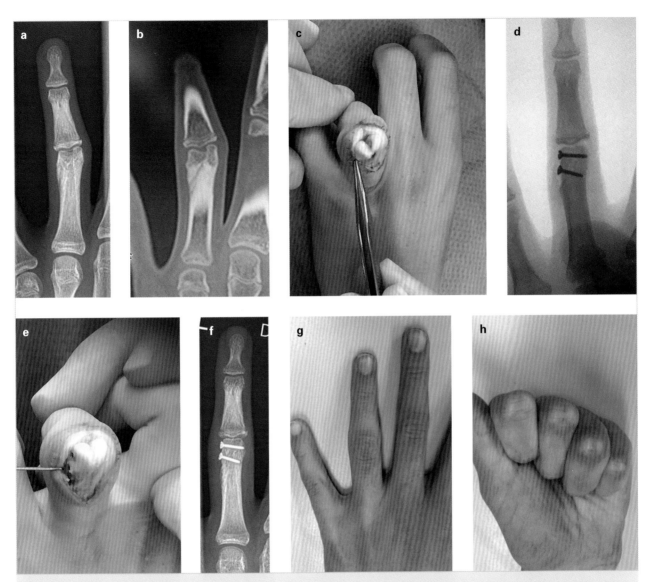

图 7.2　a. 患者，16 岁，女性。左手（非惯用手）近端指间关节，关节内骨折。经非手术治疗，患者对脱位表示接受，现主诉为环指感觉疼痛伴有成角畸形。b. 手指 CT 扫描图像显示为指骨向近端脱位的单髁骨折伴关节内塌陷，指间关节成角畸形愈合。c. 伤后 10 周的术中图像显示，关节内出现间隙，向近端脱位的尺侧髁发生旋转移位。可对原骨折部位进行截骨手术。d. 将有活力的大片骨块向上抬高并进行逆向旋转，使用螺钉固定。e. 恢复关节内原始的解剖结构。f. 对畸形愈合实现彻底矫正和骨性愈合。g. 手指在术后可以主动伸直。h. 手指在术后的屈曲活动

并恢复关节内的解剖解构。

（2）推进截骨术是一项先进的手术技术，其更专注于使关节恢复协调和对畸形愈合进行矫正，而忽略陈旧的骨折线。由于应该在原有的骨折位置进行截骨，而不是在骨折本身，所以骨的愈合应该指的是完整愈合。该方法适用于髁部骨折畸形愈合，也适用于其他关节内畸形愈合。最好可以在陈旧的骨折部位制造一块新的大段碎片，并将其推进以纠正畸形愈合，使关节面得以恢复（图 7.3）。对截骨术进行设计，有时需要极富挑战性的创造力，同时

应将如下 3 个目标牢记：①使关节恢复协调；②恢复指骨在所有平面均对齐；③制造一块或两块新的具有活力的可使用螺钉将其稳定固定的大段碎片。

（3）可以对关节失调进行适当接受，对畸形愈合所导致的成角畸形或旋转畸形进行关节外截骨矫形。使用该项技术进行治疗可能觉得效果不够理想，但可以消除关节内进一步出现并发症的风险，为残余的活动范围恢复正常的力线。特别适用于容错率更高一些的掌指关节和远端指间关节内多发骨折畸形、手指活动范围尚可接受、不伴有疼痛的手指力线不良患者。

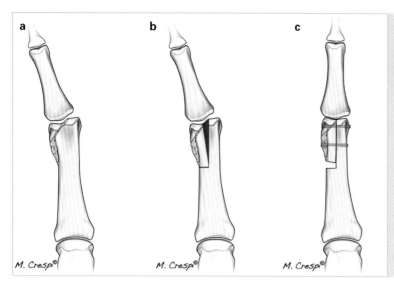

图 7.3 a. 一小块发生移位的髁部骨折碎片导致冠状面出现成角畸形，近端指间关节内畸形愈合。b. 在关节近端进行横行截骨，制造一个较大的有活力的骨块，将原始的骨块和三维闭合楔形截骨的骨块同时上移、旋转和纠正成角，以达到解剖的功能重建。c. 使用螺钉将大块骨碎片进行牢固固定，便于早期活动

（4）虽然重建或者补救手术超出了本章的介绍范围，但它们始终在治疗备选方案中。例如，Hemi-Hamate 关节成形术在对中指指骨基底部掌侧部分损伤的治疗经验中，已对上述技术进行了优化，也为关节内畸形愈合提供了可靠的治疗选择。可以通过使用掌板前移关节成形术，对较小的关节内缺损进行修复。僵硬、疼痛的关节中较大的软骨缺损，则无法通过截骨或重建手术得到益处，最好的治疗方法为关节融合术或关节假体置换手术。对于伴有疼痛和损伤的远端指间关节、拇指和示指近端指间关节，通常首选关节融合术进行治疗；而对于其他所有的掌指关节和近端指间关节，人工关节置换术为首选治疗方案。当然，这也取决于患者的主诉情况以及对功能的期望。

7.3 骨折不愈合

简单的指骨或掌骨骨折不愈合较为罕见。几乎所有的病例都是继发于血管损伤或感染的萎缩性骨不连。对萎缩性骨不连进行重建达到骨性愈合十分具有挑战性，结果往往令人失望。骨周围血运不良引起的后遗症、骨髓炎或软组织感染所造成的环境，使骨组织几乎不再有再生的能力。特别是发生挤压伤和复合伤的情况下，骨折与广泛的软组织损伤甚至是骨丢失并存。此外，指骨的骨缺损往往很难重新连接。因此，采取措施预防感染，防止医源性软组织或骨组织损伤所造成的不必要血管损害至关重要。在此，对于我们所面临的挑战需要从如下两方面进行权衡。一是需要对骨折进行稳定的固定，允

许手指在无负荷条件下进行早期功能锻炼；二是为了达到治疗目的，我们应该尽可能地减少对所有组织的伤害，轻柔操作。手术过程中的过度暴露、对骨折部位骨组织的剥离、截骨过程中进行高速钻孔以及经皮克氏针固定时的高速（重复）钻孔而产生的热量，都将使骨折部位的组织活力和骨再生潜力降低。从这个角度分析，我们可以预判以下病例中更有可能发生指骨或掌骨骨折不愈合：

（1）高度疑似在骨折部位发生缺血性坏死的缘于：

·大面积软组织损伤、挤压伤、爆炸伤（火器伤）和猎枪伤害。

·手术所造成的医源性骨或软组织损伤。

（2）术后或创伤后的伤口感染或骨髓炎。

（3）外伤性骨质丢失，缺损超过 3mm。

（4）大块软骨肿瘤引起的骨折或其他病理性骨折。

对于预期有较高发生骨不连风险的病例，需制订积极的治疗对策：

（1）制订适当的感染预防措施。

（2）对骨折应用微创手术技术需进行牢固的固定，固定物存留较长时间，并使用轻柔的手术方法对组织进行处理。

（3）重建骨组织，如果存在明显的血运中断或组织丢失的区域，必要时需要进行软组织重建。

（4）在感染初始阶段时，应该进行积极监测，早期发现、积极治疗。

骨折不愈合的治疗

所有的骨折不愈合都需要进行手术吗？可以完

全实现临床上的稳定和功能恢复，但在X线片上仍然可见到透亮线。即使骨折不愈合存在长期的客观征象，需要接受治疗的是患者，而不是X线片。"诊断为骨不连"掩盖了治疗的意图，因此对该疾病的治疗应该包括与其功能相关的症状，如疼痛、不稳定和僵硬。像这样，骨折不愈合才是"有症状的"，才可以考虑行重建手术。

虽然肥厚性骨不连的病例并不常见，但由于需要更稳定的固定方式和适当的骨接触，其治疗方法相对容易。切开复位，使用钢板、螺钉进行固定可以提供稳定的固定，必要时结合（松质骨）植骨，可以达到适当的骨接触。伴有症状的萎缩性骨不连，不应简单地进行再次固定，而是需要对骨进行重建。一般而言，在对指骨或掌骨的萎缩性骨不连的重建进行规划时，需要注意5项技术原则：

（1）预防感染。

（2）将所有萎缩和不能存活的骨组织进行切除。

（3）使用自体松质骨或结构性植骨对骨缺损进行填补。

（4）使用钢板将重建部位进行坚强而牢固的固定。

（5）使用有活力的软组织对重建部位进行覆盖。

指骨远端发生骨不连比较常见。手指尖感觉疼痛或出现不稳定，以及指甲畸形，是需要进行重建手术的主要原因。对于伴有指甲畸形无须处理的肥厚性骨不连，经皮闭合加压螺钉固定可以提供足够的稳定性，以实现最终的愈合目的。在发生移位或萎缩性骨不连需要植骨的情况下，需要手术切开进行重建。二者都需要手术切开清创并将骨不连进行重新复位。对指甲畸形的处理，最好通过甲床进行显露，便于在重建的指骨上，对甲床基部进行修复和重新对合甲床。此外，也可以使用侧向切口进行手术。可从桡骨远端或鹰嘴处取骨，进行松质骨植骨或结构性植骨。应该使用持久、牢固、稳定的固定方法，已有报道称，使用较小的加压螺钉或环扎钢丝优于使用克氏针治疗，但后者也被报道可以取得良好的治疗效果。

对骨不连进行重建可能发生的失败要有预期。治疗计划应当与患者的自身特点、对成功治疗的强烈渴望以及现实的期望保持一致。治疗过程可能需要很长一段时间的愈合和康复。挽救性手术也应该作为考虑并与患者进行讨论。如果关节内发生不愈合并伴有疼痛、严重僵硬、软组织质量不佳或（退行性）软骨损伤表现，应考虑使用关节融合术或关节成形术。至少应该在开始对患者进行手术重建

的"冒险活动"以及长期的手功能康复之前，将这些问题与患者讨论。虽然，一切治疗都可能以关节融合术作为结束。严重的软组织损伤、广泛的纤维化、僵硬、永久性的感觉丧失或疼痛的病例也应考虑截指治疗。特别是当合并严重的骨丢失时，重建时可用以覆盖的软组织条件较差，应考虑截指。如果手指僵硬伴有感觉不良甚至是疼痛，即使骨的重建十分成功，也应该认为是失败的。对于患者和外科医生而言，对截指产生犹豫十分正常。但是，明智的截指方案可以在康复期内短时间对患者绝望的症状进行缓解，促进（甚至恢复）其他相邻手指的功能。

7.4 小结

手指的骨折是一小块断裂的骨头周围存在危机四伏的软组织损伤。手指发生骨折之后，虽然周围所有的软组织处于一个微妙的平衡当中，人们却仅将注意力集中在受伤的骨头上，这是导致伤后发生并发症的第一个误区，但这些情况应该被考虑进去。无数的并发症发生使治疗变得复杂，极具挑战，需要在反复检查和治疗中，寻求系统性和循序渐进的处理方案。对复杂的解剖学、生物力学和病理生理学进行深入了解十分必要，可以在治疗过程中避免陷入弊大于利的误区。使用定制型支具作为非手术治疗方案，可以避免进行手术治疗，并且应该将其始终作为首选。此外，在缓慢的治疗僵硬的过程中，多种病因之间的差别可能变得更加明显。当炎症反应开始消退，纤维化组织已经成熟，非手术治疗失败或达到客观的平台期时，可以考虑进行择期手术治疗。畸形愈合和不愈合是三维的，这会让人们在评估和治疗过程中落入陷阱，并且千万不要将骨组织与它们的软组织"外壳"分割开来看待。有必要将精心规划的分期手术与长期的康复锻炼交替开展。受过良好宣教且积极配合治疗的患者是手外科医生和治疗师可以密切合作的坚实的盟友。治疗计划的现实性目标，是根据个体患者的需要和愿望进行量身定做的。然而，尽管有成功的治疗方案和治疗团体的一致努力，但也应该对可能会导致永久性损伤的手指骨折的并发症做好准备。尽管拥有一个由专门处理并发症的手外科医生和治疗师团队以及他们对并发症的处理，但也应该时刻考虑到并接受不理想的治疗结果以及补救措施，如关节融合术，甚至截肢。

参考文献

[1] Shin AY, Amadio PC. The stiff finger. In:Wolfe SW, et al. Green's operative hand surgery. Philadelphia: Elsevier Churchill Livingstone; 2017.

[2] Kaplan FTD. The stiff finger. Hand Clin. 2010; 26(2):191–204.

[3] Tuffaha SH, Lee WPA. Treatment of proximal interphalangeal joint contracture. Hand Clin. 2018; 34(2):229–235.

[4] Yang G, McGlinn EP, Chung KC. Management of the stiff finger: evidence and outcomes. Clin Plast Surg. 2014; 41(3):501–512.

[5] Catalano LW, III, Barron OA, Glickel SZ, Minhas SV. Etiology, evaluation, and management options for the stiff digit. J Am Acad Orthop Surg. 2019; 27(15):e676–e684.

[6] Wang ED, Rahgozar P. The pathogenesis and treatment of the stiff finger. Clin Plast Surg. 2019; 46(3):339–345.

[7] Petchprapa CN, Vaswani D. MRI of the fingers: an update. AJR Am J Roentgenol. 2019; 213(3):534–548.

[8] Hirth MJ, Howell JW, O'Brien L. Relative motion orthoses in the management of various hand conditions: a scoping review. J Hand Ther. 2016; 29(4):405–432.

[9] Colditz JC. Active redirection instead of passive motion for joint stiffness. IFSSH Ezine. 2014; 4(4):41–44.

[10] Gajendran VK, Gajendran VK, Malone KJ. Management of complications with hand fractures. Hand Clin. 2015; 31(2):165–177.

[11] Balaram AK, Bednar MS. Complications after the fractures of metacarpal and phalanges. Hand Clin. 2010; 26(2):169–177.

[12] Sletten IN, Hellund JC, Olsen B, Clementsen S, Kvernmo HD, Nordsletten L. Conservative treatment has comparable outcome with bouquet pinning of little finger metacarpal neck fractures: a multicentre randomized controlled study of 85 patients. J Hand Surg Eur Vol. 2015; 40(1):76–83.

[13] Strub B, Schindele S, Sonderegger J, Sproedt J, von Campe A, Gruenert JG. Intramedullary splinting or conservative treatment for displaced fractures of the little finger metacarpal neck? A prospective study. J Hand Surg Eur Vol. 2010; 35(9):725–729.

[14] Ring D. Malunion and nonunion of the metacarpals and phalanges. Instr Course Lect. 2006; 55:121–128.

[15] Büchler U, Gupta A, Ruf S. Corrective osteotomy for post-traumatic malunion of the phalanges in the hand. J Hand Surg [Br]. 1996; 21 (1):33–42.

[16] Teoh LC, Yong FC, Chong KC. Condylar advancement osteotomy for correcting condylar malunion of the finger. J Hand Surg [Br]. 2002; 27(1):31–35.

[17] Chim H, Teoh LC, Yong FC. Open reduction and interfragmentary screw fixation for symptomatic nonunion of distal phalangeal fractures. J Hand Surg Eur Vol. 2008; 33(1):71–76.

[18] Ozçelik IB, Kabakas F, Mersa B, Purisa H, Sezer I, Ertürer E. Treatment of nonunions of the distal phalanx with olecranon bone graft. J Hand Surg Eur Vol. 2009; 34(5):638–642.

第八章　腕骨骨折并发症的处理

Florian M.D. Lampert, Ayla Hohenstein, Max Haerle

摘要

　　腕骨骨折的发病率差异较大。除舟状骨外，其他腕骨骨折通常可以通过保守治疗获得较好的疗效。腕骨骨折伴随软组织损伤相对罕见。舟状骨骨折虽然是最常见的腕骨骨折，但在舟状骨骨折的治疗过程中，仍然存在各种尚未解决的困难和风险。本章介绍了最常见的并发症，特别是舟状骨不连。本章还讨论了不同的治疗方案以及它们的适应证和局限性，并提出了关于治疗流程的建议。

　　关键词：腕骨骨折，舟状骨骨折，畸形愈合，骨不连，驼背畸形，骨移植，接骨

8.1 引言

　　任何腕骨都可以发生骨折。它们各自发病率如图 8.1 所示。除舟状骨外，三角骨最常累及，但很少出现并发症。大多数情况下，腕骨骨折可选择保守治疗，并发症也很少见。除舟状骨外，大多数腕骨骨折都是如此，除非它们发生在腕关节严重创伤中，这种情况就很难再通过不变的可复制的方法区分。并发症可能源于不常见的腕部骨折，如钩骨骨折和豌豆骨骨折。

　　在舟状骨骨折的治疗过程中，从最初损伤到最理想的状态即恢复原状的整个过程中，都潜伏着许多陷阱。约 10% 的骨折会发生延迟或不愈合。舟状骨骨不连的危险因素是：骨折位置（近 1/3）、骨折移位、腕关节不稳、治疗时间、重体力劳动和吸烟。绝大多数（75%~100%）未经治疗的舟状骨骨不连的远期结果可能是在 10 年后出现严重的骨关节炎和疼痛，发生在典型的舟状骨骨不连进行性塌陷（SNAC）腕中。

　　目前可以确定的舟状骨骨折治疗中常见的一些主要问题包括：

　　· 患者不重视该损伤，不求助于医生。
　　· 医生没有进行适当的影像学检查。
　　· 在影像学诊断中未发现骨折。
　　· 对骨折的脱位或不稳定程度未进行充分的评估。

　　· 尽管诊断正确，但没有进行合适的治疗。
　　· 尽管符合适应证，但并未展开正确治疗。
　　· 尽管进行完美的诊断和治疗，但由于舟状骨的解剖特性或其他继发因素，骨折未愈合。

8.2 罕见的腕关节骨折

　　钩骨骨折和豌豆骨骨折的发生率远远低于舟状骨骨折。钩骨骨折和豌豆骨骨折均是一种独立性损伤，在许多情况下是由于运动员的球杆、球棒或工人的工具手柄直接打击所致。这两种骨折在临床检查和标准 X 线片诊断中都有相当大的漏诊风险，继而导致并发症的发生。最常见的是疼痛性骨不连，以及血肿或水肿的直接影响或压迫对尺神经深或浅支的刺激或损伤。此外，钩骨骨折可导致指深屈肌（FDP）腱病变甚至断裂。两种骨折类型通常表现为小鱼际肌隆起处压痛。

　　如若临床怀疑，应查腕管或特殊豌豆骨投照位

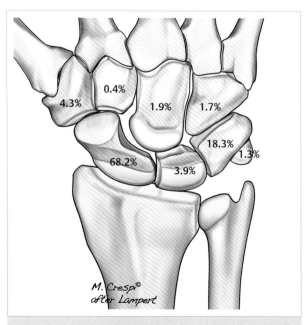

图 8.1　腕骨骨折的发病率

的 X 线片，CT 也可以可靠地显示骨折。

在没有脱位的情况下，这些骨折通常可采用保守治疗；对于脱位的骨折，可以考虑微创置入空心螺钉。如果保守治疗失败后出现骨不连，或骨折漏诊和粉碎性骨折，将相应的骨切除通常可获得良好的疗效，且不会出现相关的功能受限。

8.3 舟状骨骨折

8.3.1 舟状骨骨折愈合的（病理）生理机制

舟状骨大约 80% 有软骨覆盖，因此，不会出现伴随骨痂形成的二期骨愈合（即膜内成骨）。舟状骨作为远、近排腕骨之间的主要机械连接结构，特别是在其远端，承受较大的剪切力和弯曲力，从而在其骨折时产生反复的骨折块间运动，有塌陷成向背侧成角的"驼背畸形"的倾向。

舟状骨的主要血供来自桡动脉，桡动脉的分支在其腰部或远端的背侧嵴处进入舟状骨的非关节部分，为其近端 70%~80% 提供血供。桡动脉的掌侧支及其掌浅支供应舟状骨远端 20%~30%。掌侧支和背侧支均在较远的水平进入舟状骨；因此，近端的血供主要依赖于骨内逆行血流，这就造成了舟状骨较高概率出现缺血性坏死。

考虑到这一情况，有证据表明稳定性和血供是相互依赖的。既不会出现足够的新生血管穿过不稳定骨折部位，也不会出现血供差的骨块愈合的情况。虽然这两个因素对骨折治疗的成功至关重要，在临床实践中，骨折断端直接接触和绝对稳定也是绝对有利条件，但没有证据表明不同的器械在加压方面"越多越好"。过度加压可能会损害骨内血供，增加内固定并发症出现的风险。

8.3.2 骨折愈合的并发症

不可避免的并发症

由于舟状骨的特殊几何形状、局部生物力学负担和其脆弱的血供，舟状骨骨折在任何治疗方法中都容易出现并发症。即使通过完美的手术治疗，植入物放置正确，舟状骨骨不连的发生率仍高达 10%。无移位舟状骨骨折的保守治疗与手术治疗骨不连发生率相似，但后者使重返工作岗位更快，石膏固定的时间更短，但需要承担与手术相关的风险。近极骨折由于其特殊的解剖位置更容易出现并发症。原发

性骨折移位 > 1mm 是并发症的另一个主要危险因素。

并发症的来源

初次非手术治疗失败

对于无移位的 A1/A2 型（Herbert/Krimmer 分型）舟状骨骨折，目前越来越倾向于更加激进地使用微创螺钉进行手术固定，但在远期效果方面，仍没有证据表明手术治疗优于保守治疗。尽管如此，主要对于年轻活跃人群来说，手术治疗能使他们更早地恢复活动（工作 / 运动）。如果初期固定及时，保守治疗可获得等同结果。使用短臂石膏固定，腕关节轻度背伸，尽管没有证据表明需要固定第一腕掌关节，但通常予以固定。然而，固定肘关节不能提供更好的稳定性和骨折愈合率，还会增加肘关节功能永久受限的风险，所以这种固定方式通常已被淘汰。舟状骨结节骨折（A1）通常在 4 周内愈合，腰部骨折（A2）在 6~8 周内愈合。然而，即使严格遵从适应证，并进行正规保守治疗，骨不连的发生率仍有 5%~12%。

骨折复位不良

舟状骨骨折手术治疗成功的先决条件是解剖复位。计算机断层扫描被公认为是对舟状骨骨折进行分期的首选检查方法，分期准确才能进一步选择正确的治疗方法。然而，在手术过程中，通常使用的检测方法是透视，虽然已大大改善了治疗结果，但它作为一种二维成像技术，所能提供信息内容有限，并且空间分辨率相对较差，不能够识别和处理骨折移位或伴随的腕关节病变，可能是假关节形成倾向、轴向移位（如"驼背畸形"）或旋转移位。

植入物位置不准确

螺钉置入在骨内的适当位置是成功治疗舟状骨骨折的关键。

在舟状骨腰部骨折中，为追求最大的生物力学稳定，增加骨愈合的可能性，螺钉应放置在舟状骨的中心轴上。对于小的近端或斜行骨折，需要垂直于骨折线置入螺钉，提供足够的稳定性。背侧入路更容易出现技术上的失误，并可能损害舟状骨的血供，损伤软骨和舟月韧带。选用尽可能长的螺钉似乎不能提供更好的稳定性。鉴于舟状骨在两个平面上的曲度，螺钉的放置在技术上要求很高，尽管常规使用透视检查，高年资医生在置入螺钉时也会出现失误（图 8.2）。为了解决这个问题，有研究推荐

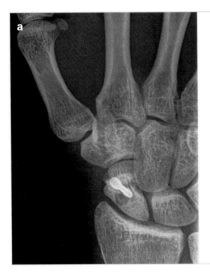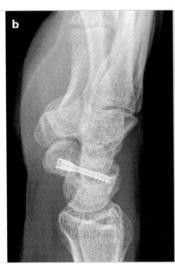

图 8.2　a、b. 无头螺钉置入位置不准确

3

使用术中 3D 成像甚至机器人辅助螺钉放置。

骨愈合失败

如上所述，舟状骨的骨愈合必须在为骨折提供绝对稳定和不损害骨内血供这两个相互抗衡的因素之间寻求平衡。因此，内植物的机械稳定性不足和过于激进地放置内植物都是不合适的。然而，单个植入物的并发症发生率是几乎不可能准确估计的。

8.3.3 愈合过程中并发症的外科干预

畸形愈合

舟状骨骨折治疗的首要目标是实现骨愈合。然而，有研究表明舟状骨畸形愈合，即所谓的"驼背畸形"，会导致疼痛和活动范围受限，并容易发展为创伤后关节炎。因此，在畸形愈合病例中应考虑截骨矫形。然而，截骨矫形是一种复杂的侵入性手术，其结果并不一定优于保守治疗；因此，必须与患者彻底讨论益处和风险。对于无症状的患者，大多数情况下不选择手术治疗。从技术上讲，在扭转或外侧骨折中，通常采用掌侧入路，在原骨折部位进行截骨，然后在透视下行切开复位（再）固定。在最常见的"驼背畸形"中，Linscheid 法通常有助于重新定位和矫正近排腕骨背伸不稳定（DISI）畸形，由于最初的骨吸收会进一步导致楔形掌侧缺损。在这些情况下，就必须针对缺损大小和形状进行植骨，通常取自髂嵴。大多数情况下，用空心螺钉、钢板或克氏针进行固定。挽救性治疗选择包括背侧凿骨术、桡骨茎突切除术或其他可应用于治疗舟状骨不连进行性塌陷（SNAC）腕的方法，如四角融合、近排腕骨切除术或腕关节去神经化。

骨不连

更常见的并发症是舟状骨骨折后骨不连。根据定义，6 个月后假关节形成可考虑为延迟愈合。然而，在舟状骨中，前文所描述的生物力学和独特的血运特性通常最早会在创伤后 8 周导致不可逆的骨不连（图 8.3）。众多重建方法的基本治疗原则是将假关节处变为"急性损伤"，然后进行适当的固定并保证充分的血供。

根据原发伤后经过的时间、位置、骨不连界面的范围以及最终的畸形，将采用不同的手术入路。Slade 和 Dodds 介绍了一个分类方法指导治疗（表 8.1）。

舟状骨切除术

在无移位或轻微移位且无广泛硬化或骨吸收的骨不连（Ⅰ~Ⅲ级）病例中，可适用在骨不连处经皮进行手术，无须行骨的清创术。即便是无移位的舟状骨骨不连，既往传统治疗方法也建议在植骨和固定前对骨不连进行彻底清创。骨缺损宽度超过 2mm 时，如果不植骨，骨愈合的可能性很小；因此，必须进行彻底清创。最常用的方法是切除骨不连区直至显露有活性的骨（松止血带后出现点状出血即"红辣椒"征）。用小刮匙刮除囊肿。在 Matti-Russe 技术中，创建一个蛋壳形空腔，在空腔内置入 1~2 个髂骨皮、松质骨块。掌侧或背侧入路的选择取决于骨不连的位置和医生的偏好。如果不存在相关畸形，可在关节镜下进行手术。这样，局部血管和韧带结构可以在最大限度上得到保护。在桡骨茎突退行性病变（SNAC 1 期）的早期病例中，可同期行桡骨茎突切除术。

骨移植

骨移植可分为无血供或有血供，根据其结构（松质、皮质松质、骨软骨）、来源（桡骨、髂嵴、肋骨、股骨、同种异体骨等）或血供来源（掌侧或背侧带蒂或游离）进一步分类。

对于骨移植物的选择，必须考虑位置、形状、大小和血供，以及病程和伴随的畸形。无血供植骨的典型适应证是骨块血供充足的骨不连，尤其是近端。如不能确定，应通过磁共振成像（MRI）进行评估。如果没有缺损或畸形并且移植骨主要用于成骨，自体松质骨通常就能够满足需求，经典的取骨部位是桡骨远端或髂嵴。侵入性最小的植骨方法是关节镜手术。在关节镜下识别并彻底清创纤维组织和硬化骨后，最终轻微畸形可以通过闭合复位并插入空心加压螺钉的导丝来纠正。随后，将非结构性骨移植物（通过微型开放入路或使用活检套管从桡骨远端或髂嵴采集）置入缺损部位并加压，然后置入合适的螺钉或克氏针以提供足够的稳定和加压。然而，对于骨缺损较多和（或）明显畸形的舟状骨骨不连，关节镜可能无法完全复位并置入足够的骨。在这些情况下，应选择开放性清创和（皮质）松质骨移植。移植物的尺寸由清创和复位后的缺损形状决定，而复位后实际骨缺损大小可能显著增加。通常，通过掌侧入路将大尺寸三角形或梯形骨块放置在骨缺损处（图 8.4）。然而，近端骨折通过掌侧入路很难暴露，并且不会导致典型的驼背畸形；在这种情况下，通常首选背侧入路。

8.3.4 骨移植物的类型

无血供骨移植物

无血供骨移植物的常用获取部位是髂嵴（图 8.5）和桡骨远端。

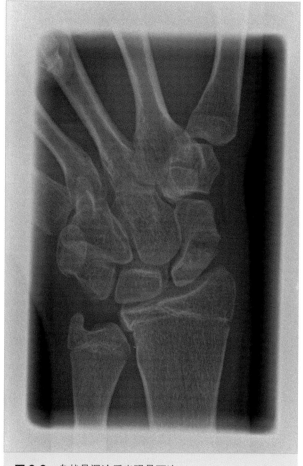

图 8.3 舟状骨漏诊后出现骨不连

表 8.1 舟状骨骨不连的分类

级别	分类	舟状骨骨不连的特点
I	延迟出现	舟状骨骨折延迟出现（4~8 周）
II	纤维性骨不连	软骨包膜完整，骨不连界面的骨折线微小，无囊性变或硬化
III	较小范围骨硬化	骨不连界面骨吸收 < 1mm，骨硬化范围较小
IV	囊性变合并硬化	骨不连界面骨吸收 < 5mm，出现囊性变，舟状骨对线尚可
V	囊性变合并硬化	骨不连界面骨吸收 > 5mm 且 < 10mm，出现囊性变，舟状骨对线尚可
VI	假关节	在骨不连界面骨吸收明显。大范围的骨片活动并形成畸形

亚型	分类	相关特点
a	近端骨不连	近端较差的血供，力学方面的劣势使其面临更大的延迟或不愈合的风险
b	缺血性坏死	舟状骨骨不连伴缺血性坏死可通过 MRI 或术中无点状出血确认。骨折必须愈合和恢复活力
c	韧带损伤	腕骨静态和动态影像学提示损伤或关节镜下直接发现
d	畸形	必须矫正舟状骨畸形。这需要双皮质结构骨移植和坚强固定

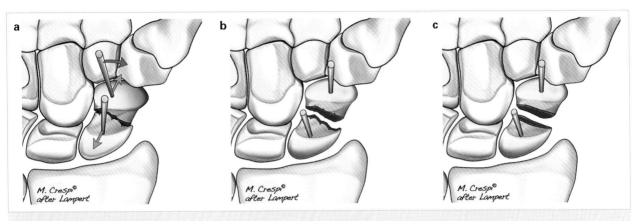

图 8.4　a~c. Linscheid 复位法

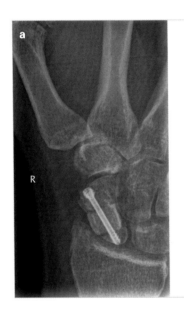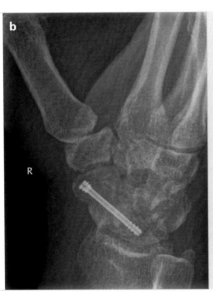

图 8.5　a、b. 应用髂骨移植重建舟状骨

髂骨能够获取最多达三面皮质的较大骨量，而供区部位并发症通常相对温和，诸如血肿、疼痛、股外侧皮神经损伤甚至骨折等，并发症的发生率约20%。桡骨远端适用于需要较小体积的非结构化松质骨的病例手术，具有可避免第二个手术部位且无须全身麻醉的优点。通常使用刮匙或活检套筒获取，后者也可用于关节镜下骨移植。

同种异体骨移植物亦为一种不错的选择，因为它避免了供体部位的并发症，并且在经过认证的 GMP 产品中，感染和排异的问题可以忽略不计。然而这种移植物缺乏在这些病例中所需的成骨能力，仅能用作无活力支架。

带血管骨移植（VBG）

由于舟状骨的血供不良，特别是其近端，建议在血供受损或缺血性坏死的病例手术中运用充足的血运重建技术。许多作者认为，对缺血性坏死病例使用带血供骨移植可能有益，因为其转移并保留了有活力的骨细胞。然而，关于移植的适应证和如何选择移植的供体尚存争议。此外，在带血供骨移植中必须像前文阐述的不带血供骨移植中应用的技术那样予以坚强固定。对舟状骨不连不同治疗方案进行比较的研究较少，尚无数据表明有任何一种技术有明确的优越性。尽管如此，一些研究认为带血管骨移植治疗效果良好，特别是在严重畸形或近端坏死等要求技术较高的病例治疗当中。这也支持了以下假设，即通过置入不止具有骨传引导性还具有成骨特性的带血供的骨移植物有利于骨愈合。最近的一项质量较高的研究报告显示，使用不带血供的髂骨的愈合率为71%，使用以第 1、2 伸肌间室支持带上动脉为蒂的桡骨瓣的愈合率为 79%，使用带血管的股骨内侧髁游离骨瓣的愈合率为 89%，然而没有统计学意义。骨不连和挽救性治疗的再手术率分别为 23%、12%、16%，同样没有统计学意义。

带蒂骨移植物

常见的带蒂骨移植多基于第 1、2 或第 2、3 伸肌间室支持带上动脉（ICSRA）、掌腕动脉或第一掌骨背动脉。来自桡骨远端背侧的移植供体，例如第 1、2 ICSRA 或第 2、3 ICSRA，主要用作嵌入植骨而不是结构性植骨，由于存在血管蒂的扭转或张力风险，背侧带蒂移植物在恢复舟状骨解剖结构方面受到一定限制。因此，在驼背畸形或腕骨塌陷的情况下，背侧带蒂移植物可能不是首选。掌侧带蒂移植物已被证明能够恢复舟状骨的几何形状和腕骨对线，然而，在广泛骨缺损的病例中，需结合松质骨移植，也可在同一桡骨远端入路内获取（图 8.6）。

游离带血管骨移植物

在某些情况下，带蒂骨移植不作为首选。如果预期的血管蒂在先前的手术中受到损害，例如桡骨骨折或第 1 伸肌间室松解，则可能出现这种情况。近端完全缺血性坏死伴粉碎或大块骨缺损也无法用带蒂骨移植解决，游离带血管骨移植可能更适用于这种情况。这种类型的首选移植物是带旋髂深血管蒂髂骨瓣。虽然愈合率较高，但这种治疗方法也伴随着相当多的供体部位并发症。带血管的股骨内侧髁游离骨瓣出现之后，带旋髂深血管蒂髂骨瓣的重要性有所下降，前者有诸多优点：血管蒂源于膝降动脉的一个分支，这一从股骨内侧滑车凸面来源骨软骨性的组织瓣切取相对简便；由于表面有软骨覆盖，其形状与舟状骨的近极相似，适合作为替代之用。不带软骨部分，作为单纯骨替代亦可行。通常将动脉与桡动脉行端侧吻合，或与其掌侧支行端－端吻合。特别是在先前重建手术失败的情况下，这一组织瓣移植可以作为避免部分腕骨融合或近排腕骨切除等挽救性手术的一种选择，尤其适用于年轻和要求较高的患者。

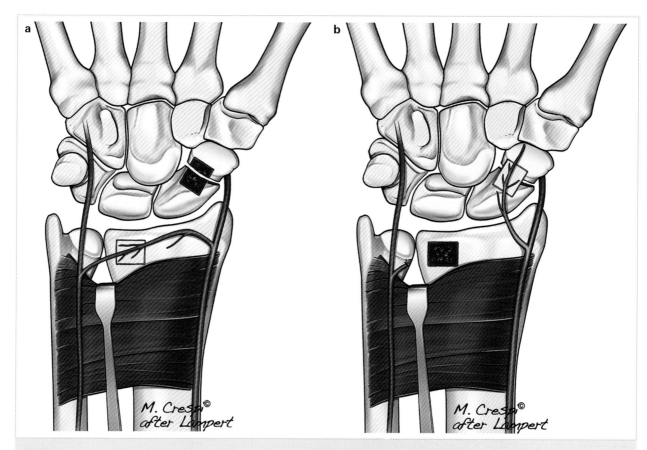

图 8.6　a、b. 应用掌侧带蒂骨块重建舟状骨

8.3.5 替代近端的其他选择方案

游离的股骨内侧髁骨瓣

游离的股骨内侧髁骨瓣（见上文）是各种解决方案中的一种，已被用于替代舟状骨近端，尚无普遍接受的"金标准"。

钩骨移植

始于 2016 年的自体同侧钩骨近端移植是替代舟状骨近极的一种相对较新且有效的方法。然而，远期结果仍有待于进一步研究。在这种技术中，根据骨缺损大小切取同侧钩骨的近端作为骨软骨移植物，同时需包括头钩韧带掌侧附着部位。因此，可以通过同一手术入路在替代舟状骨近端的同时重建舟月韧带。但该手术技术的适用性需要进一步深入研究。

肋骨移植

肋骨骨软骨移植也被用于替代舟状骨近端。移植物于骨软骨连接处获取。对第 4~8 肋之间的切取部位各不相同。因为移植物的软骨部分不能为加压螺钉提供足够的把持力，并且在插入过程中容易裂开，所以通常使用克氏针进行固定。尽管这些方法并没有"用相似的结构代替相似的结构"，并且供区存在合并症，但报道的结果良好。

合成垫片

硅胶垫片在手部退行性关节置换方面仍有一些优势。然而，在舟状骨近端置换中，不良事件（即骨溶解、硅胶滑膜炎和高移出率）已导致其被弃用。

热解碳自适应近端舟状骨植入物（APSI）是一种较为流行的垫片。这种卵圆形垫片的优点是置入过程相对简单且侵入性小，也可以在关节镜辅助下进行。尽管有一定并发症发生率，但远期结果令人满意，但并不优于常规补救手术。该方法不能延缓舟月骨进行性塌陷（SLAC）腕发展的自然进程。

8.3.6 舟状骨骨不连的治疗流程

图 8.7 展示了作者所在机构的治疗流程，可以作为决策辅助工具。

8.4 接骨工具

对骨进行坚强固定的重要性已在上面反复说明。在过去的几十年中，将无头加压螺钉应用于舟状骨已作为标准；另外，由于当前所用的大多数螺钉不仅是空心的，而且是自钻自攻的，因此操作方便。然而，从现有文献中未能发现不同品牌螺钉之间的差异。如果不能顺利将螺钉置入骨骼当中，可选用克氏针进行固定，尽管与螺钉相比，克氏针所能提供的加压和弯曲刚度较小，并且与螺钉固定相比，在进行楔形移植时骨愈合率较低（77%：94%）。如果这两种选择都不适用，即在较大的掌侧缺损或先前手术已经置入螺钉的情况下，掌侧角稳定钢板固定是一种选择，这被许多医生认为是对某些病例有价值的备用手术技术。这种技术的缺点是，有损伤桡骨软骨的风险以及骨折愈合后需要取出内固定物。在舟状骨中使用加压钉也是一种选择，这种方法并不常用，但据报道效果很好（图 8.8）。

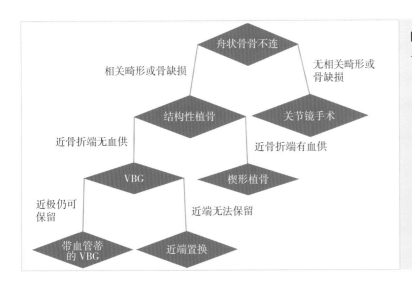

图 8.7 舟状骨骨不连的治疗流程（VBG，带血管骨移植）

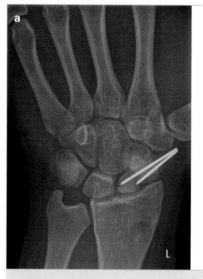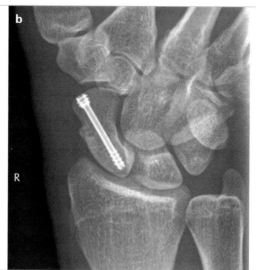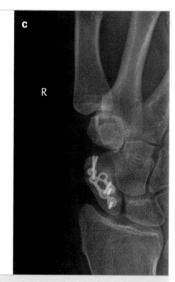

图 8.8 a~c.克氏针、无头螺钉、钢板

8.5 关节镜的作用

舟状骨开放手术的主要缺点是，它们有进一步损害局部血管以及剥离周围关节囊和韧带等稳定结构的风险。随着腕关节镜技术的不断发展，舟状骨骨折和骨不连的治疗有了长足进展已规避这些问题。使用腕关节镜需要医生在关节镜手术方面有丰富的经验。在急性骨折中，关节镜辅助经皮固定允许在直视下复位以及评估可能的伴随损伤。

在舟状骨骨不连中，可以通过关节镜评估骨不连部位的稳定性；如果使用钩形探针检查未见不稳定和畸形，则考虑有重建手术的指征。再对整个腕关节进行诊断性评估后确认具有重建手术的指征后，用磨钻彻底清创骨不连的两端，直至有活力的松质骨。如果存在畸形，现在可以使用 Linscheid 法进行手法矫正，并将导针置于骨骼长轴的中央。现在，取自桡骨远端或髂嵴的松质骨移植物通过中腕关节引入并填充缺损，然后经皮置入螺钉。在某些病例中，这种技术可以在微创下提供高愈合率，并能够治疗合并损伤。

8.6 小结

·钩骨骨折和豌豆骨骨折具有良好的保守治疗潜力。若出现骨不连，切除骨折部分几乎没有并发症。

·舟状骨骨折对技术要求很高，并发症并不少见。

·作为最常见的并发症，骨不连最常由于固定或

血供欠佳导致。

·因此，机械稳定性和血供是计划翻修手术时要考虑的两个主要因素。

·带血供的植骨术在舟状骨骨不连的治疗中起到重要作用。

·关节镜技术不仅微创，还可以治疗合并损伤。

参考文献

[1] Kawamura K, Chung KC. Treatment of scaphoid fractures and nonunions. J Hand Surg Am. 2008; 33(6):988–997.

[2] Merrell GA, Wolfe SW, Slade JF, III. Treatment of scaphoid nonunions: quantitative meta-analysis of the literature. J Hand Surg Am. 2002; 27(4):685–691.

[3] Shah J, Jones WA. Factors affecting the outcome in 50 cases of scaphoid nonunion treated with Herbert screw fixation. J Hand Surg [Br]. 1998; 23(5):680–685.

[4] Ruby LK, Stinson J, Belsky MR. The natural history of scaphoid nonunion. A review of fifty-five cases. J Bone Joint Surg Am. 1985; 67 (3):428–432.

[5] Vender MI, Watson HK, Wiener BD, Black DM. Degenerative change in symptomatic scaphoid nonunion. J Hand Surg Am. 1987; 12 (4):514–519.

[6] AWMF. Leitlinie Skaphoidfraktur. 2015 Nr. 012–016 Contract No.: AWMF.

[7] Pulos N, Kakar S. Hand and wrist injuries: common problems and solutions. Clin Sports Med. 2018; 37(2):217–243.

[8] Schädel-Höpfner M, Prommersberger KJ, Eisenschenk A, Windolf J. Treatment of carpal fractures. Recommendations of the Hand Surgery Group of the German Trauma Society. Unfallchirurg. 2010; 113 (9):741–754, quiz 755– Behandlung von Handwurzelfrakturen. Empfehlungen der Sektion Handchirurgie der Deutschen Gesellschaft fur Unfallchirurgie.

[9] Gelberman RH, Menon J. The vascularity of the scaphoid bone. J Hand Surg Am. 1980; 5(5):508–513.

[10] Fowler JR, Ilyas AM. Headless compression screw fixation of scaphoid fractures. Hand Clin. 2010; 26(3):351–361, vi. Epub 2010/07/31.

[11] Panchal A, Kubiak EN, Keshner M, Fulkerson E, Paksima N. Comparison of fixation methods for scaphoid nonunions: a

biomechanical model. Bull NYU Hosp Jt Dis. 2007; 65(4):271–275.

[12] Grewal R, King GJ. An evidence-based approach to the management of acute scaphoid fractures. J Hand Surg Am. 2009; 34(4):732–734.

[13] Ibrahim T, Qureshi A, Sutton AJ, Dias JJ. Surgical versus nonsurgical treatment of acute minimally displaced and undisplaced scaphoid waist fractures: pairwise and network meta-analyses of randomized controlled trials. J Hand Surg Am. 2011; 36(11):1759–1768.e1.

[14] Krimmer H, Schmitt R, Herbert T. Scaphoid fractures: diagnosis, classification and therapy. Unfallchirurg. 2000; 103(10):812–819–Kahnbeinfrakturen–Diagnostik, Klassifikation und Therapie.

[15] Boe CC, Amadio PC, Kakar S. The management of the healed scaphoid malunion: what to do? Hand Clin. 2019; 35(3):373–379.

[16] Slade JF, III, Dodds SD. Minimally invasive management of scaphoid nonunions. Clin Orthop Relat Res. 2006; 445(445):108–119.

[17] Wong WC, Ho PC. Arthroscopic management of scaphoid nonunion. Hand Clin. 2019; 35(3):295–313.

[18] Aibinder WR, Wagner ER, Bishop AT, Shin AY. Bone grafting for scaphoid nonunions: is free vascularized bone grafting superior for scaphoid nonunion? Hand (N Y). 2019; 14(2):217–222.

[19] Mathoulin C, Haerle M. Vascularized bone graft from the palmar carpal artery for treatment of scaphoid nonunion. J Hand Surg [Br].

[20] Bürger HK, Windhofer C, Gaggl AJ, Higgins JP. Vascularized medial femoral trochlea osteocartilaginous flap reconstruction of proximal pole scaphoid nonunions. J Hand Surg Am. 2013; 38(4):690–700.

[21] Elhassan B, Noureldin M, Kakar S. Proximal scaphoid pole reconstruction utilizing ipsilateral proximal hamate autograft. Hand (N Y). 2016; 11(4):495–499.

[22] Sandow MJ. Costo-osteochondral grafts in the wrist. Tech Hand Up Extrem Surg. 2001; 5(3):165–172.

[23] Poumellec MA, Camuzard O, Pequignot JP, Dreant N. Adaptive proximal scaphoid implant: indications and long-term results. J Wrist Surg. 2019; 8(4):344–350.

[24] Quadlbauer S, Pezzei C, Jurkowitsch J, et al. Palmar angular stable plate fixation of nonunions and comminuted fractures of the scaphoid. Oper Orthop Traumatol. 2019; 31(5):433–446—Palmare winkelstabile Verplattung von Pseudarthrosen und Trummerfrakturen des Kahnbeins.

[25] Lee YK, Choi KW, Woo SH, Ho PC, Lee M. The clinical result of arthroscopic bone grafting and percutaneous K-wires fixation for management of scaphoid nonunions. Medicine (Baltimore). 2018; 97(13): e9987.

1998; 23(3):318–323.

3

第九章　舟状骨骨折固定后并发症的处理

Geert Alexander Buijze, Anne Eva J. Bulstra, Pak Cheong Ho

3

摘要

　　舟状骨骨折因其愈合困难而"声名狼藉"。据报道，手术固定治疗舟状骨骨折较为安全，预期愈合率较高，并发症发生率较低。然而，有些报道称并发症的发生率也可高达30%，这主要与内固定物和（顽固性）骨不连有关。

　　本章内容主要为舟状骨骨折手术治疗后，最常见并发症的预防和处理提供指导：内固定物相关并发症，（顽固性）骨不连和畸形。

　　使用比传统螺钉长度略短的螺钉，通过4~5个标准术中透视像，对螺钉长度和中心性定位进行检查，可以预防内固定物的问题。骨折不愈合伴或不伴缺血性坏死（AVN）均可通过使用关节镜辅助进行无血管骨移植、带血管骨移植（VBG），取得成功的治疗效果。驼背畸形和近排腕部背伸不稳定（DISI），可以通过前方皮质松质骨楔形植骨术或外固定联合临时克氏针固定，松质骨植骨进行矫正。手术固定后出现的畸形愈合，可以通过精准的外科治疗技术加以预防。治疗方法包括截骨矫形术，其治疗原理与骨不连的手术治疗完全相同。

　　顽固性骨不连也可通过带血管的移植物或使用关节镜辅助移植进行修复治疗；在某些病例中，更偏向进行补救手术。顽固性骨不连伴随可发生退行性关节炎，进而引起舟状骨不连进行性塌陷（SNAC），其愈合能力较差导致须行补救手术。常用的针对1期SNAC的补救手术是远极切除，而对2期和3期SNAC更常采用近排顽固切除和四角融合术。各种手术的长期结果均较为满意。

　　关键词：舟状骨骨折，舟状骨不愈合，治疗，螺钉固定，并发症

9.1 引言

　　没有失败，就没有进步。舟状骨骨折手术治疗后，由于技术不完善、适应证不佳、不谨慎的康复治疗或单纯的运气不佳而引起的并发症，在每位外科医生的病例中的发生率高达30%。手术固定后发生的主要并发症包括：内固定物问题、延迟愈合、（顽固性）骨折不愈合以及畸形愈合。本章旨在对手术治疗舟状骨骨折和骨不连，以及术后最常见的并发症的预防和处理提供指导。

9.2 内固定物的并发症

　　在文献中，舟状骨骨折的报道较少和重视程度较低，且引用率变化较大。内固定物相关损伤为舟状骨骨折手术固定后最常见的并发症。发生并发症的原因包括：将螺钉错误地放置在舟大多角骨关节或桡腕关节突起处、螺钉断裂、术中器械（包括克氏针和螺钉）断裂以及克氏针发生移位。任何内固定材料发生移位和松动，外科医生都应警惕延迟愈合的发生。

　　在一篇重点对并发症进行研究的论文中，Bushnell等报道了使用背侧经皮顺行空心螺钉技术，治疗未移位的舟状骨腰部骨折，其并发症发生率为29%。研究中，有21%（5/24）的病例发生明显的并发症，包括3例内固定物相关并发症，1例骨折不愈合，1例近极骨折；8%（2/24）的病例存在轻微并发症，包括克氏针和螺钉在术中发生断裂。3例患者出现螺钉相关问题，需要进行额外的手术治疗。1例患者的术后CT显示，螺钉位置出现错误，向背侧发生了移位，远端骨碎片固定不充分。去除内固定物，使用逆行经皮螺钉进行翻修固定，最终达到愈合。另1例患者的并发症是由螺钉的远端长度过长而导致的舟大多角骨关节产生刺激症状。最后1例患者发生了延迟愈合，螺钉开始下沉后，患者出现了症状。后面2例患者在取出内固定物后症状都得到明显缓解。另1例患者，在影像学证据显示螺钉头部附近，舟状骨近极发生骨折几个月后，出现隐痛。特异性病因可能与血流中断、大号螺钉头部钻入和拧进舟状骨近极，造成近端变得脆弱有关。我们同样也在此报道了1例使用逆行螺钉固定舟状骨，近端1/3发生骨不愈合伴有螺钉头部周围的近端出现无血供的骨折片。

　　作者对数据出现很大变异的并发症发生率做出

了一个合理的解释，其原因为：一些作者并没有将去除内固定物包含在内。此外，一些研究因随访时间短的特点，缺少长期并发症的记录，如螺钉突出引起的舟大多角骨关节炎。

舟大多角骨关节的长期骨关节炎改变与螺钉突出、对其产生磨损有关。Dias 等报道了 8 例患者，其中 4 例出现了舟大多角骨关节间隙狭窄，使用螺钉固定后的平均随访时间为 93 个月。Saeden 等对患者进行了 12 年的随访并报道称，手术固定后，舟大多角骨关节炎的发生率为 61%（14/23），而非手术治疗后仅为 25%（4/16），并提示这种差异可能是由于术中对舟大多角骨关节表面造成的损伤所致。在一项对未发生移位的舟状骨腰部骨折，手术治疗和保守治疗相比较的 Meta 分析中，合并了这两项研究中关于发生骨关节炎风险的部分。在手术治疗后，有 40% 患者发生骨关节炎，10% 的患者使用石膏固定后发生，两者存在接近显著性差异（P=0.05）。

正如这些研究所述，X 线片中显示的舟大多角骨关节狭窄，很少出现症状。如果螺钉出现几毫米的突出并伴有关节磨损退变，正确的做法应该是将螺钉取出并将大多角骨周围形成的骨赘切除。除此情况之外，大部分时间可以采取保守治疗。晚期伴有症状的舟大多角骨关节炎可能需要将舟状骨远端 3mm 处进行切除，也可以切开或关节镜辅助下将大多角骨近端切除。对于伴有近排腕骨背伸不稳定（DISI）的患者，可使用高温石墨内植物或嵌入移植物，保持"腕关节桡骨支柱"的高度，限制病情的进一步发展，在某些情况下，甚至可以对 DISI 进行纠正。

关于螺钉长度为了安全起见，尽量避免发生螺钉突出骨面，作者建议将测量的螺钉长度减少 6mm，而不是 4mm，并对使用的平行导丝技术进行确认。在近期，一项 18 例的舟状骨模拟近端斜行骨折截骨术的生物力学模型中，上述结论得到了数据支持的加强。将用于舟状骨固定的 3 种长度的螺钉（10mm、18mm、24mm）进行随机分配，向舟状骨循环加载负荷直至螺钉断裂。10mm 螺钉的生物力学效果较差，但 18mm 的螺钉和 24mm 的螺钉的极限载荷无显著性差异。作者认为，其原因是骨折部位与 18mm 螺钉的中点更接近，远端螺纹更接近骨折端。

一项针对 43 例有舟状骨骨折内固定手术史的职业美式足球运动员的回顾性研究显示，高达 15% 的患者都存在内固定物相关并发症。内固定物相关的问题包括螺钉松动、内固定物断裂、内固定物突出对相邻腕骨产生磨损。使用空心加压螺钉固定通常

可以使骨重获稳定，可以直接达到日常功能所需的活动范围。一例一策地认真进行康复锻炼，无疑有着十分明显的重要性。谨慎起见，为了安全，应对喜欢活动的患者多加保护，防止其过度激进地快速回到繁重的劳动和有身体接触运动当中。如果对病情存疑，作者建议进行 CT 扫描，确定早期愈合（愈合不佳）迹象，以便进行相应的康复治疗方案。

手术技巧

· 建议使用测量长度减去 6mm（而不是 2~4mm）的螺钉，避免内固定物突出骨面，内固定物仍然可以提供足够的稳定。在术中很少使用长度超过 24mm 的螺钉。

· 需注意的是经皮内固定手术的螺钉测量方法与开放内固定手术不同。由于，开放手术使用螺钉固定时，螺钉末端容易直接拧入骨的表面，我们可以使用测深尺进行长度测量。对于经皮手术固定，手术切口小，使用测量装置可能会因软组织的干扰造成结果严重不准确。因此，推荐使用相同长度的克氏针，对长度进行标记，完成测量。还有一种测量长度的方法，在导针钻出骨皮质之前停止钻孔，将导针留在骨中。在对导针的长度进行测量时，导针如果刚刚离开骨的表面，应该减去 2mm 的额外长度。因此，对螺钉长度的测量结果，取决于测量长度的方法和参考点的选择。

· 作者推荐使用 4~5 个标准透视像，诊断识别螺钉是否出现突出（图 9.1）。使用垂直方向的透视，对螺钉的长度和突出程度进行判断最为有效。还可以在腕尺偏时进行掌半旋前斜位和前后位透视。当腕部尺偏时，使得舟状骨伸展或者直立，从而出现"螺钉变长"的表现。另外一个比较实用的投照位置为"豆状"位，即手掌半旋后位。由于舟状骨的背侧存在凸起，术中最常发生的错误是导针太靠近背侧，从而使其过早地从背侧骨皮质穿出。使用传统的前后位或后前位 X 线片可发现，即使腕部完全向尺侧偏移，由于舟状骨近端发生重叠，导针过早地穿出也可能表现并不明显。因此，"豆状"位 X 线片对于评价正确的舟状骨轨迹十分重要。一般来说，舟状骨轨迹的中心应该位于手背侧 2/3 和掌侧 1/3 的连接处，同时与舟状骨的前侧皮质相平行。可增加第 5 张标准前后位或后前位 X 线片，用于排除远端骨折碎片的旋前畸形，并有助于对舟状骨月状骨（SL）之间的间隙进行评估。然而，更加需要注意的是，要谨慎地

3

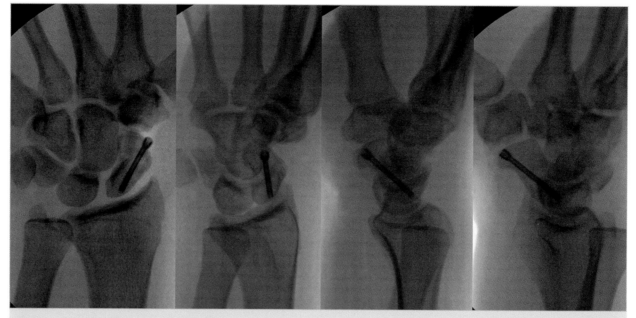

图9.1 使用螺钉对舟状骨固定的4种术中透视片：尺偏前后位X线片、半旋后斜"豆状"位X线片、侧位X线片、半旋前斜位X线片。在尺偏半旋前斜位，腕部前后位X线片中可以获得最好的垂直视线，显示这枚24mm的螺钉在舟大多角骨关节处略微突触，而在标准前后位X线片和侧位X线片中无法看到

阅片，因为螺钉的测量长度可能会给术者带来误导。

· 术中更换空心加压螺钉可能会对螺钉的抓持和加压造成损害。如果术中对固定效果表示怀疑，可临时保留原来的螺钉或增加克氏针平行置入。除此之外，还可以使用额外的临时克氏针或螺钉，将舟状骨远极与头状骨进行连接固定。

· 固定腕关节，不包括拇指，时长依据"影像学需要"而定。对于依从性好的患者，如果螺钉固定比较稳定，建议早期进行腕关节主动活动。CT扫描结果显示，超过50%的骨发生愈合且螺钉固定稳定时，可以加强关节的被动活动。根据生物力学研究，使用固定部分愈合的舟状骨辅以良好的螺钉固定与完整的舟状骨强度相似。此刻，正是运动员恢复体育运动的时机。

· 如果骨折发生移位，伴或不伴有月状骨周围韧带损伤，都将使治疗挑战增加。在这种情况下，由于是基于术中透视图像而完成的复位，使得复位效果十分不可靠，所以骨折复位不良是最常见的治疗问题。在专业的治疗中心，也可能建议使用关节镜来对复位进行评估和辅助复位成功，特别是对于腕中关节发生损伤的病例。在直视条件下，使用导针穿过之前，可以使用撬棒对两个骨块进行操作，使用探针或其他工具辅助复位，缩小骨折块的移位间

隙和台阶，纠正骨折块之间的旋转对位问题。最后，如果对螺钉的长度是否正确存在疑问，还可以使用关节镜在桡腕关节对螺钉是否从突破舟状骨近端骨面进行评估。

9.3 舟状骨骨折不愈合

9.3.1 舟状骨骨折不愈合的危险因素

0%~25%的舟状骨骨折患者，在进行手术固定后，经过6个月的随访发现，CT纵轴平面上出现骨小梁桥接缺失，则定义为舟状骨骨折不愈合。无移位或较小移位的舟状骨腰部骨折的愈合率接近100%，而舟状骨近端骨折的不愈合率高达0%~25%。使用螺钉对发生移位的舟状骨骨折进行固定治疗，可使愈合率提高（98%~100%），但有可能会使愈合时间延长。Clementson等在对诊断为严重移位的舟状骨骨折的研究中报道，3/17（18%）的患者发生延迟愈合（＞14周）。对于非手术治疗急性舟状骨骨折或手术治疗已发生的舟状骨骨不连，吸烟和延迟诊断与较高的不愈合风险相关。虽然，缺少急性骨折手术治疗后不愈合发生的相关因素数据，但除手术对骨折脱位和成角等进行纠正的因素外，大多数患者相关

以及骨折相关危险因素可能具有可对比性。

关于临床效果、愈合率和并发症的情况，手术技术方面尚无更好的固定方法或手术入路（背侧或掌侧）选择。目前存在多种固定方法，最常见的方法为单头加压螺钉，其他还包括克氏针、螺钉和钢板固定治疗，但他们之间比较的研究报道较少。Kang 等的 Meta 分析研究中发现，对经皮背侧和掌侧入路螺钉固定进行比较，发现在骨折不愈合和其他并发症发生方面没有显著差异（表 9.1）。然而，精准的手术操作技术，避免螺钉的偏心置入十分重要，可有效减少手术相关的可预防性并发症的发生。尽管从舟状骨结节掌侧使用经皮螺钉固定舟状骨腰部骨折是最流行的入路，但一些作者认为，无论是经大多角骨逆行还是从背侧顺行置钉（这在舟状骨近端骨折治疗中十分常见），应该最大限度地在舟状骨中心放置螺钉。在舟状骨中心置入螺钉或垂直于骨折部位进行螺钉固定的优点，仍然是基于对生物力学的考虑，包括 Kang 等的 Meta 分析在内的一系列研究，都没有发现其在临床结果和并发症方面具有显著差异。

关于术后进行固定的方案仍然不一致。有些情况下可以立即活动，有些则需要固定 2~4 周。术后早期，避免手腕发生剧烈活动十分重要，其中包括早期的无保护性接触性运动，因为尤其是在身体接触性运动当中重返运动作为一项风险因素。在一项针对职业美式足球运动员，舟状骨骨折进行固定治疗的回顾性研究发现，骨折不愈合率为 25%，34%的患者因骨折不愈合而发生退行性改变，符合 2 期和 3 期舟状骨骨折不愈合引起的舟状骨骨不连进行性塌陷（SNAC）。研究没有详细说明重返比赛和康复的具体时间规定。与此结论发生明显对比的是 Rettig 等的报道，他们的病例中经过仔细地康复治疗获得了令人满意的 3% 的不愈合率，具体的康复方案如下所述。对于舟状骨腰部骨折，进行切开复位内固定（ORIF）后，手腕活动范围恢复至对侧的 10% 且不伴有疼痛症状时，认为重返比赛较为安全。进行固定的平均时间为 12.5 天，重返比赛时间大约需要 8（3~21）周。多发伤患者应避免使用标准的拐杖，降低手术复位后发生不稳定和骨不连的风险。

9.3.2 治疗

骨不连的治疗方法包括取出内固定物，手术切除硬化性骨不连部位的组织直至骨表面出血，然后进行植骨和稳定的固定（图 9.2~ 图 9.12）。最好在透

表 9.1 急性舟状骨骨折发生（顽固性）骨不愈合的危险因素

骨折部位	研究设计	患者（研究）	愈合率		RR 骨折不愈合		OR 骨折不愈合（95% CI）
			近端	腰部	远端	近端：非近端	近端
Eastley 2013[a]	SR	67 (8)	近端			7.5（95% CI，4.9~11.5）	
Merrell 2002[*b]	SR	676 (19)	67%，$P < 0.01$（近端：远端）	85%，$P < 0.05$（腰部：远端）	100%，$P < 0.05$（腰部：远端）	2.2（近端：远端）	ND*（近端：远端）
Grewal 2013[a]	回顾性队列研究	219 (1)	86%$P=u$	94%，$P > 0.05$（近端：腰部）	100%，$P > 0.05$（近端：远端）	2.3（近端：腰部）	ND*（近端：远端）
性别							男：女
Zura 2016[c]	初始队列研究	7149 (1)	—	—	—	—	2.6（2.1~3.1）$P < 0.001$
患者年龄增加 10 岁							年龄每增加 10 岁
Zura 2016[c]	初始队列研究	7149 (1)	—	—	—	—	0.80（0.75~0.80）$P < 0.001$

3

续表

	研究设计	患者（研究）	愈合率 吸烟	愈合率 不吸烟	RR骨折不愈合 吸烟：不吸烟	OR骨折不愈合（95% CI）使用：不使用
是否吸烟						
Dinah & Vickers 2007[b]	回顾性队列研究	34（1）	40%	82%，$P < 0.01$	3.3	
Ditsios 2017[b]	Meta 分析	256（5）	56%	93%，$P < 0.01$	6.3	
使用阿片类、非甾体类抗炎药						使用：不使用
Zura 2016[c]	初始队列研究	7149（1）	—	—	—	2.6（2.1~3.2）$P < 0.001$
使用阿片类、非甾体类抗炎药						使用：不使用
Zura 2016[c]	初始队列研究	7149（1）	—	—	—	2.6（2.1~3.2）$P < 0.001$
仅使用阿片类药物						使用：不使用
Zura 2016[c]	初始队列研究	7149（1）	—	—	—	3.1（2.6~3.9）$P < 0.001$
骨关节炎						骨关节炎：非骨关节炎
Zura 2016[c]	初始队列研究	7149（1）	—	—	—	2.2（1.7~2.8）$P < 0.001$
骨质疏松						骨质疏松：无骨质疏松
Zura 2016[c]	初始队列研究	7149（1）	—	—	—	2.5（1.3~4.6）$P < 0.005$
受伤至手术的时间				>12个月	<12个月	>12个月：<12个月
Merrel 2002[b]	SR	1046（28）	80%	90%，$P < 0.01$	2.0	
背侧或掌侧入路			背侧入路	掌侧入路	背侧：掌侧	
Kang 2016	SR	141（7）	97%	96%	0.75，$P > 0.1$	

SR：系统性回顾；RR：相关风险；OR：优势率；CI：可信区间；u：未知；患者（研究）：特定结果进行测量的患者（和研究）数量
a：研究报告非手术治疗急性舟状骨骨折的愈合率
b：研究报告舟状骨骨折术后骨不连的愈合率
c：研究报告手术和非手术治疗急性舟状骨骨折愈合率
ND*：由于远端骨折不愈合率发生率为 0，其相对风险不能确定视引导下使用特制的克氏针和螺丝刀，将经皮置入的螺钉取出。这些工作比较乏味和耗时。如果患者最初在其他地方进行治疗，最好检查患者的手术报告，提前准备好合适的取出内植物的工具套装。

骨不连部位切除的最好方法为使用高速磨钻、锯或骨刀。使用咬骨钳可以将剩下的骨突清除。所

有的手术技术都强调，需要将舟状骨不愈合部位表面的大部分进行切除，促进骨的愈合，这是基于硬化的骨折端不支持骨发生愈合的原理。可通过使用间歇性充气止血带对骨面出血进行确定。在近端部位放置止血带，骨表面未见点状出血出现，可能证明近端存在缺血性坏死（AVN）。带血管骨移植（VBG）和不带血管骨移植（NVBG）均可提高舟状骨近极缺血性坏死的骨愈合率（图9.2）。一位具有20年临床经验的高年资学者的大宗病例报道表明，对于舟状骨发生缺血性坏死（AVN）的病例而言，使用关节镜辅助植骨（ABG）治疗，仍有81.8%的机会通过Testut韧带远端的新生血管促进骨发生愈合。

根据两项Meta分析报道，带血管骨移植（VBG）和不带血管骨移植（NVBG）治疗舟状骨骨不连后的愈合率相似，分别为84%和92%、80%和88%。对于存在缺血性坏死的舟状骨近极不愈合，使用带血管骨移植（VBG）的愈合率（72%和97%），高于不带血管骨移植（NVBG）（62%和93%）。关于植骨供体部位选择，使用髂骨移植物（不管是VBG还是NVBG）（9%）比桡骨远端移植物（1%）存在更多的并发症发生，但愈合率相似（87%和89%）。选择髂嵴进行移植，供体部位的疼痛更显著。在所有的植骨类型中，进行固定的植骨的愈合率（88%~91%）高于未进行固定的植骨（79%）。由于大量低级别的证据以及对舟状骨缺血性坏死、骨不连和并发症的报道和定义不一致，目前关于骨不连治疗的证据质量仍然较为有限。到目前为止，对于舟状骨不愈合的治疗，仍然没有系统综述可以确定具有统计学意义的最佳治疗方法（表9.2）。

随着腕关节镜使用的日渐普及，关节镜辅助植

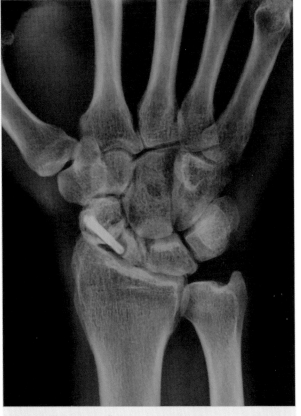

图9.2 患者，男性，38岁，急性舟状骨腰部骨折螺钉固定10年后，舟状骨近端1/3处出现伴有症状的骨不连

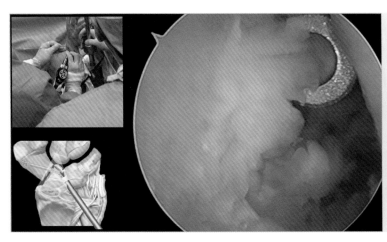

图9.3 舟状骨近极发生分裂，形成一个较小的掌侧碎片和一个较大的背侧碎片，骨不连间隙中间可以见到一枚螺钉

骨（ABG）近期已经受到许多外科医生的青睐。这位通讯作者对 124 例患者进行研究的结果发现，骨折总体愈合率达 90.3%（112/124），平均影像学愈合时间为 14（范围：6~80）周。最后临床随访时，不伴有疼痛 67 例（54%），而其余 57 例患者的疼痛视觉模拟评分（VAS）平均为 1.7（0~7）分。日常生活活动（ADL）表现分数从 34.2 分提高到 38.6 分，握力从 28.2kg 提高到 36.2kg（$P < 0.05$）。并发症包括 1 例术中螺丝刀断裂、3 例一过性神经病变、3 例针孔感染和 3 例髂嵴供体部位发生病变（短暂性）。

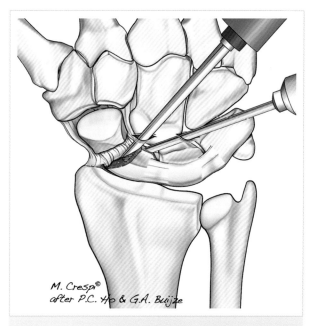

图 9.4 治疗骨不连的示意图：松开止血带后，切除大部分硬化的骨组织，直至确认近端出现点状出血或存在缺血性坏死。在关节囊反折处，保留部分纤维化组织，避免内植物外露

由于重复使用螺钉固定，可能无法对剩余骨提供足够的把持，所以可以通过克氏针（可选用临时固定舟状骨、头状骨 / 固定桡骨、月状骨）或掌侧钢板将骨折固定稳定。这些稳定的固定方法使移植物被挤出的风险降低，而用一枚螺钉固定行前侧楔形植骨术则有致命的风险。

建议使用石膏在肘关节下方固定 6~12 周（拇指可以固定也可以不固定），降低克氏针发生移位的风险（图 9.13）。使用 X 线片确认早期发生骨性连接后，将克氏针拔除。

如果一次或多次治疗后仍无法成功愈合或已经进展为关节炎时，应考虑挽救手术。挽救治疗方案包括，腕部去神经支配术、桡骨茎突切除术、舟状骨远极切除、近排腕骨切除术（PRC）、舟状骨切除术、所谓的"四角"关节融合术（4CA：头状骨、钩骨、三角骨和月状骨）和全腕关节融合术。

舟状骨不愈合伴桡骨茎突退变的患者，与 1 期舟状骨不愈合发生塌陷的治疗方法相同，标准的骨不连修复方法为合并使用桡骨茎突切除术。关节镜下手术治疗的优点包括，可以更好地显露需要保留的桡舟韧带和背侧桡腕韧带。建议使用术中透视完成手术，防止切除不足或过度切除。对于慢性舟状骨不愈合或 SNAC 1 期的具有不愈合倾向因素的患者，在需要紧急快速恢复以及患者为老年人的情况下，可以选择将舟状骨远端进行切除。Malerich 等对患者进行 15 年的随访结果显示，患者可获得良好的长期临床结果，没有出现明显的腕关节塌陷。腕部骨关节炎在治疗后，病情出现好转，没有使患者出现明显的病情恶化。术后可能出现的腕中关节炎，并没有引起患者结果出现明显恶化。如有需要，没有必要摒弃额外进行更传统的重建手术。

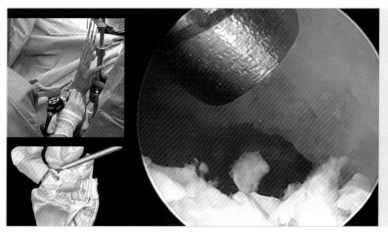

图 9.5 将螺钉取出，使用 2.0mm 的刨刀和 2.9mm 的磨钻，将不愈合部位的硬化骨组织进行切除，直至见到远端出血，但近端无血供

如果进一步出现骨折不愈合相关的退行性变的表现，如2期和3期的腕关节SNAC，可以采取姑息性手术治疗，包括近排腕骨切除术（PRC）、舟状骨切除术和四角关节融合术（4CA，表9.3）。四角关节融合术和近排腕骨切除术被证实在疼痛减轻和患者满意度方面效果相近。虽然也有报道称，患者经四角关节融合术后所得的自评功能性结果评分更高，但Saltzman等在其Meta分析研究中指出，无法在近排腕骨切除术和四角关节融合术之间得到显著的统计学差异。与近排腕骨切除术相比，四角关节融合术的术后握力更强。然而有报道指出，四角关节融合术治疗后的总体并发症发生率（包括骨不连和转为

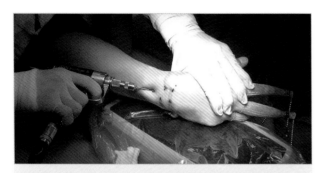

图9.6　使用Linscheid法，缩小桡骨、月状骨之间的间隙。如果舟月（SL）韧带仍完整，先将腕关节被动屈曲，纠正舟状骨近端的背屈畸形，再将拉伸的月状骨与桡骨重新对齐

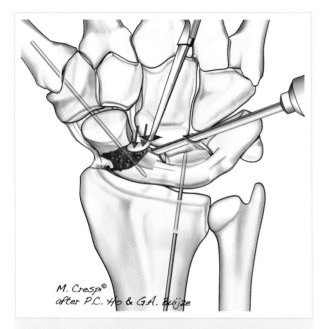

图9.7　关节镜辅助植骨（ABG）示意图：从桡侧腕中关节的入口，通过使用带角度的铲刀向下施加压力，将舟状骨腰部骨不愈合部位充满填充物

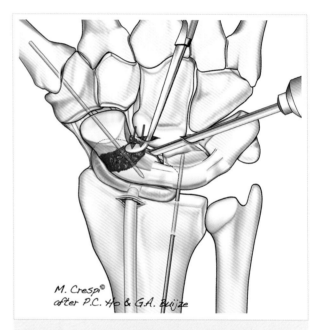

图9.8　示意图显示，关节镜辅助植骨（ABG）治疗舟状骨近端骨不连，需要在桡腕关节内部，放置一个充气导尿管，防止移植物溢出

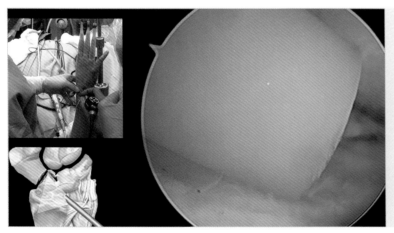

图9.9　使用6号导尿管，防止移植物向外溢出。在刚过球囊处切断导管的尖端。然后，将导管插入桡腕关节，可以通过1、2入路插入，也可以像此病例一样，通过3、4入路插入。使用生理盐水使球囊膨胀，将其填充在骨不连部位与桡骨远端之间的间隙

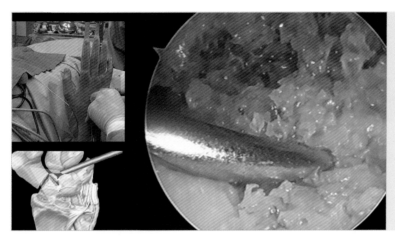

图 9.10 从对侧髂嵴取自体松质骨，使用 4.5mm 套管，通过腕部桡骨（MCR）入口进行植骨。使用撞击器和铲刀，将骨块紧密广泛地填充到骨不连部位

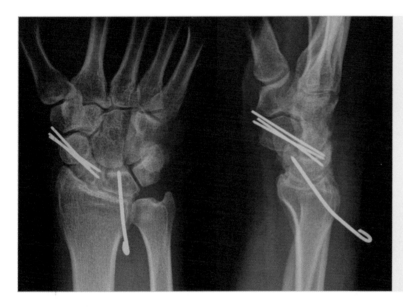

图 9.11 使用 2 根以上 1.1mm 克氏针固定，最终显示舟状骨力线良好，移植物填充良好，未向桡腕关节溢出

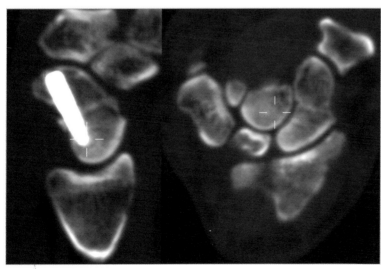

图 9.12 螺钉放置位置过于靠前的病例，使用半旋后"豆状"位，可以对其进行预防。沿纵轴进行 CT 扫描可显示，远端骨碎片在矢状面发生轻微的弯曲，而在冠状面发生尺偏和旋前。经舟状骨外侧角（LISA）和高度与长度比例（HLR）略有增加

关节融合）较高。近排腕骨切除术常见的并发症包括滑膜炎和水肿（3.1%），而四角关节融合术最常见的并发症为不愈合（4.9%）。Mulford 等描述了使用近排腕骨切除术的治疗效果，患者骨关节炎的发生率（3.7%）高于使用四角关节融合术的对照组（1.4%），尽管其与临床症状的相关性尚不确定。

表9.2　不同方法骨移植治疗舟状骨骨不连的愈合率及并发症的发生情况

	实验设计	患者（研究）F/U	整体的愈合率		AVN 或近端骨折的愈合率		注释
带血管骨移植和不带血管骨移植			VBG	NVBG	VBG	NVBG	
Braga–Silva 2008	RCT	80（1）2.6~3.1	91%	100% P=u	—	—	VBG：1，2–ICSR NVBG：髂嵴
Caporrino 2014	RCT	75（1）2.4	89%	80% P > 0.05	—	—	VBG：1，2–ICSR NVBG：桡骨远端
Ribak 2010	RCT	46（1）2	89%	73% P < 0.05	—	—	VBG：1，2–ICSR NVBG：桡骨远端
Ferguson 2015	系统回顾	5465（144）u	84%	80% P=u	存在 AVN 72%	62% P=u	44 项研究中，报道了包括 528 例患者了存在 AVN 的结果
Pinder 2015	系统回顾	1602（48）u	92%	88%* P=u	近极骨折 97%（82%~100%）	93%（61%~100%）	*VBG 组较差的预后因素 7 项研究中，报道了包括 125 例患者近极骨折的预后
总体并发症的发生率			移植物来源	移植物来源			
Pinder 2015	系统回顾	679（19）> 0.5	DR 1%	IC 9% P=u	—	—	DR 移植物组成 VBG 和 NVBG

F/U：随访时间（年）；AVN：缺血性坏死；VBG：带血管骨移植；NVBG：不带血管骨移植；u：未知的；1，2–ICSR：第 1、2 伸肌间室支持带上动脉；患者（研究）：特定结果进行测量的患者（和研究）数量

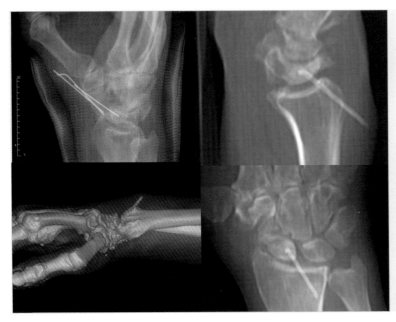

图 9.13　舟状骨腰骨不愈合，经前方楔形骨移植术后，克氏针发生移位的病例。需要注意止于第一掌骨基底部的石膏（左上角）发挥的潜在作用。石膏长度延长至拇指指间关节，可以对此问题进行限制

使用骨替代用品时，应该需要注意如下内容。应用重组人骨形态基因蛋白（rhBMP）治疗舟状骨不愈合为超出适应证以外的使用方法。对于舟状骨不愈合的患者，其使用效果并没有显示出可重复性较高的愈合率。此外，应告知患者，当 rhBMP 用于治疗舟状骨骨不连时，已经有多位作者对异位骨化和再次手术的风险进行了报道。

9.3.3 手术技巧

· 在发生延迟愈合的情况下，对使用经皮舟状骨固定后愈合状态的判断仍然有许多困难，特别最初

表 9.3 挽救治疗方案——PRC 对比 4CA 以及远端舟状骨切除术：活动范围、握力、功能、疼痛

结果	设计研究	患者（研究）	结果						注释
活动度				PRC	4CA		DSR	P 值	
Aita 2016*	RCT	27（1）	全部活动度	69%	58%		—	> 0.05	相对于未受伤的对侧的总体活动度
Malerich 2014	回顾性研究	19（1）	全部活动度	—	—		139°	—	总体活动度
Saltzman 2014*	SR	u（5）	FE UR	75° 32°	64° 30°		— —	< 0.01 > 0.05	PRC 和 4CA 的屈伸角度对比，变化无显著性差异
Mulford 2009*	SR	2143（52）	FE UR	75° 32°	64° 41°		— —	u u	
握力（相对于健侧）				PRC	4CA		DSR		
Aita 2016	RCT	27（1）		79%	65%			< 0.05	
Saltzman 2014*	SR	240（7）		67%	74%			< 0.01	PRC 和 4CA 的抓握力对比，变化无显著性差异
Mulford 2009*	SR	u（44）		70%	75%		—	u	
Malerich 2014	回顾性研究	19（1）					85%	—	
功能				PRC	4CA		DSR		
Aita 2016	RCT	27（1）		11	13		—	> 0.05	Dash 评分
Saltzman 2014*	SR	u（2）		21	28		—	> 0.05	Dash 评分
Brinkhors 2016	回顾性研究	48（1）		87	69		—	< 0.01	MHQ 评分
疼痛				PRC	4CA		DSR		
Aita 2016	RCT	27（1）		2.3	2.9		—	> 0.05	VAS
Brinkhors 2016	回顾性研究	48（1）		10	48		—	< 0.01	MHQ 改变
Mulford 2009*	SR	977（26）		16%	15%		—	u	报道患者感到疼痛为差和感觉良好的比例对比
Malerich 2014	回顾性研究	19（1）					0.9	—	VAS（0~10）
全部并发症发生率				PRC	4CA		DSR		
Saltzman 2009*	SR	101（6）		14%	29%		—	0.01	最常见的情况：PRC：滑膜炎和水肿（3.1%）4CA：骨折不愈合（6.9%）
骨关节炎发生风险				PRC	4CA	RR	DSR		
Mulford 2009*	SR	231（6）		3.7%	1.4%	2.6	—	< 0.05	随访时间
Malerich 2014	回顾性研究	19（1）		—	—		72%		平均随访时间 15 年
改变为融合手术的风险				PRC	4CA	RR	DSR		
Mulford 2009*	SR	261（7）		3.9%	2.9%	1.3	—	> 0.05	
Saltzman 2014*	SR	u（2）		7.1%	10%	0.71	—	> 0.05	
Malerich 2014	回顾性研究	19（1）					5.3%	—	此外 1 例转化为 PCR（5.3%）

PRC：近排腕骨切除术；4CA："四角"关节融合术；DSR：舟状骨远端切除术；FE：弯曲伸直弧度；UR：尺桡骨分离弧度；u：未知；VAS：疼痛视觉模拟评分；Dash 评分：分数越低，手功能越好；MHQ：密歇根手部功能评价（功能：得分越高，手功能越好；疼痛：得分越高，疼痛感越大）；RR：PRC 对比 4CA，特定结果的相对风险；患者（研究）：特定结果进行测量的患者（和研究）数量

* 研究包括舟状骨不愈合晚期塌陷和舟月骨晚期塌陷的患者

存在移位时。在存在内固定物的前提下，CT 可能会由于伪影而失去对愈合的准确判断。可以考虑使用关节镜对愈合进行评估，这是因为其可以评估体内动态的愈合状态，便于外科医生决定继续观察还是将骨不连切除。

· 出现螺钉松动并伴有周围骨量丢失（X 线片显示透亮带），可以很容易地将螺钉取出，带有皮质松质骨的髂骨支撑柱可以与前方楔形移植物，一起放置在螺钉通道内。

· 对于螺钉没有发生松动的不愈合，应单纯对不愈合部位进行清创。不拆除螺钉的关节镜辅助骨移植，可作为另外一种选择。可在术中对螺钉的稳定性进行现场评估。

· 在获得良好填塞的植骨中，使用多根克氏针固定的优点为可以减少"驼背状"压缩出现，移植物发生挤压的风险较小，并且在翻修时无须将内固定物拆除。

· 对于伴随腕部近排背伸不稳定（DISI）的驼背畸形，使用 Linscheid 法可以使桡骨舟状骨间隙减小（图 9.14）。舟月韧带完整的情况下，首先进行腕关节被动屈曲，纠正舟状骨近端的背屈畸形，使延伸的月状骨与桡骨重新对齐。

· 在逆行打入克氏针时，外科医生可以使用非惯用手，将自己的虎口与患者的虎口重叠在一起，并将自己的示指放在患者的 Lister 结节上，使患者的腕部维持伸直、过度旋后和尺偏位置。医生将患者的舟状骨伸直的同时，可以将自己的惯用手瞄准患者的食指，避免驼背畸形发生。

· 当考虑进行姑息性手术时，可以在进行近排腕骨切除术或四角关节融合术之前，切除舟状骨的远端部分。对于舟状骨不愈合引起的腕部塌陷（SNAC）2、3 期的患者，使用近排腕骨切除术和四角关节融合术，术后对疼痛的缓解程度和功能恢复情况相似，但四角关节融合术后的并发症发生率更高。但是，SNAC 3 期并不总是具备使用近排腕骨切除术的良好指征，这是因为其损伤范围已经累及到头状骨的关节面。部分外科医生仍然选择使用该方法进行治疗，但会使用完整的月状骨表面或头状骨近端植入物，对近端头状骨的骨软骨移植进行改良。

· 就康复治疗而言，舟状骨骨不连术后腕关节的固定时间依据"影像学需要"而定，一般其固定时间比急性骨折的固定时间要长很多。对于依从性较好的患者，可以考虑进行较早的腕部主动活动。

· 使用标准拐杖进行负重时，手腕部的受力将会增加，会使其复位效果以及固定的稳定性遭到破坏，并可能导致骨折不愈合发生。较为安全的功能性替代器械为前臂槽状拐杖或腋下拐杖。

9.4 顽固性舟状骨骨折不愈合

当对骨不连进行手术治疗失败时，剩余骨量和骨质量会发生进一步下降，这可能会影响进一步的矫形手术治疗。如果感觉患者有足够的骨量并且关节炎较轻微时，可以再次尝试手术治疗方法使骨发生愈合。

对舟状骨骨不连进行植骨手术后 6 个月，CT 未

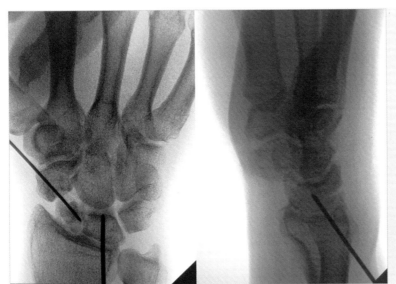

图 9.14 使用 1.1mm 的克氏针在舟状骨结节处穿过固定

见明显变化可定义为顽固性骨不连。报道的患病比例变化较大，为0%~60%。骨不连的发生率与骨移植物的类型无关，也无关乎不带血管、带血管植骨或使用关节镜辅助进行植骨手术治疗（表9.2）。导致骨不连手术成功率降低的危险因素包括吸烟、受伤至手术间隔时间较长和舟状骨近端骨折。Dinah和Vickers报道，不吸烟患者舟状骨不愈合进行内固定和植骨治疗的手术成功率为82%，而吸烟患者为40%。因此，在任何翻修手术之前，应该将患者相关的因素（如不戒烟）和原始手术相关的指标进行仔细分析，这是因为全世界的愈合率也低于80%，即使是在专科治疗中心。

在疾病进展到慢性期并且已经经历了数次手术的阶段，对一些病例也可以使用姑息性治疗方法。例如，对于初次手术后未成功戒烟的"老烟枪"，应该考虑改行远极切除手术，可以使功能恢复得更快。

在治疗顽固性骨不连时，想要再次尝试获得骨的愈合，大多数外科医生会改变使用带血管骨移植物或使用关节镜辅助治疗，来保证局部的血供。

目前，最广泛获得使用的带血管移植物是由Zaidemberg在1991年描述的。该移植物带蒂从桡骨远端，包括第1、2伸肌间室支持带上动脉（1，2-ICSRA）。其主要优点为在近端和腰部的不愈合，没有出现驼背畸形的情况下，手术技术相对容易。

正如1987年Kuhlmann所述，带血管的游离髂嵴骨块和以掌侧腕动脉为蒂的桡骨远端掌侧移植物的共同优点为，可以通过相同的掌侧入路，使用楔形截骨方法对驼背畸形进行矫正。根据我们所知，Arora等所描述的舟状骨顽固性不愈合，为目前为止最大系列的相关研究报道。他们研究使用了带血管的游离髂骨块对21例进行过常规植骨治疗失败、舟状骨无血供的不愈合患者进行移植治疗。在至少2年的随访观察中发现，其愈合率为76%（16/21）。Dodds和Halim对9例顽固性骨不连患者中的8例使用了这种技术进行治疗，又辅助使用手掌的支撑板，最终实现了骨的愈合。

由于股骨内侧髁游离移植组织瓣的嵌合特性，利用骨软骨移植重建无血供的舟状骨近极成为可能。然而，膝关节供体部位的发病率也是无法忽略的，应该（仔细）与患者进行讨论。关节镜辅助移植治疗的优点是可以减少局部缺血，提高愈合的可能性，减小瘢痕的形成。此外，关节镜技术还可对关节退变进行充分分期评估，这样在一些适宜的病例中可转变采用补救性手术。但就像任何被广泛应用的微

创手术操作一样具有一定的技巧性，每位医生都应该意识到其学习曲线的存在。

康复内容通常包括：使用肘关节的石膏固定不超过12周，拇指可固定也可不固定，减少克氏针发生移位的风险。当影像学确认出现早期骨性愈合，可去除克氏针。

手术技巧

· 顽固性的骨折不愈合其本身并不意味着需要挽救性治疗。可以尝试通过使用掌侧钢板或克氏针对骨不连进行稳定固定，反复进行植骨治疗，尽管其愈合率较低。

· 如果之前曾经做过关节镜辅助下骨移植，可以重复手术治疗，尽管成功率尚不明确。

9.5 舟状骨畸形愈合

舟状骨腰部骨折畸形愈合通常将会导致驼背畸形，但很少伴有症状。虽然，X线片中舟月角度（＞70°）和桡月角度（20°~30°）的增加，可怀疑为舟状骨骨折的畸形愈合。但是，需要根据舟状骨纵轴的冠状面和矢状面的CT扫描来进行明确诊断。其包括矢状面上的远端骨折块发生弯曲，额状面上的远端骨折块发生尺偏和旋前（图9.12）。我们针对各种参数指标，将CT上的异常角度进行量化研究：外侧舟状骨骨内角＞35°或高度和长度比例＞0.73。

手术固定后发生的舟状骨畸形愈合，几乎完全与技术性错误有关。可以预防的技术性错误主要包括，复位不良或掌侧使用加压螺钉偏心置入而引起的驼背畸形（图9.12）。后者在掌侧骨皮质上产生不平衡的过度压力，对桡骨背侧突产生牵拉。通过拍摄4个角度的X线片或使用第2枚稳定的克氏针，可控制将螺钉置入中心位置，防止产生扭转力和剪切力。在专科治疗中心，可以使用关节镜进行治疗，将关节内出现的台阶和间隙进行矫正，并没有证实其可以获得较术中透视更好的效果。

舟状骨骨碎片是否对位不佳与致残或疼痛之间的确切关系仍然存在争议，这是因为大多数的畸形愈合并不伴有症状。然而，如果合并存在腕部的不稳定，将会产生疼痛、早期关节炎和手腕部的功能障碍。换而言之，舟状骨形态异常不确定是否与其预后相关，除非合并患有腕部近排背伸不稳定（DISI），DISI与预后较差具有相关性。

因此，关于治疗仍然存在争议。以前的病例研究报道说明，使用手术矫形可以获得良好的治疗效果，但是，最近的研究表明，保守治疗的结果也较为相似。因此，需要详细地了解患者的病史，进行细致和反复的体格检查，确定舟状骨畸形愈合的致残程度。对于存在舟状骨畸形愈合伴有明显症状的腕关节力线不良的患者，保留截骨矫形手术似乎已经成为大家的共识。如果舟状骨结节远端与桡骨茎突发生撞击（典型的向桡侧发生偏移），且腕关节不稳不伴有其他症状，可以采用桡骨茎突切除、局部清创和背侧边缘有限切除手术治疗。

舟状骨畸形愈合术后的康复方法与舟状骨不愈合的术后康复方案基本相同。如果对腕关节力线不良进行了矫形，只有在伴发的韧带损伤问题得到解决的情况下，腕部的运动力学方可以完全获得恢复。

手术技巧

· 最好在透视条件下，使用舟状骨特定的4种影像学检查方法进行手术，避免螺钉出现"驼背畸形偏心"（图9.1）。

· 将第1枚克氏针放置在原有位置（通常并不是绝对的中心位置），有助于引导第2枚克氏针对空心螺钉的固定，并在使用螺钉时避免牵拉/旋转不良。

· 当使用Slade法将螺钉顺行插入时，应避免将腕关节过度屈曲，使掌侧屈曲的远端骨碎片发生移位。或者，在顺行进钉和螺钉拧入之前，可以使用细的克氏针逆行对位暂时穿进骨碎片之中。

· 在计划进行舟状骨截骨矫形手术时，拍摄双侧CT扫描与三维重建具有重要价值。

9.6 其他各类并发症

神经/肌腱损伤/感染

舟状骨骨折固定后的其他并发症包括与瘢痕相关、与手术入路周围结构相关的和感染的并发症。

瘢痕相关的并发症，在开放手术中十分常见。Dias等在44例舟状骨腰部骨折进行ORIF治疗的前瞻性系列研究中，对该并发症进行了很好地重点阐述。244例患者中的10例出现了与瘢痕相关的轻微并发症，其中1例出现浅表伤口感染，3例为敏感性瘢痕，4例为增生性瘢痕，3例为敏感增生性瘢痕。使用经皮手术入路可以有效减少这些并发症的发生，

但也可能更容易引起皮下结构的其他相关并发症。

经皮掌侧入路可能发生损伤风险的结构包括：桡侧腕屈肌腱、正中神经的掌皮支和桡动脉浅支。对于背侧入路，存在风险的结构包括桡侧腕指伸肌和骨间后神经。

舟状骨进行螺钉固定后的感染，可分为浅表感染（局部肿胀、疼痛、红斑、伤口延迟愈合）和深部感染（腕关节疼痛、水肿、伴或不伴脓性分泌物、感染指标升高）。在一项针对非移位性舟状骨腰部骨折，使用手术或保守治疗进行比较的Meta分析中，在所涉及的7项主要试验中，全部207例患者中只有2例发生术后感染。4例伤口表面发生感染可以通过局部伤口护理、固定和抗生素进行治疗，而深度感染最好通过最终开放或使用关节镜进行灌洗和清创，特别是对桡腕关节和腕中关节的操作都是必须进行的。复发性感染、骨髓炎、骨坏死和真菌感染，尤其是在免疫功能低下的患者中，很少存在手术指征需要将内固定物进行拆除。有报道称，1例20年后延迟出现的单独内固定物相关的舟状骨骨髓炎，最终通过将全部舟状骨切除和静脉注射抗生素、紧接着行二期近排腕骨切除获得成功治疗。

9.7 小结

能够让舟状骨在固定术后愈合且无并发症发生是极具挑战性的。如果全部考虑到轻微的愈合干扰和需要二次手术治疗，真实的术后并发症的发生率可能较报道中的1%~10%还要高出30%。可以肯定的是，大部分的并发症是可以预防的。在进行预防时，首先应该意识到最常发生的错误，如螺钉的长度或位置不够理想、固定结构的稳定性不足或对治疗结果过度激进、无保护性的康复训练。严格把握手术适应证、精细的手术操作技术、具备高超技术的人员和谨慎的康复训练，都可以减少许多不可预见的问题发生。当无法对这些问题进行预防时，进行翻修手术解决这些并发症，几乎总是可行且令人满意的，可以获得预期的功能结果。

参考文献

[1] Bushnell BD, McWilliams AD, Messer TM. Complications in dorsal percutaneous cannulated screw fixation of nondisplaced scaphoid waist fractures. J Hand Surg Am. 2007; 32(6):827–833.

[2] Dias JJ, Wildin CJ, Bhowal B, Thompson JR. Should acute scaphoid fractures be fixed? A randomized controlled trial. J Bone Joint Surg Am. 2005; 87(10):2160–2168.

[3] Saedén B, Törnkvist H, Ponzer S, Höglund M. Fracture of the carpal scaphoid. A prospective, randomised 12-year follow-up comparing operative and conservative treatment. J Bone Joint Surg Br. 2001; 83 (2):230–234.

[4] Buijze GA, Doornberg JN, Ham JS, Ring D, Bhandari M, Poolman RW. Surgical compared with conservative treatment for acute nondisplaced or minimally displaced scaphoid fractures: a systematic review and meta-analysis of randomized controlled trials. J Bone Joint Surg Am. 2010; 92(6):1534–1544.

[5] Patel S, Giugale J, Tiedeken N, Debski RE, Fowler JR. Impact of screw length on proximal scaphoid fracture biomechanics. J Wrist Surg. 2019; 8(5):360–365.

[6] Moatshe G, Godin JA, Chahla J, et al. Clinical and radiologic outcomes after scaphoid fracture: injury and treatment patterns in National Football League Combine Athletes between 2009 and 2014. Arthroscopy. 2017; 33(12):2154–2158.

[7] Singh HP, Taub N, Dias JJ. Management of displaced fractures of the waist of the scaphoid: meta-analyses of comparative studies. Injury. 2012; 43(6):933–939.

[8] Clementson M, Jørgsholm P, Besjakov J, Björkman A, Thomsen N. Union of scaphoid waist fractures assessed by CT scan. J Wrist Surg. 2015; 4(1):49–55.

[9] Kang KB, Kim HJ, Park JH, Shin YS. Comparison of dorsal and volar percutaneous approaches in acute scaphoid fractures: a meta-analysis. PLoS One. 2016; 11(9):e0162779.

[10] Rettig AC, Weidenbener EJ, Gloyeske R. Alternative management of midthird scaphoid fractures in the athlete. Am J Sports Med. 1994; 22(5):711–714.

[11] Buijze GA, Goslings JC, Rhemrev SJ, et al. CAST Trial Collaboration. Cast immobilization with and without immobilization of the thumb for nondisplaced and minimally displaced scaphoid waist fractures: a multicenter, randomized, controlled trial. J Hand Surg Am. 2014; 39 (4):621–627.

[12] Wong WC, Ho PC. Arthroscopic management of scaphoid nonunion. Hand Clin. 2019; 35(3):295–313.

[13] Ferguson DO, Shanbhag V, Hedley H, Reichert I, Lipscombe S, Davis TR. Scaphoid fracture non-union: a systematic review of surgical treatment using bone graft. J Hand Surg Eur Vol. 2016; 41(5):492–500.

[14] Pinder RM, Brkljac M, Rix L, Muir L, Brewster M. Treatment of scaphoid nonunion: a systematic review of the existing evidence. J Hand Surg Am. 2015; 40(9):1797–1805.e3.

[15] Malerich MM, Catalano LW, III, Weidner ZD, Vance MC, Eden CM, Eaton RG. Distal scaphoid resection for degenerative arthritis secondary to scaphoid nonunion: a 20-year experience. J Hand Surg Am. 2014; 39(9):1669–1676.

[16] Saltzman BM, Frank JM, Slikker W, Fernandez JJ, Cohen MS, Wysocki RW. Clinical outcomes of proximal row carpectomy versus four-corner arthrodesis for post-traumatic wrist arthropathy: a systematic review. J Hand Surg Eur Vol. 2015; 40(5):450–457.

[17] Liu B, Wu F, Ng CY. Wrist arthroscopy for the treatment of scaphoid delayed or nonunions and judging the need for bone grafting. J Hand Surg Eur Vol. 2019; 44(6):594–599.

[18] Fernandez DL, Kakar S, Buijze GA. Non-vascularized bone grafts. In: Buijze GA, Jupiter JB, eds. Scaphoid fractures: Evidence-based management. 1st ed. St. Louis: Elsevier; 2018:303–320.

[19] Arora R, Lutz M, Zimmermann R, Krappinger D, Niederwanger C, Gabl M. Free vascularised iliac bone graft for recalcitrant avascular nonunion of the scaphoid. J Bone Joint Surg Br. 2010; 92(2):224–229.

[20] Zaidemberg C, Siebert JW, Angrigiani C. A new vascularized bone graft for scaphoid nonunion. J Hand Surg Am. 1991; 16(3):474–478.

[21] Kuhlmann JN, Mimoun M, Boabighi A, Baux S. Vascularized bone graft pedicled on the volar carpal artery for non-union of the scaphoid. J Hand Surg [Br]. 1987; 12(2):203–210.

[22] Dodds SD, Halim A. Scaphoid plate fixation and volar carpal artery vascularized bone graft for recalcitrant scaphoid nonunions. J Hand Surg Am. 2016; 41(7):e191–e198.

[23] Pulos N, Kollitz KM, Bishop AT, Shin AY. Free vascularized medial femoral condyle bone graft after failed scaphoid nonunion surgery. J Bone Joint Surg Am. 2018; 100(16):1379–1386.

[24] Gillette BP, Amadio PC, Kakar S. Long-term outcomes of scaphoid malunion. Hand (N Y). 2017; 12(1):26–30.

[25] Burns J, Moore E, Maus J, Rinker B. Delayed Idiopathic Hardware-Associated Osteomyelitis of the Scaphoid. J Hand Surg Am. 2019 ;44 (2):162.e1–162.e4.

3

第十章 月状骨面骨折固定后并发症的处理

Simon B.M. MacLean, Greg I. Bain

摘要

月状骨面是桡骨远端的"关键部位"，是主要的承重区。没有经验的外科医生可能会忽视这种损伤。月状骨面骨折有 5 种类型：①单独的掌尺侧角骨折（VUC）；②掌尺侧角骨折块向桡侧延伸并累及桡腕韧带（整个掌侧边缘）；③掌尺侧角骨折为干骺端骨折的一个组成部分；④掌尺侧角骨折为高能量"Pilon样"骨折的一部分；⑤合并更大弧损伤。标准的桡骨远端掌侧锁定钢板通常无法充分支撑和固定该骨折块，并且每个亚型都需要单独分析治疗。

在本章中，我们将描述骨折的解剖结构，并讨论治疗原则，包括影像学、手术入路和固定技术，同时涵盖挽救手术、康复以及手术技巧，以确保对这种骨折实现令人满意的治疗。

关键词：月状骨面骨折，掌侧边缘骨折，桡骨远端，掌侧锁定钢板，骨折块特异性固定

10.1 定义和相关问题

桡骨远端掌侧缘由于具有承重功能以及桡月韧带的附着而十分重要，可防止腕骨的掌侧半脱位和尺侧移位。应力中心位于月状骨面掌侧，并且由于它相对于桡骨干向掌侧偏移，该区域传递高载荷并且难以稳定。因此，掌侧边缘或"月状骨面"骨折是骨折的一个重要亚类集合，传统的掌侧锁定钢板技术可能无法充分固定。放置于桡骨分水岭线远端的特定掌侧边缘板可以固定这个关键骨块。然而，尽管有这种针对性的内固定物，其放置位置仍具有一定挑战性，并且固定可能不足以稳定这种具有挑战性的损伤。月状骨面骨折可能只是更广泛的桡骨远端或腕骨损伤的一个组成部分，单独治疗这种骨折可能会导致结果欠佳。

10.2 骨折的解剖

Melone 和 Medoff 对桡骨远端韧带附着的重要性进行了描述。Melone 着重强调了两个内侧骨块在关节功能中的作用，以及它们牢固的韧带附着。Medoff 认识到这些韧带对骨折移位、桡腕关节不稳定以及韧带撕脱对产生"边缘"骨块的影响，进而可以导致固定失败。

所有低能量损伤都发生在桡骨远端的韧带之间，每个骨折块都可能对应着一个附着的韧带。我们将其描述为"桡骨远端骨折的骨韧带概念"（图10.1）。

腕关节生理性背伸会在掌侧桡腕韧带上产生张力并充当张力带，增加月状骨面的接触压力。腕关节背伸位受到撞击，过伸和轴向应力会导致软骨下骨骨折和桡月短韧带（SRL）附着的月状骨面撕脱骨折，进而出现腕关节掌侧半脱位。如果果力方向向桡侧传导至舟状骨面，那么桡月长韧带（LRL）也会撕脱，进而导致尺侧移位。

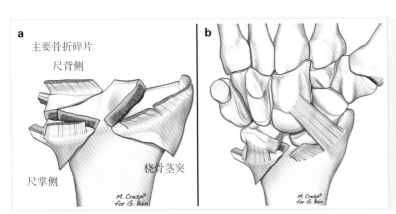

图 10.1 骨韧带概念。a. 骨韧带单元。b. 单独的掌尺侧角骨折

10.3 治疗：掌侧缘骨折的处理

所有患者都需要进行计算机断层扫描（CT）以及平片检查。必须仔细阅片以确定其他腕骨和尺骨茎突的骨折，同时评估腕骨排列和腕骨稳定性情况。

月状骨面掌侧边缘骨折可单独发生，也可是桡骨远端粉碎性骨折的一个组成部分。明确这一点将有助于确定所需的固定器材。如果术前影像提示关节镜检查可能有益，我们会将在固定时进行诊断和（或）治疗性关节镜检的适应证放得比较宽泛。

在决定治疗之前，应确定掌侧边缘骨折的类型。根据我们的临床经验，我们已经确定了涉及桡骨远端掌侧缘的 5 种主要骨折（图 10.2）。

10.3.1 手术入路

手术入路取决于骨折类型。如果月状骨面骨折是孤立性损伤，我们倾向于使用掌尺侧入路。通过该入路可以直视月状骨面，然后进行骨块特异性固定。如果需要同时进行腕管减压，这种入路也可以向远端延伸至掌部越过远侧掌横纹。

如果月状骨面骨折是桡骨远端骨折的一个组成部分，或者边缘骨折向桡侧延伸，我们更喜欢远端桡侧腕屈肌（FCR）入路，斜行延伸越过腕横纹，可以充分暴露桡骨干骺端、舟状骨面和月状骨面。

掌尺侧入路

在尺侧腕屈肌和掌长肌之间切开，远端至腕横纹。利用尺神经血管束和腕管内容物之间的间隙，用直角拉钩予以保护。如果需要延长手术切口，斜行越过腕横纹并沿环指方向纵向延伸。彻底松解屈肌支持带。将旋前方肌（PQ）从桡骨远端的桡侧剥离，然后暴露掌尺侧骨折块。小克氏针可用作操纵杆，然后临时固定骨折块。或通过缝线缝合骨和韧带连接处牵引复位骨折（图 10.3）。

经桡侧腕屈肌腱远端入路

切口位于桡侧腕屈肌腱上，远端经过腕横纹后

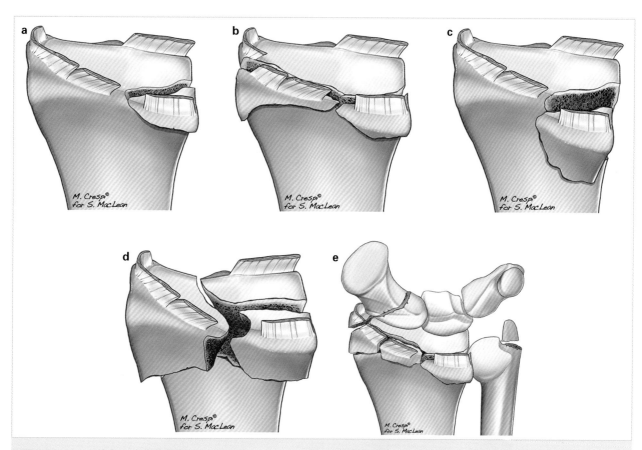

图 10.2 a~e. 桡骨远端掌侧缘骨折的分类系统

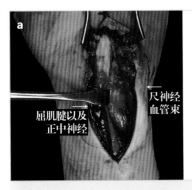
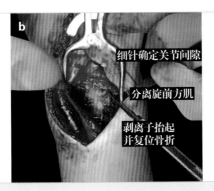
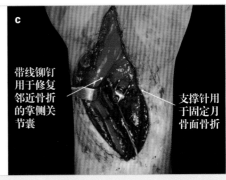

图 10.3　用于固定 2 型骨折的桡骨远端扩大掌尺入路。a. 尺神经血管束向尺侧拉开，正中神经和屈肌腱向桡侧拉开。暴露旋前方肌（PQ）。b. 从桡侧向尺侧分离旋前方肌。用针头定位桡腕关节间隙。c. 支撑针固定月状骨面骨折，微型缝合锚钉修复邻近的关节囊和从桡骨远端边缘撕裂的桡月长韧带（LRL）

向桡侧倾斜延伸 1cm。切开桡侧腕屈肌腱鞘并将其向尺侧牵开。松解腱鞘的后床以暴露深层掌侧间室。术中不需要暴露正中神经，而是将神经和屈肌腱拉向整体尺侧。直角拉钩用于保护桡动脉。松解旋前方肌后，锐性剥离肱桡肌的远端止点，通过将远端骨块旋前以辅助解剖复位。辨认桡骨远端骨折的组成部分，并复位每个单独的骨块。接下来复位中间柱包括月状骨面，然后复位桡侧柱，最终选用克氏针或支撑板予以固定。必要时复位并固定尺侧柱。

10.3.2　固定技术

月状骨面骨折代表桡骨远端"关键部位"处骨韧带单位的撕脱。腕部过伸位的应力能导致短桡月韧带在骨折块撕脱前逐渐拉长，因为桡骨远端的极限

抗拉强度通常低于韧带。然而，桡腕脱位可以在没有骨折的情况下发生，这些损伤代表骨和韧带连接处（骨韧带接头）的断裂。因此，边缘骨折可能与邻近的桡腕韧带撕脱同时发生，包括桡月长韧带和桡舟头韧带（RSCL）（2 型）。骨折块的大小和桡腕韧带的任何相邻损伤决定了所使用的固定器材类型。

通过直视和透视确定复位情况。在单独的 1 型骨折中，我们更喜欢使用针对骨折块的特定钢板。如果骨折块特别小，掌侧支撑针（图 10.4）可提供坚强固定，而不会进一步导致骨折块粉碎。如果骨折块较大，我们更喜欢针对骨折块的特定掌侧支撑板。如果有邻近的关节囊损伤（2 型），则应予以修复。我们倾向于使用 2~3 枚全缝合锚钉，在软骨下骨沿边缘置入并修复关节囊（图 10.5）。

如果月状骨面骨折是桡骨远端关节内粉碎性骨

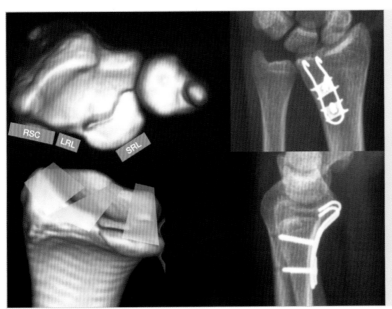

图 10.4　1 型损伤——独立的掌尺侧角撕脱骨折，通过坚强固定骨折块来实现稳定

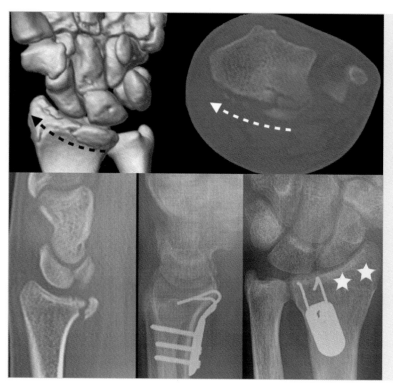

图 10.5　2 型损伤——力向桡侧传递，桡月长韧带（LRL）和桡舟头韧带（RSCL）撕裂，伴有小的边缘撕脱骨块（虚线箭头）。固定掌尺侧边缘骨块（星号）后，使用 3 枚全缝合锚钉修复关节囊

折（3 型）的一部分，我们更喜欢桡骨远端 Geminus 接骨板（LMT Surgical，佛罗里达州，美国），带有钩板延伸部分以固定掌侧缘（图 10.6）。Geminus 板可以固定骨块并可以变换角度，同时可在桡骨柱表面内凹，以避免激惹拇长屈肌（FPL）腱。钢板安装完毕后，检查月状骨面骨块与钢板远端边缘的关系，以确定固定是否足够牢靠。如果固定不够，则使用钩板。复位工具和导向器有助于钩板的使用，钩板借助螺钉固定于掌侧板之上。

　　掌侧边缘骨折可能是腕骨大弧损伤（5 型）的一个组成部分。在这些情况下，需要联合多种固定技术（图 10.7）。

　　透视在整个手术操作过程中必不可少。月状骨面固定后应活动腕关节以确定桡腕关节稳定性。如果固定不充分，通过桡尺向的平移，腕骨可能会出现尺侧移位。如果施加背掌侧向的压力，桡骨可能会在桡骨远端的边缘半脱位或脱位。

　　如果担心结构的稳定性，应重新固定或添加桥接板以中和骨块和修复后桡腕韧带上的应力。

桥接钢板

　　桥接钢板可用于固定干骺端有明显粉碎性或 Pilon 骨折（3 型或 4 型）。桥接钢板也可作为"损伤控制骨科"中的临时固定装置，用于治疗多发伤的患者。我们通常按需将桥接板作为主要固定的辅助。桥接钢板分担了月状骨面骨折的特异性固定器械的应力（图 10.8 和图 10.9）。对于月状骨面明显粉碎或骨质疏松的患者，单独使用骨块特异性固定器械可能失败时，可以结合应用桥接钢板。在多发伤病例当中，当转运和康复必不可少时，放置桥接板作为"内部外固定器"允许早期行患肢活动。我们更喜欢使用 8 孔或 10 孔 3.5mm 干骺端有限接触动力加压接骨板（LC-DCP）。接骨板放置于远端以避免在掌骨上对伸肌腱产生激惹。可以使用"MIPO"技术插入钢板。在第三掌骨表面做一个纵向切口，牵开伸肌腱。钢板在伸肌腱下方插入，在骨膜外到达桡骨干骺端。在骨板的近端部分背侧切开，在第一和第二背侧间室间隙向两侧牵开肌腱。透视下检查钢板位置。通过近端和远端各 3 枚双皮质螺钉来实现固定，或者根据需要使用锁定螺钉。术后 3 个月取出钢板。

10.4　关节镜

　　对于桡骨远端骨折患者，磁共振成像（MRI）并不实用，其结果也非决定性的。当我们高度怀疑掌侧边缘骨折的患者合并其他腕骨损伤时，在固定月状骨面骨折前后都可以用关节镜检查。关节镜检查

3

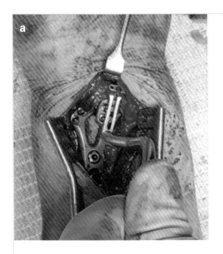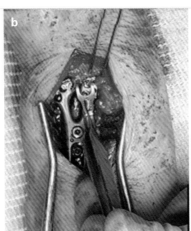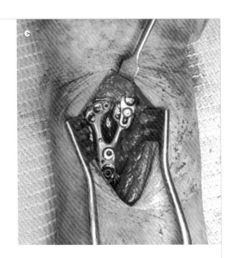

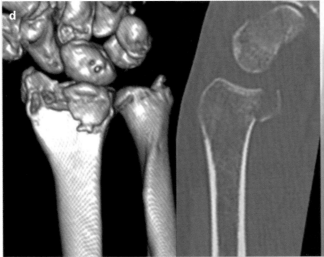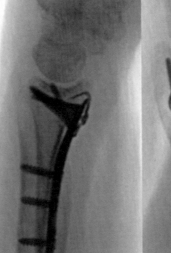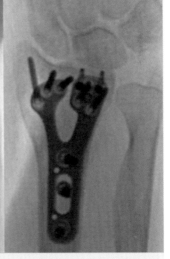

图 10.6　在 Geminus 桡骨远端板上使用钩板延长件。a. 复位导向器用于复位钢板远端的月状骨面骨折。b. 两根克氏针通过导向器临时固定骨折块。c. 移除克氏针后插入钩板，并用螺钉将其固定在 Geminus 板上。d. 术前成像和透视图像显示最终固定

有许多重要的作用，包括诊断和治疗：

（1）舟月韧带损伤在桡骨远端骨折中非常常见。如果整个舟月韧带复合体有明显的分离和受累，应考虑一期稳定 / 修复关节。

（2）三角纤维软骨复合体（TFCC）损伤可能合并小凹止点撕脱。如果固定后存在临床桡尺远侧关节（DRUJ）不稳定并且有明显的小凹止点撕脱的证据，则可以修复 TFCC（开放或关节镜辅助修复）。

（3）识别和切除 / 治疗碎裂骨折块和其他软骨损伤。

（4）可确定月状骨面解剖复位。将固定器械放置在桡骨远端分水岭线的远端，存在螺钉、针或锚钉穿透关节的风险，透视可能无法发现，关节镜可以对桡腕关节进行直视下检查。

10.5　月状骨面骨折：冰山一角

我们对 25 例月状骨面骨折进行了回顾性研究，将它们与对照组 25 例不涉及掌侧缘的关节内骨折进行了比较。掌侧缘组伴随其他腕骨损伤的例数明显高于对照组，包括腕骨和尺骨茎突骨折、舟月分离和腕骨尺侧移位（图 10.10）。因此，月状骨面骨折可能是腕部更大范围损伤的一部分。

10.6　康复

患者术后即予背侧夹板固定。我们处理这些损伤时应十分谨慎，由于固定可能不牢靠，所以我们倾向于术后 6 周内予患肢短臂固定。月状骨面骨折在

3

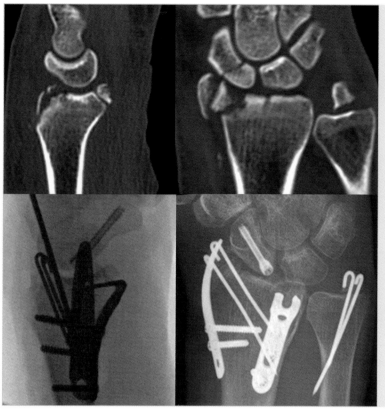

图 10.7 掌侧边缘骨折可能是腕骨更大损伤（5 型）的一个组成部分。该患者经茎突、经舟状骨月状骨周围损伤，伴随月状骨面边缘骨折。复位中间柱后用掌侧支撑板固定，茎突专用板固定桡骨茎突（桡侧柱），螺钉固定舟状骨近极骨折。使用月三角钢丝来稳定月三角关节，然后将钢丝与桡骨远端相连以稳定桡腕关节以减轻掌侧边缘固定的负荷。最后，将尺骨茎突骨折（尺侧柱）复位固定

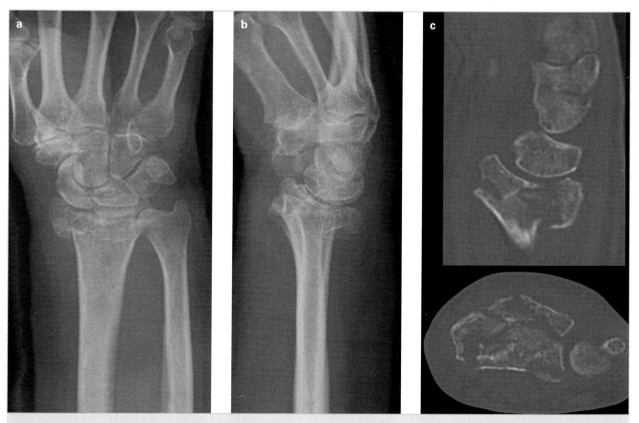

图 10.8 a~c. 术前 X 线片和计算机断层扫描（CT）图像：该患者为骨质疏松的 Pilon 骨折（4 型），骨折涉及掌尺侧边缘、背尺边缘和桡骨茎突

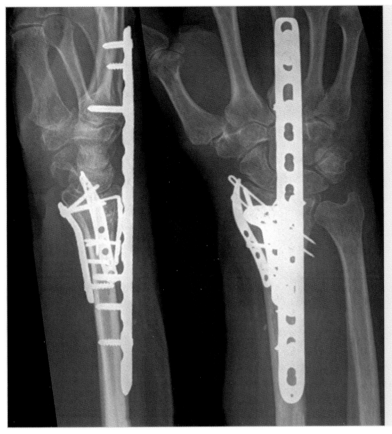

图10.9　术后影像：边缘骨块固定后用桥接钢板中和辅助

3

实现复位和固定后，通常在术后6周骨性愈合，同时鼓励全方位运动并在物理治疗的辅助下逐步加强。

如果除月状骨面骨折外还合并有需行固定的大范围关节囊损伤，我们建议患者在术后3个月内避免重体力劳动。

大多数这些植入物位于分水岭线以远，因此可能会刺激屈肌腱。如果植入物突出或患者出现屈肌腱刺激症状，我们建议在损伤完全愈合后取出植入物。

10.7　挽救性手术

挽救性手术取决于患者的因素、手术的时间、月状骨面骨块的状态、腕骨的状态和桡腕关节的对线。月状骨面骨块可能通过其远端关节囊逆行提供血供，所以可能丧失血供，进而导致骨折不愈合和骨块吸收。

在急性损伤的病例中，月状骨面骨折的支撑不足时，可以选用特定的固定装置以支撑该骨折块。

在非急性病例当中，当骨块吸收和桡腕排列不良发生时，应考虑其他挽救方法。

Orbay等介绍了一种桡骨远端掌侧开放楔形截骨技术，将关节力线向桡骨关节面的背侧调整，缓解掌侧月状骨面应力。桡骨远端的掌倾至少被矫正至

中立位，并折弯掌侧锁定板以匹配桡骨远端的倾斜，取鹰嘴植骨。在他们的研究中，3例患者均获得了令人满意的同轴关节复位和功能结果。

如就诊较晚，则会在影像学上出现桡月状关节退变和静态不稳定。此时应考虑掌侧入路和桡舟月状骨融合以保留投掷运动功能。对于退变更严重的病例，可能需行全腕关节融合。

10.8　技巧

（1）仔细检查术前影像，确定骨折亚型、合适的手术入路和植入物。

（2）我们建议在月状骨面骨折合并广泛关节囊破裂的情况下使用缝合锚钉。

（3）对于单一的月状骨面骨折，掌尺侧入路可以安全地直接暴露骨折，而不会过度牵拉正中神经。

（4）仔细选用针对骨块的特异性固定装置，避免使骨块进一步粉碎。固定装置的位置远远超过分水岭线，并且通常比预期更远。

（5）若骨折可能是手腕众多损伤的一部分——我们建议使用关节镜辅助诊断和治疗。

（6）在所有情况下都应准备桥接钢板作为备用。

3

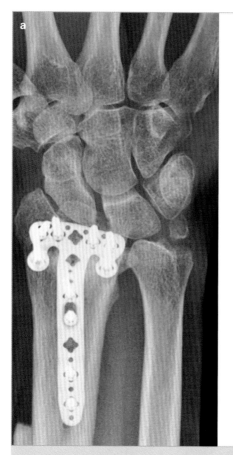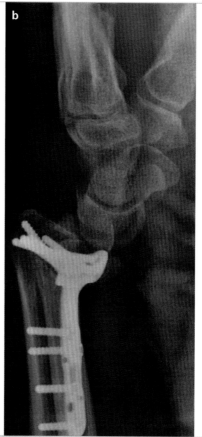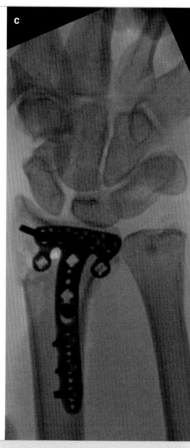

图10.10 掌侧缘骨折固定失败与其他的腕部损伤有相当大的关联。a. 腕骨向尺侧移位。b. 腕骨向掌侧半脱位。c. 舟月韧带损伤

10.9 小结

月状骨面骨折是一种具有挑战性的桡骨远端骨折亚型，固定失败率较高，并且经常伴随其他腕骨损伤。治疗从适当的 X 线片和 CT 开始。手术入路和固定技术的选择至关重要。外科医生应该采取循序渐进的方法——明智地使用透视和关节镜检查，以确保固定令人满意。如果初始固定很脆弱或有任何疑问，应添加桥接板以中和应力使得骨折愈合。

参考文献

[1] Berger RA, Landsmeer JMF. The palmar radiocarpal ligaments: a study of adult and fetal human wrist joints. J Hand Surg Am. 1990; 15(6):847–854.

[2] Orbay JL, Rubio F, Vernon LL. Prevent collapse and salvage failures of the volar rim of the distal radius. JWrist Surg. 2016; 5(1):17–21.

[3] Melone CP, Jr. Articular fractures of the distal radius. Orthop Clin North Am. 1984; 15(2):217–236.

[4] Medoff RJ. Essential radiographic evaluation for distal radius fractures. Hand Clin. 2005; 21(3):279–288.

[5] Melone CP, Jr. Distal radius fractures: patterns of articular fragmentation. Orthop Clin North Am. 1993; 24(2):239–253.

0030–5898 (Print).

[6] Mandziak DG,Watts AC, Bain GI. Ligament contribution to patterns of articular fractures of the distal radius. J Hand Surg Am. 2011; 36(10):1621–1625.

[7] Bain GI, Alexander JJ, Eng K, Durrant A, Zumstein MA. Ligament origins are preserved in distal radial intraarticular two-part fractures: a computed tomography-based study. JWrist Surg. 2013; 2(3):255–262.

[8] MacLean SBM, Bain G. Anatomy of the fracture. In: del Piñal F, ed. Distal radius fractures and carpal instabilities. IFSSH 2019 Instructional Book. Thieme Medical Publishers Inc; 2019:1–11.

[9] Pourgiezis N, Bain GI, Roth JH, Woolfrey MR. Volar ulnar approach to the distal radius and carpus. Can J Plast Surg. 1999; 7(6):273–278.

[10] Bain GI, Pourgiezis N, Roth JH. Surgical approaches to the distal radioulnar joint. Tech Hand Up Extrem Surg. 2007; 11(1):51–56.

[11] Harness NG, Jupiter JB, Orbay JL, Raskin KB, Fernandez DL. Loss of fixation of the volar lunate facet fragment in fractures of the distal part of the radius. J Bone Joint Surg Am. 2004; 86(9):1900–1908.

[12] Mithani SK, Srinivasan RC, Kamal R, Richard MJ, Leversedge FJ, Ruch DS. Salvage of distal radius nonunion with a dorsal spanning distraction plate. J Hand Surg Am. 2014; 39(5):981–984.

[13] Richard MJ, Katolik LI, Hanel DP, Wartinbee DA, Ruch DS. Distraction plating for the treatment of highly comminuted distal radius fractures in elderly patients. J Hand Surg Am. 2012; 37(5):948–956.

[14] Richards RS, Bennett JD, Roth JH, Milne K, Jr. Arthroscopic diagnosis of intra-articular soft tissue injuries associated with distal radial fractures. J Hand Surg Am. 1997; 22(5):772–776.

[15] Forward DP, Lindau TR, Melsom DS. Intercarpal ligament injuries associated with fractures of the distal part of the radius. J Bone Joint Surg Am. 2007; 89(11):2334–2340.

第十一章 桡骨远端骨折切开复位内固定术后并发症的处理

Niels W.L. Schep

摘要

大多数指南建议，对已经充分复位的桡骨远端骨折患者继续采用非手术治疗，使用石膏进行固定。然而，切开复位和钢板固定越来越受到大家的欢迎，使复位质量和骨折的稳定性得到明显提高，允许患者术后早期进行活动以及更快地重返工作。

然而，大多数的影像学参数与功能结果的相关性不高。患者报告的预后量表（PROM）在骨折治疗研究中变得越来越重要，基于这些利用预后量表开展的研究结果来实现更多的临床决策。患者对腕部的功能评价（PRWE）与手臂、肩部和手部的功能障碍（DASH）是两个与腕部功能相关的 PROM，可作为桡骨远端骨折患者较为有效、可靠的预后指标。Vannabouathong 等在一项 Meta 分析中得出结论，切开复位使用钢板固定在影像学、功能结果以及骨折愈合方面，为成年桡骨远端骨折患者提供了最好的治疗效果。

切开复位使用钢板进行固定，同时也伴随着并发症的发生。使用钢板对桡骨远端骨折进行固定后的并发症发生率为 10%~50%，取决于是否将内固定物取出也作为一项并发症。2014 年，Bentohami 等发表的一项系统综述显示，轻微并发症的发生率为9%，严重并发症为 8%。

并发症可分为与肌腱、神经、复位或内固定物相关的并发症，以及一般的并发症，如深部感染和浅表感染。本章主要是为分享我们在并发症预防或治疗方面的一些临床经验。

关键词：桡骨远端骨折，并发症，手术入路，神经瘤，复位，畸形愈合，感染

11.1 手术入路相关的并发症

11.1.1 掌侧手术入路引起的神经瘤

改良 Henry 入路为显露掌侧桡骨远端的常用手术入路。外科医生坐于患者头侧，以便可以更好地观察桡骨的尺侧部分。从桡侧腕屈肌（FCR）桡侧切开，将腱鞘保留完整。这样有助于避免桡侧腕屈肌与皮肤发生粘连。此外，这也可以避免正中神经的掌侧皮支（PCBMN）发生意外损伤。PCBMN 起于正中神经内侧，距腕掌横纹近端 3~8cm 处，沿桡侧腕屈肌肌腱和掌长肌内侧平行走行。其也可能进入桡侧腕屈肌腱鞘或在此穿出。手术中牵拉桡侧腕屈肌腱、切开桡侧腕屈肌鞘，或者由于进行了粗暴地剥离，可能将会形成疼痛性神经瘤。在桡侧腕屈肌的桡侧进行切开，而不是在靠近腱鞘处手术，可以避免发生 PCBMN 损伤。

随后，沿着桡骨的桡侧边缘和分水岭线下方对旋前方肌（PQ）进行 L 形切开。避免在暴露桡骨远端时，损伤掌侧韧带。从桡骨远端的骨折块到我们所显露的首个伸肌间室，对肱桡肌的附着点进行松解。这将有助于桡骨远端骨折块的复位，特别是在受到创伤到手术之间存在较长时间而延迟治疗的情况下。骨折的复位方式由骨折类型所决定，通常用克氏针进行临时固定。如果骨折复位较为困难，则采用 Orbay 法完成复位。使用复位钳将桡骨干近端内旋，同时，医生使用另一只手将患者的手进行固定。显露桡骨远端背侧，从骨膜下对伸肌腱进行剥离，将骨折端进行清理并完成复位。复位达到满意后，放置钢板进行固定。在关闭伤口的过程中，由于修复旋前方肌（PQ）并不会有改善功能的优点，甚至可能导致旋前力量的降低，所以不需要对其止点进行修复（只使用可吸收丝线对皮肤进行缝合关闭）。使用加压绷带（确保 MCP 关节的放松）对伤口进行包扎 48h。患者可以在手术当天开始非负重的腕部运动练习，避免发生僵硬和肿胀。术后 6 周，允许患者进行负重活动。

在使用克氏针进行固定时，应注意保护桡神经的感觉分支即桡浅神经（RSN），这是因为（盲）经皮手术入路可以导致神经瘤的发生（图 11.1）。可以对桡神经的感觉分支的神经瘤进行切除治疗。将近端的桡神经的感觉分支与周围组织进行分离，以便将神经更换位置。随后，在近端可移动的软组织团块处做切口，在无张力的条件下，将神经进行包埋。

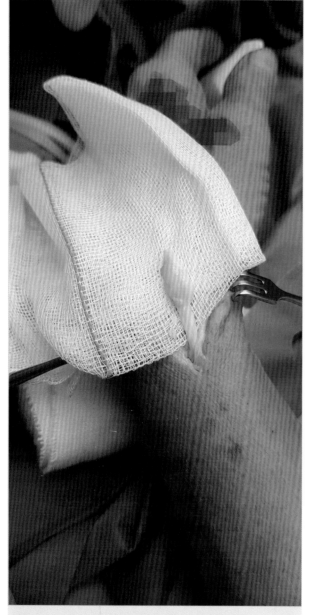

图 11.1 使用克氏针临时固定后，桡浅神经（RSN）分支在桡骨茎突处被切断，引起的疼痛性神经瘤

在神经外膜和肌筋膜之间，使用可吸收缝线将神经固定。神经也可以通过在桡骨内的位置进行重新定位；因此，需要在骨皮质进行倾斜钻孔，钻孔尺寸需要大于神经。使用可吸收缝线将神经在神经外膜和骨膜之间进行固定。

11.1.2 背侧手术入路引起的骨间后神经和肌腱损伤

我们在 Lister 结节尺侧进行切开，作为背侧的手术入路。由于发生水肿或骨折，难以触及此解剖标志结构时，可将第三指列的桡侧纵轴线作为标记。接着，在第三伸肌间室水平将伸肌支持带切开，把拇长伸肌（EPL）腱抬高至桡侧。

在第四伸肌腱间室的底部，发现并切除 2cm 骨间后神经的末端分支。由于神经分支似乎与腕部的本体感觉减少无关，故不会干扰其本体感觉特性。此外，还有多名患者在使用背侧钢板进行固定后，出现腕背部疼痛。另外我们也遇到一部分患者是由于神经被压制在钢板之下产生了腕背侧疼痛，或已经在腕部关节囊处形成了有症状的神经瘤。

接下来，在第四肌间室内进行骨膜下剥离，对伸肌总腱进行松解。剥离一直要到尺桡关节远端（下尺桡关节），但需要注意的是不要将下尺桡关节切开。我们尝试保持背侧关节囊的完整性；当术者认为有需要切开背侧关节囊来探查囊内解剖结构时，可使用微型 Berger 皮瓣切开背侧关节囊。

当背侧钢板放置在月状骨的背面时，需要将伸肌支持带作为皮瓣覆盖在钢板上，保护伸肌腱。拇长伸肌（EPL）腱位于间室以外，伸肌支持带的背侧。需使用可吸收缝线关闭皮肤切口。

11.2 复位质量相关的并发症

AAOS 指南建议，骨折复位后，桡骨缩短 > 3mm，背侧倾斜角度 > 10° 或关节内的台阶 > 2mm 时，需要进行手术治疗。相反荷兰的指南更加灵活：在任何方向发生倾斜 > 10°，桡骨缩短 > 5mm 或关节内的台阶 > 2mm，都具有手术指征。

正如引言中所述，常用的影像学参数与患者的预后指标并不完全相关。然而，大部分外科医生都一致认为，当选择使用切开复位和钢板固定进行治疗时，我们应该以完美的解剖复位作为治疗目标。

因此，使用术中透视对骨折进行准确评估至关重要。首先，外科医生应该使用后 – 前透视片进行评估，而不是前 – 后透视片。否则，将无法对尺骨茎突的位置以及桡骨的长度进行准确判断。

11.2.1 后前位片

· 桡偏角：从桡骨茎突尖端（PSR）到桡骨远端的尺侧中心点进行测量。该中心点（CRP）位于掌侧缘和背侧缘之间，在后前（PA）位片上容易识别。桡偏角正常值为 20° ~25°。

·尺骨变异度：CRP与尺骨远端关节面之间的距离。正常值为+0.9mm（范围：–4.2~+2.3mm）。

·桡骨长度：定义为桡骨茎突尖端到尺骨远端关节面之间进行长度测量的距离（正常值：10~13mm）。

接下来，我们将要对桡骨冠状面发生的平移进行介绍，我们认为这是一项十分重要的参数。此专业术语是用来描述桡骨远端碎片的移位情况。由于远端斜束（骨间膜以远，最远端部分）和旋前方肌缺乏张力，远端的骨碎片向桡侧发生移动，可能与下尺桡关节的不稳定有关。正如我们前面所述，外科医生坐在患者的头侧，可以对患者的尺侧桡骨进行准确评估。为避免发生冠状面的平移，应在桡骨的尺侧对骨折进行完美复位（图11.2）。

11.2.2 侧位片

·尺骨相对于桡骨的掌侧或背侧发生脱位，可以通过腕关节绝对侧位片来进行评估。在使用X线进行绝对侧位片透视时，豌豆骨的投影位于舟状骨远极与头状骨之间。

·掌倾角：通过桡骨干的中心绘制出一条线，从桡骨掌侧定点向背侧缘画出另一条线，两条线所形成的夹角即为掌倾角。掌倾角的正常值为5°~11°。

·腕关节力线不良：腕关节力线不良与功能预后较差相关。沿着掌侧桡骨骨皮质的内侧缘画一条线（Lewis边缘线）并确定头状骨的中心位置，进行测量（头状骨的中心恰好位于围绕头状骨基底部所画圆的圆心上）。当桡骨骨皮质内侧缘的线，与头状骨

的中心横向相切时，腕关节的力线正常。通过测量其到头状骨中心的垂直距离，可以对腕关节的畸形程度进行量化。根据Selles等的研究结果，向背侧发生0.5cm移位和掌侧0.5cm移位，均在正常力线范围内（图11.3）。腕关节力线丧失可能是由于关节外或关节内的损伤所导致。

畸形愈合

桡骨远端骨折非感染性骨缺损所引起的骨折不愈合非常罕见，将不在本章进行讨论。在11.4节中，将针对感染的治疗进行介绍。而大约11%的手术治疗患者将会发生畸形愈合，并可能导致相当严重的功能残疾，常见症状包括功能障碍、握力丧失和疼痛。此外，由了畸形愈合的出现，患者经常对腕关节的外观表示不满。我们倾向尽快将畸形愈合纠正，甚至是在术后4~6周随访期内。部分作者建议待骨折愈合更好一些；然而，我们在骨的重塑期选择使用截骨矫形手术并没有遇到任何困难。是否对桡骨远端畸形愈合进行手术矫形，主要取决于患者对功能的需求和腕关节疼痛感觉。手术禁忌证包括健康状况较差、严重骨质疏松症和晚期的骨关节病。

畸形愈合可分为关节外畸形愈合、关节内畸形愈合或关节内–外联合畸形愈合。关节外畸形愈合的定义为不符合上述复位标准的绕骨骨折愈合，特别强调腕关节对位对线和冠状面发生平移。对于关节外的畸形愈合，我们常常采用开放楔形截骨手术，而不常使用闭合楔形截骨术，这是因为开放楔形截骨术可以针对桡骨的长度进行改善，并可以用于矫正多

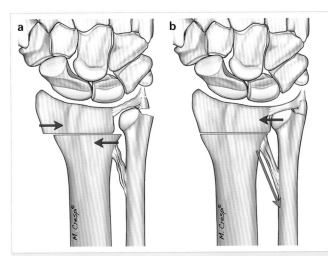
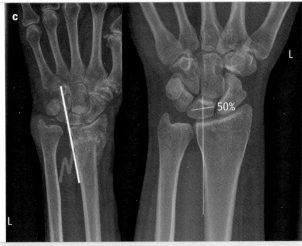

图11.2　冠状面平移度，可以通过在桡骨的尺侧做一条线，使之与月状骨相交来进行测量。这条线在解剖学上，应该可以将月状骨一分为二

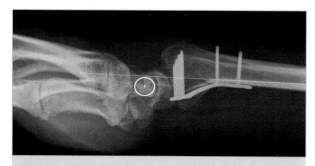

图11.3 沿桡骨内缘画线没有与头状骨的中心横向相切，表示出现了腕关节力线不良

个方向出现的成角畸形。对于存在严重间隙的罕见病例或翻修病例，考虑使用骨移植手术。Mulders 等报道了48例进行关节外截骨矫形术患者的长期结果。患者的中位年龄为54.5岁（IQR 39~66），其中女性患者占71%，随访时间中位数为27个月。DASH评分和PRWE评分的中位数均表现良好，分别为10.0（IQR 5.8~23.3）分和18.5（IQR 6.5~37.0）分。

对关节内畸形愈合进行矫正的指征并不明确。然而，桡腕关节或下尺桡关节的关节内疾病，在我们医院这里也并不作为绝对禁忌证。只有出现功能受限、疼痛和影像学参数确认畸形的，有症状的患者才会接受手术治疗。这意味着我们不打算使用预防性的矫正措施，防止未来出现有症状的关节疾病，例如，

出现关节内塌陷但无症状的患者。目前，针对大部分病例，仍然选择使用定制型内植物，还包括使用电锯和电钻的导向器以及3D打印钛板（图11.4）。

11.3 钢板和螺钉位置相关的并发症

掌侧钢板

Soong 等通过建立分级系统，来确定与分水岭线相关的钢板突出情况。钢板未向掌侧延长至临界线，为 Soong 0 级；钢板向掌侧延长至临界线，在掌侧边缘近端，为 Soong 1 级；钢板直接位于或在掌侧边缘远端，为 Soong 2 级。在一组分型为 2 级的钢板向掌侧突出的患者中，屈肌腱断裂的发生率明显增加，且具有统计学意义。

掌侧钢板可分为关节外钢板、掌侧柱状钢板、关节旁钢板和掌侧缘钢板。钢板的种类决定了相对于分水岭线的理想放置位置。因此，关节外钢板的理想放置方式为 Soong 0 级，掌侧柱状钢板的为 Soong 0 级，关节旁钢板的为 Soong 1 级，掌侧缘钢板的为 Soong 2 级。Selles 等发现，与未去除钢板的患者相比，去除钢板的患者 Soong 分级明显更高。钢板放置位置为 Soong 2 级的患者，将钢板拆除的概率几乎是 Soong 0 级患者的 6 倍，很可能是由于屈肌腱的

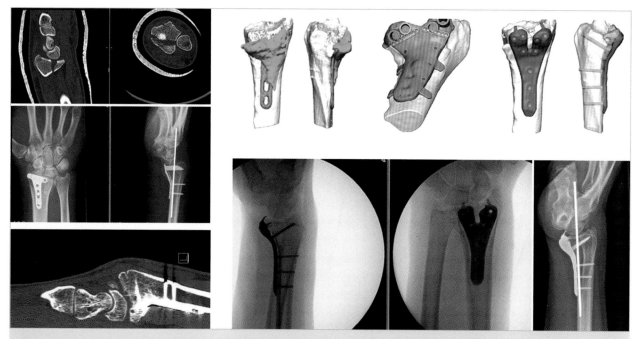

图11.4 此病例的月状骨面的掌侧缘未进行固定治疗，腕骨向掌侧发生脱位。在桡骨远端安装使用为患者所定制的电锯和电钻导向器，然后使用 3D 打印钛板进行固定

刺激所导致。需要将掌侧钢板拆除与 Soong 分级较高有一定关系，这就强调了将钢板准确放置的重要性（图 11.5）。因此，我们建议在术后 8 周，将 Soong 分级为 2 级的掌侧钢板进行拆除。

软骨下接骨板最远端螺钉应在桡腕关节恰近端处拧入。舟状骨和月状骨的负荷将传递到干骺端，在多层软骨下放置的钢板为螺钉固定提供了最佳的稳定性。当螺钉的位置过近拧入干骺端时，已经复位的桡骨可能在生理学力量作用下受到破坏，特别是在老年患者和骨质疏松患者当中。在对远端螺钉

进行钻孔和定位时，应该进行单层骨皮质操作，对伸肌腱，特别是 EPL 腱进行保护。如果 EPL 发生破裂，则使用示指固有伸肌（EIP）腱转移到 EPL 进行治疗。可以在侧位透视片上，对远端螺钉的长度进行判断，注意 Lister 结节带来陷阱。Lister 结节像鲨鱼鳍一样位于桡骨远端的背侧。因此，缺乏经验的外科医生可能会因为上述原因，判断螺钉的远侧尖端没有穿透远端的骨皮质。然而，事实上 Lister 结节也常常被错误地理解为背侧的骨皮质（图 11.6）。

月状骨的负重区位于掌侧。因此，对于涉及月

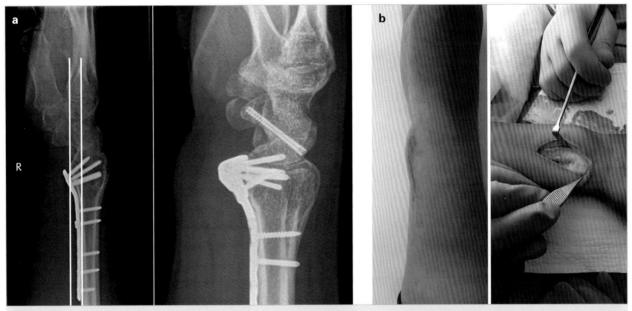

图 11.5　a. 关节外钢板超过了分水岭线，在掌侧边缘未达到解剖复位，出现 Soong 2 级的情况。b. 由于在掌侧边缘放置钢板所引起的屈肌腱炎。在 X 线片上可见，掌侧软组织肿胀明显

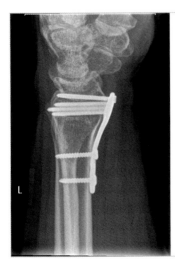

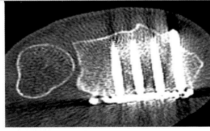

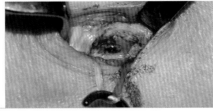

图 11.6　背侧的螺钉穿过第 1 和第 3 伸肌腱间室（图中未见），导致拇长伸肌（EPL）腱发生断裂。在第 3 间室的底部，可以见到穿透的螺钉，拉钩处为残余的 EPL

状骨掌侧或背侧缘的 C 型关节内骨折，外科医生应针对矢状面和横断面的 CT 重建进行准确评估。

Brink 和 Rikli 发表了关于 4 个角的概念。这个概念告诉我们如何对"重要骨折块"进行定义。通过矢状位的 CT 重建对月状骨的关节突进行评估。有句箴言叫"跟着月状骨走"。当月状骨与背侧或掌侧角的骨折碎片连在一起发生半脱位时，与半脱位的脱位方向相关的骨折碎片即为重要骨碎片。应该对该碎片进行稳定的固定治疗，并且决定是否必须采用背侧、掌侧或联合手术入路。此外，在大多数情况下，掌侧的重要骨碎片不仅仅为单个的大块碎片，而且由更多的碎片所组成。应该将所有这些碎片进行固定治疗，避免在对腕部进行钢板固定后，掌侧发生脱位，造成毁灭性的影响（图 11.4）。

在使用钢板进行固定后，术中拍摄后前位和侧位 X 线透视图像，可以对 Soong 分级和螺钉长度进行检查。此外，我们建议对轮廓线（背侧切线）位进行额外的透视或腕关节穿越位透视。拍摄与钢板远端和桡骨关节面相垂直的图像，可以帮助判断螺钉的长度，避免将背侧骨皮质穿透发生伸肌腱损伤。腕关节屈曲（轮廓线位）和伸直（腕关节穿越位）

时，有时可以更好地将桡侧的骨皮质进行显示。常常发生的错误是在这些图像中将舟状骨和月状骨与桡骨背侧皮质相混淆。

11.4 感染相关的并发症

使用钢板进行内固定引起深部感染的发生率低于 1%。然而，一旦出现了深部感染，后果将是毁灭性的。对于治疗，我们更倾向于使用 Masquelet 技术。应该至少在术前 2 周内，停止使用抗生素。首先，应进行彻底的外科清创，并且采集至少 5 个深部组织/内植物的标本。接下来，在骨缺损处放置一个临时骨水泥垫片（含有庆大霉素和万古霉素）。稳定性是治疗的基础，最好使用桥接钢板、常规的 DRF 钢板或外固定架进行固定。5 周后，滑膜样薄膜已经形成，将垫片移除，使用髂骨移植物或带铰刀的冲洗吸引系统对缺损进行治疗。对于老年患者，我们有时将会采用"一站式"的方法，使用可吸收陶瓷植骨替代物对骨间隙进行填充，促进骨的愈合。使用针对病原体的敏感性抗生素，指导抗菌治疗至少 6 周（图 11.7）。

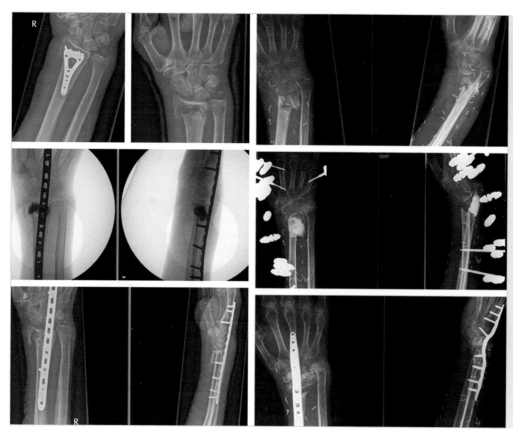

图 11.7 左图：由于深部感染将掌侧钢板拆除，并使用石膏固定。由于缺乏稳定性，感染仍在继续蔓延。采取"一站式"的手术治疗方案；清创后使用可吸收陶瓷骨移植物对存在的空隙进行填充。右图：一例深部感染患者，仅使用前臂桡侧皮瓣以及外固定支架进行治疗，后将外固定支架拆除。接下来，需要对骨折端进行临时固定，使用 Masquelet 技术，并最终使用手腕部支具进行固定

11.5 小结

· 当使用改良 Henry 入路对桡骨远端进行显露时，应在 FCR（桡侧腕屈肌）的桡侧进行切开，而不是从腱鞘穿过，可避免正中神经的掌侧皮支（PCBMN）的意外损伤。

· 当使用桡侧（临时）克氏针时，应该对桡神经的感觉分支进行保护，这是因为（非直视下）经皮入路将会导致神经瘤的发生。

· 对肱桡肌在远端骨折碎片上的起止点进行松解，将有助于实现解剖复位。

· 使用掌侧钢板进行固定后，对旋前方肌进行修复并无好处，事实上还可能会使内旋力量降低。

· 对于桡骨远端骨折，腕关节力线和冠状面平移程度，为不常见但十分重要的复位标准。

· 由于 Lister 结节带来的陷阱，螺钉在背侧穿出变得十分常见。应尽量避免钻孔和螺钉打入时，将背侧骨皮质穿透。

· 禁止将掌侧钢板放置在分水岭线远端位置。这是因为将会引起屈肌肌腱的刺激或断裂。

· 应该使用外科清创、Masquelet 技术以及稳定固定的方法对深部感染进行治疗。

参考文献

[1] Lichtman DM, Bindra RR, Boyer MI, et al. Treatment of distal radius fractures. J Am Acad Orthop Surg. 2010; 18(3):180–189.

[2] Handoll HH, Madhok R. Closed reduction methods for treating distal radial fractures in adults. Cochrane Database Syst Rev. 2003(1): CD003763.

[3] Levin SM, Nelson CO, Botts JD, Teplitz GA, Kwon Y, Serra-Hsu F. Biomechanical evaluation of volar locking plates for distal radius fractures. Hand (N Y). 2008; 3(1):55–60.

[4] Dias JJ,Wray CC, Jones JM, Gregg PJ. The value of early mobilisation in the treatment of Colles' fractures. J Bone Joint Surg Br. 1987; 69 (3):463–467.

[5] Ng CY, McQueen MM. What are the radiological predictors of functional outcome following fractures of the distal radius? J Bone Joint Surg Br. 2011; 93(2):145–150.

[6] Mulders MAM, Detering R, Rikli DA, Rosenwasser MP, Goslings JC, Schep NWL. Association between radiological and patient-reported outcome in adults with a displaced distal radius fracture: a systematic review and meta-analysis. J Hand Surg Am. 2018; 43(8):710–719.e5.

[7] Fitzpatrick R, Davey C, Buxton MJ, Jones DR. Evaluating patient-based outcome measures for use in clinical trials. Health Technol Assess. 1998; 2(14):i–iv, 1–74.

[8] van Eck ME, Lameijer CM, El Moumni M. Structural validity of the Dutch version of the disability of arm, shoulder and hand questionnaire (DASH-DLV) in adult patients with hand and wrist injuries. BMC Musculoskelet Disord. 2018; 19(1):207.

[9] Vannabouathong C, Hussain N, Guerra-Farfan E, Bhandari M. Interventions for distal radius fractures: a network meta-analysis of randomized trials. J Am Acad Orthop Surg. 2019; 27(13):e596–e605.

[10] Bentohami A, de Burlet K, de Korte N, van den Bekerom MP, Goslings JC, Schep NW. Complications following volar locking plate fixation for distal radial fractures: a systematic review. J Hand Surg Eur Vol. 2014; 39(7):745–754.

[11] Lutz K, Yeoh KM, MacDermid JC, Symonette C, Grewal R. Complications associated with operative versus nonsurgical treatment of distal radius fractures in patients aged 65 years and older. J Hand Surg Am. 2014; 39(7):1280–1286.

[12] Rampoldi M, Marsico S. Complications of volar plating of distal radius fractures. Acta Orthop Belg. 2007; 73(6):714–719.

[13] Mulders MAM, Walenkamp MMJ, Bos FJME, Schep NWL, Goslings JC. Repair of the pronator quadratus after volar plate fixation in distal radius fractures: a systematic review. Strateg Trauma Limb Reconstr. 2017; 12(3):181–188.

[14] Sonntag J, Woythal L, Rasmussen P, et al. No effect on functional outcome after repair of pronator quadratus in volar plating of distal radial fractures: a randomized clinical trial. Bone Joint J. 2019; 101-B (12):1498–1505.

[15] Patterson RW, Van Niel M, Shimko P, Pace C, Seitz WH, Jr. Proprioception of the wrist following posterior interosseous sensory neurectomy. J Hand Surg Am. 2010; 35(1):52–56.

[16] Medoff RJ. Essential radiographic evaluation for distal radius fractures. Hand Clin. 2005; 21(3):279–288.

[17] McQueen MM, Hajducka C, Court-Brown CM. Redisplaced unstable fractures of the distal radius: a prospective randomised comparison of four methods of treatment. J Bone Joint Surg Br. 1996; 78(3):404–409.

[18] Selles CA, Ras L, Walenkamp MMJ, Maas M, Goslings JC, Schep NWL. Carpal alignment: a new method for assessment. J Wrist Surg. 2019; 8(2):112–117.

[19] Mulders MA, d'Ailly PN, Cleffken BI, Schep NW. Corrective osteotomy is an effective method of treating distal radius malunions with good long-term functional results. Injury. 2017; 48(3):731–737.

[20] Soong M, Earp BE, Bishop G, Leung A, Blazar P. Volar locking plate implant prominence and flexor tendon rupture. J Bone Joint Surg Am. 2011; 93(4):328–335.

[21] Selles CA, Reerds STH, Roukema G, van der Vlies KH, Cleffken BI, Schep NW. Relationship between plate removal and Soong grading following surgery for fractured distal radius. J Hand Surg Eur Vol. 2018; 43(2):137–141.

[22] Brink PR, Rikli DA. Four-corner concept: CT-based assessment of fracture patterns in distal radius. JWrist Surg. 2016; 5(2):147–151.

3

第十二章 桡骨远端畸形愈合的治疗

摘要

桡骨远端畸形愈合是桡骨远端骨折后常见的并发症，在这些畸形愈合病例中约有 5% 存在临床症状。截骨是有症状的桡骨远端畸形愈合的治疗方法，旨在尽可能恢复桡腕关节和下桡尺关节的桡骨远端关节面的解剖结构。

传统的二维放射成像技术由后前（PA）位和侧位 X 线片组成。由于没有考虑背掌侧向移位、桡尺侧向移位和旋转畸形，经典的评价标准如桡偏、尺骨变异、掌倾与患者症状之间的联系通常并不紧密。因此，传统的评价标准对桡骨畸形愈合的术前、术中和术后来说远非最佳影像学检查手段。

随着近几十年来 3D 成像技术的出现，在术前规划、导航和 3D 打印领域涌现出了新的机遇。

在本章 A 部分，对现有文献进行概述，了解当前用于截骨矫形的计算机辅助技术的优点、缺点和未来前景。应用针对患者定制的 3D 打印导板和植入物是目前最有前途的技术，可以将术前计划应用于患者。

B 部分将重点阐述手术本身。

关键词： 桡骨远端，截骨术，畸形愈合，计算机辅助，钢板固定，患者定制钢板，手术导板，虚拟规划，导航，并发症，桡偏，尺骨缩短截骨术

12.1 A 部分：术前计划：从猜测到计算机辅助截骨矫形术；陷阱和并发症

S.D. Strackee, J.G.G. Dobbe

12.1.1 概述

桡骨远端骨折后最常见的并发症是畸形愈合。经手术治疗和经保守治疗骨折的发生率分别为 11% 和 23%。桡骨远端背侧皮质相对较薄，大多数桡骨远端骨折是关节外骨折。桡骨远端负重部分大致向背侧和桡侧倾斜，在骨折线附近，桡骨干向尺侧移动。由于肱桡肌腱止于桡骨远端，牵拉而使其旋后，进而可能导致骨折近端旋前。通常伴有桡骨缩短，因此，相对较长的尺骨将与近排尺侧腕骨撞击。在

关节外骨折中，掌侧皮质常为简单的横行骨折，因此特别是在旋后时前臂旋转受限。然而，前臂活动受限取决于许多因素。旋前方肌的挛缩和随后的纤维化也可以严重限制旋后。掌侧远端桡尺（DRU）关节囊和骨间膜的纤维化也可以导致上述情况。在所有桡骨近端、尺骨和腕骨之间的解剖关系异常的桡骨远端骨折畸形愈合病例中，约有 5% 会出现症状。这些症状包括：用力时疼痛、运动时疼痛（屈曲、伸直位桡尺偏和前臂旋转），伴有尺骨背侧突出的前臂畸形，手向桡背侧移位，腕管综合征和力量丧失。

12.1.2 诊断

矫正畸形愈合的第一步是做出明确的诊断，解释症状与解剖学变化之间的关系。理想情况下，对解剖学异常进行量化，明确可接受和不可接受的症状之间的界限。

只有一小部分畸形愈合患者存在明显症状。通常，活动范围的轻微受限无须矫形处理。但是，如果活动范围受限并伴有疼痛或承重能力明显降低，那么进行矫形治疗的倾向性大大增加。前臂旋转时的疼痛是一个严重的问题，因为它会导致整个上肢的功能丧失。因此，诊断评估应侧重于手腕疼痛和（或）前臂旋转受限。

常规诊断评估

畸形愈合的评估通常由传统的后前（PA）位片和侧位片开始。为了获得可重复的结果，仔细进行影像学检查是至关重要的。

影像学检查的经典评估指标包括桡偏、尺骨变异和掌倾角等（图 12.1）。

在前后位片中，桡偏角即通过桡骨的骨干长轴的垂线与桡骨远端关节面连线之间的夹角。正常值为 16°~28°，平均值为 25°。

在侧位片中，掌倾角即桡骨干轴线的垂线与桡骨远端关节面连线之间的夹角。正常值为 0°~22°，平均值为 15°。

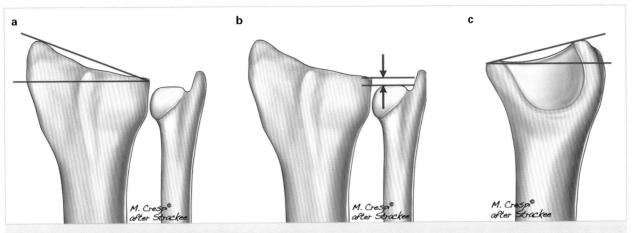

图 12.1　a~c. 经典评估指标：桡偏角、尺骨变异和掌倾角

尺骨变异是在前后位片中，经桡骨关节面月状骨窝尺侧缘垂直于桡骨干轴线的水平线，与经尺骨末端水平线之间的距离。

这些二维测量的可靠性有限。拍摄 X 线片的技术通常不理想，而且对于它们的评价也非常主观。早在 1996 年，Kreder 等总结道："鉴于我们无法更准确地测量畸形，必须对畸形的角度与结果之间的特定关系产生质疑。"

如果在 X 线片上二维参数与正常情况差别很小的话，测量指标与患者症状通常关系不大。这是因为畸形愈合是三维的，无法从两个普通的正交放射线图像中充分量化。使用二维成像主要受限于围绕骨骼长轴的过度投影和隐匿旋转。

一个重要问题随之而来，即畸形愈合引起的手腕慢性疼痛是多因素导致的。Cheng 等发现了导致疼痛的 4 个因素：尺腕撞击、尺骨茎突骨不连、三角纤维软骨复合体（TFCC）撕裂（无论是否与不稳定有关）、腕骨间韧带病变和软骨损伤。因此，畸形愈合后的症状是由骨和软组织因素共同导致的，这导致大家对单纯应用骨性参数进行评估的方法产生了质疑。Haase 发现了这个问题，即症状与影像学异常的严重程度几乎没有相关性。然而，他仍然制定了"不可接受的愈合"的标准（表 12.1）。

从二维到三维的诊断

三维技术的活跃始于 20 世纪 90 年代初。首先是平面打印或打印模型，然后是三维计算机模拟，通常使用健康的对侧作为参考。

对患侧和健侧桡骨分别进行分段扫描，从而建立直观的虚拟模型。利用配准技术将镜像的健侧桡

表 12.1　畸形愈合标准

参数	畸形愈合
桡偏	$< 10°$
桡骨倾斜	掌倾角 $> 20°$，背倾角 $> 20°$
桡骨延长	$< 10mm$
尺骨变异	$> +2mm$
关节内台阶或间隙	$> 2mm$

骨的近端与患侧对齐，即可以通过计算机屏幕清楚地看到畸形。还可以评估最佳的截骨部位。必要时可以使用 3D 打印机打印骨骼模型或矫正骨骼的模型（图 12.2）。

畸形也可以在大小和数量上予以定量。为此，虚拟的畸形愈合骨骼的远近端被剪裁，然后通过与镜像健侧对齐。所需的定位可以通过变换矩阵来描述。因此，每个骨段的对线导致远段（Mdist）和近段（Mprox）的矩阵转换。这些矩阵组合在校正矩阵 Mcorr（Mcorr=Mprox^{-1}.Mdist）中，用于复位远段。

复位可以表达为沿着 3D 坐标的 x、y 和 z 等 3 个轴的平移和旋转。桡骨的轴系通常这样选择：纵轴是 z 轴，x 轴垂直于它并朝向桡骨茎突，y 轴再次垂直于 x 轴和 z 轴。在这里，畸形愈合的评估通过 6 个参数完成：3 个位移和 3 个绕正交轴的旋转（图 12.3）。

借助于这种技术，可以在术前进行三维的手术计划。但需要注意的是，使用镜像对侧时，左右存在生理差异。优势臂的桡骨和尺骨都比非优势臂长 [分别相差（2.63 ± 2.03）mm 和（2.08 ± 2.33）mm]。这对于沿 z 轴（纵向）的平移尤其重要，因为该轴方向上的误差会导致尺骨变异为正值，从而导致尺腕撞击。必要时在术前或手术过程中进行检查和矫正。

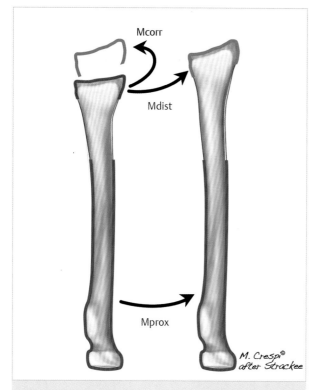

图 12.2 伤侧骨（左）3D 模型的远段（红色）和近段（蓝色）在健康对侧骨骼（右）的镜像 3D 模型上配准。每次配准都会产生一个转换矩阵（Mprox，Mdist）。这些矩阵组合在一个校正矩阵中（Mcorr=Mprox⁻¹.Mdist）

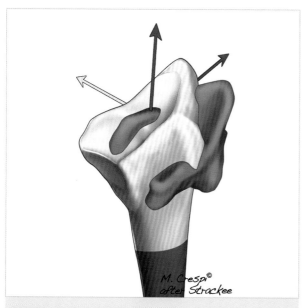

图 12.3 6 个不对称参数 Δx、Δy、Δz、$\Delta \phi x$、$\Delta \phi y$ 和 $\Delta \phi z$ 用解剖坐标系统表示 [沿正交轴 x（红色）、y（黄色）和 z（蓝色）进行 3 次平移和 3 次旋转]

Vroemen 等对 25 例接受过基于二维参数进行常规诊断并行矫形手术的患者进行回顾性分析。术后使用二维影像学和三维 CT 技术以及 3 种患者结果问卷（DASH、PRWHE 和 MHOQ）对结果进行影像学评估。在两个患者组别中，将矫正后的手腕与健康、未接受手术的对侧手腕进行比较。有趣的是，在二维评估中没有发现相关性，但在三维评估中发现旋转异常与临床结果之间存在显著相关性。

显然，根据二维参数给出单一明确的关节外畸形愈合治疗指征的标准是不可能的。在部分或完全关节内骨折中，标准放射学评估对整体状况的把握较为有限，并且必须通过 CT 检查进一步评估，最好使用 3D 重建。同样，在分割后获得定量图像，可以在计算机屏幕上或打印可视化模型进行评估。与镜像配准后，相同的数据也可用于定量评估，并进一步应用于手术矫正的虚拟规划。

12.1.3 治疗

预防畸形愈合的最佳方法是在诊断骨折时做出正确的治疗选择。过去，已经提出了几种桡骨远端骨折的分类。最常用的一种是 AO 分类。在此，腕部骨折分为 3 种类型。A 型为关节外骨折，其中远端部分已向背侧移位（Colles 型），或向掌侧移位（Smith 型）。Bentohami 等将 494 例患者中一半以上的骨折归为 A 型，其余骨折类型为 B 型部分关节内骨折或 C 型完全关节内骨折：各占总数的 24%。

大约 2/3 的病例为移位骨折，有些有切开复位内固定的指征而有些病例没有。根据骨折的类型，对不稳定的程度、发生畸形愈合的风险进行评估，进一步选择治疗方案。2015 年，Walenkamp 等报道，在 479 项研究中有 143 种不同的骨折不稳定定义。只有在一项研究中，不稳定的定义基于临床研究（Ⅲ b 级）。

缺乏共识使得在当前研究基础上很难对治疗方法进行比较。因此，根据骨折分类对畸形愈合的风险进行正确的评估也就变得不可能。

外科医生经常面临即将发生的畸形愈合。需要采取一定的治疗策略，包括了分析畸形位置后制定矫正畸形愈合的手术计划。将该手术计划应用于患者，使用导航将骨块正确放置在物理空间，然后使用传统或定制的螺钉/接骨板或各种材料的楔形块进行固定。

传统治疗策略

采用从文献中获得的经典平均数值，即桡偏角、桡骨高度、尺骨变异和掌倾角，确定畸形愈合的异常程度。当然，这也可以通过与患者健侧比较获取。通常，所需骨移植物的尺寸是根据 X 线片上确定的截骨平面计算得出的；正如 Von Campe 在 2006 年所观察到的那样，"我们得出的结论是，对于大多数行桡骨远端截骨的患者来说，并不能够通过精确计划和测量并插入式皮质松质骨移植物得以恢复桡骨远端的对线，持续的疼痛和僵硬与无法保证桡骨的长度有关"。Lozano-Calderon 等对畸形愈合矫形截骨术长期结果进行研究，他们发现有关功能的结果是可变的。此外，这归因于未实现完美解剖复位而导致的创伤后骨关节炎。基于 3D 计算机断层扫描（CT）图像打印 3D 骨模型已经有很长一段时间了，但由于使用数控铣床进行生产非常昂贵且耗时而很少使用。

3D 打印机的出现使得创建真人大小的骨骼塑料复制品成为可能。使用患侧和镜像对侧的模型，可以深入了解畸形。但在 Walenkamp 等的研究中，使用这些模型复制矫形计划并不成功。

这种方法的一个变体是使用物理模型在术前对标准固定板进行建模。在 Kataoka 等的研究中，这种方法与术前计划的偏差 < 3mm（总平移误差）和 < 2°（总旋转误差）。

如今，一种流行的方法是使用所谓的解剖板。这些板适用于大多数患者的平均解剖结构，目前是标准的接骨材料。然而，钢板的形状有很大不同（图 12.4），并且它们在个别患者中有相当大的定位误差。

基于计算机辅助 3D 规划的治疗

最早尝试将桡骨畸形愈合可视化的是 Bilic 于

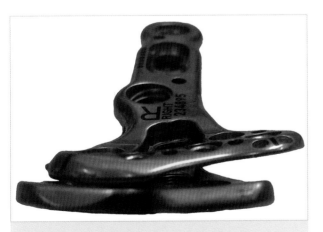

图 12.4 两种不同品牌的桡骨远端钢板的比较

1994 年建立的模型。该模型基于桡骨的两个正交二维图像，与基于健康志愿者平均值的模型进行比较，由此计算出移植物的尺寸。这样做的最大缺点是缺少将计划实施于患者的方法。

在过去的 15 年中，高分辨率 CT 扫描的使用和准确断层技术的发展使得获得准确的患者骨骼 3D 特定模型成为可能。断层技术现在用于术前位置规划，以及截骨术的位置和方向的进一步 3D 规划。

如诊断部分所述，优势手和非优势手在长度上存在生理差异。如果不考虑这一点，则存在桡骨矫正不足或过度矫正的风险，从而导致 DRU 关节和（或）尺腕不匹配。在规划时，Dobbe 使用线性回归模型来补偿这种长度差异。

最初，几乎完全通过二维成像来评估和计划骨段的重置。早期的一个例外是 Croitoru 于 2001 年的报道的研究。总的来说，术后仍然使用二维技术来评估骨段的位置。这非常奇怪，因为文献表明二维成像仅能反映有限的三维位置信息。因此，使用传统参数进行评估对寻找定位误差和临床体征之间的关系没有帮助（或仅略有帮助）。

现在有几个借助计算机辅助 3D 技术的商用软件包用于术前规划，以健侧桡骨作为恢复患侧的参考。

但是，如果对侧也受到影响或缺失，则可以选择使用 3D 数据模型。该技术使用桡骨的静态形状模型预测病理骨骼的创伤前的健康形状。该模型依据局部特征形状（如厚度、曲线等）尽可能仔细地与患侧桡骨的未变形部分对齐。Mauler 等对 59 个健康前臂进行扫描，并模拟了 3 种桡骨形状模式：近端部分的 50%、远端部分的 50% 或整个桡骨的形状。将结果与作为参考的原始形状进行比较。发现平移的差异平均 < 1mm，在 x、y 和 z 轴上旋转角度的差异分别为 0.6°、0.5° 和 2.9°，因此，该方法比以对侧桡骨作为参考的方法要好。而对尺骨进行试验也得出了类似的结果。

在术前虚拟规划阶段，还应考虑固定方法。通常使用市售的固定角度锁定板和螺钉。制造商有时会提供这些板的虚拟复制品，或者将钢板的形状扫描进入计算机。将板模拟放置在重建桡骨模型最合适的位置上。当然，如果畸形愈合区域有严重变形，这会导致大量间隙存在以及板和骨不匹配。在打印模型的基础上调整接骨板，然后扫描接骨板，可能是一个解决方案。在虚拟规划也应该考虑了固定角度锁定板上螺钉孔的位置和方向。如果无法使用标准板（可进行调整），则可以使用额外的生产流程出产的定制板；该板通常由生物相容性钛合金（Ti-6A1-4V）制成。螺丝孔的位置、方向和大小可以任意确定。

12.1.4 导航和固定

下一步是将术前计划应用于患者。在这个过程中，虚拟空间与物理空间相互关联（配准）。因此，可以在虚拟空间（在计算机上）中模拟实际操作，反之亦然。为了使虚拟和物理空间相关联，使用带有跟踪器的专用仪器。通过使用该仪器来标记骨骼上的某些标志，通过计算机使得虚拟与现实骨骼建立联系。在实践中，跟踪器置于骨骼之上，以便四肢可以在物理空间中移动而不会失去与虚拟空间的联系。Croitoru 等是最早使用红外线跟踪系统矫正桡骨畸形愈合的研究团队之一。这种技术的缺点是将跟踪器放置在骨骼上是一种额外的侵入性操作。此外，该设备相当大且昂贵。

另一种导航方式是针对患者定制模板。这种模板只能以一种方式安装在骨骼上。因此，模板的特定放置建立了物理空间和虚拟空间之间的联系。在虚拟空间中定义"相对于模板"的锯切与在物理空间中定义"相对于模板"的锯切相同。因此，在手术室中将手术计划从虚拟空间转移到物理空间非常简单。带有锯切和钻孔导向器的模板专为畸形桡骨的掌侧或背侧表面设计，并可精确贴合需要矫正的特定骨块的形状。用生物相容性好并可消毒的塑料（聚酰胺）进行打印。将骨段导航到正确的相对位置有很多方法。

使用适配骨段的复位导向

截骨后，桡骨远端必须在物理空间中定位。这可以通过第二个（复位）模板来完成。该模板在规划阶段在矫正桡骨的掌侧或背侧表面建模。在手术过程中将打印的复位模板放置在近端桡骨上，用克氏针临时固定。然后将桡骨远端部定位在模板中，并临时用克氏针固定。

尽管松解了肱桡肌腱的止点，但将桡骨远端部分准确置入复位模板也是比较困难的。这主要取决于骨折部位的近端移位程度和腕背的瘢痕数量。

用针作为复位导向

在临床实践中，通常放置固定钢板以及上述复位模板较为困难。Murase 等在 2008 年提出了解决此问题的方法。在他们的技术中，从钻孔／锯切模板上钻 4 个可以容纳 3mm 宽的针或克氏针的孔，在近端和远端各 2 个成组。在术前计划期间，针在校正的桡骨中平行放置。复位模板实际上是一个带有 4 个平行孔的模块，在操作过程中用于将针临时固定在预期位置。应注意针的位置，以便有空间放置外科医生偏好的接骨板。固定后，移除复位模板和针。在上述规划方法中，针在校正的桡骨中放置。由于钻孔／锯切模板放置在病变骨骼上，因此必须先将远端针放置于病变位置，然后才能将其包含在模板中。此时可用逆校正矩阵 Mcorr。

应用标准或校正钢板

在这种方法中，实施虚拟规划过程时，固定板的 3D 模型被放置在虚拟校正的骨段上。接下来，确定螺钉的方向、长度和截骨术的位置／方向。借助此信息，制作包含可以在正确方向上预钻孔的钻孔／锯切模板，其中。模板中的槽用于引导锯片进行截骨。正如之前的方法所述，将固定板放置在已矫正的骨段上，并将螺钉孔置于预先计划位置。由于钻孔／锯切模板放置在病骨之上，这些远端钻孔必须首先转换到病变的位置，然后再包含在锯模板中。逆校正矩阵 Mcorr 可以再次用于此目的。在手术过程中，移除钻孔／锯切模板后，可以使用固定螺钉在预钻孔中固定接骨板。由于在规划过程中没有考虑板和骨表面之间的距离，因此可能会存在平移误差。这可以通过使用针对患者的定制板来解决。

定制接骨板

此接骨板是结合患者特异性完成固定的定制接骨板。该板以矫正好的虚拟骨骼为模型。进一步的术前计划类似于上述方法。使用钻孔／锯切模板预钻螺钉孔并进行截骨后，取下模板并在预钻孔中用螺钉固定定制接骨板。特定的形状可确保按计划复位骨段。该板通常由钛制成，也可以提供适配固定角度的螺钉的钉孔。定制接骨板的弯曲形状将使这些板非常坚硬，这就能够将这些板制造得更薄。由于这种方法最近才得以应用，所以还没有较大规模的研究。

使用模板或定制板也有其缺点。需要广泛地剥离骨膜才能使模板准确与骨贴合。否则模板不能与骨很好地贴附，进而导致不稳定。结果是截骨平面和螺钉孔的位置与计划不匹配。对于骨干部位的矫正，因解剖标志太少，进行矫形时很难精准定位模板。不过，通过将模板沿着骨骼的轮廓放置，这会提高准确性。

钻孔和锯切中一个常见的问题是施加了过多的斜向压力。此外，如果锯或钻引导的开口间隙过大，截骨时很可能会出现误差，并且螺钉将无法置入预计钉孔中。此外，板或螺钉可能会产生较大的张力，进而导致它们断裂。如果螺钉拧入角度错误，则可能会损坏板/螺钉连接部位，进而导致螺钉难以拆卸。尤其钛制固定材料更是如此。

模板一经使用，在操作过程中则几乎不可能调整，例如调整长度。

使用模板的一个经常被提及的优点是可以节省时间。然而，这被所需较长的术前准备时间而部分抵消。软组织的定位，特别是肌肉和韧带的起止点，不在虚拟规划当中。建议有经验的外科医生帮助制订计划的工程师设计一个实用和可用的模板，这也适用于术野的手术入路。有许多合成材料既能满足灭菌要求，又能保持形状并易于打印。这些材料的成本较低，但开发针对患者的定制工具需要经验丰富的员工，因此成本相对较高。

12.1.5 小结

对桡骨畸形愈合进行仔细的术前诊断和对矫形截骨术进行仔细的术前计划是获得最佳结果的先决条件。借助高分辨率三维CT扫描以及准确的分层技术，使得对截骨的位置和方向进行精确的3D规划成为可能。现有几个商用软件包用于术前规划，它们借助计算机辅助3D技术，健侧桡骨作为患侧的参考。注意纠正优势侧和非优势侧之间的长度差异。如果对侧也受到影响或缺失，则可以选用3D统计学外形模型。在术前虚拟规划阶段，还应考虑固定方法。通常使用市售的固定角度的锁定板和螺钉。如果无法使用标准板（可能需要进行调整），则可以针对患者定制钢板。确保术者了解标准钢板和定制钢板的优缺点。

12.2 B部分：实用指南：桡骨远端畸形愈合

Thomas Verschueren, Frederik Verstreken

12.2.1 时机：早/晚

矫形手术的最佳时机尚无统一标准。适应证主要基于患者的症状而不是影像学标准。尽管影像学

上对位不良与症状之间存在显著相关性，但这种相关性在老年患者中可大大减少。因此，等待足够的时间并仅对症状持续存在的患者进行治疗是完全可取的。然而，某些伴有严重畸形的年轻患者将受益于早期矫正。因为此时软组织挛缩（肌腱、神经和韧带）较少，手术过程就更容易。在4~8周内进行干预，更容易辨别早期骨痂并可根据需要予以去除。可以识别原始骨折平面，复位骨折块并重建解剖结构对位。除了容易操作外，早期干预也不需要结构性骨移植。

Jupiter和Ring发现早期干预（平均伤后8周）的结果与晚期干预（平均伤后40周）的结果相当。然而，早期干预后的握力平均为42kg，而晚期干预后的握力平均为25kg。他们证实，早期重建在技术上更容易，对于在影像学上可以预测功能受限的患者，并减少整体残疾时间。

Haase等提出了"不可接受"愈合的标准（表12.1），与腕部的正常无痛功能不一致。

另一个支持早期干预的观点是，畸形愈合可能是关节炎前期状态，这是由于适应性腕骨对位不佳或关节内台阶所致。这些畸形的早期矫正将防止进一步的退行性变化。

决定治疗后，应尽快进行手术，手术前提是无萎缩性改变，软组织已从初始创伤中充分恢复，骨质量尚可。

12.2.2 如何手术

入路、固定和植骨

桡骨远端畸形愈合手术治疗的目标应该是尽可能精确地恢复正常解剖结构，重点是重新恢复关节面以重建正常的力量传递和正常的桡腕关节运动和DRUJ功能。

为了实现这一目标，背侧和掌侧入路均可。既往许多外科医生使用背侧入路，特别是对于最常见的畸形：背倾畸形愈合。通过第3和第4伸肌间室间隙来暴露畸形骨。开放式楔形截骨可以很容易地恢复掌倾和桡偏。局部植骨后进行内固定。为维持复位，坚强的钢板螺钉固定较克氏针固定更优，因为血运重建可能会发生一些骨吸收和塌陷。当有指征时，通过切开背侧关节囊直视腕关节面。这种方法的主要缺点之一是存在与伸肌腱相关并发症的风险。新研发的接骨板在解剖学上更贴附、平面更低，以规避内固定引起的肌腱问题。Tyren等对11例患者通过背侧入路行楔形截骨矫形，无一例患者需要拆

除内固定物。然而，Schurko 等发现，由于肌腱激惹，38% 的背侧钢板需要手术取出。随着角度固定的掌侧解剖锁定钢板的引入，掌侧入路变得越来越流行，现在已成为大多数关节外矫正的首选方法。这种方法软组织包裹更好，肌腱激惹更少。Schurko 等对 37 例掌侧入路和 16 例背侧入路矫形截骨手术进行比较，两组的 QuickDASH 评分和运动范围均有所改善，但与背侧入路相比，掌侧入路可提高 QuickDASH 评分和运动范围，并发症更少。

我们首选经典的掌侧 Henry 入路行开放楔形截骨

术。松解肱桡肌腱远端，以便于复位和插入骨移植物。在旋前方肌最桡侧和最远端的止点附近切开，并且暴露桡骨的掌侧皮质。用克氏针将一个固定角度的锁定板临时固定在远端畸形节段上。板的位置和方向要将所需掌倾角和桡偏角的校正考虑在内。在侧位和前后位片上检查接骨板和桡骨轴线之间的角度，以确认与预先计划是否一致（图 12.5）。许多系统现在都可以辅助钢板放置在预先计划的位置。确认正确位置后，远端至少钻两个螺钉孔，并测量它们的长度。然后将钢板移除，或将其从该处转走以

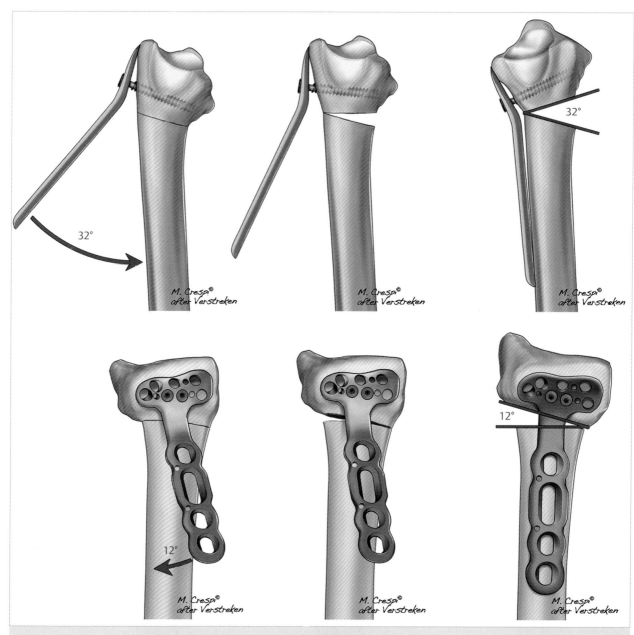

图 12.5 锁定螺钉允许将钢板以适当的角度预置于桡骨远端以获得预先计划的矫正

便进行截骨。截骨通常在原骨折处进行，并在矢状面与关节线平行。用椎板扩张器打开截骨部位，并根据需要进一步松解软组织，以避免对骨块过度施压。按计划将钢板重新固定在远端骨折块上，然后再固定于骨干上以提供矫正。手术的目标是尽可能精确地恢复解剖结构，除了矫正各个方向的畸形外，还需要考虑旋转不良和尺骨变异。经常需要纠正桡骨的旋转并将桡骨延长。矫正、固定后，将同种异体骨或自体髂骨移植物的松质骨置入截骨部位。将肱桡肌腱从桡骨上剥离后，可以通过相同的方法轻松植骨。

在我们的临床实践中，仅在矫正关节内畸形愈合或先前通过背侧钢板接骨的病例中使用背侧入路。背侧入路的主要优势在于在矫正关节内畸形后可以打开关节囊检查关节的平整性。

3D 技术

如果通过 3D 引导，整个程序都是使用 3D 计算机软件预先规划的，并设计针对患者的定制工具。畸形和矫正的桡骨解剖模型以及患者特定的钻孔和切割导向装置均由 3D 打印。手术方法是相似的，定制的钻孔导向器精确地贴合在桡骨远端畸形的掌侧，并用克氏针固定。很明显，导向器的准确定位在矫

形手术中至关重要，透视以及打印的骨骼模型有一定帮助。使用钻孔导向器有助于将螺钉置入桡骨远端。接下来，在保留的平行克氏针上取下导钻器并替换为截骨导引器。使用摆锯在预先设计的位置并沿着预先计划的平面截骨。在矫正关节内畸形时，沿先前的骨折线多次钻孔将骨块分开（图 12.6）。使用锁定螺钉固定标准板或 3D 打印的定制板，先固定远端，然后固定近端。

关节镜

关节镜是一种非常有帮助的工具，可协助矫正关节内畸形愈合。与标准技术和透视相比，它可以更好地观察关节内畸形。截骨术可以"由内而外"进行，以精确复位关节内骨块。复位和固定后，确认关节面平整。Del Pinal 等将干式关节镜引导技术应用于 11 例患者，结果发现中期（12~48 个月）临床和影像学结果良好。

12.2.3 如何处理骨缺损？

畸形骨折的矫正几乎总是会导致骨缺损形成，如何处理这个问题一直是一个争论的焦点。对于较

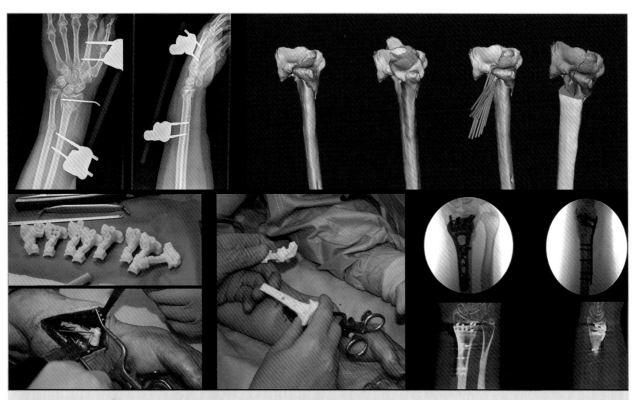

图 12.6 使用 3D 准备计划和患者特定器械矫正复杂的关节内畸形

3

小的缺损，特别是在一些保留有皮质接触并能获得坚强固定时，研究表明不需要填充缺损即可获得骨愈合。Disseldorp 等对 132 例未进行骨移植的矫形截骨患者进行研究，随访至少 12 个月。所有患者均愈合，只有 2 例的愈合时间超过了 4 个月。他们认为，如果截骨时维持一侧皮质接触，保持间隙开放而不植骨是一种可靠的技术。这一发现在 Ozer 等发表的一篇论文中得到了证实，该论文比较了两组患者在矫形截骨术后保留掌侧皮质接触的结果。第一组（n=14）行矫形截骨后不植骨，第二组（n=14）截骨后在截骨部位插入了同种异体骨片。两组均顺利愈合，手术矫形无丢失。两组之间在愈合时间和最终结果方面没有显著性差异。

Scheer 等的研究进一步证实，使用这种技术对于皮质接触的需求是十分重要的。该研究最初计划对 25 例患者行矫形截骨但不予骨移植，局部骨皮质未接触伴梯形骨缺损，但在 6 例患者截骨后有 3 例发生骨不连时中止。

锁定钢板的出现消除了对结构性皮质骨移植物来填充和支撑缺损的需要。即使对于较大的缺损，当使用锁定钢板固定时，松质骨移植与结构性骨移植结果相似。Ring 等对两组 10 例患者进行比较，一组接受了髂骨皮质松质骨移植，另一组接受了髂骨非

结构性自体松质骨移植。所有患者均在 4 个月内愈合而没有丢失复位。两组的影像学和功能结果相似。

骨替代物已被作为骨移植物的更微创的替代方案。与自体移植物相比，骨替代物没有供体部位并发症并减少了手术时间。Scheer 等对 17 例患者进行截骨，并使用磷酸三钙骨替代物。在临床上，他们发现前臂旋转和 DASH 评分有显著改善。然而，放射学结果显示桡骨高度平均丢失 1.1mm（SD 1.0mm），对临床结果的影响未知。在 6~8 周后，14 例患者中有 10 例在骨替代物周围出现了 X 线透亮区。他们得出的结论是，磷酸三钙骨替代物并不能维持截骨，会导致延迟术愈合，不适用于桡骨远端的矫形截骨术。Luchetti 将碳酸羟基磷灰石应用于 6 例行桡骨远端矫形截骨克氏针固定术的患者。术后活动范围和握力显著改善。X 线片显示碳酸化羟基磷灰石完全骨融合。影像学指标得到恢复，但在 6 个月和最后一次随访时，掌倾角与术后相比有一定丢失。

12.2.4 尺骨缩短截骨术

尺骨缩短截骨术（USO）在桡骨缩短但没有明显成角畸形的桡骨远端畸形愈合的病例中可作为首选治疗方案（图 12.7）。如果技术过关，该手术操作简

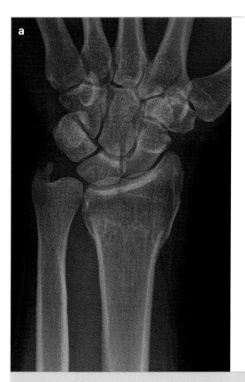
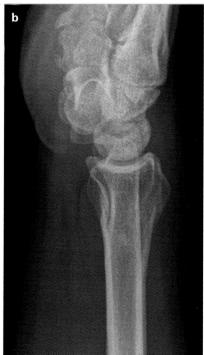
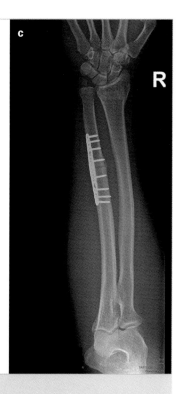

图 12.7 尺骨缩短截骨术是一种治疗桡骨远端畸形愈合的方法

单，并发症发生率低，临床成功率高。Srinivasan 等报告了尺骨缩短截骨术在背倾角高达 20° 和桡偏角低至 2° 的患者中取得了良好的结果。尺骨缩短也可以与桡骨矫形手术相结合，以避免桡骨过长可能出现的并发症，例如软组织挛缩、延迟愈合、矫正丢失和复杂局部疼痛综合征（图 12.8）。通过闭合或开放楔形截骨在桡骨远端矫正成角畸形，结合尺骨缩短截骨术以恢复尺骨变异。钢板可以放置在尺骨的背侧、内侧或掌侧，各有优缺点，文献中没有达成共识来指导最佳放置位置。学者们更喜欢直接尺骨入路，肘关节处于屈曲位。这允许简单且不受限制地进入骨板所在的尺骨内侧表面。从尺骨茎突近端 4cm 处开始，在平行于尺骨皮下嵴（后侧缘）掌侧做一个 8cm 的切口。在尺侧腕屈肌和指深屈肌于尺骨上止点的掌侧切开筋膜。通过分离肌肉暴露内侧表面，不要破坏骨膜。只有在截骨部位，在尺侧腕伸肌背侧筋膜上做一个切口，环形暴露尺骨。有几种商品化的系统有助于精确计划尺骨缩短和钢板坚强固定。系统包括一个导向器，用于预钻固定孔，引导缩短截骨术，骨折断端加压并使用低剖面接骨板进行固定。学者们更喜欢横向截骨而不是斜行截骨，因为这更容易操作并允许精准的预先缩短设计，而没有骨块相对移动的风险，并且在最近的 Meta 分析中报告了横向截骨与斜行截骨术愈合率相似。在进行截骨术时，冰（4℃）生理盐水用于对骨进行冲洗和冷却。对骨块进行加压并使用适当的接骨板通过预钻孔固定。通过透视检查骨块和接骨板的位置、螺钉的长度以及腕关节的尺骨变异。很容易缝合筋膜覆盖钢板，然后闭合皮肤。使用加压敷料，并鼓励患者在疼痛和肿胀允许的情况下立即活动。影像学上

截骨部位的骨小梁桥接通常在术后 10 周左右出现。

12.2.5 结果

关节外畸形

Diego Fernandez 开创了我们今天所知的桡骨畸形愈合矫正手术的先河。早在 1982 年，他就发表文章，该研究对 20 例年轻患者进行开放楔形截骨、断端植骨、钢板固定并行早期活动。术前活动范围尚可且不存在退行性改变的患者，结果令人满意。从那时起，关于桡骨远端畸形愈合截骨矫形术后结果的研究陆续出现。Huang 等对 10 例接受掌侧钢板和骨移植治疗的患者进行研究。他们发现 QuickDASH 和 Mayo Wrist 评分有显著提高。所有 10 例患者均在手术后 3 个月内愈合，影像学参数也得到恢复。Prommersberger 等于 2004 年发表文章，29 例患者因关节外畸形接受截骨术，他们发现通过掌侧入路矫形，运动范围、疼痛评分、握力和影像学参数都得到显著改善。De Smet 等对 31 例截骨患者腕关节对线的重建情况进行研究，患者被分为两组：一组为腕中关节对线异常，另一组为桡腕关节异常。他们发现，对桡骨远端畸形愈合进行矫形截骨术在两组中均重建了对线，并发症发病率均较低。Andreasson 等通过掌侧和背侧联合入路对 37 例患者进行矫形截骨，他们发现影像学参数和功能（如握力和运动范围）均有显著改善。

Pilukat 等对 17 例患者展开了前瞻性研究，所有患者皆因桡骨远端关节外畸形愈合接受开放楔形截骨术治疗。17 例中有 16 例通过掌侧入路，并且予以髂骨植骨。他们对短期和长期的临床和影像学结

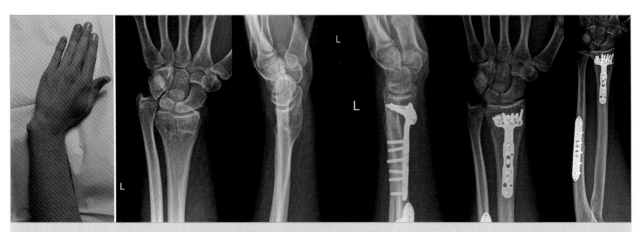

图 12.8　桡骨远端畸形矫正联合尺骨缩短截骨术，可避免过分牵张和形成间隙

3

果进行比较，发现治疗效果没有随着时间的延长而变差。甚至发现握力会随着时间的推移而显著增强。所有截骨最终均顺利愈合。然而，重要的是要注意，并非所有的长期结果报告都很好，可能需要进一步改进治疗技术。Krukhaug 等报告，对 33 例截骨矫形患者术后随访平均 7 年，其中 24% 的患者功能较差。Lozano-Calderon 等对 22 例患者的临床和影像学结果进行了长期分析，平均随访时间为 13 年。尽管随着时间的推移腕关节对线仍然得以保持，但 22 例患者中有 13 例发展成轻至中度有症状的腕关节炎，表明临床结果可能会随着时间的推移而恶化。Gradl 等对 18 例患者进行了一项长期随访研究（平均随访 7 年），根据 Fernandez 评分，18 例患者中有 10 例临床结果良好，2 例结果一般，6 例较差。

关节内畸形

虽然手术矫形被应用于关节外畸形愈合得到了推广并展开了深入研究，但关于对桡骨远端关节内畸形愈合进行干预的报道并不多。2005 年，Ring 等对 23 例接受手术治疗的关节内畸形愈合患者的结果进行了报道，他们发现这些畸形的手术结果与关节外畸形愈合的结果相当，并得出结论，对于有症状的、健康活跃的患者，矫形手术是一种可以改善腕关节功能的治疗方法。

Del Pinal 等对 11 例患者在关节镜引导下行矫形截骨术，最终功能结果从一般至良好，关节内台阶得以完美矫正。Buijze 等对 18 例合并桡骨远端关节内、外畸形愈合患者接受矫形截骨术后的情况进行评估，所有患者顺利愈合，最终的运动范围和握力显著改善，72% 的患者功能评分达到良好至优秀。

3D 引导下截骨矫形术

Michielsen 等于 2018 年发表文章报道：对接受手术的 30 例关节外或关节内合并关节外畸形的患者进行前瞻性研究，发现整体功能、握力、疼痛和DASH 评分有显著改善。最终矫形的影像学检查示，73% 病例的影像学参数达到预期，与使用传统术前计划的结果比较有一定优势。Schweizer 等使用定制3D 打印导向器对 6 例有症状的桡骨远端关节内畸形愈合的患者进行截骨矫形术。在第 8 周时，所有截骨在影像学方面均有愈合迹象，并且未见关节内台阶。所有患者的腕关节功能都有明显改善，在术后1 年随访时 6 例患者中有 4 例无疼痛症状。Buijze 等在 40 例患者的随机对照试验研究中对三维术前计划与传统二维术前计划进行比较。他们发现应用三维技术的患者评分更高，但由于研究的效力不足（事后分析），差异没有统计学意义。然而，影像学分析显示，三维技术组的平均剩余掌倾角和桡偏角明显更优。

12.2.6 并发症

桡骨远端矫形截骨术后可能出现的并发症很多，与急性骨折手术治疗后的并发症相似。由于矫形手术的方法通常更复杂，因此并发症发生率更高。Haghverdian 等报告了接受关节外截骨术的 60 例患者在 8 年内有 25 例（42%）出现并发症。7 例出现骨不连，均发生在牵开式截骨术（截骨部位无皮质接触，间隙处植骨）。3 例患者出现延迟性拇长伸肌（EPL）腱断裂，予示指固有伸肌腱转位至拇长伸肌腱治疗。其他轻微并发症包括 3 例患者出现屈肌或伸肌腱激惹，需要取出内固定物。

Rivlin 等报道了 6 例桡骨远端骨折畸形愈合患者经截骨和掌侧钢板固定治疗后出现拇长伸肌腱断裂。肌腱断裂的平均时间为术后 10 周。除了螺钉突出，原因还包括背侧骨痂形成、突出的截骨边缘和骨赘。

Mulders 等在他们的 48 例矫形截骨术中报道了18 种并发症。5 例患者内固定物失败（螺钉或钢板断裂）。4 例患者出现拇长伸肌腱断裂：3 例患者接受示指固有伸肌腱转位治疗，1 例患者接受中指指总伸肌（EDC）腱转位。3 例患者出现了浅表伤口感染，随后应用抗生素治疗。

桡骨远端畸形愈合截骨术后的另一个并发症是矫正不完全。Von Campe 等通过研究认为，借助传统手术计划，只有 40% 的患者达到预计的影像学矫正。这一发现的临床影响目前尚不清楚，因为仅未能恢复尺骨变异就会导致持续的疼痛和僵硬。研究表明，通过先进的 3D 规划和定制的导航，可以获得更好的影像学结果。

12.2.7 康复

康复需要针对每个病例的具体情况进行计划，并且在愈合过程中的每个阶段都需要外科医生和治疗师进行密切沟通。决定康复方案时要考虑的重要因素包括术后炎症反应、疼痛、软组织状态、矫正类型、骨骼质量和固定强度。术后立即需要通过冷疗、制动、患肢抬高和抗炎药物来解决疼痛和肿胀。

在大多数情况下，术后 2 周内予夹板固定，然后再使用可拆卸石膏或支具固定 4 周。应鼓励患者在手术后第 2 天开始肩部、肘部和手指活动。当截骨获得坚强固定后，2 周后可在疼痛限度内开始腕关节的主动和被动活动，屈伸和旋前 / 旋后。在整个康复过程中，手部治疗师应密切监测过度的炎症反应，并相应地调整训练计划。应纠正上肢的代偿策略，例如肩部通过过度内旋替代旋前。早期的复杂性局部痛综合征反应需要通过额外的止痛药和调整理疗计划来解决。同时寻找和解决复杂性局部痛综合征的诱发因素，例如内固定物问题、神经压迫或其他导致疼痛的原因。当疼痛、软组织状态和骨骼愈合趋势允许时，可在 6 周后开始渐进式负重练习。每 4 周随访，直到骨完全愈合和最大的功能康复。

12.2.8 技巧

·矫形手术的适应证主要基于临床症状，其中疼痛和前臂旋转功能丧失是最重要的主诉。

·腕尺侧疼痛是桡骨远端畸形愈合后最常见的主诉，这需要通过矫正尺骨变异和恢复下尺桡关节的适应性来解决。

·腕骨和远端桡尺关节伴随的骨或韧带损伤，出现症状时需要处理。

·桡骨远端畸形愈合通常伴有一定程度的旋转不良，直接影响前臂的旋转。矫正这方面的畸形愈合将改善临床结果。

·对于复杂的多方向和（或）关节内畸形的矫正，3D 技术必不可少。

·松解软组织，特别是挛缩的肱桡肌止点，有利于矫正畸形。

·当需要较大范围的矫形时，可以联合桡骨矫形截骨与尺骨缩短截骨，可以避免较大的骨缺损产生和软组织的拉伸牵张。

·截骨的愈合时间比急性骨折要长，因此为避免内固定物失效，建议使用坚强的钢板和额外固定。

12.2.9 小结

畸形愈合仍然是桡骨远端骨折最常见的严重并发症，当它引起疼痛或功能障碍时需要手术矫正。矫形手术的目标是尽可能精确地恢复解剖结构，这是恢复正常无痛功能的最佳选择。因此，基于对侧成像的精确术前计划至关重要。基于 3D 技术的新方法可以在需要时更好地评估畸形和制定手术计划。使用患者定制的手术导板将有助于手术矫正，尤其是矫正多方向和关节内畸形。尽管术前计划和固定技术取得了一定进步，但并发症发生率仍然很高。最常见的并发症是骨不连、畸形愈合、内固定失败和肌腱断裂。许多这些并发症可以通过精确的手术技术、在手术的每个步骤中注意细节以及在必要时使用新技术来避免。

参考文献

[1] Kihara H, Palmer AK, Werner FW, Short WH, Fortino MD. The effect of dorsally angulated distal radius fractures on distal radioulnar joint congruency and forearm rotation. J Hand Surg Am. 1996; 21(1):40–47.

[2] Crisco JJ, Moore DC, Marai GE, Laidlaw DH, Akelman E,Weiss AP, et al. Effects of distal radius malunion on distal radioulnar joint mechanics: an in vivo study. J Orthop Res. 2007; 25(4):547–555.

[3] Moore DC, Hogan KA, Crisco JJ, III, Akelman E, Dasilva MF, Weiss APC. Three-dimensional in vivo kinematics of the distal radioulnar joint in malunited distal radius fractures. J Hand Surg Am. 2002; 27(2):233–242.

[4] CooneyWP, III, Dobyns JH, Linscheid RL. Complications of Colles' fractures. J Bone Joint Surg Am. 1980; 62(4):613–619.

[5] Mann FA, Wilson AJ, Gilula LA. Radiographic evaluation of the wrist: what does the hand surgeon want to know? Radiology. 1992; 184 (1):15–24.

[6] Pennock AT, Phillips CS, Matzon JL, Daley E. The effects of forearm rotation on three wrist measurements: radial inclination, radial height and palmar tilt. Hand Surg. 2005; 10(1):17–22.

[7] Kreder HJ, Hanel DP, McKee M, Jupiter J, McGillivary G, Swiontkowski MF. X-ray film measurements for healed distal radius fractures. J Hand Surg Am. 1996; 21(1):31–39.

[8] Croitoru H, Ellis RE, Prihar R, Small CF, Pichora DR. Fixation-based surgery: a new technique for distal radius osteotomy. Comput Aided Surg. 2001; 6(3):160–169.

[9] Cirpar M, Gudemez E, Cetik O, Turker M, Eksioglu F. Rotational deformity affects radiographic measurements in distal radius malunion. Eur J Orthop Surg Traumatol. 2011; 21(1):13–20.

[10] Vroemen JC, Dobbe JGG, Strackee SD, Streekstra GJ. Positioning evaluation of corrective osteotomy for the malunited radius: 3-D CT versus 2-D radiographs. Orthopedics. 2013; 36(2):e193–e199.

[11] Miyake J, Murase T, Yamanaka Y, Moritomo H, Sugamoto K, Yoshikawa H. Comparison of three dimensional and radiographic measurements in the analysis of distal radius malunion. J Hand Surg Eur Vol. 2013; 38(2):133–143.

[12] Cheng HS, Hung LK, Ho PC, Wong J. An analysis of causes and treatment outcome of chronic wrist pain after distal radial fractures. Hand Surg. 2008; 13(1):1–10.

[13] Haase SC, Chung KC. Management of malunions of the distal radius. Hand Clin. 2012; 28(2):207–216.

[14] Ring D, Prommersberger KJ, González del Pino J, Capomassi M, Slullitel M, Jupiter JB. Corrective osteotomy for intra-articular malunion of the distal part of the radius. J Bone Joint Surg Am. 2005; 87(7):1503–1509.

[15] Vroemen JC, Dobbe JGG, Jonges R, Strackee SD, Streekstra GJ. Threedimensional assessment of bilateral symmetry of the radius and ulna for planning corrective surgeries. J Hand Surg Am. 2012; 37(5):982–988.

[16] Dobbe JG, Vroemen JC, Strackee SD, Streekstra GJ. Corrective distal radius osteotomy: including bilateral differences in 3-D planning. Med Biol Eng Comput. 2013; 51(7):791–797.

[17] Bentohami A, Bosma J, Akkersdijk GJM, van Dijkman B, Goslings JC, Schep NWL. Incidence and characteristics of distal radial fractures in an urban population in The Netherlands. Eur J Trauma Emerg Surg. 2014; 40(3):357–361.

[18] Walenkamp MMJ, Vos LM, Strackee SD, Goslings JC, Schep NWL. The unstable distal radius fracture: how do we define it? A systematic

review. JWrist Surg. 2015; 4(4):307–316.

[19] von Campe A, Nagy L, Arbab D, Dumont CE. Corrective osteotomies in malunions of the distal radius: do we get what we planned? Clin Orthop Relat Res. 2006; 450(450):179–185.

[20] Lozano-Calderón SA, Brouwer KM, Doornberg JN, Goslings JC, Kloen P, Jupiter JB. Long-term outcomes of corrective osteotomy for the treatment of distal radius malunion. J Hand Surg Eur Vol. 2010; 35 (5):370–380.

[21] Kataoka T, Oka K, Miyake J, Omori S, Tanaka H, Murase T. 3-Dimensional prebent plate fixation in corrective osteotomy of malunited upper extremity fractures using a real-sized plastic bone model prepared by preoperative computer simulation. J Hand Surg Am. 2013; 38(5):909–919.

[22] Vroemen JC, Dobbe JGG, Sierevelt IN, Strackee SD, Streekstra GJ. Accuracy of distal radius positioning using an anatomical plate. Orthopedics. 2013; 36(4):e457–e462.

[23] Stockmans F, Dezillie M, Vanhaecke J. Accuracy of 3D virtual planning of corrective osteotomies of the distal radius. J Wrist Surg. 2013; 2 (4):306–314.

[24] Byrne AM, Impelmans B, Bertrand V, Van Haver A, Verstreken F. Corrective osteotomy for malunited diaphyseal forearm fractures using preoperative 3-dimensional planning and patient-specific surgical guides and implants. J Hand Surg Am. 2017; 42(10):836. e1–836.e12.

[25] Vlachopoulos L, Schweizer A, Graf M, Nagy L, Fürnstahl P. Threedimensional postoperative accuracy of extra-articular forearm osteotomies using CT-scan based patient-specific surgical guides. BMC Musculoskelet Disord. 2015; 16:336.

[26] Mauler F, Langguth C, Schweizer A, et al. Prediction of normal bone anatomy for the planning of corrective osteotomies of malunited forearm bones using a three-dimensional statistical shape model. J Orthop Res. 2017; 35(12):2630–2636.

[27] Murase T, Oka K, Moritomo H, Goto A, Yoshikawa H, Sugamoto K. Three-dimensional corrective osteotomy of malunited fractures of the upper extremity with use of a computer simulation system. J Bone Joint Surg Am. 2008; 90(11):2375–2389.

[28] Young BT, Rayan GM. Outcome following nonoperative treatment of displaced distal radius fractures in low-demand patients older than 60 years. J Hand Surg Am. 2000; 25(1):19–28.

[29] Evans BT, Jupiter JB. Best approaches in distal radius fracture malunions. Curr Rev Musculoskelet Med. 2019; 12(2):198–203.

[30] Jupiter JB, Ring D. A comparison of early and late reconstruction of malunited fractures of the distal end of the radius. J Bone Joint Surg Am. 1996; 78(5):739–748.

[31] Prommersberger KJ, Pillukat T, Mühldorfer M, van Schoonhoven J. Malunion of the distal radius. Arch Orthop Trauma Surg. 2012; 132 (5):693–702.

[32] Schurko BM, Lechtig A, Chen NC, et al. Outcomes and complications following volar and dorsal osteotomy for symptomatic distal radius malunions: a comparative study. J Hand Surg Am. 2020; 45(2):158. e1–158.e8– [Internet].

[33] Tiren D, Vos DI. Correction osteotomy of distal radius malunion stabilised with dorsal locking plates without grafting. Strateg Trauma Limb Reconstr. 2014; 9(1):53–58.

[34] Michielsen M, Van Haver A, Bertrand V, Vanhees M, Verstreken F. Corrective osteotomy of distal radius malunions using three-dimensional computer simulation and patient-specific guides to achieve anatomic reduction. Eur J Orthop Surg Traumatol. 2018; 28(8):1531–1535 [Internet].

[35] del Piñal F, Cagigal L, García-Bernal FJ, Studer A, Regalado J, Thams C. Arthroscopically guided osteotomy for management of intra-articular distal radius malunions. J Hand Surg Am. 2010; 35(3):392–397–[Internet].

[36] Disseldorp DJ, Poeze M, Hannemann PF, Brink PR. Is bone grafting necessary in the treatment of malunited distal radius fractures? J Wrist Surg. 2015; 4(3):207–213.

[37] Ozer K, Kiliç A, Sabel A, Ipaktchi K. The role of bone allografts in the treatment of angular malunions of the distal radius. J Hand Surg Am. 2011; 36(11):1804–1809 [Internet].

[38] Scheer JH, Adolfsson LE. Non-union in 3 of 15 osteotomies of the distal radius without bone graft. Acta Orthop. 2015; 86(3):316–320.

[39] Ring D, Roberge C, Morgan T, Jupiter JB. Osteotomy for malunited fractures of the distal radius: a comparison of structural and nonstructural autogenous bone grafts. J Hand Surg Am. 2002; 27(2):216–222.

[40] Scheer JH, Adolfsson LE. Tricalcium phosphate bone substitute in corrective osteotomy of the distal radius. Injury. 2009; 40(3):262–267.

[41] Luchetti R. Corrective osteotomy of malunited distal radius fractures using carbonated hydroxyapatite as an alternative to autogenous bone grafting. J Hand Surg Am. 2004; 29(5):825–834.

[42] Srinivasan RC, Jain D, Richard MJ, Leversedge FJ, Mithani SK, Ruch DS. Isolated ulnar shortening osteotomy for the treatment of extra-articular distal radius malunion. J Hand Surg Am. 2013; 38(6):1106–1110– [Internet].

[43] Wada T, Isogai S, Kanaya K, Tsukahara T, Yamashita T. Simultaneous radial closing wedge and ulnar shortening osteotomies for distal radius malunion. J Hand Surg Am. 2004; 29(2):264–272.

[44] Das De S, Johnsen PH, Wolfe SW. Soft tissue complications of dorsal versus volar plating for ulnar shortening osteotomy. J Hand Surg Am. 2015; 40(5):928–933– [Internet].

[45] Owens J, Compton J, Day M, Glass N, Lawler E. Nonunion rates among ulnar-shortening osteotomy for ulnar impaction syndrome: a systematic review. J Hand Surg Am. 2019; 44(7):612.e1–612.e12– [Internet].

[46] Huang HK, Hsu SH, Hsieh FC, Chang KH, Chu HL, Wang JP. Extra-articular corrective osteotomy with bone grafting to achieve lengthening and regain alignment for distal radius fracture malunion. Tech Hand Up Extrem Surg. 2019; 23(4):186–190.

[47] Prommersberger KJ, Lanz UB. Corrective osteotomy of the distal radius through volar approach. Tech Hand Up Extrem Surg. 2004; 8 (2):70–77.

[48] De Smet L, Verhaegen F, Degreef I. Carpal malalignment in malunion of the distal radius and the effect of corrective osteotomy. J Wrist Surg. 2014; 3(3):166–170.

[49] Andreasson I, Kjellby-Wendt G, Fagevik-Olsén M, Aurell Y, Ullman M, Karlsson J. Long-term outcomes of corrective osteotomy for malunited fractures of the distal radius. J Plast Surg Hand Surg. 2020; 54 (2):94–100 [Internet].

[50] Pillukat T, Gradl G, Mühldorfer-Fodor M, Prommersberger KJ. Die fehlverheilte distale Radiusfraktur - Langzeit-ergebnisse nach extraartikulärer Korrekturosteotomie. [Malunion of the distal radius: long-term results after extraarticular corrective osteotomy]. Handchir Mikrochir Plast Chir. 2014; 46(1):18–25.

[51] Krukhaug Y, Hove LM. Corrective osteotomy for malunited extraarticular fractures of the distal radius: a follow-up study of 33 patients. Scand J Plast Reconstr Surg Hand Surg. 2007; 41(6):303–309.

[52] Lozano-Calderon SA, Brouwer KM, Doornberg JN, Goslings JC, Kloen P, Jupiter JB. Long-term outcomes of corrective osteotomy for the treatment of distal radius malunion. J Hand Surg Am. 2010; 35E (5):370–380.

[53] Gradl G, Jupiter J, Pillukat T, Knobe M, Prommersberger KJ. Corrective osteotomy of the distal radius following failed internal fixation. Arch Orthop Trauma Surg. 2013; 133(8):1173–1179.

[54] Buijze GA, Prommersberger KJ, González Del Pino J, Fernandez DL, Jupiter JB. Corrective osteotomy for combined intra- and extra-articular distal radius malunion. J Hand Surg Am. 2012; 37(10):2041–2049– [Internet].

[55] Schweizer A, Fürnstahl P, Nagy L. Three-dimensional correction of distal radius intra-articular malunions using patient-specific drill guides. J Hand Surg Am. 2013; 38(12):2339–2347– [Internet].

[56] Buijze GA, Leong NL, Stockmans F, et al. Three-dimensional compared with two-dimensional preoperative planning of corrective osteotomy for extra-articular distal radial malunion: A multicenter randomized controlled trial. J Bone Joint Surg Am. 2018; 100(14):1191–1202.

[57] Haghverdian JC, Hsu JY, Harness NG. Complications of corrective osteotomies for extra-articular distal radius malunion. J Hand Surg Am. 2019; 44(11):987.e1–987.e9– [Internet].

[58] Rivlin M, Fernández DL, Nagy L, Graña GL, Jupiter J. Extensor pollicis longus ruptures following distal radius osteotomy through a volar approach. J Hand Surg Am. 2016; 41(3):395–398– [Internet].

[59] Mulders MAM, d'Ailly PN, Cleffken BI, Schep NWL. Corrective osteotomy is an effective method of treating distal radius malunions with good long-term functional results. Injury. 2017; 48(3):731–737– [Internet].

第四部分
骨手术：关节炎

4

第十三章　指关节炎术后并发症的治疗策略

Daniel B. Herren

摘要

　　指关节置换术和关节融合术是针对手指关节损坏、疼痛和功能障碍最常用的外科治疗方法。此类手术的并发症发生率通常很高，并发症的处理也面临各种挑战，因而，在实施个性化治疗的基础上彻底详尽地分析引起并发症的特定原因显得至关重要。虽然常见的并发症（如感染和伤口愈合不良）往往需要依据手外科常用的诊疗指南进行治疗，但更确切地说，要处理与手术相关的并发症更应该从造成关节功能障碍的根源着手。根据作者既往的经验和已发表的研究论著显示，相对于指关节置换术其他一些难以预测的术后并发症（如关节僵硬，特别是关节不稳定），进行翻修手术的一个重要原因是术后疼痛。通常情况下，无论是否涉及手指关节软组织的损伤，机体不得不接受自身的关节附属器置换为另外一种类型植入物的这个过程是非常艰难的。本章节将就此对不同治疗方案进行全方位的概述。

　　对于小关节融合术，最常见的并发症是骨折不愈合和畸形愈合。骨折不愈合的发生往往可以从生物学特性方面的原因解释，主要是指关节骨的愈合环境不良；另一个骨折不愈合的原因则是术者在术中对骨关节融合固定的操作技术问题。手术翻修的过程包括去除部分骨质硬块和关节植骨 – 融合术。畸形愈合往往会导致手指的功能障碍，尤其是在与其他手指协调动作活动时表现得更加明显。当相关并发症可能致残时，应行截骨矫正术。

　　关键词：并发症，翻修，关节置换术，关节融合术，手指关节

13.1 引言

　　手指关节损坏的手术治疗方式包括关节置换术和关节融合术。治疗终末期指关节炎的理想目标是无痛地恢复病损手指关节足够的活动度和稳定性，达到令人满意的手指功能。掌指（MCP）关节是类风湿性关节炎的主要侵害部位之一，但在退行性骨关节炎中很少受到影响。远端指间（DIP）关节、近端

指间（PIP）关节与拇指鞍状关节，均是在手部退行性疾病中的主要受累的关节，但 DIP 和 PIP 两个关节分别行使不同的功能。DIP 关节负责抓取较小的物体并协调手指进行精细的功能调节，而 PIP 关节则相当于手指"移动式发动机"。研究表明，由于所处位置的特殊性，PIP 关节对启动整个手部各方面的活动动作具有重要的功能价值。尤其是偏尺侧的 PIP 关节活动度更具有重要的功能价值，因为只有保持该关节良好的活动度才能更好地抓住小物体。而偏桡侧的手指，尤其是示指，保证其稳定性的同时才能更好地联合拇指施行稳定的拿捏动作和发挥出更强大的握力。然而，示指 PIP 关节的僵硬通常伴随着不同程度的功能障碍。因此，PIP 关节置换术已成为治疗 PIP 关节损坏所引发疼痛的主要术式。尽管术后功能良好的 PIP 关节融合术也可保留足够的活动功能，但手指在精细动作方面可能受到极大的影响。

　　另一方面，关节融合术被广泛认为是治疗 DIP 关节病变的标准术式。评判 DIP 关节融合术效果的一个可靠标准是疼痛能否有效缓解，此外，评估术后偏桡侧的手指是否能够稳定地协同拇指进行预期的拿捏动作也是非常重要的。然而，对于偏尺侧手指的 DIP 关节病变，关节置换术能够为患者带来更好的手指功能。

　　将这两种标准术式按需要翻修的原因进行分类，对系统全面地讨论术后相关并发症具有重要意义。术后并发症大致上可分为 3 类，包括一般并发症、软组织相关的并发症和假体置入相关的并发症。表13.1 概述了 PIP 关节置换术和 PIP/DIP 关节融合术后不同的并发症。

　　从患者的角度来看，促使其接受翻修手术的主要原因包括疼痛和关节僵硬或关节不稳定导致的功能障碍，当然也还有来自病损手指外形不美观的困扰。

13.2 PIP 和 DIP 关节置换术的并发症：文献综述

　　2019 年，Yamamoto 和 Chung 发表了一篇 Meta

表 13.1　指关节炎手术（包括关节置换术和关节融合术）治疗后可能的并发症概要

	病因	治疗选择	替代治疗
一般并发症			
伤口愈合不良	生物学特性相关	修复	
感染	生物学特性相关	清创修复 抗生素抗感染	截肢
CRPS	营养不良的反应	药物对症治疗 补充维生素 C	截肢
骨折不愈合	生物学特性相关	植骨翻修	
骨畸形愈合	手术失误 / 固定失败	截骨翻修	
软组织相关的并发症			
肌腱粘连	生物学特性相关 治疗不充分 / 依从性差 疼痛	肌腱松解	
异位骨化（肌腱周围和关节囊处）	生物学特性相关 手术技术	通常无须特殊处理 其他可行治疗： ·类固醇注射： ·去除异化骨 ·肌腱松解	
肌腱断裂 / 功能不全	先天性失衡 / 不足 肌腱瘢痕 手术技术	肌腱重建 / 移植	
肌腱失衡 / 功能不全：鹅颈畸形或束腰样畸形	肌腱失衡 / 功能不全：鹅颈畸形或束腰样畸形	重建肌腱平衡	关节融合
关节不稳定	假体张力（松紧） 韧带力量不足 假体本身特征（硅胶）	假体翻修 韧带重建 更换双组分假体	关节融合
假体置入相关的并发症			
关节不稳定 / 脱位	假体的张力（松紧） 韧带功能不全 创伤	假体翻修 ± 韧带重建	关节融合
假体松动	生物学特性相关 一期固定不充分 假体磨损	假体翻修 ± 植骨 假体更换（硅胶）	关节融合
关节变形	假体错位： 横向偏移 前后方向半脱位	假体翻修 更换假体	关节融合
关节僵硬	瘢痕（肌腱或关节囊处） 治疗不当 依从性差 疼痛 假体过度填充	关节 / 肌腱松解 假体翻修 更换假体	关节融合

分析报告，主要探究不同假体在初次 PIP 关节置换术后的并发症情况。研究显示，硅胶假体的翻修率为 6%~11%。此外，他们还比较了不同的手术入路（掌侧入路、外侧入路、背侧入路），发现掌侧入路的翻修次数最少，而外侧入路和背侧入路的翻修率略高，为 10%~11%。而相比之下，使用第一代假体进行关节表面置换的翻修率要高很多，为 18%~37%。于是他们得出结论，局部的解剖特点决定了从掌侧放置关节表面假体更困难，因为从掌侧入路使得假体嵌合对齐是很难控制的。而选择硅胶假体作为关节置换装置的可操作性更高，因为通过其材料本身具有的弹性特质，我们可以观察到假体装置相互之间具有自我校准效应。

1995 年，Foliart 发表了一篇引述 70 篇相关文章的文献综述，总结了 15 556 例选择传统硅胶（Swanson）假体行指关节置换术的翻修原因。研究显示，硅胶假体置换术后并发症的发生率非常低，仅有 2% 的患者报告假体断裂的情况。而且硅胶假体磨损产生的微粒引发的全身系统性疾病（如滑膜炎和淋巴结病等）也是相当罕见的，患病率约为 0.6%。

Herren 等在一项回顾性研究中分析了硅胶翻修术后的效果。通过纳入 27 例患者，对硅胶假体翻修手术的结局进行评估。在选择进行翻修手术的患者当中，35% 是因为关节疼痛，26% 是因为关节僵硬。结果表明，无论是否存在疼痛，关节僵硬始终都是翻修手术的最佳适应证。能够使大多数患者感到满意的翻修手术目标是使得关节活动度可以恢复到一定的功能水平。此外，通过翻修使关节疼痛能得到明显的缓解也是一件锦上添花的事。美中不足的是硅胶假体能够造成关节不稳定和轴向移位的问题，这些问题往往不能得到充分的解决。

在梅奥医学中心的一系列研究中，分析比较了采用硅胶假体关节表面置换术与采用热解碳假体或金属聚乙烯（PE）假体关节表面置换术后的结局。研究显示在需要翻修的硅胶假体中，84% 作为关节表面置换物的假体因为与骨关节同化而获得更好的关节稳定性。翻修术后假体的 10 年存留率为 70%，但是由于各种原因，有 25% 的病例在翻修后需要额外再进行手术。在他们的系列研究中，关节不稳是翻修手术后效果最不理想的并发症，至今仍然是一个等待解决的问题。

Aversano 和 Calfee 在他们的著作中描述了 PIP 关节置换术后不可忽视的翻修率，并且强调了翻修与术后并发症的发生率和后续进一步干预治疗的选择显著相关。对不同假体置换术的并发症进行更详尽的剖析有助于解决个性化的问题和制订日后的翻修方案。硅胶假体的主要问题是随着置入时间的推移，关节假体可能会由于磨损而导致置入失败和囊性骨形成，而且硅胶关节假体通常由两部分装置组成，也容易出现假体松动和关节脱位的问题。

研究显示，既往已存在 PIP 关节畸形的病例在手术后的复发率也很高。

综上所述，参考大量已发表的研究文章，对于 PIP 关节置换术后翻修的结局总结得出了与大多数研究一致的结论：对失败或存在问题的 PIP 关节置换置入的假体进行翻修是一项具有挑战性的工作，往往不能得到令人满意的结果。翻修的一个重要的原因是术后疼痛，但对于术后关节僵硬，尤其是关节不稳定的问题，是否需要进一步行翻修手术往往是不可预测的。

而关于 DIP 关节置换术的报道相对要少得多。在 Sierakowski 等的系列研究中，此类手术的并发症发生率为 5%。在纳入的 131 例关节置换术中，仅有 4 例发生一般并发症且合并感染或软组织激惹，进而需要拆除假体并进行关节融合术。两个病变指节往往因关节不稳定和明显的尺侧移位而需要进行关节融合，若其中一个指节存在持续的锤状指畸形则需要通过缩短肌腱来矫正。在 Neukom 等的系列研究中，21% 的 DIP 关节置换术后需要进行再次手术。研究显示，由于关节不稳定，在 39 个病例中最终有 5 例需要进行关节融合。此外，关节置换术后需要进行手术翻修的原因通常有 3 个：一是原本的关节假体破损（用新的硅胶假体修复），二是肉芽肿刺激需要手术切除，三是骨赘增生引发疼痛。

13.3 指关节置换术后翻修的适应证

如上所述，初次行人工关节置换术失败而需要翻修的原因往往是不同的，这不仅取决于病因和症状，还取决于假体的类型。硅胶假体仅作为替代关节软骨的垫片，却不能复制关节的生物力学特性。作为一种整体式假体，它在不同的关节轴向上提供了一级稳定性，而二级稳定性则依赖于愈合过程中假体周围形成的瘢痕。

13.3.1 假体断裂或松动

硅胶假体断裂并不一定意味着需要翻修干预。通常假体的断裂难以被发现，因为在常规 X 线片上看不到假体断裂。即便假体存在缺损，关节纤维囊依然能一定程度上维持关节功能。

硅胶假体断裂和磨损容易导致滑膜反应。X 线片上可看到侵蚀性骨溶解，并可能出现明显的骨缺损（图 13.1）。这种炎症反应的严重程度取决于在硅胶假体磨损微粒的大小，但相比于指关节置换术，这种情况在腕关节置换术中更常见。

由于假体柄与骨头没有牢固的连接，随着时间的推移，硅胶假体会产生髓内反应，在 X 线片上可以看到假体和假体周围骨头之间有一条很细的硬化线。这种反应我们也习惯称之为"活塞效应"，即一种屈伸过程中假体在骨髓腔内的运动。在翻修的病例中，这种情况通常发生在髓内滑膜层。但也正是因为关节假体这种灵活的特性，使得它在翻修中更易于安装和更换。

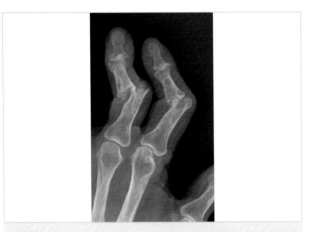

图13.1 近端指间（PIP）关节硅胶假体断裂。表现为关节完全脱臼和不稳定，还有硅胶假体与骨的相互作用引起明显的髓内炎性反应

双面假体通常被用作关节表面置换的装置，其固定同样也遵循其他关节置换手术的原则。将假体固定在骨头上的方法有两种，一是通过压入–嵌合式（无骨水泥）固定；二是使用聚甲基丙烯酸甲酯（PMMA）此类传统的骨水泥实现假体的固定。骨水泥固定的方式具有立即达到一级稳定性的优势，而通过压入–嵌合式无骨水泥固定一般需要6~8周才能达到满意的假体固定效果。尽管骨水泥假体固定的一期效果更好，但也存有很大的缺点。特别是骨水泥假体在需要行翻修手术时并不好处理。当坚固的假体组件不得不拆除时，将可能在骨髓内留下相当大的空腔。必要时甚至需要进行指骨截骨术，这就与拆除髋关节置换后髋部固定良好的股骨组件以取出假体的方法类似。此外，由于骨水泥硬化过程中的放热反应容易造成骨组织损伤，这也是翻修手术时二次使用骨水泥进行假体固定的整体效果欠佳的重要原因。另一方面，骨性愈合往往与假体材料的选择有关。在手指关节的假体中，主要的材料是带或不带羟基磷灰石涂层的钛。在无数的牙科应用中已经证明了这些材料具有强大的骨固定能力。其他的假体材料包括陶瓷和热解碳，但在其他许多研究中发现这两种假体材料在固定性能方面存在问题，特别是居高不下的假体松动率和脱位率。甚至有人指出，陶瓷和热解碳假体在关节置换中都不能达到骨性愈合。

13.3.2 假体的错位

翻修手术的另一个适应证是假体的错位。显然，这对于选择柔韧性极强的硅胶假体进行关节置换来

说不是一个问题。但对旨在模拟关节生物力学特性的双面假体来说，假体组件的正确放置对维持关节功能至关重要。假体错位可能发生在指关节不同的轴向上，但真正对关节功能造成的影响往往就取决于这个假体错位的平面。因此，要恢复关节功能，首先要将错位关节进行良好的对位对线复位。在实现假体的理想放置时常需要考虑到生物力学特性方面的因素，但此方面缺乏体内研究。

对于翻修手术，几乎总伴随着关节内容物填塞过多或张力过大的问题。张力过大的关节置换往往会引发不同程度的术后疼痛和关节伸展受限问题。

假体错位导致的关节活动功能异常，关节软组织很难进行代偿调节。因此，手术台上即时对关节假体置换和肌腱修复的手指进行肌腱运动检查是非常重要的。多数情况下手指在屈曲动作时容易察觉到关节畸形。在术后的康复过程中，要纠正假体放置轨迹的移位是非常困难的，肌肉韧带组织也很难代偿关节运动平面的错位。

13.3.3 其他的翻修原因

关节脱位几乎都发生在由两部分装置组成的假体中（图13.2），但硅胶假体发生关节错位改变的却很少见。关节脱位的原因要么是假体放置得不好（即首次或者二次关节假体置换时均不能达到足够的稳定性），要么是受到了创伤。

假体断裂是较为罕见的，通常是由于假体置入过程中操作不当引起的医源性断裂。尤其是在陶瓷或热解碳这类脆性较高的假体材料中，发生假体断裂的概率更高。

假体的置入过程往往容易发生骨折。毕竟大多数通过压力–嵌合方法将假体柄置入骨髓腔的过程本身就是发生骨骼爆裂的一个潜在风险。

感染一般不作为翻修的手术指征。然而，需要特别注意评估指关节置换术或融合术在围手术期可能发生或已确定存在的严重感染。伤口浅表的感染通常使用抗生素进行保守治疗即可，而涉及组织深部和更大面积的感染则需行翻修手术，即手术清创，通常需要将关节假体装置拆除。在感染严重的病例中，甚至有不得已需要进行截肢手术的。

13.4 指关节置换术失败的解决方案

原则上，针对效果不理想的指关节置换，有4

4

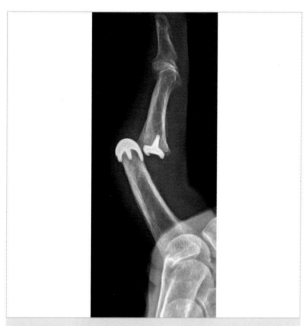

图 13.2 外伤引起的表面置换假体种植体脱位。没有假体松动的迹象

种不同的可行翻修措施（表 13.1）。这些措施包括：

（1）根据病因进行软组织修复。

  1）针对肌腱功能不全或失衡的修复。

  2）韧带重建或松解。

（2）更换同类型假体。

（3）更换其他类型假体。

（4）拆除假体转为关节融合。

具体手术措施的选择主要取决于需要进行翻修的原因、手指局部功能恢复的标准和患者的需求，同样也取决于哪个手指受到影响。周围软组织的情况对决定翻修措施至关重要，因而关节置换术后的假体翻修通常需要特别注意软组织修复。

在关节置换术后的假体翻修中，一般需要拆除

假体的主体或其他部分，并用新的假体替换。更换的假体可以是形状大小不同的同类型假体，也可以是其他完全不同类型的假体。虽然需要进行翻修的原因是针对性选择干预措施的风向标，但也只有局部骨骼和软组织状况得到改善，才能决定最终选择哪种干预措施。作为医疗决策者需要谨慎考虑的是，每一次针对 PIP 关节的翻修治疗都可能伴随着更大的组织瘢痕形成，这也意味着可能引发更严重的关节僵硬和（或）疼痛问题，因而与患者一起制订个性化的治疗方案就显得尤为重要了。

图 13.3 为 PIP 关节置换术中翻修的决策流程图，该决策流程图取决于骨骼本身状况和关节稳定性，而不考虑是否属于初次置入。

软组织修复

肌腱软组织粘连 / 骨化

关节僵硬是多因素引起的，而肌腱软组织粘连始终是导致关节活动度不理想的一个重要原因。沿着肌腱或关节囊的周围，软组织粘连可能与骨化同时发生。由于手术方法的选择不同，可以观察到瘢痕形成要么发生在伸肌腱，要么发生在屈肌腱。在关节松解的骨科学教材中提到，副韧带是导致关节僵硬的重要影响因素。因而关节松解手术时需要从内向外逐层切断副韧带，但注意在每个韧带离断步骤之后，需要即时活动关节确保关节活动度良好。对上述提到关节松解的理想手术方法是采用局部麻醉或 WALANT 技术，因为这样处理的优势在于方便术者在术中即时调控肌腱和关节松解的程度，还可以向患者展示其患指能恢复多少的活动度。关节松解治疗的效果往往是好坏参半的，因为要评判治疗效果是否理想，在很大程度上取决于患者对术后关

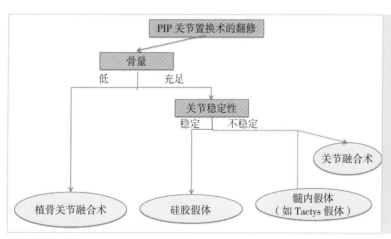

图 13.3 PIP 关节置换术后翻修治疗决策的树状流程图。治疗决策选择取决于剩余骨量和关节稳定性的情况，而不是取决于是否属于初次假体置入

节活动度的期待值。

肌腱失衡

PIP 关节置换术导致的肌腱失衡通常是不明原因的。鹅颈或束腰样关节畸形可以出现在不同的手术入路中，这种情况在初次置换术后通常呈显著的延迟出现。关节的松紧程度是造成肌腱失衡的重要影响因素，关节松动时容易导致鹅颈样的过伸畸形，而关节过紧则会导致束腰样畸形。此外，肌腱失衡还可能造成软组织瘢痕形成或滑膜功能不全。

因此，我们在准备翻修手术之前应该详尽地评估假体本身可能对肌腱失衡造成的不利影响。

关节畸形的重建应该遵循具体问题具体解决的常规手术原则。譬如对鹅颈畸形的处理，一般倾向于行指浅屈肌（FDS）腱半切术矫正。

相比之下，束腰样畸形的矫正更具挑战性，因此在讨论其手术适应证时应该保持批判的态度。常规的矫正技术可以应用于束腰样畸形的矫正，包括指关节中央滑膜重建和通过松解横向支持带重建外侧韧带。矫正治疗后需要有经验的治疗师指导康复，注意避免手指屈曲功能障碍。

副韧带功能不全

副韧带功能不全主要见于关节置换术后的外伤病例，与置入假体的类型无关。

在这些病例中，通常采用游离肌腱移植的方法进行标准的副韧带重建。针对个人量身定制的康复计划也是至关重要的，否则，副韧带功能不全也容易引发关节僵硬。在出现严重的关节不稳定和关节脱位的情况下，关节融合术虽有一些弊端，但仍是合理的治疗方式。

13.5 植入物翻修

13.5.1 硅胶植入物

因为骨组织的切除量更大，所以翻修失败的硅胶植入物有一些不同的选择，在任何手术方案中都必须考虑到这一点。另外，由于与硅胶柄的相互作用，髓内骨的质量受到限制。如上所述，植入物材料的周边存在局部滑膜反应，除了在植入物融合中，这在植入物翻修过程中也是一个问题。由于髓内固定的翻修只能用于初次骨切除术后，因此必须确保骨骼与新的植入物的相容性。特别是非骨水泥修复需要一个合

适的骨量。但即使在有植骨的情况下，即便是关节融合术也需要良好的骨量才能够确保骨骼愈合。

我们获得了越来越多的经验来改变双组分硅胶人工关节置换术后的不稳定状况。例如，Tactys 假体（Stryker USA）具有极高的模块性，可以混合不同的植入物组件，从而可以弥补更大的骨缺损。图 13.4 展示了将破碎的不稳定硅胶植入物转化为 Tactys 假体关节成形术的过程。

因为其更受约束的特性，它具有纠正畸形并为关节提供更多内在稳定性的良好潜力。宽阔的髓内干可以在不使用骨水泥的情况下进行安全的初级固定。

只有当主要植入物破裂并造成问题（如骨撞击）时，用另一个硅胶植入物替换原有的硅胶植入物才有意义。其次，二次手术截骨和用新的间隔物替换植入物可以提供良好的预后。在不稳定或畸形的情况下，即使采取了额外的软组织稳定措施，通过更换另一种硅胶假体也几乎不可能改善这种情况。

13.5.2 双组件植入物

如果双组件植入物是模块化的，部件可以更换，

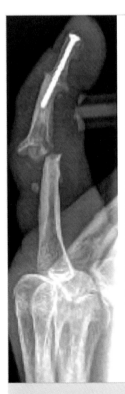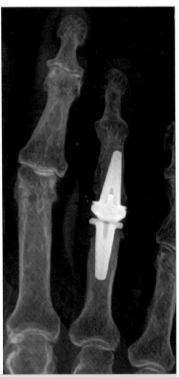

图 13.4　硅胶近端指间（PIP）关节置换术和远端指间（DIP）关节融合术后的骨折和不稳定性。拔除 DIP 关节螺钉后使用双组分植入物进行翻修

那这类植入物可以满足翻修的需要，尤其是通过改变一个或多个组件便可以解决不稳定的情况。然而，过度填充也是在翻修术中不可取的，容易引起不良的临床预后。

在主要症状为僵硬的情况下，通常可以采用单纯的软组织松解术或关节融合术。如果需要保留关节活动功能，更换硅胶垫片，再加上细致的软组织松解与平衡可能是一个很好的解决方案。硅胶植入物的优点是其柔韧性，仅凭其材料特性就能在关节中减少过度张力带来的影响。

13.6 关节融合术治疗人工关节置换术失败

关节融合术通常是初次关节置换术后残留问题的可靠解决方案。如果需要再次手术的关节已经僵硬，那么通过关节融合进行手术干预是相对合理的。但在关节严重不稳定并有一定功能的情况下，需要结合患者本人的一般情况评估患者是否需要进行关节融合术。

关节置换术后关节融合的两个主要挑战是骨愈合和关节融合术的定位。正如前文所述，任何类型的置入性关节置换术都会留下明显的骨缺损，并改变局部的生物学状况，从而影响愈合的能力。最糟糕的情况是在骨水泥型关节成形术后，除了往往较大的骨缺损外，部分髓内骨已被骨水泥取代。硅胶植入物的情况与此类似。骨与植入物接触的界面处有一层滑膜层，需要在有活性的骨出现之前将其移除。此外，植入物的入口处有一个明显的骨缺损，植入物的柄通过这个非常庞大的缺损进入骨中。因此，关节融合所需的骨骼表面是有限的。

在任何类型的植入物中，通常都需要植骨来桥接缺损，否则手指可能会变得非常短。可以使用自体骨或同种异体骨进行植骨，也可以使用它们的混合移植物。我们更喜欢桡骨植骨，如果几个手指受到影响，可能需要从髂骨峰或同种异体骨进行植骨。桡骨掌侧提供了更坚固的骨质，且瘢痕不太明显。松质骨可以用来填充髓内腔，以提供一些健康的骨骼用于愈合和保持额外的初级稳定性。假体取出后，局部不稳，将关节固定在计划的位置在技术方面而言并不容易。需要在两侧骨端之间植骨或者通过钢丝初步固定。骨移植也可以将骨质固定于在钢板上，然后一起放在骨端（图13.5）。最关键的是旋转的位置。检查手指屈曲时的三维位置是绝对必要的，尤

其是相对于相邻手指。非常小的畸形便可以引起功能的丧失。融合角度取决于手指在手和其他近端指间关节中的位置。尺侧的手指，尤其是小指比示指需要更多的功能性屈曲以配合拇指的内收活动。

同种异体骨移植可能会存在愈合延迟的问题，通常需要长达3个月的夹板外固定进行保护。

对于多次翻修仍旧无法解决的问题（包括感染或严重软组织缺损），必须采取手指截肢作为一种挽救干预措施。

13.7 PIP与DIP关节融合的并发症

在小关节融合中，最常见的并发症是骨缺损和骨不连。Stern和Fulton报道，需要再次干预的主要并发症的发生率为20%，不耐寒或感觉异常等轻微并发症的发生率为16%。骨不连可能是由于生物学原因，主要是由于骨骼基础条件差，或者是由于骨固定的技术问题。无论是否进行过植骨，关节融合的骨条件都可能在感染后、在炎症性疾病过程中或在创伤后关节严重骨缺损的情况下受到损害。骨缺损的总体积相对较小或者轻度的缩短在功能上是可以接受的，传统的植骨加严格固定通常可以解决问题。在某些情况下，可能需要长时间的固定直到影像学检查证实骨已经愈合。

畸形愈合可能导致功能障碍，特别是在与其他

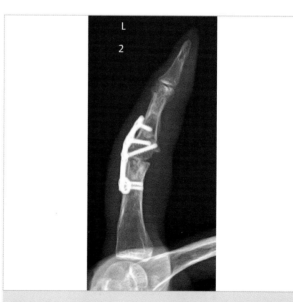

图13.5 种植体取出后近端指间（PIP）关节翻修融合。该固定装置设有背板和结构性自体骨移植部件，以桥接缺损

手指协调时，这包括旋转不良和侧向偏差。因此，在操作过程中必须仔细检查。最好的做法是举起手术台上的手，从不同角度检查手指的方向，特别是从前面。随着掌指关节在不同手腕位置的伸缩效应，手指会和其他手指一起自然地落在同一平面上，这是检验手指与其他手指功能是否协调的方法之一。

13.8 指关节融合失败翻修手术适应证

翻修手指关节融合术的主要原因是伴有疼痛和残留功能障碍的骨不连。在罕见的情况下，术后会产生纤维性假关节，它提供了足够的稳定性，因此没有疼痛。截骨侧和种植体周围的骨吸收常见于术后早期。如果关节的生物环境良好，长时间的制动可能会延迟愈合。对于 6 个月后持续疼痛的病例，需要考虑再次干预治疗。

13.9 手指关节融合失败的解决方案

对于关节融合失败的唯一有意义的解决方案是重新进行关节融合术。为了提高生物愈合的潜力，必须完全移除陈旧的内固定物，并需要对骨进行全面的清创，同时需要应用健康骨进行移植，也需要考虑不同的固定原则。Stern 和 Fulton 推荐采用皮质松质嵌体植骨加纵向克氏针固定。当有足够的骨骼长度时，这一固定方式适用于远端指间关节。在严重骨缺损的情况下，需要间置植骨，并根据失败的植入物关节成形术的翻修技术进行固定。

如果术后出现功能恢复问题，则畸形愈合需要截骨矫形术。这一手术的原则应遵循置入性关节置换术后近端指间关节融合一章中给出的建议。关键是要从所有的 3 个维度和手指的不同位置来控制校正。

13.10 小结

手指关节炎手术后并发症较多。为了找到正确的解决方案，需要对失败的原因进行细致的分析。

在近端指间关节成形术中，与假体相关的并发症包括假体松动，在更复杂的关节中，假体相关并发症则包括关节不稳定或关节脱位。翻修的方式包括软组织重建和植入物更换，或作为挽救的关节融合术，这些选择取决于植入物的类型和软组织条件。不稳定的硅胶植入物可以被更稳定的双组分植入物所取代。由于植入物往往会留下严重的骨缺损和不良的生物学环境，因此需要植骨和严格的固定。对于融合失败的骨不连，需要改变固定技术以及采用健康的骨质来植骨。

参考文献

[1] Ranney D. The hand as a concept: digital differences and their importance. Clin Anat. 1995; 8(4):281–287.

[2] White WL. Why I hate the index finger. Hand (N Y). 2010; 5(4):461–465.

[3] Sierakowski A, Zweifel C, Sirotakova M, Sauerland S, Elliot D. Joint replacement in 131 painful osteoarthritic and post-traumatic distal interphalangeal joints. J Hand Surg Eur Vol. 2012; 37(4):304–309.

[4] Neukom L, Marks M, Hensler S, Kündig S, Herren DB, Schindele P. Silicone arthroplasty versus screw arthrodesis in distal interphalangeal joint osteoarthritis. J Hand Surg Eur Vol. 2020; 45(6):615–621.

[5] Yamamoto M, Chung KC. Joint fusion and arthroplasty in the hand. Clin Plast Surg. 2019; 46(3):479–488.

[6] Foliart DE. Swanson silicone finger joint implants: a review of the literature regarding long-term complications. J Hand Surg Am. 1995; 20(3):445–449.

[7] Herren DB, Keuchel T, Marks M, Schindele S. Revision arthroplasty for failed silicone proximal interphalangeal joint arthroplasty: indications and 8-year results. J Hand Surg Am. 2014; 39(3):462–466.

[8] Wagner ER, Luo TD, Houdek MT, Kor DJ, Moran SL, Rizzo M. Revision proximal interphalangeal arthroplasty: an outcome analysis of 75 consecutive cases. J Hand Surg Am. 2015; 40(10):1949–1955. e1.

[9] Aversano FJ, Calfee RP. Salvaging a failed proximal interphalangeal joint implant. Hand Clin. 2018; 34(2):217–227.

[10] Takigawa S, Meletiou S, Sauerbier M, Cooney WP. Long-term assessment of Swanson implant arthroplasty in the proximal interphalangeal joint of the hand. J Hand Surg Am. 2004; 29(5):785–795.

[11] Herren DB, Schindele S, Goldhahn J, Simmen BR. Problematic bone fixation with pyrocarbon implants in proximal interphalangeal joint replacement: short-term results. J Hand Surg [Br]. 2006; 31(6):643–651.

[12] Drake ML, Segalman KA. Complications of small joint arthroplasty. Hand Clin. 2010; 26(2):205–212.

[13] Pugliese D, Bush D, Harrington T. Silicone synovitis: longer term outcome data and review of the literature. J Clin Rheumatol. 2009; 15 (1):8–11.

[14] Atkinson RE, Smith RJ. Silicone synovitis following silicone implant arthroplasty. Hand Clin. 1986; 2(2):291–299.

[15] Herren DB. Current European practice in the treatment of proximal interphalangeal joint arthritis. Hand Clin. 2017; 33(3):489–500.

[16] Swanson AB, de Groot Swanson G. Flexible implant resection arthroplasty of the proximal interphalangeal joint. Hand Clin. 1994; 10 (2):261–266.

[17] Tägil M, Geijer M, Abramo A, Kopylov P. Ten years' experience with a pyrocarbon prosthesis replacing the proximal interphalangeal joint. A prospective clinical and radiographic follow-up. J Hand Surg Eur Vol. 2014; 39(6):587–595.

[18] Reissner L, Schindele S, Hensler S, Marks M, Herren DB. Ten year follow-up of pyrocarbon implants for proximal interphalangeal joint replacement. J Hand Surg Eur Vol. 2014; 39(6):582–586.

[19] Murray PM, Linscheid RL, Cooney WP, III, Baker V, Heckman MG. Long-term outcomes of proximal interphalangeal joint surface replacement arthroplasty. J Bone Joint Surg Am. 2012; 94(12):1120–1128.

[20] Stern PJ, Fulton DB. Distal interphalangeal joint arthrodesis: an analysis of complications. J Hand Surg Am. 1992; 17(6):1139–1145.

[21] Vitale MA, Fruth KM, Rizzo M, Moran SL, Kakar S. Prosthetic arthroplasty versus arthrodesis for osteoarthritis and posttraumatic arthritis of the index finger proximal interphalangeal joint. J Hand Surg Am. 2015; 40(10):1937–1948.

4

第十四章　拇指腕掌关节手术并发症的处理：大多角骨切除、关节融合术和全关节置换术

Filip Stockmans

摘要

拇指腕掌关节手术是手部最常见的关节手术。临床上最主要的主诉是疼痛。当保守治疗无法控制症状时，手术是解决问题的可行方式。到目前为止，大多角骨截骨加或不加韧带成形术是最常见的手术，既往报道的并发症发生率约为 5%，但尚不清楚这是否是真实的并发症发生率。大多角骨截骨术后行翻修手术的主要原因是持续性或复发性疼痛，其次是掌骨不稳和（或）塌陷造成的功能障碍。如果大多角骨术后存在残留物，将其清除并行韧带成形翻修术是首选的治疗方法。在一些病例中，第 1 和第 2 掌骨基底部融合可以被认为是最终的挽救性手术。大多角骨掌骨融合术最适合年轻并且对预后要求高的患者。主要并发症为骨不连和背侧内固定物引起的软组织刺激。在进行这一手术时，必须掌握细致的外科技术，特别要注意骨准备、植骨的使用和固定材料的正确使用。在持续软组织刺激的情况下，在骨完全愈合后可以取出内固定物。全关节置换术并不被普遍接受。目前植入物的 10 年关节存活率约为 90%。大多数问题都与关节盂的位置和固定有关。针对这一问题可以进行关节盂杯的翻修，但这一方法并不总是可行的。大多角骨截骨联合韧带成形术是一种较好的挽救方法，临床效果良好。

关键词：CMC 关节炎，大多角骨掌骨融合术，大多角骨截骨术，翻修手术

14.1 引言

拇指腕掌（TMC）关节是第二常见被骨关节炎累及的关节，且临床表现常与影像学检查结果相关性不大。最常见的主诉是疼痛、僵硬、握力下降和功能丧失。保守治疗是通过固定、理疗、非类固醇消炎药和类固醇注射来控制患者症状的多模式治疗。当保守治疗无效时，可以考虑手术治疗。手术治疗拇指腕掌关节骨关节炎的术式选择有很多种：大多角骨截骨伴或不伴肌腱转位可能是最常用的手术方式。大多角骨截骨术后疼痛通常控制良好，但主要缺点是拇指柱变短，这可能导致握力下降和活动能力降低。其他手术方法包括关节固定术、关节镜下部分切除大多角骨和（或）掌骨基部、掌骨延长截骨术和全关节置换术。以上手术都有较为良好的预后，而且都有其特定的适应证和并发症。手术方案取决于患者自身条件，不同方案之间无明显优劣之分。在本章中，我们将重点介绍重建手术的并发症。最常见的并发症可能与手术入路本身有关：桡神经背侧感觉支损伤。其次，我们将讨论大多角骨截骨联合或不联合韧带成形以及两种大多角骨截骨术——关节融合术和全关节置换术的具体并发症。腕掌关节融合术和腕掌关节置换术通常是所谓的高要求患者的选择。在腕掌关节融合术中，拇指柱稳定性是主要的理论优势；在腕掌关节成形术中，恢复快、生理关节活动度高是主要的公认优势。

14.2 感觉神经分支损伤

桡神经背侧感觉支（DSRN）和前臂外侧皮神经（LACN）在拇指腕掌关节手术显露过程中极易受到损伤。神经分支位于浅静脉系统的深处，在手术入路时应予以观察和保护。损伤可由横断、过度牵引或凝固引起。神经损伤这一风险在拇指腕掌关节进行翻修手术时更加值得注意。已经报道的患者症状多种多样，从感觉减退、感觉障碍到感觉过敏都有可能发生。神经瘤的形成可能是最可怕的并发症。最初的治疗应该保守地进行物理治疗、疼痛治疗（包括神经调节药物）和脱敏治疗。必要时应当考虑疼痛科医生会诊协助诊疗以优化非手术治疗方案。只有在症状持续至少 6 个月的情况下才考虑手术探查。手术包括对周围瘢痕的感觉神经分支进行神经松解。在神经瘤形成的情况下，可以考虑联合神经移植或神经导管切除神经瘤。还有许多其他治疗方案可供选择。

14.3 大多角骨截骨伴韧带成形术和不伴韧带成形术

早在 1949 年，大多角骨截骨术已经由 Gervis 作为治疗颞下颌关节骨性关节炎的一种选择提出。由于担心切除大多角骨后掌骨下沉到空隙中，于是在手术中增加了韧带成形术。研究表明，这些手术方式的失败率＜ 5%，但这一失败率的可信度仍待商榷，因为这些数据是从回顾性研究中检索出来的。虽然研究表明并发症发生率很低，但这一研究的样本取自需要多次翻修手术的患者，存在一定偏倚。主要并发症是不完全大多角骨切除，症状性舟状骨关节炎，以及拇指掌骨下沉问题。

14.3.1 不完全大多角骨截骨术

在大多角骨部分切除后的术后 X 线片上可以看到残留的骨鞘，这一现象并不少见。虽然不是所有残留骨质都影响预后，但位于第 1 和第 2 掌骨之间的掌骨底部的大多角骨残留会产生不良影响。通常它们代表典型的掌骨内侧骨赘的残留物。建议将其切除，同时行掌骨悬吊。

14.3.2 棘突关节炎

未解决的舟状骨关节炎被认为是大多角骨切除术后残留疼痛的一个原因。虽然一些作者建议系统地半切除大多角骨近端极，但也有一些作者对切除提出质疑。对系统切除近端大多角骨持谨慎态度的原因之一是与腕中骨不稳有关，因为在切除舟状骨远端时，理论上对腕骨近端的稳定性有一定的影响。最近的一项身体研究表明，4mm 以内的近端大多角骨切除，对月状骨和舟月状骨的稳定性影响可以忽略不计。大多数作者建议在部分大多角骨切除后将肌腱置入无效腔。

14.3.3 拇指掌骨下沉不良

大多角骨切除后拇指可能会有一定程度的下沉。只有当下沉导致掌骨底部不稳定或撞击腕舟状骨远端时，才会有翻修手术的指征。当大多角骨切除后第一掌骨基底不稳时，首选的治疗方式为韧带成形术。首选的肌腱是桡侧腕屈肌（FCR）腱。大多数作者倾向于只使用一半的桡侧腕屈肌肌腱，因为桡侧腕

屈肌被认为是腕舟状骨的重要二级稳定器，而且在握拳的过程中，以远端为基础的肌腱绕着剩余的桡侧腕屈肌腱滑动的环为韧带成形术增加了动力成分。如果桡侧腕屈肌腱在之前的手术中被使用、断裂或受损，可以使用拇长展肌、桡侧腕长伸肌或腕短肌代替。手术过程与传统的掌骨隧道韧带成形术相似，以远端为基础的肌腱滑动绕过其剩余的一半以增加重建的动力部分。最近，Suture-Button 固定技术这一影响更小的取肌腱的方式作为手术替代方案被提出。使用这些装置时必须注意手术技巧，在操作不当时，可能会出现肌腱悬吊过紧，引起第 1 和第 2 掌骨底部僵硬和接触性疼痛。也有报道表明在多次钻孔入骨或缝合底部装置的位置不佳时，可能会引起第二掌骨骨折。在严重不稳定或翻修失败的软组织悬吊关节成形术中，可以考虑第 1 和第 2 掌骨基底部融合。这项技术已经被报道用于瘫痪性疾病，但在这些情况下可以作为最后的挽救性治疗。术前需要告知患者掌骨间融合的固定外展 / 相对位置，术后患者的手将无法再平展。第 1 和第 2 掌骨基底部融合时，在基底部指尖进行植骨是必要的，并且严格固定锁定钢板会更好。

14.4 第 1 腕掌关节融合术

在第 1 腕掌关节融合术中，最常见的问题是骨不连、内固定物刺激、错位和舟状骨 – 大多角骨 – 小多角骨（STT）关节炎。

14.4.1 骨不连

在第 1 腕掌关节融合术中，最常见的问题与骨愈合有关，骨不愈合率据报道为 0%~58%。为了实现更稳定的固定，各种各样的技术被采用。目前首选背侧锁定钢板。然而，背侧钢板也并不总是可以获得良好的耐受性，而且背侧入路会刺激桡神经的腕背支。

最初的时候使用结合张力带或不结合张力带的克氏针进行第 1 腕掌关节融合。由于克氏针不能可靠地实现骨折端加压，因此有学者尝试增加张力带以提供压缩力和增加固定的稳定性。通过生物力学模型，我们知道关节反作用力在整个拇指柱中被放大。拇指使用 1kg 的捏力会在第 1 腕掌关节处产生 10~20kg 的反作用力。甚至交叉克氏针结合张力带也这样被测试过，但仍不能提供足够满意的稳定性。随着时间的推移，人们提出了不同的固定方法，例如

加压螺钉和各种类型的 U 形钉。效果最明显的解决方案是使用钢板和螺钉固定。最初，使用的是常规的加压钢板。随着手部专用钢板的开发，第 1 腕掌关节融合也引入了专用的钢板。这对骨不连率产生了积极影响，但产生了与内固定物不耐受相关的新问题（见下文）。钢板最大的优势是结合加压技术可以实现刚性固定。钢板可以与拉力螺钉和（或）克氏针结合使用。下一步是引入锁定钢板。这使得结构更加坚固，但是当所有螺钉置于锁定模式时，这可能以降低加压作用为代价。锁定钢板的一个优点是螺钉不穿透第二层骨皮质，防止了突出的螺钉引起肌腱断裂等并发症。另一种方法是仅使用加压螺钉来实现稳定的固定，而无须使用背侧钢板。背侧钢板会引起伸肌腱激惹，因此必要时需要移除钢板。与任何关节融合术方法一样，不仅骨不连可能是一个问题，而且内固定物位置不良也是一个问题。

无论使用什么技术进行第 1 腕掌关节融合，最重要的步骤就是仔细准备骨断端。而且我们要铭记于心的是，这些关节都已受到骨关节炎的影响，产生了不同程度的骨硬化和变形。骨断端的充分准备是必要的，特别是在骨量有限的大多角骨准备好骨断端可能具有挑战性。无论使用何种固定技术，植骨都会对愈合率产生积极影响。

14.4.2 内固定物相关问题

虽然钢板和螺钉固定的引入获得了更好的愈合率，但并发症发生率仍然相对较高。钢板放置于掌骨背侧，会使桡神经腕背支容易被反应性瘢痕组织包裹。另外也使钢板与拇指伸肌腱紧密接触。在这种情况下，伸肌腱容易发生粘连而导致关节僵硬，同时伸肌腱在内固定物表面滑动时容易受到激惹而导致肌腱炎。随着钢板设计的发展，最初随着内固定物性能的提高，钢板厚度有所降低。然而，锁定钢板的产生是以稍厚的厚度为代价的。

为了避免放置背侧内固定物，引入了空心无头加压螺钉的微创固定技术。这项技术甚至可以在不需要常规关节切开的情况下完成关节镜检查。与任何微创技术一样，螺钉有可能进入相邻关节，发生植入物错位。

14.4.3 错位和活动性降低

一些患者会对腕掌关节失去活动能力感到不满，

因为融合的最佳位置是第 1 掌骨外展 30°~45° 和旋前 30°~45°。这导致患者无法把手平放在桌子上，因为拇指处于固定的外展位。与任何关节融合术方法一样，不仅骨不连可能是一个问题，而且位置不佳也是一个问题。

14.4.4 STT 关节炎

腕掌关节的融合将导致相邻近端和远端关节的代偿性活动。在腕掌关节融合术中，更近端的 STT 关节尤其值得关注。该关节的继发性退行性变可能是患者复发性疼痛问题的根源。已经描述了不同的治疗方案来治疗 STT 关节炎；腕掌关节融合后 STT 融合是不可取的。可以考虑两种方案来治疗这种情况。一种方案是不进行关节融合，改为切除大多角骨，进行韧带重建术。另一种方案是切除 STT 关节。这可以通过开放性手术或关节镜手术来完成。如果存在舟骨 - 头状骨病变或腕中不稳定，则禁用舟骨远端切除术。

14.5 拇指腕掌关节置换术

已经设计了不同类型的植入物来替代拇指腕掌关节的部分或全部表面。本章将讨论全关节置换术和热解碳假体关节置换术。

14.5.1 全关节置换术

尽管一些研究报道了可接受的长期获益和关节使用寿命，但拇指腕掌关节全关节置换术仍未被普遍接受。除感染外，其并发症与任何关节置换术相同。最常见的并发症与关节杯在大多角骨的定位有关。关节杯错位不仅与关节脱位有关，还与聚乙烯磨损增加和关节杯松动有关。关于关节杯松动，必须记住，很难区分无菌性松动和低度感染性松动。

关节杯定位

毫无疑问，关节杯定位是全关节置换术中最重要的一个环节。由于全关节置换术是一种只有一个旋转点的球窝关节，因此该旋转点的位置和关节杯的方向都很重要。关于关节杯定位，限制因素之一是相对较小的大多角骨，这迫使杯定位为横向，以避免穿透大 - 小多角骨关节。在背侧方向，在杯体周围有最大骨量的中间位置是首选。一般来说，通过参考大多角骨舟状骨关节面来评估杯的方向。首选与该关节平行的方向。虽然这是一个相当简单的选择，但在球－窝侧确认关节杯方向是非常重要的，必须确保在整个拇指运动范围内，包括手腕屈曲伸展期间的运动，关节杯能以最大覆盖范围覆盖关节头。目前，尚不清楚以舟状骨大多角骨关节为基准的关节杯定位能否解决所有问题，但它肯定会降低脱位率。同时，设计创新也将重点放在改善脱位率上。参照髋关节置换引入双活动杯也降低了脱位率。目前正在使用几种双活动植入物，短期效果非常令人满意，但目前尚无长期效果。从长远来看，在双活动植入物设计中，聚乙烯磨损是一个值得关注的问题，因为在关节部位的聚乙烯厚度约为 2mm。

翻修手术

全关节置换术后的翻修手术分为保留全关节和改为大多角骨切除术。杯翻修术可能是最常见的保留关节的翻修手术类型。在复发性脱位、杯松动或聚乙烯磨损的情况下，可以进行杯翻修。只有在大多角骨中存在足够骨量的情况下，才能进行杯翻修。在翻修手术中，大多角骨骨折的风险很大，应告知患者。当更换关节杯这种方案不可行时，应考虑其他治疗方法。由于这些植入物是模块化的，掌骨柄可以留在原位。首先，将颈部与柄分离，并完整地切除大多角骨。由于在掌骨基底钻出骨隧道是不可行的，因此首选 Weilby 韧带重建术。这些翻修手术的韧带重建效果与一开始就采用韧带重建术的效果相当。

14.5.2 热解碳假体关节置换术

全关节置换术的另一种选择是在切除的拇指腕掌（TMC）关节间隙中插入垫片。对需求较高的患者，可将半关节置换术作为 TMC 关节融合术的一种替代方法。随着时间的推移，人们使用了不同的材料；可吸收的合成植入物可引起组织反应，因此在很大程度上已被弃用。热解碳是一种惰性陶瓷材料，具有优异的生物相容性和能够与软骨和骨相互作用的良好特性。热解碳植入物设计用于远端半大多角骨切除术后的 Eaton Glickel Ⅱ 期或 Ⅲ 期第 1 腕掌（CMC）关节炎。该植入物是一种非解剖双关节盘，具有凸面和一个中心孔，可以沿 3 个轴移动。切除关节后，用一条肌腱（桡侧腕屈肌或拇长展肌）穿

过大多角骨、关节盘和第 1 掌骨底部，来校准和稳定关节盘。植入物有多种尺寸（直径和高度），可选择最佳尺寸的植入物去构建稳定的关节并防止撞击。van Laarhoven 等的一项回顾性研究表明，其临床结果与全关节置换术相比，植入物存活率为 91%。在他们的 164 例拇指患病的队列中，不得不对发生关节盘脱位（2%）或 STT 关节炎（4%）的患者进行翻修手术。翻修手术包括移除植入物、完整切除大多角骨和韧带重建，这样的结果与一开始就进行这样的手术没什么区别。

14.6 关节镜手术

关节镜下的清理术，无论有无牵涉软组织，本质上都是半关节置换术的一种变体。与开放性技术相比，这种相对新颖的 CMC 关节炎手术技术侵入性更小，并保留了所有韧带及其本体感觉神经末梢。最近的一项系统性回顾研究发现，使用关节镜辅助技术对 CMC 关节进行手术后，关节炎症状有适度的改善。有 64%~100% 的患者感到满意，并且总并发症发生率较低（4%）。除了上述并发症外，与该技术相关的具体并发症是穿刺口相关的神经和肌腱刺激和损伤。在疼痛缓解不足的情况下，所有治疗 TMC 关节炎的开放手术仍然可以作为补救方案。

14.7 关键信息

正如大多数外科治疗一样，避免并发症的最佳策略是仔细判断患者的病情、精心操作和充分随访手术患者。没有一种治疗拇指 CMC 关节炎的方法被证明优于其他方法。外科医生的偏好和经验在患者和手术选择中发挥重要作用。每种手术都有它特有的并发症类型。一般来说，第 1 腕掌关节手术中首先要仔细地暴露关节，并对皮肤感觉神经分支有足够关注。大多数接受拇指腕掌关节关节炎治疗的患者是满意的。大多角骨切除不管附不附带韧带重建，其并发症发生率低，但那些需要翻修手术的患者具有挑战性，因为他们有时需要多次翻修手术。推荐的治疗方法是使用其中一条剩余的肌腱滑移进行重悬翻修。在某些情况下，可以考虑在第 1 和第 2 掌骨基部之间进行关节融合术。第 1 腕掌关节融合术是一种要求相当高的手术，骨不连是最常见的并发症。推荐在翻修时使用骨移植。全关节置换术仍然存在争议，其并发症有据可查。大多数并发症与关

节杯定位和固定有关。在某些情况下，关节杯翻修手术是可行的；如果没有条件进行关节杯翻修，建议行大多角骨切除联合 Weilby 韧带重建。

参考文献

[1] Hess DE, Drace P, Franco MJ, Chhabra AB. Failed thumb carpometacarpal arthroplasty: common etiologies and surgical options for revision. J Hand Surg Am. 2018; 43(9):844–852.

[2] Watson J, Gonzalez M, Romero A, Kerns J. Neuromas of the hand and upper extremity. J Hand Surg Am. 2010; 35(3):499–510.

[3] Gervis WH. Osteo-arthritis of the trapezio-metacarpal joint treated by excision of the trapezium. Proc R Soc Med. 1947; 40(9):492.

[4] Mattila S, Waris E. Revision of trapeziometacarpal arthroplasty: risk factors, procedures and outcomes. Acta Orthop. 2019; 90(4):389–393.

[5] Wilkens SC, Xue Z, Mellema JJ, Ring D, Chen N. Unplanned reoperation after trapeziometacarpal arthroplasty: rate, reasons, and risk factors. Hand (N Y). 2017; 12(5):446–452.

[6] Irwin AS, Maffulli N, Chesney RB. Scapho-trapezoid arthritis. A cause of residual pain after arthroplasty of the trapezio-metacarpal joint. J Hand Surg [Br]. 1995; 20(3):346–352.

[7] Hasselbacher K, Steffke M, Kalb K. Is chronic, untreated scapho-trapezoid arthrosis after resection arthroplasty of the carpometacarpal joint clinically relevant? Handchir Mikrochir Plast Chir. 2001; 33 (6):418–423.

[8] Alolabi N, Hooke AW, Kakar S. The biomechanical consequences of trapeziectomy and partial trapezoidectomy in the treatment of thumb carpometacarpal and scaphotrapeziotrapezoid arthritis. J Hand Surg Am. 2020; 45(3):257.e1–257.e7.

[9] Moreno R, Bhandari L. FCR interposition arthroplasty for concomitant STT and CMC arthritis. Tech Hand Up Extrem Surg. 2019; 23(1):10–13.

[10] Abdallah Z, Saab M, Amouyel T, Guerre E, Chantelot C, Sturbois-Nachef N. Total trapeziectomy for osteoarthritis of the trapeziometacarpal joint: clinical and radiological outcomes in 21 cases with minimum 10-year follow-up. Orthop Traumatol Surg Res. 2020; 106 (4):775–779.

[11] Jones DB, Jr, Rhee PC, Shin AY, Kakar S. Salvage options for flexor carpi radialis tendon disruption during ligament reconstruction and tendon interposition or suspension arthroplasty of the trapeziometacarpal joint. J Hand Surg Am. 2013; 38(9):1806–1811.

[12] Yao J, Zlotolow DA, Murdock R, Christian M. Suture button compared with K-wire fixation for maintenance of posttrapeziectomy space height in a cadaver model of lateral pinch. J Hand Surg Am. 2010; 35 (12):2061–2065.

[13] Khalid M, Jones ML. Index metacarpal fracture after tightrope suspension following trapeziectomy: case report. J Hand Surg Am. 2012; 37(3):418–422.

[14] Shah A, Ellis RD. Thumb-index metacarpal arthrodesis for stabilization of the flail thumb. J Hand Surg Am. 1994; 19(3):453–454.

[15] Bamberger HB, Stern PJ, Kiefhaber TR, McDonough JJ, Cantor RM. Trapeziometacarpal joint arthrodesis: a functional evaluation. J Hand Surg Am. 1992; 17(4):605–611.

[16] Vermeulen GM, Slijper H, Feitz R, Hovius SE, Moojen TM, Selles RW. Surgical management of primary thumb carpometacarpal osteoarthritis: a systematic review. J Hand Surg Am. 2011; 36(1):157–169.

[17] Satteson ES, Langford MA, Li Z. The management of complications of small joint arthrodesis and arthroplasty. Hand Clin. 2015; 31(2):243–266.

[18] Chamay A, Piaget-Morerod F. Arthrodesis of the trapeziometacarpal joint. J Hand Surg [Br]. 1994; 19(4):489–497.

[19] Alberts KA, Engkvist O. Arthrodesis of the first carpometacarpal joint: 33 cases of arthrosis. Acta Orthop Scand. 1989; 60(3):258–260.

[20] Pardini AG, Lazaroni AP, Tavares KE. Compression arthrodesis of the carpometacarpal joint of the thumb. Hand. 1982; 14(3):291–294.

[21] Cooney WP, III, Chao EY. Biomechanical analysis of static forces in the thumb during hand function. J Bone Joint Surg Am. 1977; 59(1):27–36.

[22] Forseth MJ, Stern PJ. Complications of trapeziometacarpal arthrodesis using plate and screw fixation. J Hand Surg Am. 2003; 28(2):342–345.

[23] Doyle JR. Sliding bone graft technique for arthrodesis of the trapeziometacarpal joint of the thumb. J Hand Surg Am. 1991; 16(2):363–365.

[24] Faithfull DK, Herbert TJ. Small joint fusions of the hand using the Herbert Bone Screw. J Hand Surg [Br]. 1984; 9(2):167–168.

[25] Mureau MA, Rademaker RP, Verhaar JA, Hovius SE. Tendon interposition arthroplasty versus arthrodesis for the treatment of trapeziometacarpal arthritis: a retrospective comparative follow-up study. J Hand Surg Am. 2001; 26(5):869–876.

[26] Rizzo M, Moran SL, Shin AY. Long-term outcomes of trapeziometacarpal arthrodesis in the management of trapeziometacarpal arthritis. J Hand Surg Am. 2009; 34(1):20–26.

[27] Catalano LW, III, Ryan DJ, Barron OA, Glickel SZ. Surgical management of scaphotrapeziotrapezoid arthritis. J Am Acad Orthop Surg. 2020; 28(6):221–228.

[28] Garcia-Elias M, Lluch AL, Farreres A, Castillo F, Saffar P. Resection of the distal scaphoid for scaphotrapeziotrapezoid osteoarthritis. J Hand Surg [Br]. 1999; 24(4):448–452.

[29] Deans VM, Naqui Z, Muir LT. Scaphotrapeziotrapezoidal joint osteoarthritis: a systematic review of surgical treatment. J Hand Surg Asian Pac Vol. 2017; 22(1):1–9.

[30] Ganhewa AD, Wu R, Chae MP, et al. Failure rates of base of thumb arthritis surgery: a systematic review. J Hand Surg Am. 2019; 44 (9):728–741.e10.

[31] Caekebeke P, Duerinckx J. Can surgical guidelines minimize complications after Maïa® trapeziometacarpal joint arthroplasty with unconstrained cups? J Hand Surg Eur Vol. 2018; 43(4):420–425.

[32] Terrier A, Latypova A, Guillemin M, Parvex V, Guyen O. Dual mobility cups provide biomechanical advantages in situations at risk for dislocation: a finite element analysis. Int Orthop. 2017; 41(3):551–556.

[33] Cootjans K, Dreessen P, Vandenberghe D, Verhoeven N. Salvage revision arthroplasty after failed TMC joint prosthesis. Acta Orthop Belg. 2019; 85(3):325–329.

[34] Weilby A. Tendon interposition arthroplasty of the first carpo-metacarpal joint. J Hand Surg [Br]. 1988; 13(4):421–425.

[35] Lenoir H, Erbland A, Lumens D, Coulet B, Chammas M. Trapeziectomy and ligament reconstruction tendon interposition after failed trapeziometacarpal joint replacement. Hand Surg Rehabil. 2016; 35(1):21–26.

[36] Eaton RG, Glickel SZ, Littler JW. Tendon interposition arthroplasty for degenerative arthritis of the trapeziometacarpal joint of the thumb. J Hand Surg Am. 1985; 10(5):645–654.

[37] Lerebours A, Marin F, Bouvier S, Egles C, Rassineux A, Masquelet AC. Trends in trapeziometacarpal implant design: a systematic survey based on patents and administrative databases. J Hand Surg Am. 2020; 45(3):223–238.

[38] Kawalec JS, Hetherington VJ, Melillo TC, Corbin N. Evaluation of fibrocartilage regeneration and bone response at full-thickness cartilage defects in articulation with pyrolytic carbon or cobalt-chromium alloy hemiarthroplasties. J Biomed Mater Res. 1998; 41(4):534–540.

[39] Eaton RG, Glickel SZ. Trapeziometacarpal osteoarthritis: staging as a rationale for treatment. Hand Clin. 1987; 3(4):455–471.

[40] van Laarhoven CMC, et al. Pyrolytic carbon disk interposition hemiarthroplasty as treatment for trapezial-metacarpal osteoarthritis: a long-term follow-up. J Hand Surg Am. 2020:published online.

[41] Menon J. Arthroscopic management of trapeziometacarpal joint arthritis of the thumb. Arthroscopy. 1996; 12(5):581–587.

[42] Wilkens SC, Bargon CA, Mohamadi A, Chen NC, Coert JH. A systematic review and meta-analysis of arthroscopic assisted techniques for thumb carpometacarpal joint osteoarthritis. J Hand Surg Eur Vol. 2018; 43(10):1098–1105.

第十五章　腕关节炎并发症的治疗

Eva-Maria Baur, Riccardo Luchetti

摘要

腕关节的手术方式多种多样，富有技巧性。因此，各种并发症的发生率很高，尤其是大家熟知的骨不连、畸形愈合、对位对线不良和僵硬。感染、复杂区域疼痛综合征（CRPS）、神经损伤和内固定物相关问题的发生率较低，但同样重要。其中一些是这一类技术的通病。熟知这一类技术的通病使它们能够得到预防和早期治疗。本章介绍了它们的预防和治疗方法。

关键词：腕中关节手术，部分腕关节融合术，近排腕骨切除术，腕关节僵硬，SNAC 治疗的并发症，SLAC 治疗的并发症

15.1 引言

腕中关节手术最常见的适应证是由不同病理过程引起的晚期腕关节塌陷，如舟月骨进行性塌陷（SLAC）、舟状骨骨不连进行性塌陷（SNAC）和舟状骨软骨钙质沉着症进行性塌陷（SCAC）。对于 Kienböck 病，根据分期情况，如果血运重建或关节平衡手术不再是一种可选择的治疗方法，那挽救性手术也很常见。其他不太常见的适应证，例如孤立性腕中骨关节炎（OA），有时见于类风湿性关节炎（RA）等全身炎症性疾病。放射性月状骨关节炎或关节脱位在类风湿性关节炎中也很常见。

如果韧带修复或重建未能提供所需的强度和稳定性，严重到不可复位的不稳定也可能是部分腕关节融合术的指征。

桡骨远端骨折（DRF）后的畸形愈合和后遗症也可能是部分腕关节融合术的指征，例如桡舟月（RSL）融合、关节成形术或假体置入。

对于上述适应证和疾病可以采用不同的手术方法：近排腕骨切除术（PRC）、部分腕关节融合术、去神经支配、切除后关节置换术和假体置入。

损伤最小的手术是去神经支配。去神经支配于 20 世纪 90 年代开始用于治疗各种疼痛性手腕疾病。最常见的手术是近排腕骨切除术和部分腕关节融合术。选择这两种技术中的哪一种取决于关节病

变的程度、外科医生的偏好和患者的意愿。进行近排腕骨切除术的先决条件是头状骨软骨面没有像舟月骨进行性塌陷（SLAC）、舟状骨骨不连进行性塌陷（SNAC）2 期那样受损。部分腕关节融合术可用于不同的适应证。四角融合术（4CF）以及两角或三角融合可以用于 SLAC/SNAC/SCAC 2 期或 3 期。

舟头或 STT 融合在晚期 Kienböck 疾病中是一种挽救性手术。对于 STT 骨关节炎或不稳定可选择 STT 融合。桡舟月（RSL）融合和桡月（RL）融合可分别用于桡骨远端骨折（DRF）和类风湿性关节炎（RA）引起的关节病。在腕关节 / 腕中关节手术中，病变关节切除后而没有中间植入物是很少见的。大多数情况下，会添加肌腱、热解碳或硅胶植入物。

全腕关节假体和部分假体（如头状骨近极切除关节置换术）均可用于腕中关节病。当然，没有一种治疗方法是没有并发症的，这些将在下面讨论。

15.2 并发症

尽管去神经支配侵入性不大，但也能导致并发症。一种典型的并发症就是感觉神经受刺激。骨间背神经（PIN）切除后可能会出现本体感觉缺失，但我们只知道健康手腕的情况。去神经支配后可能会出现疼痛复发或根本没有疼痛缓解。

15.2.1 感染

每种手术后都可能发生感染。尽管在择期的手部手术中很少见——至少比足部手术少见——可能是因为上肢更好的血液供应以及术后更容易护理的卫生状况。第一种治疗方法是在开放手术或关节镜下清洗关节（数次），并进行抗生素治疗。关节镜手术在手术次数和功能结果方面似乎具有优势。如果已经有延迟，有时软骨（和骨骼）的损伤非常严重，只能选择（部分）或完全腕关节融合。严重关节感染后的假体始终存在感染复发的风险，尤其是在经证实的骨髓炎中。

15.2.2 内固定物的相关问题

此类问题是所有内固定手术的常见问题，在腕中关节同样可能发生。由于腕管和腕骨是凸向掌侧的，所以大部分内固定物是从腕背侧放置的，因此螺钉或钢针等内固定物可能有从腕管掌侧穿出从而损伤屈肌腱的风险。由于腕中关节融合后腕关节伸展受限，相比 X 线透视，CT 扫描对检查是否出现屈肌腱损伤更有意义（图 15.1）。在腕中关节融合手术中，PT 关节（豌豆骨 – 三角骨关节）内的内固定物也可能穿出腕管，为此术中可进行 PT 关节检查（侧视旋后 20°），以确保 PT 关节中没有螺钉或克氏针穿出（图 15.2）。

在腕背处放置钢板或钢针也有损伤伸肌腱的风险。为了避免此类情况发生，可以弯曲钢针，把钢针埋在掌骨之间，或者让钢针穿出皮肤。作者更倾向于前者。除了损伤伸肌腱，钢针移位至桡骨表面也是钢针内固定的风险之一。

15.2.3 腕骨排列不整

不充分或者错误的复位通常会导致腕骨排列不整，继而可影响手部的功能活动。因此，腕关节部分融合术后应尽可能实现腕关节功能活动范围（ROM）为屈腕 10°、伸腕 30°。由于关节镜术后瘢痕较少，其对 ROM 的影响比开放性手术可能小一些。为此，将弯曲的月状骨复位到中立或者稍微伸展的位置，有利于在部分融合（Linscheid 手法）后获得更好的腕关节伸展效果。因为抓力的强弱与腕关节伸展是否理想密切相关，所以对患者而言，伸腕 40°—屈腕 10° 的关节活动度优于伸腕 10° – 屈腕 40° 的关节活动度。尽管 SLAC（或 SNAC）合并 DRF 错位时腕关节总体活动度差，但腕中关节复位通常效果良好（图 15.3）。月状骨的解剖复位或稍微伸展复位具有一定的技术难度，但对术后效果有着非常重要的作用。

关于 SLAC 中月状骨和三角骨的尺侧平移，我们需要根据月状骨 1 型或 2 型的形状，在解剖位置将其复位到头状骨下方。不建议过度复位月状骨和三角骨，否则腕关节的僵硬程度将会增加。

15.2.4 骨不连

骨不连是腕关节部分融合术后常出现的问题，

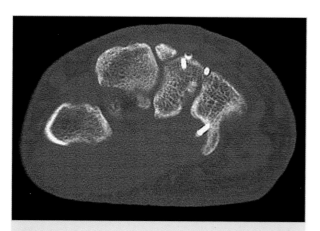

图 15.1 四角融合术（4CF）术后腕管凸出的螺钉［计算机断层扫描（CT）］

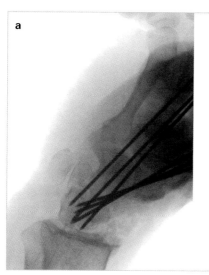
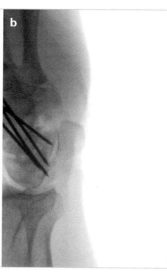

图 15.2 a、b. 术中 PT 关节检查视野

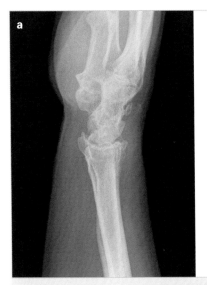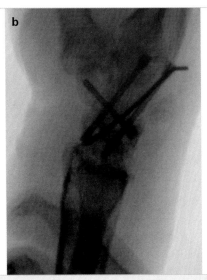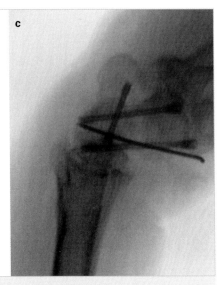

图15.3 a~c. 4CF 术复位良好下，桡骨远端骨折（DRF）导致的不同关节活动范围（ROM）表现；屈腕 0°—伸腕 80°

既往文献显示其发生率为 5%~40%，同时，内固定物的材料属性对术后是否出现骨不连起到重要作用。相比克氏针（4.9%），钢板（13.6%）更容易导致腕关节部分融合术术后骨不连。Eva-Maria Baur 施行关节镜下腕关节部分融合术时仅使用螺钉或克氏针，在 9 年的手术随访中发现，在关节镜手术中使用螺钉或钢针均能获得满意的疗效，二者间并无任何明显差异。长期随访结果表明，关节镜下腕关节部分融合的骨性愈合率和术后活动度均优于开放手术，其术后腕关节活动度符合预期，而开放式手术术后软组织瘢痕形成会降低腕关节活动度。

15.2.5 继发性骨性关节炎

继发性骨性关节炎是 PRC 术后常见的并发症，通常没有明显症状，无须手术治疗。如果需要手术治疗，全腕关节融合术、假体或球头置换术是可行的术式选择，通过长期随访发现，25%~35% 的患者需要进行全腕关节融合或翻修手术。带肌腱或人工移植物的关节成形术是治疗继发性骨性关节炎的一种新选择，但没有良好的长期随访效果。

15.2.6 关节假体／垫片

假体早期或晚期松动、假体错位是假体最常见的问题。亚临床感染（即阴性感染）可导致假体早期松动，而假体晚期松动则可能是由假体错位或置入不当造成的。假体周围骨折也是一个不可忽视的问题。如果骨量较少，无法实现骨性愈合，则可以使用骨移植来解决问题。

当垫片置入后没有形成骨融合，除了感染外最大的问题是脱位，这可以通过韧带囊膜成形术等稳定手术来解决。如垫片周围已经形成了一种带孔的稳定结构，仅移除脱位的垫片即可解决问题。

15.2.7 疼痛／复杂区域疼痛综合征（CRPS）

术后疼痛可发生于各类术式中，我们需要检查并排除神经、内固定物、畸形复位情况等问题，从而解决术后疼痛。在大多数情况下，我们可以找到疼痛的原因，在符合适应证的情况下考虑行翻修手术。在二次手术中可采用臂丛麻醉或者全身麻醉，以尽可能减少疼痛。

15.3 僵硬

15.3.1 僵硬的原因

很多手术术后会导致关节僵硬，其中开放手术比关节镜手术更容易出现术后僵硬的情况。腕关节手术（如四角融合术、近排腕骨切除术）后的僵硬程度由关节内、关节囊以及关节外情况决定，单一或联合因素均可导致僵硬。在腕骨间融合中，舟状骨切除后用于融合腕中关节的所有操作步骤（2-3-4

骨融合）均可能导致腕关节僵硬。除此以外，还必须考虑原发性损伤（腕背部或手掌软组织的慢性损伤）以及长期固定的问题。

在 4CF 和 PRC 中，关节内僵硬的原因是桡骨远端关节面和腕骨（纤维化组织带）之间的纤维化，以及关节囊和腕骨之间的纤维化。纤维化常见于背侧，掌侧较少。在开放手术中，手术入路引起的背侧关节囊挛缩是腕部僵硬的主要原因，其可导致手腕屈曲功能的减退。此类情况在 PRC（开放手术下执行）中同样可能出现。然而，当使用手掌侧入路手术时，应充分预估到腕部伸展的影响，例如，在 PRC 中采用手掌侧入路。腕关节僵硬的外部原因是使用背侧入路时伸肌腱的腱周或腱间粘连（表 15.1）。术后水肿和复杂区域疼痛综合征（CRPS）与手腕僵硬有关，腕部的僵硬可延伸至手指。

由于软组织损伤和暴露较少，关节镜手术后腕关节僵硬较少，PRC 和 4CF 均可通过关节镜完成，但是需要熟练的关节镜医生来执行。有时关节镜手术需要更大的切口或另做一切口行开放入路来完成手术，这可能导致关节镜手术接近开放手术，并产生开放手术的相应并发症。此外，在腕骨间融合中，克氏针是常用的内固定物，而不是开放手术中使用的螺钉或钢板，螺钉、钢板在腕骨间融合中稳定性较差。因此，当为了获得更好的腕骨间融合而进行长期腕关节固定时，开放手术对腕部僵硬的影响比关节镜手术更大。

临床医生解决 4CF 或 PRC 继发问题时可从这些引起腕部僵硬的原因中寻求方法。

15.3.2 关节僵硬的处理

当进行充分康复锻炼后腕关节僵硬没有得到明

表 15.1 继发性腕关节僵硬的可能病因（关节内外）

· 创伤后
  – 骨折
  – 骨折脱位
  – 脱臼
  – 韧带损伤
· 术后
  – 腕背侧神经节再生
  – 腕舟状骨骨折、骨不连
  – 腕间关节固定术（四角融合术等）
  – 韧带（舟月韧带等）重建
· 近排腕骨切除术
· 腕关节固定不当

显缓解时，应考虑施行外科治疗。

关节松解术是腕关节僵硬的外科治疗方式之一。在术前，对腕部进行 X 线、CT 扫描和磁共振成像（MRI）检查以确定关节融合术的固定效果，同时排除类似于畸形愈合、骨软骨炎等需要进行其他手术处理的病症。

目前，关节松解术可分为开放性手术和关节镜手术。

关节松解术：开放性手术（开放式关节松解术）

开放式关节松解术通过开放入路进行，适用于需要同期进行伸肌腱粘连松解处理的腕骨间融合（图 15.4）。手术应用背侧入路的方式，在先前手术的陈旧术口瘢痕上做皮肤切口，暴露伸肌腱，使用手术刀或手术剪对粘连的伸肌腱进行分离、松解。术中应尽可能减少对伸肌支持带的损伤，利用剥离器或者骨膜起子从肌腱下方开始松解，肌腱松解后，继续沿着桡骨远端背缘做横囊切口。暴露桡腕关节后，首先去除舟状骨切除术后遗留的桡侧腔体瘢痕；其次，松解桡月状骨之间和月状骨背面的附着物。观察被动关节屈曲程度，若屈曲充分，则手术结束；如屈

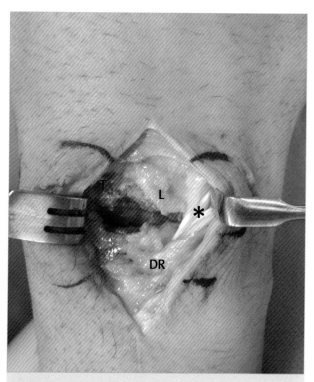

图 15.4 采用与先前手术（4CF）相同入路进行腕背关节松解术。切除背侧关节囊，暴露桡腕关节（DR，桡骨远端；L，月状骨；T，三角肌）

曲不足，则需要使用可穿过月状骨和月状骨下方的弧形松解器松解桡腕关节前部，直至靠近桡骨尺侧边缘。手术中避免松开尺腕韧带，以防腕骨尺侧移位。再次观察腕关节屈曲和伸展运动。如有必要（如错位）或仅需松解粘连，应移除背侧腕骨间板。如果使用螺钉进行腕骨间固定，必须注意确认是否存在骨软骨炎或螺钉沉降。如果发生沉降，则应拆除螺钉。

关节松解术：关节镜手术（关节镜下关节松解术）

由于腕骨间融合术可能导致腕关节僵硬，临床上曾有人尝试施行关节镜下关节松解术，但发现仍需要进行开放性置换。探查腕关节桡侧时常使用 1/2 入路和 3/4 入路。虽然关节镜下对该部位进行关节松解是可行的，但进入桡月关节非常困难，且软骨损伤风险极高。因此，开放手术是腕骨间融合关节松解术正确的技术指征。

传统的近排腕骨切除术常采用背侧入路，掌侧入路较少使用。但实际上，掌侧入路可以取得与背侧入路同等甚至更好的治疗效果。关节镜下近排腕骨切除术已被证实有效，但手术耗时较长且要求术者掌握关节镜的专业知识。在近排腕骨切除术中，近排 3 块腕骨被切除后，新的桡骨头关节形成，为腕关节提供较为广阔的空间。尽管临床认为近排腕骨切除术后腕关节活动度下降，但事实上关节僵硬很少发生。

通过临床检查和影像学检测可判断近排腕骨切除术后继发的腕关节僵硬程度。X 线、CT 扫描及 MRI 有助于探查腕关节僵硬的原因。然而，影像学检查有时清晰度稍有欠缺，需要借助关节镜进行直接评估和同期治疗（表 15.2）。关节镜检查可通过 1/2 入路和 3/4 入路，观察到桡骨茎突舟状骨切除处（图 15.5）。纤维性瘢痕通常出现在先前手术的位置（背侧入路手术的在背侧，掌侧入路手术的在掌侧）。当使用手术创削器去除纤维化组织后，可从桡侧观

表 15.2 近排腕骨切除术（PRC）后开展关节镜下腕关节松解术的案例

关节内因素	处理方式
纤维化 / 纤维带	清除
包膜挛缩	松解
桡骨头关节错位	复位（切除掌侧关节囊）
桡骨茎突损伤	切除
腕骨碎骨残留	清除
桡骨头关节退化	清创

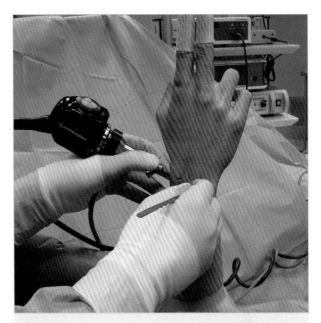

图 15.5 关节镜下腕关节松解术。1/2 入路视野，6R 入路的钩形手术刀。松解内部纤维化和包膜挛缩

察头状骨关节面，评估软骨和月状骨小关节。从头状骨开始，通过 3/4 入路和 6R 入路对关节纤维化组织进行清除。在桡头关节间隙中，发现并清除纤维组织，有助于改善腕部活动。如有必要，使用手术刀、钩形手术刀、手术创削器或射频装置切除背侧关节囊和（或）手掌韧带，其中切除掌侧桡腕韧带有助于改善腕部伸展，而切除背侧关节囊可改善腕关节屈曲。必要时也可进行桡骨茎突切除术。关节镜下关节松解术由内向外，其优点是如果纤维化得到相应处理或者没有发现组织纤维化以及关节囊切除后便可终止手术。但是不能进行如肌腱松解术在内的外部手术。

开放式手术同样适用于解决该类问题，但由于其性质为由外向内，只有达到内部关节并完成关节松解后方可结束手术。这也就意味着如果腕部僵硬是由于纤维化或内部粘连造成的，那么在采用开放式手术清除内部纤维化之前需要切开关节囊（背侧或掌侧）。对于传统背侧入路近排腕骨切除术治疗导致的僵硬，手术过程与腕骨间融合导致僵硬的处理基本一致。

对于掌侧入路近排腕骨切除术后出现腕关节僵硬的情况，从先前手术使用的掌侧入路施行开放式关节松解术。从周围软组织和屈肌腱中分离正中神经，暴露掌侧关节囊，过程中尽可能减少对桡侧拇长屈肌和正中神经以及尺侧腕屈肌腱的损伤，在之

前手术瘢痕的位置做一桡腕横状切口，该切口对应桡骨远端掌侧缘。找到头状骨，并对其关节面进行评估和保护，使其与桡骨远端的月状骨关节面相同，将关节桡侧从纤维组织中分离出来，必要时切除桡骨茎突；而与头状骨相比，关节尺侧很少需要处理，但剥离器可以进入尺骨到头状骨之间的关节间隙中松解纤维组织。最后进行手腕部屈曲和伸展功能检测。术后随即开展每天 2~3 次的康复训练，每两次训练之间利用手掌夹板将手腕固定在安全位，即腕关节背伸 30° 的位置。

在开放式和关节镜下的关节松解过程中需要充分做好相关软骨病或骨软骨病的记录工作，并将其纳入诊疗过程，用于进行患者症状和体征比较，以便开展进一步治疗。

15.4 关键信息

特异性和非特异性并发症（即一般性并发症：如感染）在腕中段手术中很常见。CT 扫描和 MRI 对于检测骨不连、内固定物定位错误或软组织问题非常有用，且随着以上检测手段的日渐便捷，对我们实现早发现早治疗提供了极为有效的帮助。因此，应尽快、反复多次采用以上检查手段以免漏诊、误诊。

有些并发症可以通过特定的治疗得到解决，但有些并发症（如感染、复杂区域性疼痛综合征、继发性骨关节炎）则不能，且往往导致不良后果。

参考文献

[1] Hagert E, Persson JKE. Desensitizing the posterior interosseous nerve alters wrist proprioceptive reflexes. J Hand Surg Am. 2010; 35 (7):1059–1066.

[2] Sammer DM, Shin AY. Comparison of arthroscopic and open treatment of septic arthritis of the wrist. J Bone Joint Surg Am. 2009; 91 (6):1387–1393.

[3] Palmer AK, Werner FW, Murphy D, Glisson R. Functional wrist motion: a biomechanical study. J Hand Surg Am. 1985; 10(1):39–46.

[4] Mulford JS, Ceulemans LJ, Nam D, Axelrod TS. Proximal row carpectomy vs four corner fusion for scapholunate (Slac) or scaphoid nonunion advanced collapse (Snac) wrists: a systematic review of outcomes. J Hand Surg Eur Vol. 2009; 34(2):256–263.

[5] Baur EM. Arthroscopic-assisted partial wrist arthrodesis. Hand Clin. 2017; 33(4):735–753.

[6] Chedal-Bornu B, Corcella D, Forli A, Moutet F, Bouyer M. Long-term outcomes of proximal row carpectomy: a series of 62 cases. Hand Surg Rehabil. 2017; 36(5):355–362.

[7] Wall LB, Didonna ML, Kiefhaber TR, Stern PJ. Proximal row carpectomy: minimum 20-year follow-up. J Hand Surg Am. 2013; 38 (8):1498–1504.

[8] Del Piñal F. Editorial. I have a dream ... reflex sympathetic dystrophy (RSD or Complex Regional Pain Syndrome-CRPS I) does not exist. J Hand Surg Eur Vol. 2013; 38(6):595–597.

[9] Luchetti R, Soragni O, Fairplay T. Proximal row carpectomy through a palmar approach. J Hand Surg [Br]. 1998; 23(3):406–409.

[10] Viegas SF, Patterson RM,Ward K,Ward K. Extrinsic wrist ligaments in the pathomechanics of ulnar translation instability. J Hand Surg Am. 1995; 20(2):312–318.

[11] Bain GI, Munt J, Turner PC. New advances in wrist arthroscopy. Arthroscopy. 2008; 24(3):355–367.

第十六章　桡腕关节和桡尺远侧关节挽救性手术术后并发症的处理

Michel E. H. Boeckstyns, Peter Axelsson, Marion Burnier, Guillaume Herzberg, Marjolaine Walle

摘要

对于类风湿性关节炎（RA）患者和非类风湿性关节炎患者，部分腕关节融合术都是相对常见的能够保留功能的手术方案，然而，术后常会导致骨不连这种并发症。相比较而言，全腕关节（TW）融合术后骨愈合的可能性反而更高，但出现腕关节严重功能障碍的情况也越多，尤其是在非类风湿性关节炎患者和双侧腕关节受累的类风湿性关节炎患者中。非类风湿病患者往往术后会残留持续性疼痛。

全腕关节置换术是另一种保留功能的挽救性手术。术后骨质溶解和假体松动是令人担忧的并发症。手术禁忌证包括骨量匮乏和骨质量差的患者、年轻且手腕活动度要求高的患者、关节明显松弛的患者、自发性腕关节强直的患者和不依从的患者。

Darrach's 或 Sauvé-Kapandji（SK）术治疗有桡尺远侧关节（DRUJ）受累的风湿及类风湿性关节炎疾病后，出现有症状的尺骨残端不稳定并发症相对常见。目前，已经提出了几种能够减轻这种症状的软组织层面的手术（例如肌腱悬吊），也可以使用 DRUJ 的假体半置换或完全置换术，但技术和学习周期可能具有挑战性。

关键词： 关节融合术，全腕关节融合，关节置换，桡腕关节，腕，桡尺远侧关节

16.1 桡腕和全腕关节融合术

16.1.1 问题

部分桡腕关节融合术和全腕关节（TW）关节融合术是相对常见的手术，都可以用于治疗两类疾病，即类风湿性关节炎（RA）或非类风湿性关节炎。目前，关于该手术术后并发症的详细分析的相关文章较少。但是，本着科学研究的目的，这两种手术方式都有可替代的方案，所以充分掌握相关的并发症非常必要。术前应该提供多种选择方案，充分告知每位患者部分或全腕关节融合术的潜在并发症，获取知情同意。

桡月和桡舟月关节融合术术后并发症

腕中关节骨不连和继发性退变是最常见的并发症。

桡月（RL）关节融合术

最近有学者提倡使用关节镜下操作桡月关节融合术，但在类风湿性关节炎患者中，该术式传统上仍然作为开放式手术进行。桡月关节融合术通常会联合远端尺骨切除术或 Sauvé-Kapandji 术，适应证是在接受规范、稳定药物治疗的前提下，有腕中部疼痛并伴有尺骨撞击综合征，有时伴伸肌腱断裂，以及影像学上表现出腕骨掌侧和尺侧偏移且桡腕关节间隙严重受累，腕中关节相对保留的患者。

在非类风湿性关节炎患者中，一些学者也可能考虑使用关节镜，但传统应用开放式手术。远端尺骨切除术或 Sauvé-Kapandji 术也可能与桡月关节融合术相结合，大多数非类风湿患者应尽量保留尺骨头。最主要的适应证是痛性的桡骨远端关节面畸形愈合和陈旧性创伤后腕骨尺侧移位，这通常是桡腕关节脱位治疗失败或漏诊的结果。下面，我们将阐述和讨论最常见的并发症。

手腕活动度降低

任何部分腕关节融合术后，腕关节都有一定程度的活动受限。如果术后患者无痛性腕部主动背伸角度可达 $20° \sim 40°$，相当于有功能，则不应将其视为并发症。

骨不连

Borisch 和 Haussmann 报道了 91 例接受桡月关节融合术治疗的类风湿性关节炎患者，平均随访时间为 5 年，术后没有 1 例患者出现骨不连。目前，很少有关于桡月关节融合术治疗非类风湿性关节炎的报道。Saffar 随访了 11 例桡月关节融合术，该术主要用于治疗有症状的桡骨远端骨折后畸形愈合，术后仅 1 例出现骨不连，但通过植骨术成功纠正。

4

4

腕中关节继发性退变

Borisch 和 Haussmann 的一系列研究指出，用全腕关节融合术治疗继发性腕中关节疾病或关节炎破坏患者，术后翻修率达 6%。据报道，4% 接骨材料发生移位或错位。Trieb 在一项长期随访研究中报道，约 40% 患者出现腕中关节继发性退变。同时，他提出这种并发症的存在并不一定代表该手术失败。我们同意这一观点，因为在我们的研究中也观察到持续但非常缓慢的腕中关节继发性退行性变，而在 RA 类风湿关节炎患者中往往能被良好耐受。总体而言，类风湿性关节炎患者行桡月关节融合术后，其并发症发生率较低。在 Safar 的系列研究中发现，没有 1 例患者出现相邻关节继发性骨关节炎（OA）改变，且 72% 的病例都保留了尺骨头。这与我们的随访结果一致。我们认为，保持桡月关节的原始高度（必要时进行大量皮质或松质骨移植），是防止桡舟关节继发性退变的关键。

桡舟月（RSL）关节融合术

在类风湿性关节炎患者中，桡舟月关节融合术传统上是作为开放式手术进行的，通常联合尺骨头切除术。该适应证与桡月关节融合术的基本相同，更适用于桡月关节间隙破坏更严重的患者。桡月关节融合术通常能取得令人满意的结果，因此很少有关于桡舟月关节融合术治疗类风湿性关节炎的报道。

手腕活动度降低

Garcia Elias 强调将桡舟月关节融合术与舟状骨远端切除术相结合，能够有效改善腕关节掌屈和桡偏活动。这在随后的研究中也得到了证实。

骨不连

Ishikawa 等和 Honkaken 等报道了用桡舟月关节融合术治疗类风湿性关节炎的小样本病例，术后骨愈合率为 100%，且并发症极少。

当桡舟关节间隙也被破坏时，桡舟月关节融合术在非风湿性关节炎患者中的适应证与 RL 关节融合术的相同。手术通常采用背侧入路，但近年多推荐经前侧入路。

Mühldorfer-Fodor 等对 47 例接受桡舟月关节融合术治疗的创伤性骨关节炎患者，进行了为期 2 年的随访，其中有 20 例联合了远端舟状骨切除术。在未进行远端舟状骨切除的 27 例患者中有 20% 出现骨不连。他们提出联合远端舟状骨切除可能降低骨不连

的风险并改善桡偏畸形。

Degeorge 等回顾了 75 例接受桡舟月关节融合术治疗的创伤性骨关节炎患者，平均随访时间长达 9 年。其中 33 例单独行桡舟月关节融合术，26 例行桡舟月关节融合术联合舟状骨远端切除术，16 例行桡舟月关节融合术联合舟状骨远端和三角骨切除术，共 56% 的患者合并舟状骨远端切除术，结果发现伴和不伴舟状骨远端切除的患者术后骨不连率分别为 9% 和 42%。因此，他们得出结论，切除舟状骨远端，可能降低融合的桡舟关节负荷，从而获得更好的骨愈合率。

腕中关节继发性退变

在 Mühldorfer-Fodor 等的研究中，接受桡舟月关节融合术伴和不伴远端舟状骨切除术的患者，都有 20% 出现了相邻关节继发性病变。在 Degeorge 等的研究中，有 44% 的患者出现继发性腕中关节炎，与舟状骨远端是否切除无关。

全腕关节（TW）融合术术后并发症

全腕关节融合术的常见并发症，在非类风湿关节炎患者中为持续性疼痛和内固定物刺激。

在类风湿性关节炎患者中，全腕关节融合术最常采用 Mannerfelt 针技术，能够在骨愈合率和疼痛缓解方面都能取得很好的结果。而术后由于腕部固定导致的残疾，并不属于并发症。

关节融合术错位

关节融合术位置不佳应被视为并发症，因为由此导致的腕关节背伸功能严重的受限，会进一步加重已有手指受损的患者的抓握能力。Barbier 等随访了 18 例关节融合术后错位患者，其中 44% 的患者术后出现腕部轻微掌屈位畸形或背伸角度 < 10°，平均固定位置为腕关节 8° 背伸和 9° 尺偏位，而有 3 例患者想要更偏功能位的腕关节固定角度。

骨不连和内固定物相关并发症

最近，Dréano 等报道了 19 例行全腕关节融合术的病例，有 1 例发生骨不愈合，有 21% 因内固定物突出导致疼痛，以及 21% 发生针移位或断裂。Kluge 等报道了使用改良 Clayton-Mannerfelt 技术的 93 例患者，术后 2% 出现骨不连，3% 出现内固定物突出，2% 出现第 3 掌骨骨折。

总体而言，全腕关节融合术后发生骨不连非常

罕见，但由内固定物引起的相关并发症确实存在，应尽量减少。我们有时会应用多个克氏针固定关节，以达到预期的腕关节尺偏背伸角度，并减少内固定物所引起的问题。

对于非类风湿性关节炎患者，一些学者推荐借助侵入性较小的内固定物行全腕关节融合，但目前最常采用的是背侧钢板技术。有几位学者提出使用背侧钢板可能术后出现并发症的风险高，这点可以为患者术前选择全腕关节融合术还是全腕关节置换术提供参考。Sauerbier 等对 60 例借助 AO 钢板行全腕关节融合术的患者，进行了平均 3 年的随访，其中有 62% 的患者在融合术之前接受了其他手术。结果发现，95% 患者术后出现持续性疼痛，8% 患者需行二次手术。De Smet 和 Truyen 回顾了 36 例借助植骨和 AO 钢板固定的全腕关节融合患者，平均随访时间为 7 年，术后出现持续性疼痛和需要二次手术的患者比例分别为 83% 和 58%。

16.1.2　并发症的处理：骨不连和内固定物相关并发症

骨不连导致的 SL 和 RSL 关节融合手术的失败，在有些情况下，是可以通过对骨间隙中的所有纤维组织进行翻修（松质骨填充）和稳定的内固定等翻新操作来修复的。然而，通常的解决方案是用全腕关节融合术纠正失败的部分关节融合术。也可以选择全腕关节置换。如果全腕关节融合术失败，一般纠正还是要采取同样的方案。

如果术后因内固定物问题（神经和肌腱刺激或固定物皮下突出）引起疼痛，建议在稳定期后取出内固定物。

16.1.3　康复

关节融合术后，我们通常会使用石膏或夹板固定腕关节，直至 X 线检查证实骨愈合。然而，在需求不高的 RA 类风湿关节炎患者中，可能外固定仅需几周时间的外固定，主要是为了缓解疼痛。如果术中内固定坚强且稳固（通常是钢板和螺钉固定），可以不需要外固定。如果骨质非常疏松，建议使用锁定螺钉。

16.1.4　要点

· 类风湿性关节炎患者中，桡舟月与 RL 关节融

合术相比，术后出现骨不连和严重关节僵硬的风险更大，而后者通常足以达到稳定腕部的目的。

· 由于类风湿性关节炎患者行 RL 关节融合术后，很大可能会引起尺骨撞击综合征，建议术中联合远端尺骨头切除术或 Sauvé-Kapandji 术。目前，很少提倡使用尺骨头置换术。

· 在能够保留或恢复腕骨高度的前提下，桡月关节融合术可以用于治疗渐进性尺偏畸形的非类风湿性关节炎患者，是一种有效的保留功能的手术。

· 桡舟月关节融合术中增加舟状骨远端切除，来治疗非类风湿性关节炎患者，对骨愈合和术后活动都有积极影响。

全腕关节置换术应该被考虑（见下文），尤其是在双侧腕部都受累时。然而，重体力劳动者和依从性差的患者适合选用全腕关节融合术。

16.2　全腕和部分腕关节置换

16.2.1　问题

假体置换术是一种可替代方案，可以用于治疗疼痛且破坏的腕关节，主要适用于要求低的老年患者。第一代假体——硅胶垫片，在类风湿性关节炎患者中取得很好的早期效果，但因其失败率高，主要是假体破损，导致长期结果较差，现已不再用于腕关节置换。第二代由笨重的多成分组成，术中需要切除大量的骨质。假体寿命长这个说法一直有待商榷。第四代假体是在 20 世纪 90 年代末推出的。下面我们来分析全腕和部分腕关节置换术最主要的并发症。

早期术后并发症：假体周围感染和不稳定性

使用目前的置入技术和围手术期抗生素，早期深部感染的发生率低于 2%。全腕关节置换术后发生急性感染的临床表现为疼痛、红斑、水肿、术后伤口渗出时间延长或伤口裂开。血液检测指标包括 C-反应蛋白（CRP）和白细胞计数可帮助确诊。

第一代 Universal 种植体（Integra，Plainsboro，NJ，美国）出现脱位不稳定性很常见，但这个问题已通过改良版 Universal 2（IntegRA，Plainsboro，NJ，USA）和 Freedom（IntegRA，Plainsboro，NJ，USA）得到解决，并且在 Remotion（Stryker，Kalamazoo，MI，USA）、Maestro（Biomet，Warsaw，IN，USA）或 Motec（Swemac，Linköping，Sweden）中，术后没有

什么大问题。然而，把握适应证和禁忌证非常重要，破坏严重的不稳定手腕或其他原因导致的关节松弛仍然是相对禁忌证。依据 Simmen 分期（图 16.1）属于 3 期的类风湿性关节炎，被许多外科医生认为是手术禁忌证，不仅因为术后不稳定，还因为缺乏骨量。

目前，已经有热解碳假体 Amandys（Tornier SAS-Bioprofile Grenoble，法国）出现旋转不稳定的相关报道。术后早期假体脱位通常是因植入物尺寸匹配不当或关节囊重建不充分造成的。

晚期并发症：骨质溶解和假体无菌性松动

腕关节置换术后不论假体是否有明显松动，其周围局部都会出现的"射线可透性"现象，这点已被多次证实。射线可透性是假体周围骨质溶解的放射学标志。在大多数情况下，它局限于假体关节间隙附近且宽度＜2mm。在某些情况下，射线可透区域会增加，但在 1~3 年后趋于稳定。这种增加可能造成假体松动，从而影响腕关节。当不伴有假体松动时，其周围骨质溶解通常是无痛的。引起骨质溶解的机制尚不清楚，涉及多种因素，包括微动、颗粒碎屑诱导的骨吸收、应力屏蔽和关节内压力增加等。文献中所报道的假体寿命差异很大（表 16.1）。

16.2.2 并发症的治疗

假体感染

假体感染需要在确诊后，尽快切除所有感染组织。治疗最好由经验丰富的专科团队进行，对植入物和骨水泥，也需一并去除。必须进行细菌培养和药敏检验并开始抗生素治疗，先使用广谱抗生素，并在确定病原体后进行针对性治疗。如果考虑假体翻修，可以置入抗生素垫片。目前，假体翻修的寿命并不明确（见下文）。我们推荐至少 6 周的抗生素

治疗，在确认没有活动性感染后进行全腕关节融合术，术后继续使用抗生素治疗 6 周。

不稳定性

全腕关节假体脱位通常可以通过闭合复位来治疗，但如果存在明确的不稳定原因，例如错误的植入物尺寸或明显的关节松弛，则再脱位的风险很高，需要手术治疗，例如更换较厚的聚乙烯插入物或者紧缩或者重建关节囊来解决。热解碳假体的不稳定性通常是由于过大的植入物引起的，可以通过更换较小的植入物或加深腔隙来解决问题。全腕关节融合术是任何复发性不稳定患者的最终解决方案。相反，术前僵硬的腕关节在置换术后仍会保持一定程度的僵硬。

骨质溶解和假体松动

局限在关节末端植入物附近的狭窄的射线透亮区域无须引起担忧。更大范围但仍然局限的射线透

表 16.1 文献中报告的最新一代植入物的累积寿命

作者	植入物存活率	植入物的类型	类风湿性疾病发病率 / %
Ferreres 等	5 年时为 100%	Universal 1	68
Sagerfors 等	8 年时为 95%	Maestro	81
	8 年时为 94%	Remotion	78
	8 年时为 92%	Universal 2	92
Boeckstyns 等	9 年时为 90%	Remotion	77
Chevrolier 等	10 年时为 60%	Remotion/Universal 1	50
Ward 等	10 年时为 40%	Universal 1	100
Honecker 等	10 年时为 69%	Remotion	83
Pfanner 等	12 年时为 64%	Universal 2	100

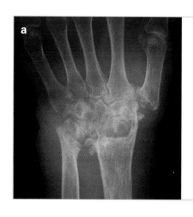 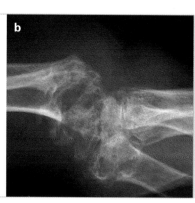

图 16.1 a、b. 严重不稳定的类风湿性腕关节炎（Simmen 3 期）。在这种情况下，假体置换通常被认为是禁忌的

亮区，在 X 线片上看起来可能会很明显，会使外科医生在患者没有出现疼痛症状时对溶骨区进行修整和植骨（图 16.2）。但是，根据作者的经验，骨质溶

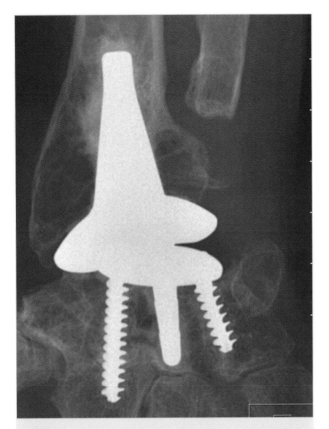

图 16.2　假体周围骨质溶解。在这种情况下，无疼痛表现，假体还未下沉。骨质溶解的确切原因尚不清楚，但可能是多因素的。无手术干预指征，建议密切观察

解容易复发，建议先严密随访无症状患者，到发生假体松动时再进行干预。伴疼痛的骨质溶解和假体松动，则需要手术治疗（图 16.3）。在单一腕骨假体组件出现无菌性松动时，可以在保留桡骨假体组件的同时更换该组件。当两个组件都发生松动且骨量仍充足时，可以选择完全更换假体。然而，我们必须考虑到，翻修后的假体寿命远不如初次置换后的高。在确定手术方式前，必须告知患者全腕关节融合术这个替代方案。如果使用金属材质假体，还需考虑到假体的松动可能是由于排异反应。鉴于完全翻修手术时，关节置换术的结果较差，而挽救性关节融合术结果良好，选择置入带有金属部件的假体的这种新尝试似乎并不合理。

16.2.3　康复

全腕关节置换术后用背侧夹板固定腕关节于背伸 20°，连续 1~3 周，然后改为间歇性地固定，并开始腕关节的无负重活动锻炼。当假体置换同时伴有桡尺远侧关节的手术时，则除固定腕部外，需将肘部也固定 6 周，此时假体与自体骨结合已牢靠，可以去除夹板。

16.2.4　手术技巧

·无论选取何种假体，在关节置换术前使用抗生素都十分重要，但现有证据并未表明术后预防性使用抗生素或持续使用抗生素超过 24h 能产生额外

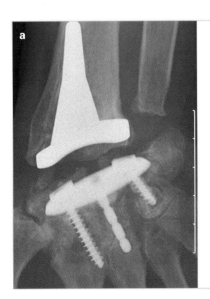
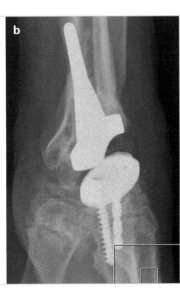

图 16.3　a、b. 假体下沉导致剧烈疼痛。需要进行挽救手术：植入物移除和关节融合术或翻修关节置换术

益处。

· 由于相关文献的报道有限，推荐停用改善病情的抗风湿药的方法存在很大的不确定性。甲氨蝶呤是迄今为止研究得最透彻的传统合成改善病情的抗风湿药，在围手术期继续使用甲氨蝶呤似乎是合理的。然而，风湿病学家对此项建议并没有达成共识。

· 为避免出现术后关节不稳定，在手术结束时认真测试置入假体手腕的张力和稳定性，如有必要，通过插入更厚的假体（过松）或切除更多骨质（过紧）进行调整。

· 掌握手术禁忌证：骨量和骨质量差的患者，处于生长期的青少年患者，有明显关节松动的患者，有自发性腕关节强直的患者，以及依从性差的患者。

16.3 远侧尺桡关节

16.3.1 定义

尺骨头切除术（DarRA 类风湿关节炎手术法）后尺骨不稳定和 DRUJ 关节融合术联合尺骨干骺端假关节形成（Sauvé-Kapandji 术）

DRUJ 周围软组织的存在，包括三角纤维软骨复合体（TFCC）、旋前方肌、第六伸肌室和骨间膜，都有助于提高 DRUJ 的稳定性，然而由于尺桡骨头的几何学特点，几乎无法为自身提供任何支撑。DarRA 类风湿关节炎手术法是 DRUJ 变性导致疼痛患者最常用的手术方式，尤其对于类风湿患者。但是，这种方法降低了尺骨对腕骨的支撑作用，从而降低了周围软组织的稳定作用，使尺骨残端不稳定。因此，在前臂负重和旋转时可能出现桡骨和尺骨的偏移和撞击（图 16.4）。多达 60% 的患者出现关节不稳定。对于年长者、要求低的患者，通常可以很好地耐受这些并发症。但对于年轻、手腕活动度大的患者来说，这种方法可能会引起疼痛。Sauvé-Kapandji 术能够降低腕骨向尺侧移位的风险，但尺桡骨撞击现象仍然存在。虽然 Sauvé-Kapandji 术被认为更适合年轻、活动度要求较高的患者，但仍缺乏足够的证据支持这一观点。

DRUJ 置换术后关节不稳定

DRUJ 的关节置换术包括半关节置换术（部分或全部尺骨头置换）和全关节置换术，后者同时置换乙状切迹的关节面。DRUJ 置换术最初被用作尺骨头

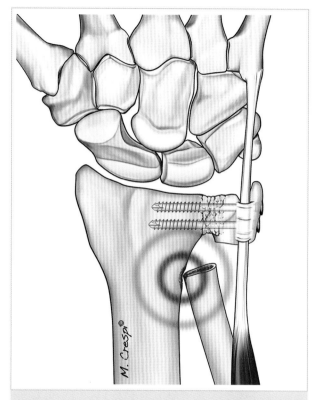

图 16.4 Sauvé-Kapandji 术后桡骨和尺骨的偏移和撞击

切除术和 Sauvé-Kapandji 术失败后的补救手术，而现在则可作为常规手术方式。

全尺骨头置换术可使用带柄假体替换尺骨头。临床因素导致的关节不稳定较少出现，同时，可以通过术前明确患者是否存在禁忌证和术中仔细处理软组织的方法来避免并发症的出现。该术式的相对禁忌证有：桡骨远端骨折后移位、TFCC 损伤 DRUJ 严重不稳定、多次手术或炎性关节炎发作导致周围软组织薄弱。

相反，当使用 APTIS（Aptis medical，Louisville，KY，USA）这种全 DRUJ 置换假体时，则不会出现关节不稳定的情况。该假体通过特有的约束设计，可同时替代周围软组织的稳定功能。

DRUJ 置换术后的感染、无菌性松动和假体使用寿命

DRUJ 置换术后出现深部感染的发生率较低，与全腕关节置换术后相似。根据相关报道，以及结合我们自身的经验，如果能够选取较好的材料且合适型号的假体，出现无菌性松动的可能性较低。一

系列报告指出，目前使用的假体 5 年生存率能够超过 95%。其原因可能为 DRUJ 在前臂负重时被周围肌肉所保护。此外，APTIS 较大的活动度和能够将负重分散于假体与骨之间的特点，也发挥了巨大作用。

16.3.2 并发症的治疗

尺骨远端切除后尺骨不稳定和 Sauvé-Kapandji 术

相关文献显示，有多种手术方式能够通过调节周围软组织来降低尺骨的不稳定性。比如将尺侧腕伸肌和（或）尺侧腕屈肌腱固定于旋前方肌（图 16.5）。这些方法主要用于解决尺桡骨撞击的问题。如果术后问题仍然存在，则应考虑更换假体。

尺骨头置换术后关节不稳定

DRUJ 不稳定有时可无明显症状，一旦合并疼痛症状，则必须恢复关节的稳定性。用伸肌支持带收紧和加固关节囊，使尺桡骨关节头合并为一个更大的关节头，可以解决这个问题。如果关节周围软组织约束力不足，则应采用肱桡肌环绕技术或对 DRUJ 假体进行翻修（图 16.6）。

无菌性松动

如果游离的尺骨头远端或整个 DRUJ 出现松动，首先应考虑使用骨移植技术或骨水泥技术对尺骨干进行翻修。必要时，可以对尺侧头假体进行翻修，

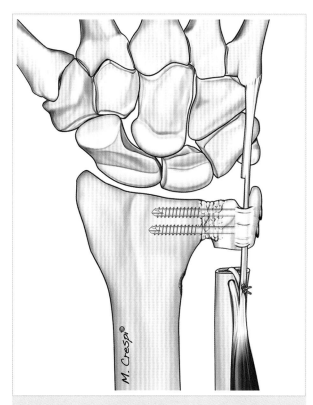

图 16.5 Sauvé-Kapandji 术后尺骨不稳定的肌腱固定方式。本图所示的为近端肌腱动态固定术。当前臂负重时，尺侧腕伸肌倾向于将尺骨拉离桡骨

使之成为完全的 DRUJ 假体。然而，如果人工 DRUJ 的桡骨部分出现松动，立即成功更换该部件的可能性较小。在这些情况下，可能需要假体移植或融合

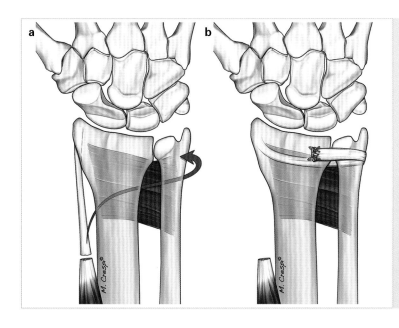

图 16.6 a、b. 用于稳定尺骨头假体的肱桡肌环绕技术

近端桡尺关节，最终形成单骨前臂。

感染

尺骨头假体感染的治疗类似于上述桡腕假体感染的治疗。

16.3.3 提示和技巧

· 为了避免 DRUJ 置换术后出现并发症，特别是在使用 APTIS 时，严格遵守技术要求。

· 在行尺骨头置换术时，应注意选择合适型号的尺骨头假体，并加固周围软组织。若尺骨头假体过大，容易使软组织在伸展活动时出现脱位。若尺骨头假体过小，更换操作则较为简单。如果乙状切迹变形或扁平，可以用磨钻使其成形或加深。由于不稳定的假体并非一定出现并发症，因此，若术后尺骨头不稳定，我们仍建议将假体留在原位，并执行严格的康复计划。

· 注意切勿将尺骨头至于过远的位置，避免出现尺骨头撞击腕骨。

· 在全 DRUJ 置换术后，若出现单纯桡骨部分假体松动，切除部分尺骨干十分必要（图 16.7）。根据我们的临床经验得知，将尺骨干残端保留在合适的位置，术后患者出现并发症较少。如果必要的话，可择期将部分尺骨干移除，或使用另一桡骨部分假体尝试将其再次稳定。

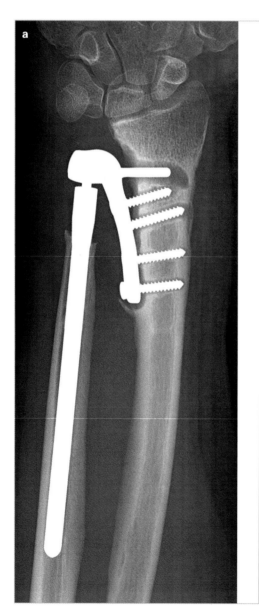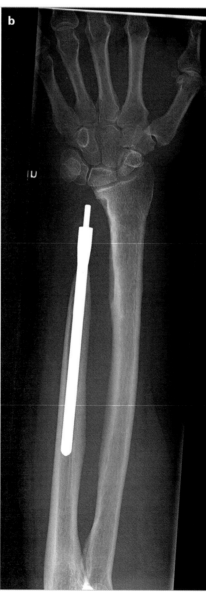

图 16.7 a、b. Aptis 假体桡骨部分松动，尺骨部分假体与尺骨结合牢固。大部分患者在单独去除桡骨部分假体后症状缓解。如需去除尺骨部分假体，则需进行广泛的尺骨截骨术

16.4 小结

部分腕关节融合术后骨不连的发生率相对较高。全腕关节融合术后持续疼痛在非类风湿病患者中很常见。由于存在无菌性松动的风险，年龄小、骨量差、手腕活动度要求高和依从性差是全腕关节置换术的禁忌证。在 DRUJ 切除，关节成形术后容易出现远端尺骨不稳定。DRUJ 置换术可有效解决这一问题，但此术式技术难度较大。

参考文献

[1] Trieb K. Treatment of the wrist in rheumatoid arthritis. J Hand Surg Am. 2008; 33(1):113–123.

[2] Ho PC. Arthroscopic partial wrist fusion. Tech Hand Up Extrem Surg. 2008; 12(4):242–265.

[3] McGuire DT, Bain GI. Radioscapholunate fusions. J Wrist Surg. 2012; 1(2):135–140.

[4] Saffar P. Radiolunate arthrodesis. In: Watson HK, Weinzweig J, eds. The wrist. Philadelphia: Lippincott, Williams & Wilkins; 2001:867–874.

[5] Calfee RP, Leventhal EL, Wilkerson J, Moore DC, Akelman E, Crisco JJ. Simulated radioscapholunate fusion alters carpal kinematics while preserving dart-thrower's motion. J Hand Surg Am. 2008; 33(4):503–510.

[6] Borisch N, Haussmann P. Radiolunate arthrodesis in the rheumatoid wrist: a retrospective clinical and radiological long-term follow-up. J Hand Surg Am. 2002; 27(1):61–72.

[7] Ishikawa H, Murasawa A, Nakazono K. Long-term follow-up study of radiocarpal arthrodesis for the rheumatoid wrist. J Hand Surg Am. 2005; 30(4):658–666.

[8] Motomiya M, Iwasaki N, Minami A, Matsui Y, Urita A, Funakoshi T. Clinical and radiological results of radiolunate arthrodesis for rheumatoid arthritis: 22 wrists followed for an average of 7 years. J Hand Surg Am. 2013; 38(8):1484–1491.

[9] Raven EE, Ottink KD, Doets KC. Radiolunate and radioscapholunate arthrodeses as treatments for rheumatoid and psoriatic arthritis: long-term follow-up. J Hand Surg. 2007; 37(1):55–62.

[10] Garcia-Elias M, Lluch A, Ferreres A, Papini-Zorli I, Rahimtoola ZO. Treatment of radiocarpal degenerative osteoarthritis by radioscapholunate arthrodesis and distal scaphoidectomy. J Hand Surg Am. 2005; 30(1):8–15.

[11] Quadlbauer S, Leixnering M, Jurkowitsch J, Hausner T, Pezzei C. Volar radioscapholunate arthrodesis and distal scaphoidectomy after malunited distal radius fractures. J Hand Surg Am. 2017; 42(9):754.e1–754.e8.

[12] Degeorge B, Montoya-Faivre D, Dap F, Dautel G, Coulet B, Chammas M. Radioscapholunate fusion for radiocarpal osteoarthritis: prognostic factors of clinical and radiographic outcomes. J Wrist Surg. 2019; 8(6):456–462.

[13] Montoya-Faivre D, Pomares G, Calafat V, Dap F, Dautel G. Clinical and radiological outcomes following radioscapholunate fusion. Orthop Traumatol Surg Res. 2017; 103(7):1093–1098.

[14] Mühldorfer-Fodor M, Ha HP, Hohendorff B, Löw S, Prommersberger KJ, van Schoonhoven J. Results after radioscapholunate arthrodesis with or without resection of the distal scaphoid pole. J Hand Surg Am. 2012; 37(11):2233–2239.

[15] Honkanen PB, Mäkelä S, Konttinen YT, Lehto MU. Radiocarpal arthrodesis in the treatment of the rheumatoid wrist: a prospective midterm follow-up. J Hand Surg Eur Vol. 2007; 32(4):368–376.

[16] Dréano T, Bouillis J, Ropars M. [Evaluation of a technical modification to Mannerfelt's total wrist fusion technique in a series of 19 rheumatoid wrists]. Chir Main. 2014; 33(5):344–349.

[17] Kluge S, Schindele S, Henkel T, Herren D. The modified Clayton-Mannerfelt arthrodesis of the wrist in rheumatoid arthritis: operative technique and report on 93 cases. J Hand Surg Am. 2013; 38(5):999–1005.

[18] Barbier O, Saels P, Rombouts JJ, Thonnard JL. Long-term functional results of wrist arthrodesis in rheumatoid arthritis. J Hand Surg [Br]. 1999; 24(1):27–31.

[19] Orbay JL, Feliciano E, Orbay C. Locked intramedullary total wrist arthrodesis. JWrist Surg. 2012; 1(2):179–184.

[20] Rancy SK, Ek ET, Paul S, Hotchkiss RN, Wolfe SW. Nonspanning total wrist arthrodesis with a low-profile locking plate. J Wrist Surg. 2018; 7(2):127–132.

[21] Sauerbier M, Kluge S, Bickert B, Germann G. Subjective and objective outcomes after total wrist arthrodesis in patients with radiocarpal arthrosis or Kienböck's disease. Chir Main. 2000; 19(4):223–231.

[22] De Smet L, Truyen J. Arthrodesis of the wrist for osteoarthritis: outcome with a minimum follow-up of 4 years. J Hand Surg [Br]. 2003; 28(6):575–577.

[23] Brase DW, Millender LH. Failure of silicone rubber wrist arthroplasty in rheumatoid arthritis. J Hand Surg Am. 1986; 11(2):175–183.

[24] Cooney WP, III, Beckenbaugh RD, Linscheid RL. Total wrist arthroplasty: problems with implant failures. Clin Orthop Relat Res. 1984 (187):121–128.

[25] Menon J. Universal total wrist implant: experience with a carpal component fixed with three screws. J Arthroplasty. 1998; 13(5):515–523.

[26] Berber O, Garagnani L, Gidwani S. Systematic review of total wrist arthroplasty and arthrodesis in wrist arthritis. J Wrist Surg. 2018; 7(5):424–440.

[27] Herzberg G, Boeckstyns M, Sorensen AI, et al. "Remotion" total wrist arthroplasty: preliminary results of a prospective international multicenter study of 215 cases. JWrist Surg. 2012; 1(1):17–22.

[28] Bellemère P, Maes-Clavier C, Loubersac T, Gaisne E, Kerjean Y. Amandys(®) implant: novel pyrocarbon arthroplasty for the wrist. Chir Main. 2012; 31(4):176–187.

[29] Boeckstyns MEH, Herzberg G. Periprosthetic osteolysis after total wrist arthroplasty. JWrist Surg. 2014; 3(2):101–106.

[30] Cobb TK, Beckenbaugh RD. Biaxial total-wrist arthroplasty. J Hand Surg Am. 1996; 21(6):1011–1021.

[31] Badge R, Kailash K, Dickson DR, et al. Medium-term outcomes of the Universal-2 total wrist arthroplasty in patients with rheumatoid arthritis. Bone Joint J. 2016; 98-B(12):1642–1647.

[32] Kennedy JW, Ross A, Wright J, Martin DJ, Bransby-Zachary M, Mac-Donald DJ. Universal 2 total wrist arthroplasty: high satisfaction but high complication rates. J Hand Surg Eur Vol. 2018; 43(4):375–379.

[33] Pfanner S, Munz G, Guidi G, Ceruso M. Universal 2 wrist arthroplasty in rheumatoid arthritis. JWrist Surg. 2017; 6(3):206–215.

[34] Reigstad O, Holm-Glad T, Bolstad B, Grimsgaard C, Thorkildsen R, Røkkum M. Five- to 10-year prospective follow-up of wrist arthroplasty in 56 nonrheumatoid patients. J Hand Surg Am. 2017; 42(10):788–796.

[35] Ferreres A, Lluch A, Del Valle M. Universal total wrist arthroplasty: midterm follow-up study. J Hand Surg Am. 2011; 36(6):967–973.

[36] Sagerfors M, Gupta A, Brus O, Pettersson K. Total wrist arthroplasty: a single-center study of 219 cases with 5-year follow-up. J Hand Surg Am. 2015; 40(12):2380–2387.

[37] Boeckstyns ME, Herzberg G, Merser S. Favorable results after total wrist arthroplasty: 65 wrists in 60 patients followed for 5–9 years. Acta Orthop. 2013; 84(4):415–419.

[38] Chevrollier J, Strugarek-Lecoanet C, Dap F, Dautel G. Results of a unicentric series of 15 wrist prosthesis implantations at a 5.2 year follow-up. Acta Orthop Belg. 2016; 82(1):31–42.

[39] Ward CM, Kuhl T, Adams BD. Five to ten-year outcomes of the Universal total wrist arthroplasty in patients with rheumatoid arthritis. J Bone Joint Surg Am. 2011; 93(10):914–919.

[40] Honecker S, Igeta Y, Al Hefzi A, Pizza C, Facca S, Liverneaux PA. Survival rate on a 10-year follow-up of total wrist replacement implants: a 23-patient case series. JWrist Surg. 2019; 8(1):24–29.

[41] Siddiqi A, Forte SA, Docter S, Bryant D, Sheth NP, Chen AF. Perioperative antibiotic prophylaxis in total joint arthroplasty: a systematic review and meta-analysis. J Bone Joint Surg Am. 2019; 101(9):828–842.

[42] Fleury G, Mania S, Hannouche D, Gabay C. The perioperative use of synthetic and biological disease-modifying antirheumatic drugs in patients with rheumatoid arthritis. Swiss Med Wkly. 2017; 147: w14563.

[43] Minami A, Iwasaki N, Ishikawa J, Suenaga N, Yasuda K, Kato H. Treatments of osteoarthritis of the distal radioulnar joint: long-term results of three procedures. Hand Surg. 2005; 10(2–3):243–248.

[44] Verhiel SHWL, Özkan S, Ritt MJPF, Chen NC, Eberlin KR. A

4

comparative study between Darrach and Sauvé-Kapandji procedures for posttraumatic distal radioulnar joint dysfunction. Hand (N Y). 2019; •••:1558944719855447.

[45] Moulton LS, Giddins GEB. Distal radio-ulnar implant arthroplasty: a systematic review. J Hand Surg Eur Vol. 2017; 42(8):827–838.

[46] Calcagni M, Giesen T. Distal radioulnar joint arthroplasty

with implants: a systematic review. EFORT Open Rev. 2017; 1(5):191–196.

[47] Axelsson P, Sollerman C, Kärrholm J. Ulnar head replacement: 21 cases; mean follow-up, 7.5 years. J Hand Surg Am. 2015; 40(9):1731–1738.

第五部分
韧带手术

第十七章　拇指和手指关节韧带修复后并发症的处理

Mike Ruettermann

摘要

本章按时间顺序描述拇指和手指最常见和功能最严重的韧带损伤的手术治疗的并发症（短期、中期和长期并发症）。本章解释了这些并发症的保守性和手术治疗方案。拇指的尺侧副韧带（UCL）是受影响最严重的韧带。拇指的桡侧副韧带（RCL）和手指近端指间（PIP）关节的掌板损伤较少。

医源性神经损伤、伤口愈合问题和伤口感染，包括骨髓炎，可在手术治疗后的短期内发生。中期并发症包括由于瘢痕、僵硬和关节持续不稳定而引起的神经压迫。在初次成功的手术修复后，经过数月或数年的高强度使用，而发生的复发的不稳定是一种可能的长期并发症，并且症状类似于慢性狩猎人拇指。慢性疼痛主要是由软骨损伤引起的。

介绍了一种易于重复的拉出式肌腱移植技术，用于拇指掌指（MCP）关节的 II 期 RCL 以及 UCL 重建。通过对于软组织剥离方法的改良，这种拉出肌腱移植技术也可用于严重的 PIP 关节不稳定。

掌板损伤的保守和手术治疗最常见的并发症是关节僵硬和不稳定，导致半脱位和远期继发性关节炎。

介绍了诊断要点和手术技巧。讨论了异物材料，如骨锚、挤压螺钉或锁定螺钉，在 II 期病例中的价值。最后，详细介绍了关于特定关节的二期手术的不同适应证。

关键词：并发症，桡侧副韧带，修复，僵硬，不稳定，拇指，半脱位

17.1 引言

拇指和手指小关节韧带损伤，如掌指（MCP）关节、远端指间和近端指间（DIP 和 PIP）关节损伤，在大多数情况下是不需手术治疗的，特别是当没有广泛的关节不稳定时：< 30°的松弛或与对侧副韧带相比< 20°的导致关节间隙增宽的松弛。

关节开口。此外，除非有明显的不稳定，掌板损伤大多采用非手术治疗。

非手术治疗通常是通过夹板或并指胶带贴扎来完成的，尽量不固定其他未损伤的关节。对于掌板损伤，在背侧半脱位时会出现背伸阻碍。对于拇指 MCP 关节的尺侧副韧带（UCL）损伤，必须排除 Stener 损伤，因为回缩的部分不能愈合。应在 40°屈曲时测试 UCL 的稳定性，否则，掌侧板将起到稳定关节的作用，从而导致临床上可能遗漏副韧带的相关损伤病变。如果拇指 MCP 关节的 UCL 完全损伤，则可能存在 Stener 损伤，韧带始终在外翻应力下无法愈合。如果患者不愿意手术，必须通过超声或磁共振成像（MRI）进行损伤情况排除。如果远端撕脱韧带回缩至内收肌腱膜后面，类似于 Stener 损伤那样，非手术治疗则会导致愈合不良和不稳定。无外科手术干预，远端撕脱的韧带不能与其在近端指骨基底部的止点相接触从而无法良好愈合。

17.2 手术适应证

如果非手术治疗不能导致足够的稳定性或初始即存在广泛的不稳定，包括（半）脱位，则需要手术。初次手术修复的其他适应证是开放性损伤或上述 Stener 损伤。包括关节表面的相关部分并可导致关节不稳定的骨韧带撕脱，应作为骨折进行治疗。重要骨片的复位和固定可以纠正关节不稳定。

韧带损伤的手术修复分为两种情况：第一种情况是单纯韧带损伤时，只进行韧带缝合（该情况较为少见）；第二种情况是韧带止点重建或韧带止点骨折块复位固定，这种情况多发于指骨近端基底部。

在 PIP 关节的掌板损伤中，大多不需要修复固定骨块，除非它是关节表面的相关部分，并将被归类为骨折而不是掌板损伤。在严重脱位伴严重不稳定或患者不能遵从术后固定的情况下，可能需要用克氏针暂时固定关节。

本章讨论拇指和手指关节手术韧带修复并发症的处理。骨折，以及由骨折导致的脱位，超出了本章的范围，已在第七章中进行讨论。

大多数损伤发生在稳定的铰链关节，如 PIP 关

节，以球击中指尖引起的过伸引起的脱位。这些脱位可以是背侧、侧方或掌侧，其中大多数可以通过非手术治疗。拇指尺侧副韧带损伤的发病率是桡侧副韧带（RCL）损伤的 10 倍。

不论哪个关节的哪个韧带需要治疗，并发症都可根据术后出现的情况分为短期、中期、长期并发症。

17.2.1 短期并发症及其治疗方法

手术可能会损伤手术解剖区域的组织，类似于一般的手部手术并发症。术中并发症如拇指尺背侧桡浅神经分支的医源性损伤，应严格注意，一旦发生直接进行显微手术修复。在进行韧带或掌板的修复中，注意避免指掌侧神经损伤也非常重要。

术后如果发生进展性的血肿或伤口愈合问题，需要进行相应的处理。伤口感染早期发现，可以通过休息和局部清洁换药来。对于晚期感染，清创术和抗生素治疗可能是必要的。当使用克氏针临时固定关节时，必须特别小心。如果有任何骨髓炎的风险，需要移除固定物和治疗骨髓炎。如果不重视并发症并相应治疗，关节会被感染，导致关节损伤的长期并发症会最终导致疼痛、僵硬等。

由瘢痕形成引起的神经压迫可发生在伤口愈合过程中，特别是在伤口出现愈合问题、血肿或伤口感染后。在大多数情况下，施以按摩和应用硅胶的保守瘢痕治疗方法，可以解决这个问题。在症状持续情况下，向瘢痕区域注射皮质类固醇可能有帮助；否则，需要进行手术神经松解手术。

锐性神经损伤需要显微手术修复或将近端切除并转位于肌肉或骨内。如果神经瘤切除后可直接修复，应进行修复。在有一定距离的缺损时，入路应基于解剖位置和患者的意愿。在这些情况下，必须与患者详细讨论治疗方案并取得知情同意。

应选择对患者的成本效益比最佳的方法。例如，如果直接修复来自桡神经浅支的拇指远端尺背侧分支，是不可行的，应在近端去神经化。对于拇指掌尺指神经的损伤，如果拇指有其他功能，则需要显微手术进行神经移植。

17.2.2 中期并发症及其治疗方法

在使用石膏或夹板韧带修复后，经常出现僵硬，通常可以通过锻炼和手部治疗来改善。此外，动态夹板可能会导致运动范围的进一步改善。

如果这些措施不能足够地改善功能，并且持续没有进展，在患者治疗意愿积极的情况下，可以进行手术翻修。

根据原发性损伤，尤其是其他结构也受到了影响，如屈肌腱或伸肌腱，此时需要对问题进行精确的评估。

在关节被动活动良好主动屈伸受限的情况下，可进行伸肌或屈肌腱松解。但应该在瘢痕组织完全成熟后进行。如果临床能确定瘢痕形成区域，可以注射皮质类固醇。

在清醒无止血带的局部麻醉下（WALANT）进行手术翻修是有帮助的，因为手术结果可以在手术过程中得到很好的验证。

尽管做了手部治疗和动态夹板治疗，如果肌腱滑动，但关节本身仍挛缩，可以选择手术进行逐步的关节松解。关节松解术的长期结果，特别是 PIP 关节的长期结果，与肌腱松解术的长期结果相比，更不可预测。

最重要的中期并发症是由于初次修复不佳/愈合不良而导致的关节持续不稳定。这不仅可能是由于如感染这类短期并发症导致，也可能是由于直接缝合损伤的韧带时，韧带断端残余量不足所致。

远端撕脱时的骨膜愈合不足也会导致这个问题，如对 Stener 损伤进行保守治疗，就会发生这种情况。

另一个原因可能是当固定在修复部位的小骨片没有愈合时，形成假关节。如果骨片固定在错误位置，就可能会发生这种情况；骨片旋转导致皮质骨或关节表面与骨折部位的松质骨接触。可以考虑再次固定，但技术要求很高，因为骨碎片通常很小，并需要清创，重新定位骨折位置和充分固定。由于在许多情况下无法实现，更推荐的是切除小骨碎片和重建韧带或重建韧带止点。

在大多数情况下，副韧带的初次手术修复失败的病例中，没有足够的残余韧带可在二次手术中使用。通常，可以使用增强或替代移植物辅助重建。

当远端修复强度不够，而且一期手术没有使用骨锚固定修复，这种情况下允许使用带缝合线的骨锚固定韧带残余部分，有可能获得成功修复。

然而，在大多数情况下，需要用移植物进行重建。如果可能，掌长肌腱可作为标准的移植物选择。另一种选择是纵向劈裂切取部分桡腕屈肌腱。其他肌腱也可以使用，但这必须权衡供区的并发症。另外，可以切取一块伸肌支持带作为移植物以增强韧带参与部分，但不容易切取或处理。其他的选择是人工移植物，可增强韧带。使用时必须权衡与额外的成本和潜在的异物反应。

后续部分将详细介绍一个用掌长肌腱修复拇指 MCP 关节尺侧副韧带的二次副韧带重建的病例。

掌板损伤的并发症

大多数 MCP 和 PIP 关节的掌板损伤首选保守治疗。如果闭合复位失败，可行切开复位。保守和手术治疗最常见的并发症是关节僵硬和不稳定，可导致半脱位，随后可能导致骨关节炎。

采用手部治疗和动态夹板治疗关节僵硬。如果存在无骨关节炎改变的功能性屈曲挛缩，对有意愿的患者可行关节松解术。手术最好是中轴线切口完成。所选择的方法是逐步松解副韧带、Checkrein 韧带（缰绳韧带）和近端掌板。手术结束时关节应保持伸直，无自发屈曲的倾向。否则，需要对剩余的粘连进行更广泛的解剖。术后关节不稳定情况几乎不会发生，但可出现屈曲挛缩的复发。

关节松解术后必须随即进行手部功能联系和夹板治疗。

向背侧脱位的关节不稳可以通过使用一个或两个骨锚重建掌板止点来治疗。因此，在大多数情况下，掌板的近端部分可以固定在近端指骨的头部。一根用于临时固定关节的额外克氏针可以起到修复后的保护作用，大约 4 周后可以拔除。预防再脱位的背侧夹板应持续到掌板愈合，在完全不稳定的情况下至少固定 8 周。

17.2.3 远期并发症及其治疗方法

在成功的初次修复数月或数年后，过度地使用所导致的不稳定复发，类似于狩猎者拇指损伤，可以参照关节的持续不稳定来治疗。

如果慢性疼痛随着时间的推移而发展，主要是由软骨损伤引起的。当韧带修复不够稳定时，疼痛进展更快，并会导致关节松弛和半脱位，从而加速软骨损伤。治疗方法与其他形式的创伤后骨关节炎相同。

如果保守治疗不能很好地缓解疼痛，则需手术治疗。

如果软骨损伤引起的疼痛并不严重和持续，可以进行韧带重建。关节融合术是最好的选择，因为侧副韧带已经损伤的关节进行关节置换术会导致更多的并发症。根据受累的关节情况，关节融合术可以使用克氏针、骨折端环扎、螺钉或钢板进行。但

并不是所有的患者都能接受关节融合术，例如，拇指 MCP 关节，可能会导致一个或多个特定活动的困难，特别是对于年轻、要求更高的患者。充分了解术前信息和对手术结果合理的预期是至关重要的。

在不太容易损伤的关节中，如环指和小指的 PIP 关节，关节置换术是另一种选择。（特别是新一代）硅胶假体可以提供一定的内在稳定性，可以使用，但其在原发性关节炎病例中的应用，比在创伤后韧带损伤病例中应用的效果更具有价值，作用更持久。

17.3 手术技巧

拇指 MCP 关节桡 / 尺侧副韧带二期重建的首选方法

文献中描述过多种修复拇指 MCP 侧副韧带的方法，但没有一种被证明是最优的。由 Little 小组描述的方法技术要求很高。该技术中精确定位远端隧道十分困难，而这对关节运动很重要。

另一种方法是带有两个斜向隧道的拉出式肌腱移植：一个在远端第 1 掌骨，一个在拇指近端指骨的基底部（图 17.1）。

多可选取原瘢痕处做切口。根据需要，可向近端或远端延伸。应仔细解剖和保护桡神经浅支的分支。必须解剖伸肌腱帽，但是因为以前手术的瘢痕导致辨别其结构很困难。在重建尺侧副韧带时，伸肌帽内的内收肌腱必须纵向切开，MCP 关节囊必须切开，如果可以辨别结构，则优先使用与之前手术相同的入路。在桡侧副韧带修复中，无须考虑内收肌腱。

起到结构稳定的组织应该被保留，可以起到增强肌腱移植物的作用，但软性瘢痕组织必须被清除。如果以前使用过不可吸收的缝合线，则应拆除这些缝合线。骨锚只要不干扰隧道的钻孔，可以保留。界面挤压螺钉通常是理想隧道位置的障碍，需要拆除。

识别侧副韧带的远近残端以及副侧副韧带往往是困难的。有活性的韧带组织应该予以保留，并将移植肌腱延沿着韧带原有的纤维方向固定，以避免关节囊韧带复合体在错误方向的张力。

检查关节表面，以确认没有相关的软骨损伤。需要冲洗关节腔，评估关节的活动度以及稳定性和是否存在半脱位。如果有任何僵硬，应该通过用钝性器械打开 MCP 关节囊的凹陷，进一步解剖以处理。

然后在第 1 掌骨头的 UCL 复合体起点的中部从

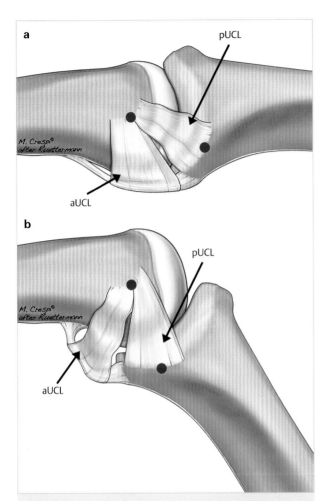

3-0 可吸收缝线以 Bunnell 方式在肌腱两端进行抓持式缝合，缝合距离末端至少 1cm。用这些缝线将移植的肌腱穿过隧道带到对侧皮外，穿出点应于中线切口的背侧，以避免神经损伤。如果没有直针，可以使用可以通过缝线的套管。之后，将移植肌腱拉入隧道，并通过穿过另一侧皮肤的缝线拉紧。

在测试 MCP 关节稳定性时，通过拉紧两端缝线检测移植肌腱的张力是否足够。将缝合线穿过长度等于两隧道之间距离的硅胶管，然后将缝线打结于硅胶管的外部，这样可以防止皮肤坏死（图 17.2）。可以在手术视野下验证，以及手动测试张力是否足够。按照以上步骤完成关节重建，使移植肌腱按固有侧副韧带和副侧副韧带原有的纤维方向与韧带残

图 17.1　正常尺侧副韧带复合体（拇指掌指关节尺侧观）。a. 伸展。b. 屈曲。pUCL，固有尺侧副韧带（屈曲紧，最大约 40°）；aUCL，副尺侧副韧带（伸展紧）；红点：对于拉出移植肌腱的骨隧道的理想位置

尺侧到桡侧钻一条隧道。在拇指近节指骨基底部的 UCL 止点处钻第二条隧道。移植的肌腱穿过隧道以增加其稳定性。需要特别注意的是，隧道应远离近节指骨基底的凹面以避免软骨损伤（图 17.2）。

用取腱器在腕横纹处以横向切口切取掌长肌腱。必须小心地保护正中神经。如果外科医生在这种技术上没有经验或遇到任何困难，建议通过多个横切口而不是一个。

调整移植肌腱的长度使其具有通过两个骨隧道的最佳长度，可以通过将移植物放在拇指上来模拟。移植肌腱可以稍微短一点，因为它需要有一定张力。如果移植肌腱很薄，可以将其折叠成两半，以使其达到移植肌腱厚度的 2 倍；大部分取下的移植肌腱折叠后足以满足所需长度。然后移植肌腱用直针带

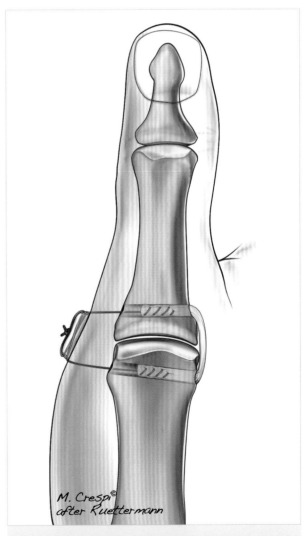

图 17.2　右拇指掌指（MCP）关节的背侧视图：尺侧副韧带（UCL）以拉出式的移植肌腱重建。近端和远端骨隧道及拉出缝合线绑在对侧皮肤上的硅胶管上

端固定并修复关节囊，这对关节稳定性起到重要作用。伸肌腱帽的横向纤维和拇内收肌或外展肌的止点重新修复。

如果对重建的稳定性或患者佩戴石膏或夹板的依从性有任何疑问，可以用一根克氏针将拇指 MCP 关节的临时固定。在闭合皮肤切口时，要特别注意不要损伤桡浅神经分支。

敷料包扎，并制作石膏或夹板，将包括近节拇指指骨在内固定 4 周，指间关节可适度活动。

之后，再佩戴防止桡偏但允许屈伸 MCP 关节的支具 4 周（此时必须拔出克氏针）。

不论是修复尺侧或桡侧副韧带，在 12 周内都应避免对拇指尖端的反方向应力。

这种技术很容易重复，这些隧道比原来的 Litter 技术更容易在正确的位置钻孔。如果在之前的修复中没有使用锚钉或界面螺钉，当修复失败时，移植肌腱也可以用骨锚固定在骨隧道入口点的凹中。

该技术可应用于拇指 MCL 关节的 RCL 和 UCL 修复。通过对软组织解剖路径的轻微修改，这种拉出肌腱移植技术也可用于 PIP 关节的严重不稳定。

17.4 异体移植物

现今异体移植物经常用于初次修复，但这只有恢复解剖结构才能得到令人满意的结果。作者见过很多患者术后初期短时间内关节是稳定的，当他们的手指开始负重后稳定性就丧失了。然后由于仅使用人工材料进行重建，没有清创和缝合剩余的韧带以及修复关节囊，最终导致断裂。作者也遇到过一些在远近节指骨以骨锚修复 UCL 的病例，但骨锚被置于关节囊外并于囊外打结，该种方式没有也不能提供足够的稳定性。

在手术修复失败的二次翻修中，已经出现了影响愈合的问题。翻修手术区域的锚钉、不可吸收的缝合线或挤压螺钉可能是剩余健康组织愈合或在理想位置做骨隧道的障碍。特别是较大的挤压螺钉或锁定螺钉可能会造成严重的问题，因为做额外必要的隧道时有造成关节内骨折的风险。如果在二次手术翻修中使用异体移植物，必须就感染、异物反应和额外成本等缺点进行权衡。

17.5 关节的具体问题

拇指 MCP 关节的 UCL 不稳定是必须要进行修复

的，因为它的稳定性是捏握的必要条件。该关节的 RCL 病变不太常见，它们的发病率仅约 29%，主要发生在远端，如果患者有功能性症状，则需要手术修复。

第 1~4 指的 MCP 关节的 RCL 或 UCL 损伤不太常见，因为它们由于解剖结构较少暴露于致伤应力，而且通过内在肌肉可以使其更稳定。这些提供了更多的稳定性，因为它们没有像拇指那样具有对掌运动，对掌运动使内在肌的保护作用依据对掌及旋后的角度而变化。

然而，如果有功能性主诉，这些手指 MCP 关节的副韧带可以用骨锚修复或使用伸肌腱帽上的肌腱条转位，像治疗风湿手那样。

PIP 关节侧副韧带损伤通常保守治疗即可愈合良好，因此初次手术修复不经常施行。如果这样做的结果不满意，可以使用肌腱移植进行二次重建。根据原韧带残余的质量，可以使用骨锚帮助重新固定，将起增强作用的移植肌腱可以缝合到韧带残余处，或使用更长的移植肌腱应用拉出技术，用上述重建拇指 MCP 关节侧副韧带的方法进行重建。这主要适用于示指的 PIP 关节，因为示指 PIP 关节的 RCL 不稳定会导致捏握时出现症状。

DIP 关节的韧带病变大多采取保守治疗，很少进行一期修复。由侧副韧带不稳定或半脱位而导致的持续症状性问题，因为仅会导致有限的功能限制并且结果可预测，所以主要通过关节融合术来治疗。

17.6 关键问题

最好的治疗并发症的方法是避免/预防它们。因此，初期在处理拇指和手指的小关节的韧带损伤时，首先应考虑到一些细节。当保守治疗 MCP 侧副韧带损伤时，遗漏 Stener 损伤会导关节不稳定。如果存在疑问并且不能通过临床试验排除 Stener 损伤，应额外进行超声、MRI 检查或手术探查。如果症状完全没有改善，则需要手术。

僵硬是掌板损伤中最常见的并发症。因此，如果没有复发性半脱位，应建议早期主动活动。

17.7 诊断要点

·首先应拍摄 X 线片，以防止在临床检查中导致骨碎片进一步移位。

·临床试验应在局部麻醉下进行，关节稳定性应

5

与对侧进行比较。

17.8 技术提示

· 如果在一期修复时组织质量不足，则需使用移植物。

· 局部移植物，如肌腱条，比游离肌腱移植物（掌长肌腱、部分桡腕屈肌或部分伸肌支持带）会引起更多的僵硬问题。另一方面，罕有由游离肌腱移植引起感染的报道。

· 如果在一期修复中使用骨锚，一般就能获得足够的稳定性，并不需要额外的克氏针。

· 在尝试副韧带的二期重建时，必须排除有症状的骨关节炎；如果需要，需进行计算机断层扫描（CT）。

参考文献

[1] Stener B. Displacement of the ruptured ulnar collateral ligament of the metacarpo-phalangeal joint of the thumb. J Bone Joint Surg Br. 1962; 44-B:869–879.

[2] Harley BJ, Werner FW, Green JK. A biomechanical modeling of injury, repair, and rehabilitation of ulnar collateral ligament injuries of the thumb. J Hand Surg Am. 2004; 29(5):915–920.

[3] Jespersen B, Nielsen NS, Bonnevie BE, Boeckstyns ME. Hyperextension injury to the PIP joint or to the MP joint of the thumb: a clinical study. Scand J Plast Reconstr Surg Hand Surg. 1998; 32(3):317–321.

[4] Moberg E, Stener B. Injuries to the ligaments of the thumb and fingers; diagnosis, treatment and prognosis. Acta Chir Scand. 1953; 106 (2–3):166–186.

[5] Wagner ER, Robinson WA, Houdek MT, Moran SL, Rizzo M. Proximal interphalangeal joint arthroplasty in young patients. J Am Acad Orthop Surg. 2019; 27(12):444–450.

[6] Rigó IZ, Røkkum M. Not all non-rheumatoid patients are satisfied with thumb metacarpophalangeal joint arthrodesis. J Plast Surg Hand Surg. 2013; 47(2):144–146.

[7] Daley D, Geary M, Gaston RG. Thumb metacarpophalangeal ulnar and radial collateral ligament injuries. Clin Sports Med. 2020; 39(2):443–455.

[8] Glickel SZ, Malerich M, Pearce SM, Littler JW. Ligament replacement for chronic instability of the ulnar collateral ligament of the metacarpophalangeal joint of the thumb. J Hand Surg Am. 1993; 18(5):930–941.

[9] Bean CH, Tencer AF, Trumble TE. The effect of thumb metacarpophalangeal ulnar collateral ligament attachment site on joint range of motion: an in vitro study. J Hand Surg Am. 1999; 24(2):283–287.

[10] Kim BS, Doermann A, McGarry M, Akeda M, Ihn H, Lee TQ. Dorsoradial instability of the thumb metacarpophalangeal joint: a biomechanical investigation. J Hand Surg Am. 2017; 42(12):1029.e1–1029.e8.

[11] Coyle MP, Jr. Grade III radial collateral ligament injuries of the thumb metacarpophalangeal joint: treatment by soft tissue advancement and bony reattachment. J Hand Surg Am. 2003; 28(1):14–20.

[12] Schroeder NS, Goldfarb CA. Thumb ulnar collateral and radial collateral ligament injuries. Clin Sports Med. 2015; 34(1):117–126.

[13] Jakubietz RG, Erguen S, Bernuth S, Meffert RH, Gilbert F, Jakubietz M. An anatomical study on the Stener-type lesion of the radial collateral ligament of the metacarpophalangeal joint of the thumb. J Hand Surg Eur Vol. 2020; 45(2):131–135.

[14] Waxweiler C, Cuylits N, Lumens D, et al. Surgical fixation of metacarpophalangeal collateral ligament rupture of the fingers. Plast Reconstr Surg. 2019; 143(5):1421–1428.

[15] Wood VE, Ichtertz DR, Yahiku H. Soft tissue metacarpophalangeal reconstruction for treatment of rheumatoid hand deformity. J Hand Surg Am. 1989; 14(2 Pt 1):163–174.

第十八章　舟月韧带修复后并发症的治疗

Marc Garcia-Elias, Mireia Esplugas, Alex Lluch

摘要

由于对大量所使用的手术技术的报道往往不一致，很难系统分析腕关节不稳定的韧带重建后的并发症。由于错误的手术指征导致的结果不应被视为并发症。本章将讨论舟状骨或月状骨矫正不良、舟月关节复位后失败、舟状骨背外侧半脱位、腕关节僵硬以及影响骨骼、肌腱和神经的问题是舟月韧带重建后可能发生的一些并发症。

关键词：舟月韧带，舟月间隙，舟月韧带重建，腕关节僵硬，肌腱并发症，神经并发症

18.1　并发症与错误

错误的定义是一种被误导或不正确的行为或判断。相反，并发症是一个额外的问题，使情况比以前更加困难。

对于不稳定的舟月（SL）关节何时应进行韧带重建，何时不应进行韧带重建，文献中似乎有很好的共识。如果在进行肌腱重建后出现问题，而错位不容易还原，并且存在合并不稳定，或者更糟糕的是，存在受损的软骨或腕骨塌陷，这些情况不应视为并发症，而是由于选择了错误的手术指征。糟糕的结果并不总是韧带重建后并发症的后果；有时它们是由于对什么是不稳定和什么不是不稳定的错误解释造成的。

舟月韧带（SLL）修复术后的并发症很常见。广泛的损伤都可导致 SL 功能障碍，从部分稳定的损伤到关节病。根据 SL 不稳定性的阶段，其手术指征各不相同。考虑到这一点，以及微创手术的趋势，我们将重点关注预防和治疗以下 4 种手术后发生的并发症：

· 切开行三韧带肌腱固定修复术（3LT）。

· 切开使用劈裂的桡侧腕长伸肌（ECRL）抗旋前螺旋 SLL 肌腱固定术。

· 关节镜下应用桡侧腕屈肌（FCR）腱或桡侧腕长伸肌（ECRL）腱背侧 SLL 肌腱固定术。

· SLL 重建后应用螺钉固定以维持 SL 位置。

每种技术都可能有自己特定的并发症。最常见的并发症详见表 18.1。

18.2　舟月韧带修复后并发症的治疗

18.2.1　舟月关节复位丢失

舟月间隙过大

问题：尽管采用舟月或舟头克氏针，甚至采用生物螺钉腱固定的方法，但术中额状面 SL 的复位通常很难实现（图 18.1）。

· 治疗：术后 SL 间隙再增宽很常见，但这种发现影像学变化的患者通常没有临床症状，不需要治疗。只有舟状骨向桡背侧平移的病例，有时 Woston 试验呈阳性，才需要手术治疗，这些将在后文解释。

· 康复：在所有 SLL 重建过程中，都要加强对于远排腕骨具有旋后作用肌肉的练习（前臂中立位时拇长展肌，前臂旋前位时桡侧伸腕长短肌）。

· 提示和技巧：从理论上讲，用内支架装置增强

表 18.1　SLL 重建后的并发症

1. SL 复位丢失
   SL 间隙扩大
   舟状骨桡背侧平移
   月状骨屈曲
2. 腕骨复位缺失：尺腕关节平移
3. 僵硬：
   囊外原因
   囊内原因：腕部塌陷、软骨溶解
4. 肌腱：
   屈肌腱：FCR 肌腱炎、FDP 粘连
   伸肌腱：断裂、粘连
5. 骨：
   骨折：舟状骨、月状骨、桡骨
   缺血性坏死
   骨溶解
6. 神经：桡神经、正中神经、尺神经
7. 感染

缩写：FCR，桡侧腕屈肌；FDP，指深屈肌；SL，舟月；SLL，舟月韧带

韧带可以减少 SL 间隙的复发。一项对膝关节前交叉韧带修复术的系统回顾，得出的结论是其可以增加修复的成功率。但这方面尚未在腕部得到证实。避免在静态 SL 功能障碍时进行韧带重建手术。

舟状骨背侧移位

·问题：舟状骨桡背侧平移将直接导致顽固性疼痛和腕关节无力。舟状骨屈曲常伴随腕关节背伸受限。继发性退行性桡舟状骨软骨改变必将持续进展（图 18.2）。

·治疗：有症状时，近排腕骨切除术（PRC）或桡舟月（RSL）关节融合可缓解患者症状并维持功能活动。在这两种情况下，头状骨的软骨都需要保留。如果月头关节受到影响，但桡月状骨软骨状况良好，可行舟状骨切除和腕中（MC）关节融合（月头关节、月头钩关节或四角融合）。当桡骨远背侧畸形愈合时，舟状骨背侧平移将增加。在这种情况下，事先矫正向背侧倾斜的桡骨远端可以限制舟状骨的背侧平移，并促进症状的改善。同样，任何桡骨远端背侧畸形的患者行 SLL 重建，都有较高的失败率（图 18.3）。

·康复：RSL 融合的患者腕部做类似投掷飞镖活动的训练（此时腕中关节围绕此投掷活动的轴线运动），做 MC 关节围绕投掷运动轴的活动。MC 关节融合的患者，活动桡腕（RC）关节。

·提示和技巧：关节镜 PRC、RSL 或 MC 关节融合保留了关节外血管，因此，有利于骨融合。纠正月状骨的背伸畸形，以允许适当的活动范围。避免月头关节融合时额状面的过度矫正。如果在 MC 关节

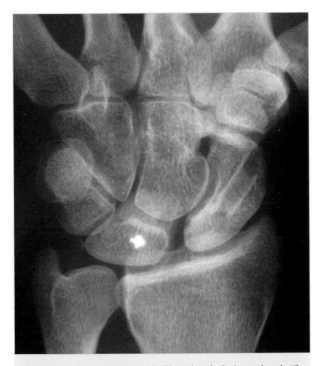

图 18.1 手术复位并行三韧带肌腱固定术（3LT）3 年后舟月（SL）关节间隙增宽。尽管有中度间隙，但舟状骨不再屈曲或旋前，患者无症状

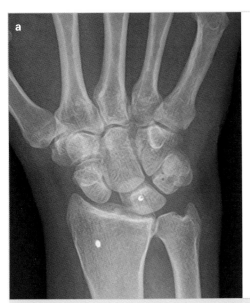
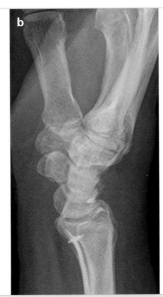
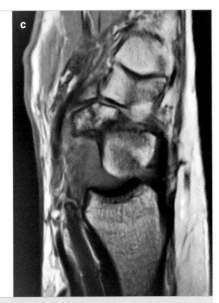

图 18.2 a、b.抗旋前螺旋肌腱固定术后舟月（SL）错位复发。c.舟状骨的屈曲和背侧平移导致舟状骨窝的一个小关节面区域高负荷，最终导致软骨损伤

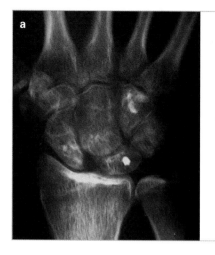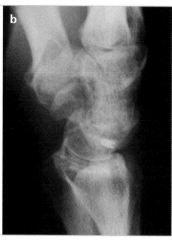

图18.3 a、b.腕关节桡骨远端背侧畸形愈合后进行三韧带肌腱固定术（3LT）后，早期症状性错位复发

融合前发生一定程度的塌陷，用克氏针固定制动腕中关节可以避免 RC 关节螺钉突出。

持续性舟状骨屈曲

· 问题：术后持续性舟状骨屈曲可能与舟状骨背侧平移相关或不相关。当舟状骨屈曲伴桡背侧平移时，需像前文描述那样处理。孤立的舟状骨屈曲与腕骨高度丢失有关。这种情况可能会演变为 MC 关节错位。这种错位是否会导致 MC 关节临床不稳定尚不确定。

· 治疗：在患者无症状时，不需要对持续性孤立舟状骨屈曲进行预防性手术治疗。

· 康复：加强对于远排腕骨具有旋后作用肌肉的练习。

· 提示和技巧：使用 ECRL 作为供体肌重建 SLL 腱比使用 FRC 会更有益于舟状骨的背伸和旋后。

掌屈嵌入体不稳定（VISI）

问题：舟月韧带修复术后出现月状骨屈曲畸形或逐渐进展为月状骨屈曲畸形（VISI）。静态的月三角（LT）关节不稳所导致的 VISI 可能会与舟月间隙增宽相混淆，舟月韧带重建术后出现持续的月状骨屈曲也可能是由这类 VISI 畸形所致。这种情况一般是由手术适应证选择错误引起的，而不应视为手术并发症（图 18.4）。

在 SL 韧带成形术中对月状骨位置的过度矫正，并用钢针固定几周，也是月状骨屈曲畸形的原因（图18.5）。

· 治疗：任何旨在纠正静态 VISI 畸形的软组织手术，失败的概率都很高。可能需要 PRC 或 MC 关节融合。

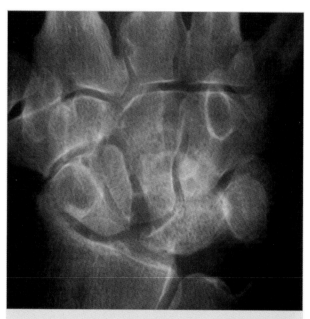

图18.4 前后（AP）位 X 线片提示舟月（SL）间隙增宽，月三角关节不稳导致的月状骨屈曲畸形（VISI）

· 康复：LT 韧带修复或钢钉固定后，于前臂旋后位加强对于远排腕骨具有旋后作用肌肉的练习。

· 提示和技巧：在关节镜下的 SLL 韧带成形术中，月状骨内隧道必须平行于月状骨远端表面，以避免对 VISI 的月状骨过度矫正。以一枚克氏针临时固定桡月关节可以在月状骨钻孔操作时帮助稳定浮动的月状骨。在明显的 SL 间隙增宽伴月状骨屈曲时，要探查 LT 关节是否异常。

· 当腕关节背侧非分离性不稳时，近排腕骨背伸，可能被错误地认为是继发于 SLL 功能障碍。在这种情况下进行 SLL 重建也必须被认为是一个错误，而不是一个并发症。

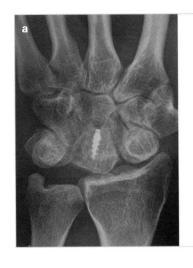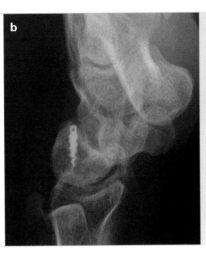

图18.5　a、b. 行三韧带肌腱固定术对月状骨进行过度矫正后6个月出现静态屈曲畸形。在舟月（SL）韧带重建时，未发现月三角（LT）关节障碍

18.2.2 复位后腕骨再移位

腕关节尺侧移位

·问题：先前漏诊的，由于RC韧带失效，引起的桡腕关节不稳合并SLL损伤。长桡月、短桡月韧带以及背侧桡腕韧带失效无法防止腕骨的尺侧移位。如果仅修复SLL复合体不能解决上述的两个问题。

·治疗：加强桡腕韧带的手术（如：抗旋前螺旋腱固定术）可以防止负荷下腕骨的尺侧移位。桡月关节固定术也可以防止腕关节尺侧移位，但该术式不能解决SL不稳。

·康复：保护性RC和MC关节活动3周。加强对于远排腕骨具有旋后作用肌肉的练习。

·提示和技巧：螺旋式韧带结构重建中，应用ECRL可以获得充足的肌腱移植长度。关节镜辅助下螺旋式肌腱固定术可避免掌侧和背侧的延长切口。应用挤压螺钉（Interferential Screws）以及内支撑物（Internal Bracing）加强腱固定可以增加稳定性，并可无须使用克氏针。

18.2.3 僵硬

关节外原因

·问题：RC和（或）MC关节活动度的丧失。继发于过度增生的瘢痕、手腕或手指伸肌腱粘连，1型或2型复杂的区域疼痛综合征。

·治疗：先行保守治疗。持续性症状，可能需要关节松解术、肌腱松解术、神经瘤的治疗、PRC、部分/全关节融合。

·康复：神经性的疼痛特异性治疗；手腕或手指

特异性僵硬的治疗。

·提示和技巧：避免克氏针穿过MC关节。保护肌腱和感觉分支免受刺激。早期的手指和手腕的主动活动。

关节内原因

软骨溶解

·问题：在使用克氏针时，由于钻动时的热量或突入关节内而导致的软骨损伤。这可能会导致RC或MC关节的继发性僵硬。

·治疗：类固醇注射。选择性关节去神经化。关节融合。

·康复：矫正器保护关节。

·技巧和技巧：低速进针。避免将钻入的克氏针反复调整。检测关节内是否有内植物突入。

腕骨塌陷

·问题：错位的腕骨变得逐渐僵硬，不可再复位。在这种情况下，手腕不是不稳定而是塌陷了。以前塌陷的手腕可能会被错误地进行韧带重建或失败的肌腱重建，这些将导致腕骨塌陷性的关节僵硬（图18.6）。

·治疗：如果相应的关节面完好或者尚有适当的腕关节活动度，可行近排腕骨切除术（PRC）或者腕关节部分融合术。如果是完全僵硬或广泛的软骨病变，则进行完全融合或关节置换术。

·康复：加强对于远排腕骨具有旋后作用肌肉的练习。

·提示和技巧：在计划韧带重建前识别腕骨塌陷。在任何韧带重建过程中，都遵循推荐的术中和

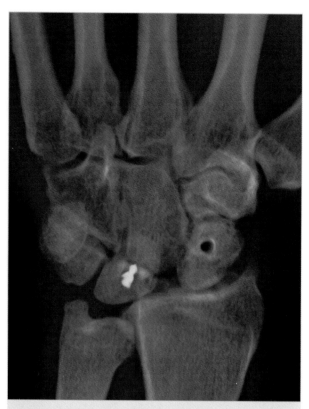

图 18.6 由于错误的手术指征（术前静态畸形和腕尺侧平移），导致舟月韧带（SLL）重建失败（应用三韧带肌腱固定术）后腕骨僵硬塌陷

术后步骤。

18.2.4 肌腱并发症

屈肌腱

FCR 肌腱炎
· 问题：位于舟状骨远端的隧道入口处的 FCR 会产生疼痛，特别是当患者将其手扁平支撑在坚硬的表面时。当 FCR 作为供体肌腱进行重建，或舟状骨远端顺行生物肌腱固定螺钉松动时会发生。

· 治疗方法：超声引导下注射类固醇。切除剩余的 FCR。去除突出的生物肌腱固定术螺钉。

· 康复治疗：局部抗感染治疗。

· 技巧和技巧：切取肌腱时松解 FCR 远端隧道。用超声检查生物肌腱固定术的螺钉是否突出。

粘连
· 问题：因粘连引起的指深屈肌（FDP）肌腱功

能丧失。当使用掌侧正中入路和关节囊外肌腱修复术时需要进行对 FDP 的操作。用不可吸收缝线行 RC 关节囊外固定术及掌侧 SL 韧带重建的线节。FDP 粘连可引起腕部掌侧疼痛并导致僵硬。

· 治疗与康复：促进 FDP 滑动。

· 提示和技巧：仔细处理 FDP。短的掌侧关节囊缝合线结。

伸肌腱

断裂
· 问题：断裂导致的指总伸肌（EDC）或小指伸肌（EDM）肌腱功能丧失。

做桡腕 4/5 切口时、以背侧到达三角骨的入路行关节镜下螺旋 SLL 重建时和建立及关闭 Berger 背侧关节囊入路的尺侧部分时，容易损伤 EDM。在关节镜下的 SLL 修复时关节囊外肌腱穿行以及背侧入路建立时；或者在行关节囊固定术时遗留线结的边缘切割效应均容易造成 EDC 肌腱的损伤（图 18.7）。EDC 和 EDM 损伤可诱发腕背疼痛，导致僵硬。

· 治疗：肌腱松解和修复。通常使用肌腱移植或肌腱转位。在完全清醒的无止血带的局部麻醉（WALANT）下进行是有帮助的。

· 康复：针对每一个修复方式制订具体方案。

· 提示和技巧：关节镜下 SLL 修复：避免将牵引指套套至小指以检查 EDM 正常的张力；沿肌腱走行进行切开和剥离；伸肌带远端切口有助于 EDC 的操作和保护。在开放手术中，在 EDM 肌腱的一侧行延伸背侧关节囊切开，以保护肌腱。

粘连
· 问题：继发于 EDC 和示指伸肌腱部于腕背部粘连的手指手腕的僵硬。关节镜的腕背侧正中通道需要牵拉 EDC 进行操作，这可能会产生粘连。

当桡侧腕长伸肌腱作为供体肌腱时，由 ECRL 和 ECRB 粘连引起的手腕僵硬或桡腕关节疼痛。应用关节镜技术使用远端的微创切口切取 ECRL 时，无法在第 2 间室行滑膜切除术或肌腱松解，并可能导致继发性问题。

· 治疗：肌腱松解，最好是使用 WALANT。

· 康复：针对特定的肌腱松解手术制订具体方案。

· 提示和技巧：在切取时松解伸腕肌腱。在手术过程中保护 EDC 和 EIP，促进手指早期运动。

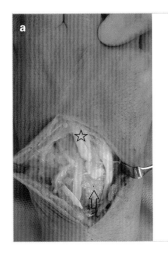 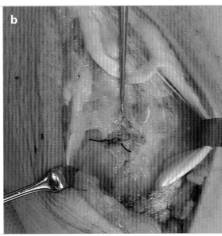

图18.7 a、b.因关节囊突出的硬线结引起的示指固有伸肌腱和指总伸肌腱断裂，断裂的肌腱以☆标记，突出的线结以箭头标记（a）。切除瘢痕和部分关节囊后，可以更好地看到缝线线结（b）

5

18.2.5 骨性问题

骨折

舟状骨骨折

问题：沿舟状骨长轴做隧道后导致舟状骨强度下降而至的骨折。可能发生于术中下列情况：刚做完隧道后，使用界面螺钉固定肌腱时，固定舟状骨时使用了直径过大的克氏针。甚至手术后单纯的腕关节创伤也可以造成舟状骨骨折（图18.8）。

·治疗：如果术中是部分或稳定的舟状骨骨折，肌腱成形术中的肌腱仍然包含在隧道内，并且腕关节排列对位良好，延长支具固定时间直至舟状骨愈合即可。如果之前应用了挤压螺钉，可以附加克氏针固定。

外科手术后导致的舟状骨骨折的治疗方案取决于骨折本身的稳定性。无移位的稳定型骨折可以进行保守治疗。不稳定的骨折将需要稳定骨折断端。如

果可以进行固定的话，可以考虑使用克氏针或钢板，因为由于隧道的位置很难使用螺钉进行固定。当骨折影响了用肌腱成形术修复的SL关节的稳定时，可以行PRC或部分融合。

·康复：骨愈合促进技术（磁疗法）结合早期支具保护下腕内在旋后肌静力肌力练习。

·提示和技巧：由于舟状骨的形状非常多变，术前行计算机断层扫描（CT）检查，以确定舟状骨腰部狭窄并扭曲的病例。钻隧道时不要太接近舟状骨的关节面。始终使用空心钻头，并使移植肌腱去适合隧道的大小，而不是隧道去适合移植肌腱。使用肌腱导出器，尽量使肌腱顺利通过隧道。使用生物肌腱固定螺钉时，确保在透视下使其与隧道方向一致。避免在用作操纵杆的克氏针上施加过多的力。在固定时避免使用直径过大的克氏针，以及过多的固定尝试，并尽量不要让多枚克氏针的进针点在舟状骨上距离太近。

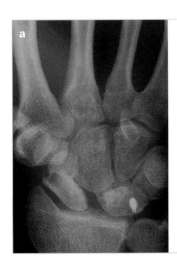 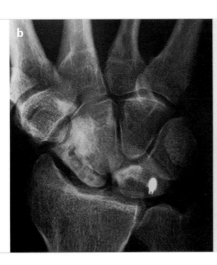

图18.8 舟月韧带重建术后舟状骨骨折（a）。本病例在术后几个月出现舟状骨近端缺血性坏死（b）

月状骨骨折

·问题：在月状骨中建立骨隧道的技术中发生的骨折。由于只有少数手术使用月状骨隧道，月状骨骨折不如舟状骨骨折常见。

·治疗：治疗取决于骨折本身的稳定性及其对肌腱成形术稳定性的影响。可行 PCR 或部分融合。

·康复：与舟状骨骨折相同。

·提示和技巧：钻隧道时不要太靠近远端月状骨关节表面，并与月头关节表面保持平行。使用克氏针作为操纵杆时一定要小心，并避免将其放置在可能断裂的骨桥中。当行 SLL 重建并使用临时的 SL 螺钉临时固定时，正确定位螺钉位置以避开骨隧道并不容易。螺钉理论上应放置在 SL 旋转轴上。由于这个轴稍偏背侧，螺钉位置过于偏背侧可能会使骨强度下降。螺钉的不正确方向或由于舟状骨背侧平移导致的插入错位的 SL 关节，也可能是一个问题的来源（图 18.9）。

桡骨骨折

·问题：在桡骨内进行骨隧道的技术中发生的骨折（图 18.10）。

·治疗：通常是稳定的骨折，可以保守愈合。

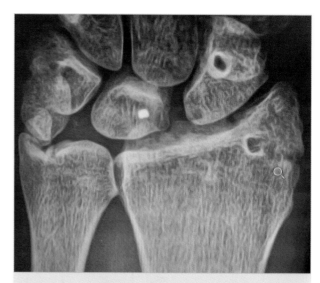

图 18.10 抗旋前螺旋肌腱固定术后 2 年的桡骨骨隧道周围的无移位骨折

·康复：与舟状骨骨折相同。

·提示和技巧：避免于太靠近桡骨的远端和桡骨角的位置做骨隧道。

缺血性坏死（AVN）

·问题：在舟状骨近端建立骨隧道以及开放手术中的广泛剥离可能会影响舟状骨近端的血供（图 18.8b）。

·治疗：近排腕骨切除术（PRC）或舟状骨切除术及腕中关节融合术。

·提示和技巧：避免在开放手术中广泛剥离舟状骨。需要广泛剥离的时候可能提示静态 SL 不稳，这时更接近腕关节塌陷而不是腕关节不稳定。如果舟状骨较小，则使用更小的钻头或者建立角度相对更垂直的隧道。

骨溶解

·问题：挤压螺钉 / 经关节螺钉或 KW 的松动与机械性疼痛和骨吸收相关（图 18.11）。

·治疗：骨溶解前移除固定物。

·康复：矫正特定区域固定和局部磁疗。

·提示和技巧：避免内固定物在置入时过热。经舟状骨螺钉必须沿关节旋转轴置入。

18.2.6 神经并发症

桡神经

·问题：桡神经背侧感觉支（DSBRN）的损伤，

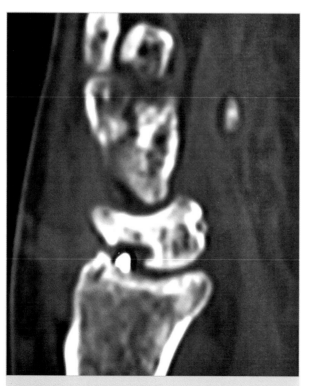

图 18.9 舟月关节螺钉临时固定术后 5 个月，由于月状骨内螺钉位置太靠近背侧而导致了月状骨背侧骨折和关节松动

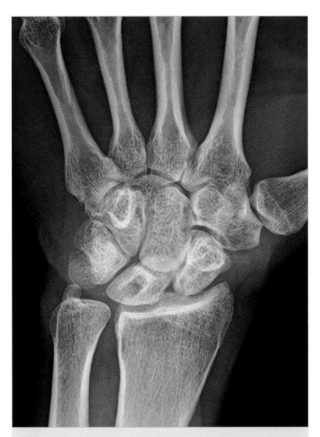

图 18.11 关节镜下背侧舟月韧带（SLL）重建术后的月状骨生物肌腱固定螺钉周围的骨溶解。尽管复位丢失和骨溶解，但患者无症状

这在切开手术或关节镜手术时都有损伤的危险。切开显露桡腕关节，获取 ECRL 的腱片，并将其穿过 STT，建立 1/2 RC 通路，或用 KW 固定都是具有桡神经损伤风险的手术步骤。

· 治疗：感觉异常通常是短暂的，并继发于操作或挫伤。医源性部分或完全神经损伤需要进行修复或神经瘤切除。

· 康复：神经性疼痛专项治疗。

· 提示和技巧：将 DSBRN 保留在皮下组织内，尽量不要在切开的手术中游离暴露。ECRL 在关节囊内从背侧至掌侧穿行。固定时要保护克氏针入口不损伤神经。

尺神经

· 问题：在尺侧部分进行手术操作时有损伤尺神经背侧感觉支（DSBUN）的危险。

重建术中，比如在三角骨中建立由背侧向掌侧的隧道或到达掌侧 LT 间隙，或在建立关节镜掌侧中

央入路时，有损伤 Guyon 管中尺神经的危险。

· 治疗方法：治疗与 DSBRN 损伤相同。当低位尺神经损伤症状无恢复时，需进行手术治疗。

· 康复：神经性疼痛专项治疗。

· 提示和技巧：在切开手术中将 DSBUN 保留在皮下组织内。在建立三角骨隧道时，保护尺侧的神经血管束。始终在动脉和神经直视下使用电钻和克氏针。

正中神经

· 问题：在切取 FCR 时，建立舟状骨隧道时，或术中操作舟状骨的掌侧部分时，有损伤正中神经掌皮支的危险。

· 治疗与康复：与其他感觉分支相同。

· 提示和技巧：保持在 FCR 的桡侧操作。避免非直视下剥离或切至腕横纹远端。

18.2.7 感染

当克氏针尾被留在皮外时，其皮肤刺激/浅表感染很常见。不寻常的是，这种浅表感染可向深部蔓延并导致继发性软骨溶解或脓毒性关节炎。

18.3 关键问题

SL 韧带重建术后的并发症发生率很高，即使是在正确选择适应证的病例中。矫正的维持结果似乎与对具有合适的适应证的患者进行手术相关。通过准确的手术技术，可以降低骨、神经和肌腱的并发症发生率。侵入性较小的手术，如关节镜下的肌腱重建，可以减少囊外僵硬。

参考文献

[1] Garcia-Elias M, Ortega DM. Tendon reconstruction of the unstable scapholunate dissociation. A systematic review. In: Giddins G, Leblebicioğlu G, eds. Evidence based data in hand surgery and therapy. Budapest: Iris Publications; 355–368.

[2] Naqui Z, Khor WS, Mishra A, Lees V, Muir L. The management of chronic non-arthritic scapholunate dissociation: a systematic review. J Hand Surg Eur Vol. 2018; 43(4):394–401.

[3] Athlani L, Pauchard N, Detammaecker R, et al. Treatment of chronic scapholunate dissociation with tenodesis: a systematic review. Hand Surg Rehab. 2018; 37(2):65–76.

[4] Garcia-Elias M, Lluch AL, Stanley JK. Three-ligament tenodesis for the treatment of scapholunate dissociation: indications and surgical technique. J Hand Surg Am. 2006; 31(1):125–134.

[5] Kakar S, Greene RM, Garcia-Elias M. Carpal realignment using a strip of extensor carpi radialis longus tendon. J Hand Surg Am. 2017; 42 (8):667.e1–667.e8.

[6] Chee KG, Chin AYH, Chew EM, Garcia-Elias M. Antipronation

spiral tenodesis: a surgical technique for the treatment of perilunate instability. J Hand Surg Am. 2012; 37(12):2611–2618.

[7]   Corella F, Del Cerro M, Larrainzar-Garijo R, Vázquez T. Arthroscopic ligamentoplasty (bone-tendon-tenodesis): a new surgical technique for scapholunate instability: preliminary cadaver study. J Hand Surg Eur Vol. 2011; 36(8):682–689.

[8]   Fok MWM, Fernandez DL. Chronic scapholunate instability treated with temporary screw fixation. J Hand Surg Am. 2015; 40(4):752–758.

[9]   Esplugas M, Garcia-Elias M, Lluch A, Llusá Pérez M. Role of muscles in the stabilization of ligament-deficient wrists. J Hand Ther. 2016; 29 (2):166–174.

[10]   Van Eck CF, et al. Is there a role for internal bracing and repair of the anterior cruciate ligament? A systematic literature review. Am J Sports Med. 2017; 20:1–8.

[11]   Hagert E, Lluch A, Rein S. The role of proprioception and neuromuscular stability in carpal instabilities. J Hand Surg Eur Vol. 2016; 41 (1):94–101.

[12]   De Smet L, Sciot R, Degreef I. Avascular necrosis of the scaphoid after three-ligament tenodesis for scapholunate dissociation: case report. J Hand Surg Am. 2011; 36(4):587–590.

5

第十九章 三角纤维软骨复合体术后并发症的处理

Simon MacLean, Greg Bain, Andrea Atzei

摘要

预防三角纤维软骨复合体（TFCC）修复的并发症要从一个系统的方法开始。患者的病史和临床检查决定了撕裂的慢性程度、稳定性和患者的功能需求。基础的和进一步的影像学检查可以定义撕裂的解剖结构，以及症状的病因——无论它主要是因为骨，软组织，还是两者的都有。其后就可以正确地指导手术治疗。关节镜检查在诊断和治疗中都起着至关重要的作用。在晚期病例中，可能需要进行复杂的手术或抢救性选择。

在这章中，我们概述了 TFCC 修复的并发症和对这种具有挑战性的损伤的治疗方法。我们介绍了具有挑战性的 TFCC 病例的具体例子，以及 TFCC 撕裂的治疗流程，以帮助腕关节外科医生在治疗这些损伤时针对性地进行正确的治疗。

关键词：TFCC 撕裂，TFCC 重建，流程，并发症，抢救程序

19.1 引言

在 TFCC 损伤后桡尺远侧关节（DRUJ）不稳定或持续疼痛，可进行三角纤维软骨复合体（TFCC）的修复。创伤性 TFCC 损伤是由轴向载荷、尺偏和强迫极端的手腕旋转引起的。孤立性 TFCC 撕裂的早期诊断是一个挑战。由于没有明确的影像学征象，初始就诊时往往容易漏诊。其他 TFCC 损伤发生于前臂或桡骨远端骨折，并经常在骨折行固定术时漏诊。许多 TFCC 损伤采用非手术治疗来解决。基于以上原因，尽管其中很多随后会出现尺侧手腕疼痛或机械性症状，许多 TFCC 的撕裂仍未确诊。初始诊断困难和症状延迟出现对腕部外科医生是一个重大挑战，慢性撕裂可能在修复后愈合较差。

在国际文献中，许多论文报道了不同的手术技术围绕 TFCC 的周围来进行修复和重建，如使用传统的切开修复或关节镜方法。由于大多是技术报告，这些研究往往缺乏关于并发症的类型和发生率的充分信息。即使是一些系统综述的数据也缺乏关于这些手术的并发症的信息：关于持续性疼痛和复发性 DRUJ 不稳定只能找到有限的参考文献。在切开手术和关节镜手术中，术后疼痛的发生率高达 41%，而 DRUJ 不稳定的发生率也高达 16%。此外，关于这些并发症的原因的详细报道较少。

外科医生在治疗上面临着几个挑战。首先，需要病史清晰。其次，需要仔细对临床表现进行分析——特别是对其他尺侧结构的共存损伤，并评估 DRUJ 的不稳定性。再次，还需要仔细检查放射学影像，包括以前的骨折、骨愈合不良、退行性改变、尺骨变异，以及每个单独的 TFCC 组成结构，以评估 TFCC 撕裂的解剖结构。这些因素，以及其他患者和手术因素，有助于指导修复策略。由于这些复杂的因素相互作用，手术结果可能不理想，可能发生一些并发症。

TFCC 修复和重建后并发症的定义及原因

本章的目的，并发症被定义为在 TFCC 修复和重建的手术过程中或在手术过程之外发生的不良事件，并直接或间接地与切开或关节镜下的手术技术相关。为了评估手术并发症和失败的可能原因，在整个过程中考虑 3 个阶段：①术前诊断期；②手术期，进一步分为：围手术期（2A）和术中（2B）；③康复期。由于最近为提高 TFCC 修复和重建手术的准确性和促进手术操作的提高而引入了大量的进步技术，一些并发症已被认为与 TFCC 修复和重建的手术过程特别相关。因此，本章将重点研究术中阶段出现的并发症。毫无疑问，糟糕的诊断检查和错误的适应证可能会导致手术失败。尽管外周 TFCC 撕裂是尺侧腕部疼痛和功能丧失的最常见原因，但同样重要的是，要了解除了 TFCC 损伤外，还有其他 3 组主要的病理因素需要评估：骨畸形、软骨损伤和肌肉 / 肌腱疾病。在诊断过程中未能辨别这些疾病可能导致并发症，最终手术治疗失败。因此，遵循"四叶草流程"提出的原则，以促进在 DRUJ 疾病治疗的决策。关节镜手术的并发症可能发生在围手术期的设置中，

但使用非缺血性手指夹和不超过 5kg 的牵引力可以有效地预防这些并发症。更准确地说，这些情况与学习曲线有关，在经验丰富的外科医生的手术室里是绝对罕见的。TFCC 修复和重建后的术中并发症可引起临床症状，与持续性或复发性疼痛和 DRUJ 不稳定有关。

19.2 临床评估

19.2.1 病史和体格检查

修复后的大量 TFCC 撕裂表现为 DRUJ 持续不稳定。在某些病例中，外科医生对关节囊和 ECU 下腱鞘进行外周修复，但未能意识到或修复附着在尺头上的中央凹位置。在其他情况下，进行了中央凹修复，但无法愈合，或未使用最佳技术。患者因素，包括合并症、过度松弛、对夹板或治疗的依从性也可能导致修复失败。

DRUJ 不稳定是一个系列，因此临床评估可能具有挑战性。在极端的情况下，最初的检查会出现尺骨不对称和背侧突出的情况。以前 TFCC 手术留下的瘢痕可能表明以前手术的性质。尺骨隐窝征阳性是指尺骨隐窝处持续的压痛，它对于 TFCC 撕裂具有较

高的敏感度和特异度。压力试验和钢琴键试验可能为阳性所有的不稳定测试都应该在对侧的手腕上进行——考虑到 DRUJ 的松弛度对患者来说可能是正常的。针对松弛进行全面评估，并进行 Beighton 评分。其他重要的测试包括尺腕应力试验和 DRUJ 关节炎的测试，包括 Grind 测试。

应考虑引起尺侧腕部疼痛的其他原因，特别是 ECU 不稳定、月三角关节不稳定或三角骨豌豆骨骨关节炎。

19.2.2 调查

影像学评估包括检查以前的骨折，特别是在 DRUJ 处桡骨远端骨折的畸形愈合。尺骨茎突基底骨折可能影响 TFCC 在中央凹处纤维的止点。该区域的骨不连并不少见，其本身可能导致疼痛，并会有相关的持续不稳定。在 X 线片上以前的钻孔和骨锚可能会影响计划中的重建技术。尺腕关节撞击在静态影像上并不总是与尺骨正变异有关，因为它是一种动态现象。在负荷（握紧拳头的视角）和旋转（旋前的视角）的情况下，可以发生撞击（图 19.1）。退行性改变可发生于 DRUJ 或桡腕关节，并且需要进行治疗。

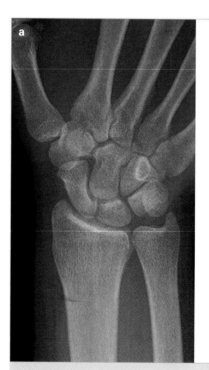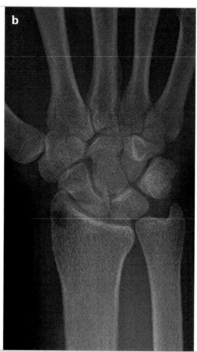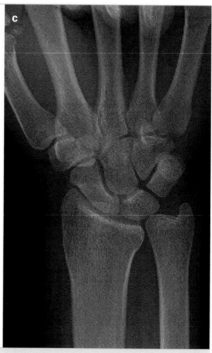

图 19.1 尺腕关节撞击通常伴有尺骨正变异，但情况并不总是这样。a. 旋转中立位的 X 线片。b. 旋前位片显示尺骨呈正变异。c. 紧握拳头的视图显示尺腕撞击进一步增加

包括双手腕的计算机断层扫描（CT）的三维（3D）成像，轴向切片可以评估乙状切迹的形态，检查对侧影像可以起到与正常模板进行比较的作用，这在需要进行截骨手术（"乙状切迹成形术"）时特别有用。一些患者会有两个手腕发育异常，这将影响选择如何进行重建。

动态四维（4D）CT 扫描可以动态评估旋前旋后动作。根据外科医生的偏好，动态图像可以从不同的方面重新定制格式。动态二维轴向序列可以确定前臂旋转不同程度下 DRUJ 的不稳定程度（图 19.2）。尺骨远端未被紧紧地限制在乙状结迹内，正常的腕关节可以有一定程度的背侧和掌侧平移。这一比例在文献中没有很好地定义，但与无症状侧的比较将有助于外科医生鉴别轻度 DRUJ 不稳定。4DCT 扫描可以诊断尺骨茎突三角骨撞击（图 19.3）和尺骨撞击。4DCT 扫描也允许动态评估伴有不稳定的失败的尺骨远端修复。

磁共振成像（MRI）可以用来评估固定是否失败。金属抑制序列可以在使用金属锚或其他金属内固定物的情况下有所帮助。尺骨撞击综合征中可发生尺月状骨近端、三角骨或尺骨头的囊性变。通过 4DCT 扫描，可直接看到尺腕撞击。通过 PD（质子密度）像，可以评估关节软骨的整体状态。

19.2.3　关节镜检查

关节镜检查可以起到诊断和治疗作用。对于关节镜下评估 TFCC，在桡腕关节侧使用 3~4 通路和桡侧第 6（6R）通路，使用直达小凹的 DRUJ 通路进行 DRUJ 的探查。干式关节镜检查有几个好处。它可以准确评估滑膜炎——液体注入可以使血液流出滑膜毛细血管，它可以准确评估组织张力，并减少术后水肿和疼痛。应检查 TFCC 的组织质量和撕裂部位。以前的缝线（断裂或完整）可能存在，并可能需要移除。一个正常完整的 TFCC 自然时应处于紧张状态，会在蹦床测试中"反弹"。当用探针对表面进行按压，没有发生反弹时，蹦床测试呈阳性，这表明存在周围附着物的撕裂，TFCC 失去了紧张性。钩子

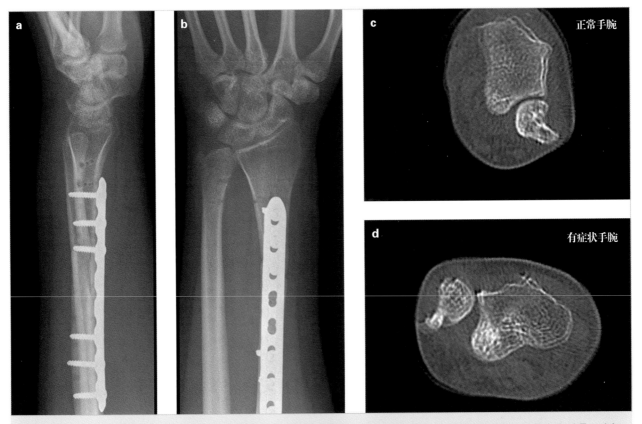

图 19.2　一名 20 岁男性，桡骨干切开复位内固定后出现尺腕疼痛。侧位 X 线片（a）显示前臂桡骨和尺骨完全重叠，腕部只有部分重叠。前后（AP）位 X 线片（b）显示 DRUJ 无间隙。正常（c）和有症状（d）手腕的 4DCT 扫描 显示 DRUJ 的解剖关系不一致、动态不稳定和由于骨撞击导致的尺骨头凹痕

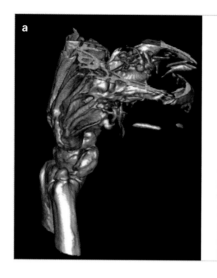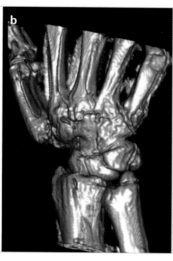

图 19.3 （a，b）4D CT 扫描上的尺骨三角骨撞击。3D 重新定制格式

试验是向桡侧拉动 TFCC 的尺侧止点，以检查尺骨小凹 TFCC 止点的完整性。"反向拉钩"试验用以检查桡侧止点的完整性。手腕应于中立位、旋前位和旋后位时进行下尺桡冲击试验，因为这将有选择性地拉紧 TFCC 的掌侧和背侧结构。

19.3 TFCC 修复和重建后的并发症概述

TFCC 修复适用于保守治疗后持续存在的创伤后疼痛或 DRUJ 不稳定。TFCC 撕裂的早期临床诊断是腕部外科医生面临的一个挑战。浅表结构的撕裂可用简单的关节囊缝合进行修复。如果明显地波及中央凹处止点和存在慢性不稳定，TFCC 需要修复到尺侧中央凹处。关节镜检查也可能显示愈合较差的慢性撕裂；对于这些撕裂，需要进行重建手术。在目前的临床实践中，关节镜检查被认为是诊断TFCC 撕裂分期的必要手段。根据关节镜检查的结果，依据 Atzei 提出的治疗导向分类中描述的不同类型的 Palmer 1B 型撕裂，可以安全地确定适应证。我们将系统地介绍外周性 TFCC 撕裂手术治疗后发生的并发症，以及关于预防和治疗策略的建议，总结见表 19.1。

19.3.1 浅表撕裂修复后的并发症

1 级远端外周撕裂的诊断仅能通过关节镜检查确诊。因此，应用关节镜技术时也必须将 TFCC 适当地修复到背侧关节囊，以避免切开手术后软组织损伤的明显缺陷。自从 TFCC 的"由外至内（Outside-In）"及"由内至外（Inside-Out）"修补技术首次提出

以来，皮下组织内的线结不耐受一直是一个主要问题，即使使用可吸收缝线，也通常需要第二次手术去除线结。Del Pinal 等最近描述了一种全内缝合技术，首选用于治疗 1 型 TFCC 撕裂，以规避线结不耐受的问题。否则，建议将患者转给理疗师进行皮肤脱敏治疗。如果物理治疗（PT）无效，至少在术后 3 个月后进行手术去除缝线，以使修复后的组织有时间愈合。缝合的另一个问题与可吸收材料的使用有关，因为它可能会由于关节内缝合吸收过程引起疼痛为症状的炎性滑膜炎。最好使用高强度不可吸收的缝线（如 Fiber Wire）。此外，高强度缝合线具有强度更大、直径更小的优点，因此非常适合用于小关节手术。推荐采用 PT 局部抗炎治疗。在少数病例中，术后 3 个月后如果患者症状持续，可能需要关节镜清创。经皮缝合有明显的损伤尺神经背侧感觉支（DSBUN）或尺侧伸腕肌（ECU）或指伸肌（EDQ）肌腱的风险。通常，1 级撕裂位于 6R 通路附近，该区域通常有尺神经背侧感觉支的横向属支（DSBUN 的 TAB）穿过，有被缝入线结或被线结切断的风险（图 19.4）。尊重解剖标志和仔细的施行手术技术，以及准备一个小切口，可以将这种风险降到最低。

推荐应用由 Del Piñal 等推广的钝性分离解剖关节镜通路周围的软组织技术和使用干式关节镜，可减少软组织浸润，使缝线可以从光滑通道通过，并且抓线器可以顺利进出关节，防止缝线沿路径缠结。如果肌腱卡压，通常建议在术后 3 个月去除缝线后行肌腱松解术。如果 DSBUN 或 DSBUN 的 TAB，推荐首选脱敏治疗。然而，通常神经可能受到严重的损伤，甚至实际上是被切断的，神经松解术也不能解决问题，神经瘤的翻修和保护则可能是必要的。

19.3.2 中央凹纤维修复后的并发症

持续增长的选择关节镜下修复中央凹正逐渐变得越来越受欢迎。然而，大多数中央凹修复仍通过切开手术进行。无论是何种手术，中央凹修复技术都是通过缝合锚钉/螺钉或经骨隧道进行的。这两种手术方法和固定方法都有一些共同的问题。

由于中央凹区域被认为是 DRUJ 旋转的等距区域，2 缝合锚钉/螺钉或经骨隧道必须准确地定位在该区域内。未能达到正确的位置（偏心定位）可能会导致前臂旋转过程中的位移力。这些力可能导致锚钉/螺纹松动或隧道边缘变宽，由于缝线摩擦隧道边缘，从而导致由于骨锚/螺钉眼孔/隧道边缘的磨损而致的骨锚/螺钉拔出或风险断裂。因此，修复最

终可能会失败。为了防止这种并发症，建议直视下确保锚钉/螺钉或隧道在中央凹区域内的正确位置。

它需要适当的手术暴露尺头或使用 DRUJ 关节镜检查。疼痛和 DRUJ 不稳定的早期复发已被报道，特别是在慢性损伤患者，使用小骨隧道，进行切开或关节镜治疗。我们认为这些病例的早期失败可能与中央凹区域和撕裂边缘清创不良有关，中央凹区域和撕裂边缘的清创没有包括在最早的技术要求中。Iwasaki 和 Minami 也用类似的技术取得了改进的结果，他们描述了一种在关节凹区域使用 2.9mm 骨隧道的关节镜辅助技术。他们发现，经骨隧道的骨的出血可以增强撕破的 TFCC 与中央凹区域的黏附。因此，强烈建议仔细的中央凹清创和撕裂边缘恢复到表面出血，特别是当使用缝合锚钉/螺钉时。为此，

表 19.1 根据 Atzei 描述的不同类型的 Palmer 1B 型撕裂，提出了外周 TFCC 撕裂修复和重建后的并发症，也提出了预防和治疗的建议

修复技术	并发症	预防策略	处理
浅表撕裂的修复（1B 型 1 级）			
关节镜修复	缝线 ·皮下线结不耐受 ·缝合线吸收过程中的炎性滑膜炎	首选全内缝合技术及高强度不可吸收缝线	脱敏治疗 物理治疗 术后 3 个月去除缝线
	肌腱卡压 ·ECU/EDQ	尊重解剖标志，小心手术操作 关节镜通路钝性剥离 使用干式关节镜检查	术后 3 个月去除缝线 肌腱粘连松解术
	神经损伤 ·DSBUN/DSBUN 的 TAB		脱敏治疗/神经松解/神经瘤修复和保护
深撕裂修复（中央凹修复）（1B 型 2~3 级）			
切开修复关节镜修复	固定方面的共性问题 ·偏心固定导致骨锚钉松动/隧道增宽和缝线的磨损 ·疼痛和 DRUL 不稳定的早期复发 ·缝合过少导致撕裂 TFCC 边缘	通过直视（DRUJ 暴露/关节镜）定位关节凹区域 确保骨锚/隧道在中心凹的正确位置，清理中心凹区域并修整撕裂边缘 确保缝线抓住足够的 TFCC 组织	·TFCC 仍然有良好的质量： 　a. 使用螺钉或小隧道进行固定：尝试新的固定 　b. 使用大隧道（s）固定：允许新骨形成，3 个月后进行 CT 检查 ·TFCC 的质量较差：肌腱移植物重建
	螺钉固定 ·固定强度差 ·骨质量差 ·螺钉孔切割缝线	根据骨特征/质量选择合适的螺纹设计，避免对骨量减少者进行手术。首选孔眼光滑的螺钉和高强度缝线	
	部分修复 ·仅修复背侧导致掌侧不稳定	准确放置缝线 更推荐使用 2 条缝线进行韧带特异性修复	使用掌侧切开的入路完成修复
	线结 ·软组织可能与缝合线缠绕 ·过度收紧会导致关节表面的压力增加，从而导致关节炎	掌握缝合处理方法和滑动结技术使用干式关节镜检查 在确保修复之前，保存生理上的前后平移	限制康复计划 术后 3 个月拆除缝线 DRUJ 关节置换术/尺骨头假体
	肌腱缠绕/不稳定 ·ECU/EDQ	尊重解剖标志，小心施行手术技术 仔细修复伸肌支撑带/ECU 肌腱鞘	术后 3 个月去除缝线 肌腱松解术 伸肌支撑带/肌腱鞘的重建。脱敏治疗/神经松解术/神经残端修复和保护
	神经损伤 ·DSBUN/DSBUN 的 TAB	做关节镜通路时钝性剥离 使用干式关节镜检查	

表 19.1（续）

修复技术	并发症	预防策略	处理
不可修复撕裂（1B 型 4 级）			
开放修复关节镜修复	肌腱移植物 ·掌长肌腱缺如 ·移植物不足：短、薄		可使用替代供体：（劈开）环指 FDS，ECRL/FCR/BR 肌腱条
	移植物应用和固定 ·移植物插入困难 ·移植物固定困难	移植物/隧道尺寸的精确匹配移植物 两端的精确锁边缝合 利用专用的肌腱导引装置 根据特定的解剖条件进行移植物修剪或隧道拓宽 使用干关节镜检查	
	骨隧道 ·偏心定位 ·尺骨头状骨折	通过直视（DRUJ 暴露/关节镜）定位关节凹区域 使用适当尺寸的界面螺钉避免过度填充隧道	肘关节上石膏固定 5 周，然后再推迟康复 2 周
	移植物过紧 ·对关节表面的压力增加，导致关节炎	在完成重建前，保留生理上的前后平移	限制康复计划 去除移植物 DRUJ 关节置换术/尺骨头假体
	肌腱卡压 ·ECU/EDC/EDQ/FDP/FDS	尊重解剖标志和仔细的手术技术，关节镜入路的钝性分离式关节镜检查	术后 3 个月去除缝线 肌腱松解术/神经松解术
	神经血管损伤 ·尺血管神经束		神经/动脉切除术＋无张力吻合术或移植术

缩写：BR，肱桡肌；DSBUN，尺神经背侧感觉支；DRUJ，桡尺远侧关节；ECRL，桡侧腕长伸肌；ECU，尺侧伸腕肌；EDC，指总伸肌；EDQ，小指伸肌；FCR，桡侧屈腕肌；FDP，指深屈肌；FDS，指浅屈肌；DSBUN 的 TAB，尺神经背侧感觉支的横向属支；TFCC，三角纤维软骨复合体

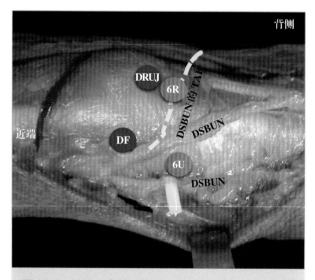

图 19.4 尺神经背侧感觉支（DSBUN）分叉，尺神经背侧感觉支的横向属支（DSBUN 的 TAB）穿过腕部尺侧，其撕裂与关节镜通路密切相关。缩写：DF，直接中央凹通路；DRUJ，桡尺远侧关节；6R，6 桡通路；6U，6 尺通路

建议在开放手术中广泛暴露 DRUJ 和使用头戴放大镜。由于探查像 DRUJ 这样狭窄的关节很困难，关节镜对外科医生来说可能是一个优势，因为它允许放大视图和直接显示 TFCC 撕裂部位，对周围组织的损伤非常有限。

具体的并发症与使用缝合锚钉/螺钉有关，在骨质量差的情况下，其固定强度可能会降低。目前，这些内固定物根据骨质特征有不同的螺纹配置，因此特定的螺纹用于松质骨，其他螺纹用于皮质骨。

一般来说，必须避免在骨质减少的尺骨头上使用缝合锚钉/螺钉。在不能延迟治疗以改善骨质量的情况下，应首选经骨缝线，因为它们依赖于干骺端皮质的强度，而干骺端皮层总是被保留下来。

另一个与骨锚或螺钉相关的并发症是锚/螺钉小孔设计特征欠佳，特别是当它负载标准缝线（不是高强度缝线）时。如果小孔不够光滑，不允许缝线自由地滑动，强有力地打结，特别是使用滑动结技术，可能会导致小孔边缘的磨损，以致缝合线断裂。

这种并发症的治疗可能很困难，因为在中央凹区域存在原来定位正确的锚钉/螺钉，其位置阻碍了新的锚钉/螺钉的定位，或经尺骨的进行经骨缝合的骨髓道的钻孔，最终阻碍用肌腱进行移植重建。

一个较为常见的并发症与 DRUJ 背侧开放手术相关，术中仅修复了 TFCC 的背侧部分，即 DRUJ 背侧韧带。通常，在这些情况下，患者仍然抱怨持续存在残留的掌侧不稳定。锚钉/螺钉或经骨隧道固定时，建议使用适当的切口显露和头戴放大镜放大，以防止未能将 TFCC 的掌面缝合。在韧带相关的修复技术中，关节镜技术不太可能发生这种并发症，因为通过关节镜进行的视野放大可确保缝合针的准确定位，无论是在两个 DRUJ 韧带的融合处，还是在每个单独的 DRUJ 韧上。根据 Moritomo 的建议，这种并发症可以通过使用掌侧入路重复中心凹修复来治疗。

使用关节镜打结技术，一种特定的并发症是缝线可能与某些神经分叉或肌腱缠结的风险有关。需要一个专门的学习曲线来处理缝线，主要使用关节镜下的钩针或缝合钳，将缝线的两端通过同一通路穿出关节。使用干式关节镜是至关重要的，可以保持通路周围的软组织的质量，为缝线穿出并将线结滑动收紧到关节内。

任何中央凹修复技术的一个普遍问题都与修复的张力是否适度有关，特别是在慢性病变中，当一些瘢痕组织需要切除以使撕裂边缘的质量更好时。因此，缩小由此产生的间隙所需的过度收紧可能导致 DRUJ 的张力增加，最终导致早期 DRUJ 关节炎。同样地，在背侧入路的切开修复中，伸肌支持带的"裤套式背心（Pant-Over-Vest）"重叠修复会产生 DRUJ 的压力增加，这也通常与前臂旋前受限有关。作为一个经验法则，在可靠修复前确保维持尺头生理学上的前后平移，是一个很好的做法。

不幸的是，即使是出现自早期康复阶段的，在前臂旋转期时恶化加重的，典型的致残性 DRUJ 疼痛，实际的问题也会相当晚地被认识到，此时软骨损伤已经不可逆，关节置换术/假体是唯一可取的治疗方法。

19.4 解决骨形态学问题

急性慢性尺骨正变异

TFCC 撕裂分为急性损伤型与慢性磨损型。磨损型通常与尺骨正变异相关，具有 MRI 扫描的特征

性表现和 TFCC 的中央撕裂。软骨裂开、溃疡和剥脱可影响月状骨的近尺侧。这两种类型可作为双重病变共存（图 19.5）。如果腕部形态（尺侧变异）和 TFCC 修复没有同时解决，就会出现周边 TFCC 修复失败和持续的症状。

在这些病例中，我们建议首次行关节镜评估腕关节和 TFCC，包括将中央撕裂清创到稳定的边缘。然后我们继续进行一个开放的尺骨缩短截骨术。只有在截骨后才能确定正确的修复张力。接下来，我们们用褥式缝合进行关节镜外周修复。

19.5 避免 TFCC 撕裂的问题：具有挑战性的场景

19.5.1 桡骨远端骨折中忽略的 TFCC 撕裂

桡骨远端骨折伴 TFCC 撕裂的发生率很高。随着桡骨远端的良好对合，大多数 TFCC 撕裂会自行愈合或无症状。畸形愈合的患者症状可能很轻微，除非与对侧进行比较。冠状位错位已被证明会减弱骨间

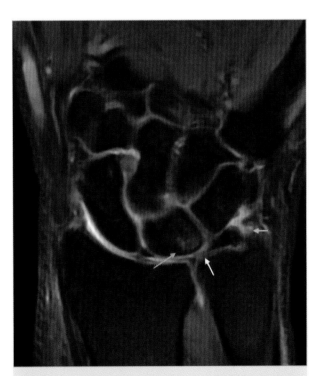

图 19.5　磁共振成像（MRI）T2 加权图像显示双重病变，30 岁男性的中央退行性改变及 TFCC 撕裂。白色箭头：中央撕裂；蓝色箭头：周围撕裂；黄色箭头：月状骨的近尺侧高信号

膜远端斜行带的次级稳定结构作用。这可以导致严重的 DRUJ 不稳定（图 19.6）。仔细的 CT 评估是必要的，此外，为了给术前规划创建一个正常的对照模板，对侧的影像检查也是必要的。

采用远端桡侧腕屈肌（FCR）入路显露桡骨远侧。以前的内固定物可能需要去除，或如果远端锁螺定钉位置合适，可能只需要去除皮质骨螺钉。按照术前计划截骨。恢复长度、倾斜度和桡侧倾斜度。用尺骨和桡骨近端碎片之间的层状撑开器可以很容易地进行冠状矫正。近端板孔重新钻孔，截骨稳定。然后在不同程度的旋转下进行 DRUJ 临床评估。在开始手术前确定对侧的 DRUJ 的平移程度是很重要的。评估骨的形态通常会稳定手腕。然后开始关节镜辅助的中央凹修复。

19.5.2 慢性 TFCC 撕裂伴 DRUJ 不稳定

经尺骨茎突 TFCC 重建

该手术的适应证是 DRUJ 不稳定伴慢性中央凹 TFCC 撕裂，损伤后 6~12 个月或修复失败后持续不稳定。需要 MRI 来评估 TFCC 是否仍然附着在桡骨远端和腕骨上。波及 TFCC 桡骨附着部的撕裂是本手术的禁忌证，可以通过"反向拉钩"试验来辨别。在这种情况下，需要重建掌侧和背侧桡尺韧带的起点和止点。

关节镜检查如前所述进行。如果 DRUJ 不稳定，下尺桡冲击试验时镜下可观察到更加明显的尺桡骨相对移位并会延伸至乙状切迹边缘之外。一般做掌侧切口切取掌长肌腱，如掌长肌腱缺如，可劈裂切取一半 FCR 肌腱，切口至少需要 6cm。切取肌腱的两端进行抓持缝合。

直接在尺骨茎突上做一个 4cm 的纵向切口。保护尺神经的背侧分支。深筋膜切至第 6 伸肌间室的掌侧。锐性解剖切除尺骨茎突，以暴露尺骨中央凹。切除尺侧茎突可能是具有挑战性的。将缝线（#2 Fiberwire，Arthrex，Naples，FL）穿入尺骨茎突，可牵拉缝线以使尺骨茎突移动，然后锐性解剖切除（图 19.7）。

自 DRUJ 和关节囊掌侧掀开软组织。自尺骨头上掀开 TFCC。将 6R 通路切开至 1cm，以允许肌腱移植物通过。尺骨小凹 TFCC 止点处予以清创。

准备锚钉，用 5.5mm 的钻头和丝攻进行，进入

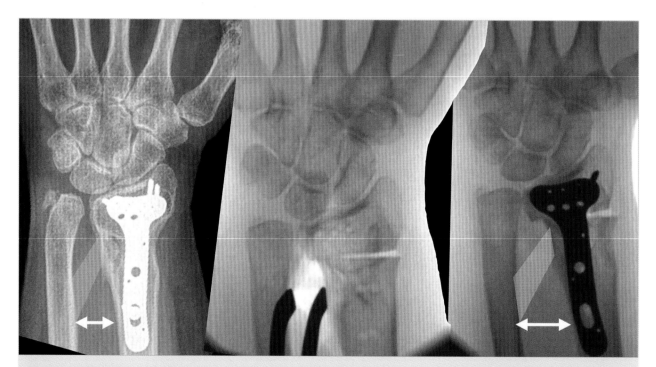

图19.6 初行桡骨远端切开复位内固定（ORIF）术后，随后三角纤维软骨复合体（TFCC）修复后的前后（AP）位 X 线片。患者有明显的 DRUJ 不稳定。取出钢板并进行横向截骨术。薄层撑开器用于纠正冠状面平移，保留骨间膜的远端斜行带，并更换钢板。然后进行关节镜辅助的中央凹修复

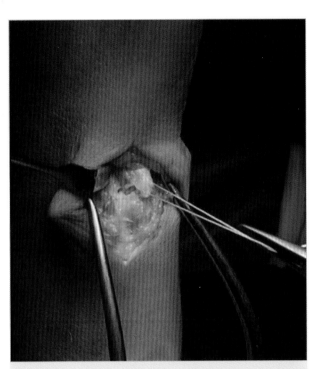

图 19.7 尺骨茎突的切除可以方便使用穿过尺骨茎突的缝线，牵拉使其移动，然后锐性解剖切除（版权所有：Dr. Gregory Bain，并获得许可）

尺中央凹，深度为 25mm（图 19.8）。将切取的 PL 肌腱的缝线端及肌腱本身，从 6R 通路穿过 TFCC。在关节镜下用 19 号皮下注射器针头将环状缝线的自由端穿过 TFCC。PL 移植物的缝合端通过环状缝线。这些缝线端通过尺骨茎突入路从手腕的尺掌侧穿出，注意保护尺神经。如果应用关节镜操作对技术要求太高，该技术也可以通过背侧切开入路进行。PL 移植物 / 缝线复合物的两端用 5.5mm 的 PEEK Swive Lock

骨锚固定在尺骨近端（图 19.9）。

固定后进行 DRUJ 稳定性的评估。将骨锚上的缝线穿过带孔眼的针以修复尺侧伸腕肌下方的腱鞘，因为该腱鞘为次级稳定装置。用不可吸收缝线逐层闭合切口。

患肢置于旋后 60° 的肘上支具固定 1 周。此后，再使用 Muenster 支具（译者注：可使用允许肘关节中度屈伸同时防止前臂旋转的热塑形支具，远端至手掌，近端延伸至肱骨内外侧上髁）固定 5 周。之后，在康复治疗师指导下行适度的运动练习。在 10 周时去除支具固定。建议患者在 6 个月内不要进行任何提重物运动。

该手术的解剖结果是重建和稳定了 TFCC 中央凹的附着，增加了 DRUJ 的稳定性，减少手腕的疼痛。6 个月时前臂旋转有望接近正常。

19.5.3　慢性 TFCC 撕裂伴 DRUJ 关节炎

尺骨远端部分切除术下尺桡关节面匹配成形术

对于涉及 DRUJ 的慢性 TFCC 撕裂和关节炎患者，其远端尺骨不稳定和畸形，作者首选的技术是由已故的 Dr. Jim Rothk 发明的匹配的远端半切除术关节成形术。

将伸肌支持带从第 5 伸肌间室分离。桡尺关节背侧关节囊和伸肌支持带从乙状切迹附着处分离 1mm。背侧关节囊和伸肌支持带不进行分离，ECU 包含在伸肌支持带瓣中。

行尺骨远端斜行截骨术，尺骨远端形状与桡骨远端的轮廓在前臂旋转中自始至终需要相匹配。

截骨充分，确保尺骨和桡骨与尺骨茎突和腕骨之间没有撞击。关节需在术中于旋前和旋后位通过

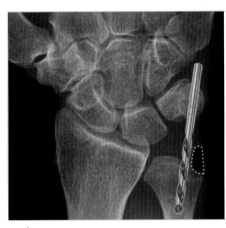

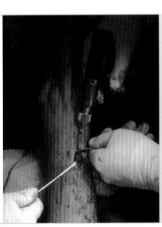

图 19.8 尺骨茎突切除，准备中央凹缝合骨锚

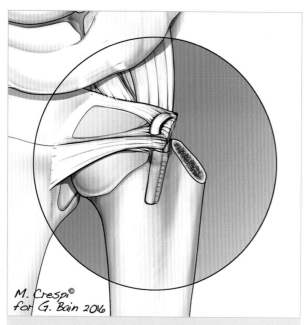

图 19.9 用骨锚固定使肌腱移植物稳定的图示

透视进行检查。

尺骨侧伸肌支持带瓣从邻近的尺骨和肌腱下穿过，并作为插入的移植物。该技术有助于稳定远端尺骨，因为在远端尺骨端顶部的 ECU 肌腱是稳定的。将尺侧伸肌支持带瓣缝合在 1mm 的断端上。将伸肌支持带上层腱性部分缝合于远端，以防止小指伸肌

腱的弓弦症状（图 19.10）。

19.6 诊疗流程

我们认为，在进行 TFCC 手术时，避免并发症的最佳方法是进行详细的临床检查评估，重点有病史、临床检查和既往史。治疗将取决于许多因素。我们介绍了一种治疗疼痛性 TFCC 撕裂的流程。该流程是一个针对腕关节外科医生的框架，并强调了在治疗这些损伤时的关键概念（图 19.11）。

19.7 关键信息

TFCC 撕裂的有效治疗和并发症的避免取决于许多患者相关因素和手术因素。需行详细的病史询问和完善的临床检查，并应进行影像学检查。关节镜是评估撕裂解剖学、敏锐度和稳定性的基础，有助于指导手术治疗。基于流程的诊疗路径可以用来避免 TFCC 修复的并发症。

致谢

Riccardo Luchetti（Rimini Hand Surgery and Rehabilitation Center, Rimini, Italy）。

Lucian Lior Marcovici（Hand & Microsurgery Unit, Jewish Hospital of Rome, Rome, Italy）。

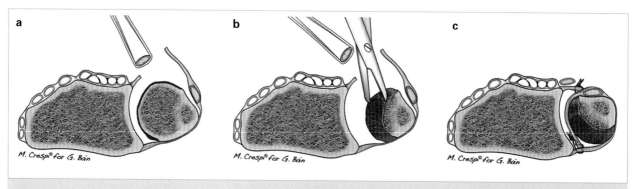

图 19.10 a. DRUJ 的横截面显示小指伸肌与尺侧伸腕肌的关系。b. 第 5 伸肌间室被分割，小指伸肌回缩，背侧关节囊和伸肌支持带的下层部分从桡骨止点处分开 1mm。然后进行尺骨远端的匹配切除。c. 将伸肌支持带尺侧瓣移动并缝合到 1mm 的瓣上。这将把尺侧伸腕肌转移到尺骨远端的背侧面

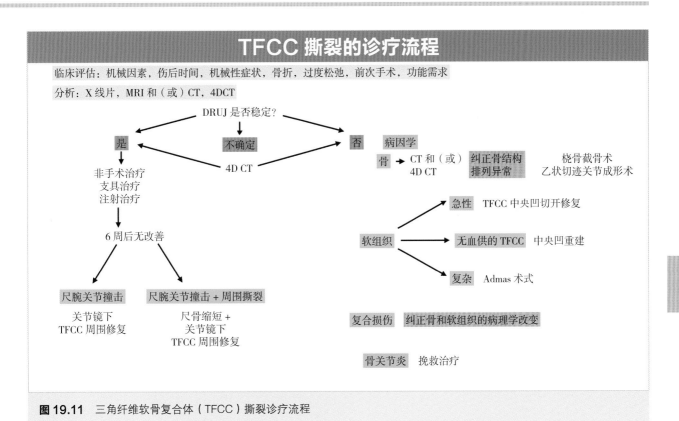

图 19.11　三角纤维软骨复合体（TFCC）撕裂诊疗流程

参考文献

[1] Richards RS, Bennett JD, Roth JH, Milne K, Jr. Arthroscopic diagnosis of intra-articular soft tissue injuries associated with distal radial fractures. J Hand Surg Am. 1997; 22(5):772–776.

[2] Andersson JK, Åhlén M, Andernord D. Open versus arthroscopic repair of the triangular fibrocartilage complex: a systematic review. J Exp Orthop. 2018; 5(1):6.

[3] Demino C, Morales-Restrepo A, Fowler J. Surgical management of triangular fibrocartilage complex lesions: a review of outcomes. J Hand Surg Am. 2019; 1(1):32–38.

[4] Robba V, Fowler A, Karantana A, Grindlay D, Lindau T. Open versus arthroscopic repair of 1B ulnar-sided triangular fibrocartilage complex tears: a systematic review. Hand (N Y). 2020; 15(4):456–464.

[5] McNamara CT, Colakoglu S, Iorio ML. A systematic review and analysis of palmer type I triangular fibrocartilage complex injuries: Outcomes of Treatment. J Hand Microsurg. 2020; 12(2):116–122.

[6] Luchetti R, Atzei A, Rocchi L. [Incidence and causes of failures in wrist arthroscopic techniques]. Chir Main. 2006; 25(1):48–53.

[7] Kakar S, Garcia-Elias M. The "four-leaf clover" treatment algorithm: a practical approach to manage disorders of the distal radioulnar joint. J Hand Surg Am. 2016; 41(4):551–564.

[8] Leclercq C, Mathoulin C, Members of EWAS. Complications of wrist arthroscopy: a multicenter study based on 10,107 arthroscopies. J Wrist Surg. 2016; 5(4):320–326.

[9] Tay SC, Tomita K, Berger RA. The "ulnar fovea sign" for defining ulnar wrist pain: an analysis of sensitivity and specificity. J Hand Surg Am. 2007; 32(4):438–444.

[10] Beighton P, Solomon L, Soskolne CL. Articular mobility in an African population. Ann Rheum Dis. 1973; 32(5):413–418.

[11] Wallwork NA, Bain GI. Sigmoid notch osteoplasty for chronic volar instability of the distal radioulnar joint: a case report. J Hand Surg Am. 2001; 26(3):454–459.

[12] Carr R, MacLean S, Slavotinek J, Bain GI. Four-dimensional computed tomography scanning for dynamic wrist disorders: prospective analysis and recommendations for clinical utility. J Wrist Surg. 2019; 8 (2):161–167.

[13] Hermansdorfer JD, Kleinman WB. Management of chronic peripheral tears of the triangular fibrocartilage complex. J Hand Surg Am. 1991; 16(2):340–346.

[14] Atzei A. New trends in arthroscopic management of type 1-B TFCC injuries with DRUJ instability. J Hand Surg Eur Vol. 2009; 34(5):582–591.

[15] Atzei A, Luchetti R, Garagnani L. Classification of ulnar triangular fibrocartilage complex tears. A treatment algorithm for Palmer type IB tears. J Hand Surg Eur Vol. 2017; 42(4):405–414.

[16] Bednar JM, Osterman AL. The role of arthroscopy in the treatment of traumatic triangular fibrocartilage injuries. Hand Clin. 1994; 10 (4):605–614.

[17] de Araujo W, Poehling GG, Kuzma GR. New Tuohy needle technique for triangular fibrocartilage complex repair: preliminary studies. Arthroscopy. 1996; 12(6):699–703.

[18] Pederzini LA, Tosi M, Prandini M, Botticella C. All-inside suture technique for Palmer class 1B triangular fibrocartilage repair. Arthroscopy. 2007; 23(10):1130.e1–1130.e4.

[19] del Piñal F, García-Bernal FJ, Cagigal L, Studer A, Regalado J, Thams C. A technique for arthroscopic all-inside suturing in the wrist. J Hand Surg Eur Vol. 2010; 35(6):475–479.

[20] Estrella EP, Hung LK, Ho PC, Tse WL. Arthroscopic repair of triangular fibrocartilage complex tears. Arthroscopy. 2007; 23(7):729–737, 737.e1.

[21] del Piñal F, García-Bernal FJ, Pisani D, Regalado J, Ayala H, Studer A. Dry arthroscopy of the wrist: surgical technique. J Hand Surg Am. 2007; 32(1):119–123.

[22] Haugstvedt JR, Berger RA, Nakamura T, Neale P, Berglund L, An KN. Relative contributions of the ulnar attachments of the triangular fibrocartilage complex to the dynamic stability of the distal radioulnar joint. J Hand Surg Am. 2006; 31(3):445–451.

[23] Nakamura T, Sato K, Okazaki M, Toyama Y, Ikegami H. Repair of foveal detachment of the triangular fibrocartilage complex:

open and arthroscopic transosseous techniques. Hand Clin. 2011; 27(3):281–290.

[24] Iwasaki N, Nishida K, Motomiya M, Funakoshi T, Minami A. Arthroscopic-assisted repair of avulsed triangular fibrocartilage complex to the fovea of the ulnar head: a 2- to 4-year follow-up study. Arthroscopy. 2011; 27(10):1371–1378.

[25] Iwasaki N, Minami A. Arthroscopically assisted reattachment of avulsed triangular fibrocartilage complex to the fovea of the ulnar head. J Hand Surg Am. 2009; 34(7):1323–1326.

[26] Atzei A, Rizzo A, Luchetti R, Fairplay T. Arthroscopic foveal repair of triangular fibrocartilage complex peripheral lesion with distal radioulnar joint instability. Tech Hand Up Extrem Surg. 2008; 12(4):226–235.

[27] Moritomo H. Open repair of the triangular fibrocartilage complex from palmar aspect. JWrist Surg. 2015; 4(1):2–8.

[28] Ross M, Di Mascio L, Peters S, Cockfield A, Taylor F, Couzens G. Defining residual radial translation of distal radius fractures: a potential cause of distal radioulnar joint instability. J Wrist Surg. 2014; 3 (1):22–29.

[29] Bain GI, Tu CG. Transulnar styloid foveal TFC reconstruction: with a palmaris longus tendon graft. Tech Hand Up Extrem Surg. 2020; 25 (1):10–13.

[30] Bain GI, Pugh DMW, MacDermid JC, Roth JH. Matched hemiresection interposition arthroplasty of the distal radioulnar joint. J Hand Surg Am. 1995; 20(6):944–950.

5

第六部分
软组织手术

6

第二十章　掌腱膜挛缩症的并发症及处理方案

Paul M.N. Werker, Ilse Degreef

摘要

掌腱膜挛缩症的治疗包括多种手术和非手术方案。它们都有各自的优点和缺点，都有一些并发症出现。本章的目的是列出已有的治疗方案及其并发症和处理办法。首先我们要预防并发症的发生，但一旦出现并发症，适当的治疗和与患者良好的沟通是最重要的。在治疗之前，需要和患者进行充分的沟通，再制订治疗方案。

关键词：掌腱膜挛缩症，并发症，腱膜切除术，筋膜切开术，胶原酶，放射治疗，类固醇

20.1　引言

掌腱膜挛缩症（Dupuytren's Disease，DD）是一种非常常见的良性手部疾病。可以发生于各个年龄段，但在 60 岁以上的人群中最常见。流行病学调查显示，50 岁以上的人群中约 20% 有掌腱膜挛缩的症状，而 4% 的人群中确诊掌腱膜挛缩症。从组织病理学上看，掌腱膜挛缩症是一种纤维瘤病，沿着手掌筋膜发展和扩散。首先，结节的形成包括大量的肌成纤维细胞的聚集，这些细胞沉积了多余的细胞外基质。这个病理过程会进展到条索形成，最终条索能导致挛缩，引起尺侧手指伸直受限。类似的情况也会发生在足底（M. Ledderhose）和阴茎白膜（M. Peyronie），以及近指间关节背侧的指垫（也称为 Garrod 指垫）。疾病早期的表现为疼痛，随着疾病的进展疼痛逐渐消退。大多数情况下只有在严重挛缩形成后才会出现手部功能障碍，受累的手指挛缩畸形，影响握把手、拿杯子和戴手套等动作。许多日常生活中需要伸指动作的活动也变得更加困难，如洗手、握手、触摸物品等。

掌腱膜挛缩症有一定的遗传概率，具有家族史，全基因组关联研究（GWAS）发现，有超过 25 个基因位点与这种疾病有关。疾病的诱因可能与多次的外伤，或者长时间的损伤有关。例如，桡骨远端骨折会影响疾病的发展，合并患有帕金森病、糖尿病、肝病，或者长期服用抗癫痫药物、有长期酗酒和吸烟史等也会增加患病风险。双手都有可能受累，通常起病始于环指、小指，但所有手指都可能受到累及。

最近的研究表明，掌腱膜挛缩症具有较为规律性的进展，可能在相当长的一段时间处于稳定期，但在某些情况下可能会有好转。

掌腱膜挛缩症是一种慢性病，目前无法自愈。当患手不能平放时（桌面试验），患者应接受专业的治疗。掌指（MCP）关节的屈曲挛缩通常可以矫正。近端指间（PIP）关节较难矫正，特别是当屈曲 > 60° 时，原因为指间关节囊受累且伸肌腱中心滑动减弱。一直以来，主要是对症治疗和手术治疗，尽管一些局部治疗，如注射类固醇类药物、局部放疗、应用肿瘤坏死因子阻滞剂等可以控制疾病进展，有时可以减缓病情。手术治疗方式主要有切除或切断挛缩的条索，尽量保留覆盖的皮肤。此外，近几十年来，胶原酶已被引入并用于治疗掌腱膜挛缩症。现在的研究显示，与经皮掌腱膜切断术（PNF）相比，具有相似的疗效。

各种治疗方法都有其优点和缺点（包括并发症），治疗掌腱膜挛缩症应该有个性化方案，符合起效快、并发症少、长期效果好的要求。经皮针刀筋膜切开术和胶原酶注射等微创治疗的方法，虽然并发症较少，但长期疗效欠佳。然而，可以多次进行这些微创治疗的方法，从而获得改进的效果。

患者都应该有合适的治疗时机和治疗方案。手术切除后的复发应寻求专科医生治疗。手术应尽量减少复发率。

本章的内容包括掌腱膜挛缩症并发症的预防和治疗。已有一些相关的研究报道，本章进行了总结并结合了一些自己的经验，这些资料来源于我们过去几十年里在比利时（ID）和荷兰（PW）治疗的一些病例积累。对于年轻医生，建议和患者充分沟通，在手术前向患者解释可能发生的并发症，让患者充分了解治疗的方案带来的风险。手术中要尽可能避免并发症的发生，一旦出现并发症应予以积极的治疗，并仔细记录这个并发症的出现，减少类似情况

的再次发生。

20.2 掌腱膜切除术后并发症

掌腱膜切除术包括彻底切除或节段性切除掌腱膜。在切开皮肤时需要切口皮瓣的设计非常重要。

2010 年 Denkler 的综述研究报道，掌腱膜切除术最常见的并发症是伤口不愈合，包括皮肤坏死结痂（平均为 22.9%，范围：0%~86%），以及切口痛性瘢痕（17.4%）。作者认为 Bruner 切口比 Z 字形切口更易出现并发症。发生皮肤坏死结痂后应根据其严重程度进行处理：小面积可以通过换药愈合，大面积（全层皮肤坏死）应手术清除，行一期或二期植皮术。

单侧或双侧指神经功能障碍在掌腱膜切除术后很常见，发生率高达 50%。一方面原因为术中损伤指神经，另一方面原因为指神经营养所需的节段性血管供血的破坏。在行广泛的掌腱膜切除手术时，这些细小的血管很容易被破坏（血供阻断），特别是当指神经血管束完全被病变组织包绕时。术后神经功能障碍可以是完全性的损害，也可以是暂时的损害，通常在 2~3 个月后恢复。如果只有部分感觉的恢复，而指神经在宏观上是完整的，那么可能是由于缺血而引起的内部轴突损伤，这种情况下一般无须特殊处理，因为手指感觉功能可以在术后得到一部分代偿性的恢复，感觉的再分布一定程度上提高了感觉的灵敏度。另外在手术切除区域，切口皮瓣的感觉灵敏度通常会降低，大约与植皮后的感觉水平相当。相关文献报道较少，对此应当在术前充分告知患者。同样，在掌腱膜切除术后，切口区域皮肤对寒冷不耐受的发生率高达 44%。

医源性指神经损伤在首次手术病例中的发生率约为 2%，在复发病例中的发生率增加至 20%，这是由于瘢痕组织的原因导致指神经和病变组织难以分辨。术前应将这种情况告知患者。

指动脉也会出现类似的损伤，尽管文献报道的发生率较低，原因可能是忽视了对指动脉的损伤，特别是发生在小指尺侧和拇指、示指的桡侧指动脉损伤，是手指非优势侧动脉的损伤。手指近端指间关节以远的指动脉管径很细小，尤其是在肢体驱血后使用止血带的情况下。因此，我们建议避免驱血后使用止血带。一般来说，在消毒或铺单时抬举手臂可以满足无血视野的要求。完全清醒的无止血带下局部麻醉手术（WLANT）技术可能是一种选择，但我们缺乏这方面的经验。

手术中如果发生指神经被锐性切断，可以采用显微外科的方法修复。这种修复的结果通常是良好的，感觉的恢复有可能接近正常神经；切断后如果不修复就可能形成神经瘤，大约有 8% 的神经瘤可能引起神经性疼痛。在我们看来，对非优势侧指动脉（直径< 0.5mm）的修复值得讨论，因为健侧指动脉能供应手指的良好血运。优势动脉（靠近中指一侧）的损伤可采用显微外科的技术进行修复。大多数情况下，掌腱膜切除后松开止血带后，观察受累手指的血运，发现没有立即红润可能是由于血管痉挛，而不是由于动脉切断引起。在这种情况下，一般需要观察等待一段时间，可以局部保温，或使用罂粟碱、利多卡因等抗痉挛药物，或轻微屈曲手指以缓解血管的张力。手指的血运通常会在 10min 内恢复，如果没有好转，可能会出现手指的部分坏死，有可能会在几天后的时间逐渐发生。坏死后的截指一般在近端指间关节水平，可以通过背侧皮瓣闭合创面。这个水平的截指外观较差，一些患者倾向于完整的指列截指或手指移位来避免痛性神经瘤的发生。

20.2.1 掌腱膜部分切除术的特殊并发症

掌腱膜部分切除术（LF）仍然是掌腱膜挛缩症最常用的治疗方式。需要在术前辨别需要切除的病变组织，将皮肤从病变组织上剥离并切除，同时注意保护神经血管束。

在手指有几种不同的切口设计，包括直线型切口联合 Z 字形切口，Bruner 锯齿状切口联合 V–Y 形切口，或者在掌腱膜横韧带水平处联合 McCash 横向切口。皮肤成形术的有两个目的：利用侧方额外皮肤以延长切口、避免纵行线性瘢痕挛缩。在 McCash 技术中残留的皮肤缺损可以自行二期愈合，这项技术的另一个优点是降低了术后血肿形成的风险，缺点是手术视野暴露受限，伤口愈合时间较长。对此应于术前告知。采用纵行切口联合 Z 字形切口，特别是单用 Z 字形切口，比 McCash 技术更容易显露整个手指。采用纵向切口联合 Z 字形切口出现皮肤的坏死风险更小，因为翻起的皮瓣通常较厚，或者仅在顶点处的皮瓣最薄，而不像是 Z 字形切口那样在皮瓣的中段皮肤最薄。Z 字形切口的缺点是在 Z 字形皮瓣接合处可能出现横向挛缩瘢痕，妨碍早期的屈曲活动。有一点需要注意的是对称的 Z 字形切口会在指蹼深部相连，这可能会导致指蹼挛缩，这不仅外形不美观，而且限制了手指的外展活动。为避免纵形皮肤挛缩可在皮肤闭合前行 Z 字成形术，或在伤口愈合和手部功能基本恢复后进行早期治疗，避免挛缩阻碍手功能的进一步恢复。关于 Z 字成形术另外需要注意：在近节指骨掌侧处，通常有足够的侧方皮肤盈余，但在手掌远端很少有侧方皮肤盈余。因此，在近节指骨水平的 Z 字形切口成形的皮瓣可以稍长，在横纹处携带一部分皮肤，而在手掌远端特别是中指、环指处 Z 字成形的皮瓣的长度只能有 0.75cm。

由于神经血管束可能随着皮肤而移位，在切除病变组织时有被损伤的风险。最常见在 Natatory 韧带的近端处的神经血管束，位于螺旋束浅层，会被拉向中间。螺旋束起自 McGrouther 描述的掌腱膜腱前束的第 2 层，其特征是在手掌远端皮肤和条索束之间存在脂肪（Short-Watson 征）。在更远处，病变可能累及掌指螺旋条索系统、指外侧腱鞘、Grayson 韧带和 Cleland 韧带，因为它们都是相互连接并且在不同的平面发挥作用，使神经血管束在不同的地方发生旋转，正如 2010 年 Hettiaratchy 和 Tonkin 描述的那样。在初次手术的病例中，神经血管束通常很容易被辨别出，一般先在掌腱膜横韧带的远端寻找并向远端追踪，或者可以在病变组织远端识别并向近端追踪。在复发手术的病例中，病变组织和神经血管束之间往往难以辨别，甚至在指动脉和神经之间也可能存在病变组织，增大了神经血管束受损风险。

手术后手指感觉减退是神经和动脉早期损伤的表现。在这种情况下，患者的手指可能会完全无知觉，甚至会出现缺血，最终出现指体坏死。

在 2% 的 LF 病例中术后有血肿形成。理论上，在松开止血带之前缝合伤口和包扎更易出现血肿。如果血肿清除不及时，可能会引发皮瓣的血供问题，而且容易出现复发。因此，我们会在 LF 术后第 1 天检查患者伤口，如果需要应及时处理。

掌腱膜切除术后感染不常见，并与其他感染的治疗相同。如果是感染比较浅表可以使用抗生素，如果是感染位于深层则可能需要切开引流。

在手或手指创伤后，发生寒冷不耐受几乎是不可避免的，尤其是在寒冷环境中工作时，需要格外注意。有统计显示术后寒冷不耐受发生率为 44%，而大约有 50% 患者的这种症状会在术后恢复的过程中逐渐消失。

当近端指间关节挛缩 > 60° 时，掌腱膜切除可能会不彻底。筋膜切除术中需要轻柔地分离屈肌腱鞘和副韧带。彻底松解后应用临时的克氏针固定并不

会得到好的改善，可能是由于严重的近端指间关节挛缩时伸肌腱中央束滑移度会减弱。另一方面，近端指间关节挛缩通常可以通过掌指关节过伸来代偿部分功能缺失。良好的手功能并不需要手指所有关节都能完全伸直。Saffar 主张采用前侧肌腱 - 关节全松解术来治疗严重的近端指间关节和远端指间关节的挛缩，包括松解整个屈肌附着点和骨膜下剥离。近端指间关节和远端指间关节的掌板也同时做松解。屈肌在伸直位愈合，手指保持伸直，适当增加手指的运动范围。这种技术也可用于近端指间关节僵硬的松解和一些严重的掌腱膜挛缩病例的治疗。1983 年 Saffer 回顾研究了 56 例病例，结果优良率为 78%。我们没有使用这种技术的经验，也没有相关研究来证明这种技术是否有效。

僵硬是个糟糕的结果，关节僵硬是一个术后不良结果，它包括手术部位的手指屈曲受限或整个的手功能受限，或者并发复杂区域疼痛综合征（CRPS），这种情况手术效果很差，甚至比术前功能更差。关节僵硬的发生率较低，但导致的不良后果更严重，这使得 LF 应用不广泛，掌腱膜切除手术没有完全普及，所以对需要首次治疗的病例，作者更喜欢倾向于选择皮下掌腱膜切断术、PNF，或胶原酶注射治疗。

掌腱膜挛缩的复发有时并不是手术的并发症，而可能是慢性疾病的进展过程，术前应告知患者。掌腱膜挛缩症治疗中存在一些不可预测性，如果发生在治疗后的早期，将是较为棘手的问题。一些外科医生试图在早期再次手术，但往往没有效果而且可能会更为严重。我们认为对这种情况最好采取保守治疗，包括夜间支具固定结合日间手部功能锻炼和康复。治疗的效果需要更多的试验来证实其有效性。

尽管 LF 有这些不良反应，但一般积极的治疗能减少复发率。因此，如果患者选择 LF，其复发的概率要比 PNF 低得多。

20.2.2 掌腱膜节段切除术的特殊并发症

掌腱膜节段切除术（SF）中，是选择性地切除部分掌腱膜条索，这种微创技术由 Moermans 普及。采用半圆形切口，可以切除大约 10mm 掌腱膜条索以恢复手指的伸直，但 SF 区域之间的病变组织无法切除。在有明显阻碍性结节的病例中，切口需优先考虑这些结节及其下的条索，而未受累的条索在牵

拉缓解后可能会自行消失。SF可以看作是一种增强筋膜切开术。节段切除就像在掌腱膜中设置防火带，并可以通过放置内置物（如纤维素）来增强，以防止掌腱膜节段间隙的纤维性桥接，并将覆盖的皮肤与瘢痕隔离。这可以在短期内改善手部活动以提高预后效果。

其他的手术切口也适用于SF：采用多个横向切口，可以避免纵向瘢痕挛缩。Z字成形术可以将皮肤纵向延长75%，可用于SF经纵向切口后的皮肤闭合。

SF的并发症发生率非常低，有报道为0%~5.6%。最常见的是血肿、皮肤坏死、神经损伤和CRPS。

SF的优点与其他微创手术的优点相似，主要是恢复更快、疼痛更少。然而，这种微创手术中，病变组织和神经血管束的暴露不如LF充分。如前所述，这些神经血管结构经常偏离其正常的解剖位置。因此，术者需要考虑损伤血管神经的风险，必要时延长切口。然而，有的观点认为，神经血管结构的有限暴露相比于经皮技术要好，而出现神经损伤是罕见的（＜1%）。神经损伤在SF术中可以看见，就像LF一样，神经损伤最好术中显微外科修复。神经失能没有被提及，但很明显，在某些病例中可能发生短暂的感觉丧失。

通常部分掌腱膜切除术要比广泛切开术后伤口愈合的更快，术后能更容易、更早期开始功能锻炼。CRPS（与掌腱膜挛缩症相关，手术治疗后常见）的发生率较低，因为CRPS与更广泛的创伤相关。在文献中，SF术后的CRPS几乎没有发生（＜1%）。血肿、局部皮肤坏死和短暂的浅表伤口感染发生率少于3%，通常经过2~4周的局部治疗可以恢复。

这种不完全的腱膜条索切除术是否更容易引起复发仍有争议，并且还没有相关研究。

20.2.3 掌腱膜全切除术的特殊并发症

掌腱膜全切除术（DF）由Hueston提出，除了掌腱膜条索和结节，表层皮肤一起去除。在某些情况下，皮肤不直接闭合而需要二期愈合。McCash也报道了这项技术。通常DF需要切除大量的皮肤，需要在前臂或上臂内侧取全厚皮进行植皮覆盖。在我们的工作中主要将该技术应用于复发的病例，切除手指近节双侧侧方中线之间、包括手掌远端和手指中节边缘的小片皮肤。DF是一种创伤较大的手术方式。其优点是如果皮肤完全黏附于掌腱膜病变组织，切除后皮肤缩短的问题就可以解决，并且用于替换的

皮肤取自于前臂，这里不会发生DD。此外，去除受影响的皮肤，代之与手掌性质不同的健康皮肤，切除的病变范围较大。这与报道中皮肤移植后长期复发率较低相符合。但目前仍需要进一步的相关研究。

这种术式比其他术式手术创伤要更大，因此手术时间和康复过程更长。普遍认为其术后并发症的发生要高于微创术式，而且更严重。然而，总的并发症的发生率较低，为11.6%，相比之下，胶原酶治疗组为78%，PNF组为19%，LF组为17.4%。然而，由于报道、随访和定义的不统一，这种并发症发生率的差异并不可靠。

在短期前瞻性随访中，约有一半的患者在术后存在暂时的感觉减退，但大多数手指在3个月内完全恢复。CRPS发生率约为5%。与全身麻醉相比，局部麻醉术后CRPS的发生率较低。这些病例治疗较为彻底，但残留的关节僵硬往往是不可避免的。在前臂的供区部位罕见的并发症为伤口裂开，这可以通过缝合线保护伤口来防止。血肿发生率＜1%，可以通过术后加压绷带来预防。如果前臂切口缝合张力高，我们会去除皮下组织但要保留前臂内侧皮神经。

在少量病例中会遗留影响外观的瘢痕，但通常较为容易处理。在手部，伤口裂开（10%）和感染（18%）的发生率较高，需要抗生素和定期更换敷料，术后需要更长时间包扎。植皮全部坏死很少见，但部分坏死并不少见。我们预防植皮坏死的方法可能略有不同，但我们一致认为，应尽可能去除植皮下血液，并通过施加压力和制动以减少植皮下积血。如果出现伤口愈合障碍，2~3天一次的换药可促进伤口二期愈合。

尽管DF手术范围更广，但长期随访的手部活动的增加与SF或LF术后无显著差异。然而，大多数报告关注的是背伸活动的改善，屈曲活动功能的丢失几乎从未被提及，这在复杂的手术如DF后很容易出现。如前所述，手指的任何屈曲功能损失都可能对结果产生显著影响。因此，建议仔细进行体格检查，早期手部功能锻炼可能是有帮助的，需要谨慎地选择夹板固定。

20.3 掌腱膜切断术的并发症

掌腱膜切断术有开放式和经皮式两种方法。总体而言，掌腱膜切断术并发症的发生率和严重程度要比筋膜切除术低。使用刀片（如开放式掌腱膜切开术）的并发症发生率大于针式掌腱膜切断术，

而且针式掌腱膜切断术并发症的发生率与所用针的大小有关。

20.3.1 经皮掌腱膜切断术（PNF）的并发症

经皮掌腱膜切断术（PNF）是一种微创的治疗方式，最早是由 20 世纪 70 年代风湿病学专家在文献中报道，在法国巴黎有该项技术的培训中心。大约在 20 世纪末到 21 世纪初，许多手外科医生都在巴黎拉里博瓦西埃尔医院 Lermusiaux、Thyssedou 和 Badois 教授的专业中心进行培训，也就经皮掌腱膜切断术发表了不少的文章。PNF 仅需要在皮内麻醉下进行，但其必须切开造成掌腱膜挛缩的主要区域。因为 PNF 创伤性很小，所以可以在门诊换药室或治疗室进行操作。PNF 治疗掌指关节挛缩程度在 90°范围内的有效性和有限的掌腱膜部分切除术（LF）相同，所以大部分医生仅将用其治疗掌指关节挛缩，因为他们担心损伤手指的神经血管束，这种担心是可以理解的，但并没有得到文献的支持。

皮肤撕裂伤是比较常见的并发症，发生率高达 50%，其主要发生在复发病例中。作者单位出现皮肤撕裂伤的发生率较低，归其原因，主要是采用了改良的 Denkler 技术，其应用 19 号注射器针对皮肤和挛缩条索组织进行潜行分离。如果确有皮肤撕裂伤发生，可不予处理，待其自行二期愈合。只有在极其特殊的情况下，需要应用局部皮瓣进行创面缺损的修复。

最害怕但不常见的肌腱和手指神经损伤是发生的并发症之一。它们的发病率是与所使用的针的大小有关。使用皮内麻醉，从远端到近端进行操作，可以允许患者在出现问题时提醒外科医生针头接近或接触神经。我们经常提醒患者术后的临时麻木是正常的，这是因为局部麻醉扩散至指神经所致，但是一定告诫患者如果 PNF 术后第 2 天仍感觉麻木，需告知我们。在 Paul M.N. Werker 教授应用 PNF 技术的 20 年里，仅出现 1 例完全性指神经损伤的病例，表现为应用 PNF 术侧指体的麻木和 Tinel 征阳性，然而在探查中发现神经的解剖完整性存在。文献报道，神经损伤的发生率为 1%~4%，同时建议治疗后出现持续的感觉减退需行神经探查术。神经失用的发生率为 1%，但一般是暂时的。

屈肌腱损伤在经皮掌腱膜切断术中较为常见，其次发生在有限切除术，因为二者术中屈肌腱都没有暴露。PNF 中肌腱损伤的发生率已被证实报告为 0.05%。为了防止肌腱损伤的发生，当松解针头置入条索最厚的位置时，应要求患者活动手指。当针头随手指活动发生移动，说明针头刺入肌腱内，此时需向后退针。最后，要求患者完成最大握拳和伸指动作以排除肌腱损伤的发生。如怀疑肌腱损伤，需进行探查术，甚至需要进行修复。作者未遇有该情况发生。如怀疑肌腱部分损伤，则需在 PNF 术后 2 周内避免重体力劳动。

PNF 术后感染罕见，文献报道发生率为 0.7%。作者曾有 1 例患者发生感染，且需要外科清创治疗。后来作者分析，该患者感染的发生可能与针头无意中横断皮肤凹陷有关，导致皮肤埋在皮下。当把埋入皮下的皮肤清除后，感染即可被治愈。

PNF 术后复发的概率明显高于其他有创的手术，其不应被认定为并发症，而是条索状结构分离后的直接结果。因此，需要进行多次重复的 PNF 治疗或进行其他有创的治疗。对许多患者来说，这是一个很大的优点。

20.3.2 开放性掌腱膜切断术（OF）的并发症

1787 年伦敦 Henri Cline 教授首次提及 Dupuytren 病，但却没有治疗该疾病的记录。Dupuytren 病最早是由 Dupuytren 教授于 1831 年 12 月 5 日进行描述的。开放性掌腱膜切断术，当时是在无麻醉状态下，患者肩外展 90°、肘关节屈曲 90°，术者位于患者后方进行手术操作。在随后的多年间，没有关于 OF 的并发症的报道，但 Dupuytren 教授强调了这种疾病不累及屈肌腱，因此 OF 技术应该被保留。

20 世纪，许多外科医生多次回顾和重新认识 Dupuytren 技术，并且通过小切口完成了手术操作。可以想象，OF 技术与 PNF 技术有相同的疗效，但却有损伤指神经血管束的风险。据报道，OF 技术治疗掌指关节挛缩效果显著，且 5 年后有效性可达到 55%。就作者而言，因为 PNF 的优势和掌腱膜部分切除术的有效性，作者并未使用 OF 技术。

20.4 胶原酶（CCH）治疗的并发症

胶原酶治疗是一种非手术、微创的酶催化溶解的筋膜切开术。这项创新性的治疗是在 21 世纪初，由纽约州立大学 Hurst 和 Badalamente 教授经过长期转化其医学研究并引入临床的。Dupuytren 病挛缩的条索组织富含胶原蛋白。胶原酶是由梭菌属

（Clostridium）和溶组织梭菌（Histolyticum）产生的特殊的酶类物质，可以通过将其特定的注射入条索组织达到筋膜切开的目的以恢复手指伸指。这种注射物质包含胶原酶Ⅰ和Ⅱ两类，二者可协同分解胶原蛋白。Ⅰ、Ⅱ类胶原蛋白不仅存在于条索状组织内，也存在于屈肌腱中，却不存在于指神经血管束内，在指神经血管束的基底膜结构中存在Ⅳ类胶原蛋白，所以指神经血管束是可以避免受到胶原酶的损伤。

胶原酶治疗报道的并发症较其他治疗方法高，为78%。然而，这些并发症是有争议的，其中水肿（62%）、血肿（25%）是最常见的并发症，其也可发生在其他的治疗方法中。归其原因，报道的并发症发生率是由一项前瞻性临床研究和这项创新治疗研究的随访中获得的，这是在其他经典的治疗方法中几乎从未出现过的情况。此外，肿胀和血肿几乎在所有手术病例的术后的第1天或几周均会出现，但从未提及。皮肤撕裂伤可能发生在注射后（24%），大多数是由注射治疗后第1~7天手指活动造成的，而这种活动是恢复手指完全活动范围的标准运动。在此时期，皮肤组织被炎症反应所影响，且常是与Dupuytren病挛缩的条索组织相连接的皮肤受累。强有力的活动和规律的拉伸运动导致皮肤撕裂，甚至可能为较大的撕裂伤。然而，只需要保持伤口敷料干燥，且每2~3天换药一次，大多在5~10天内伤口可自行愈合，而不需要进一步的治疗，甚至对一些大的撕裂伤也可经过换药获得愈合。在9%的病例中，因为胶原酶的炎症反应，可能造成暂时的腋窝淋巴结肿大，对其不需进行治疗。严重的并发症是肌腱损伤。据报道，屈肌腱断裂的发生率为4%，而且大多发生在注射治疗小指PIP关节挛缩的病例中。仔细的选择病例，避免注射入肌腱可以减少这种严重并发症的发生。一旦发生，治疗与否取决于患者的意愿。大多数患者更能接受二次屈肌肌腱修复和长期功能锻炼后的手部功能障碍。在作者治疗的病例中，有1例严重的小指钩状畸形患者，其选择行胶原酶注射治疗，而非手术治疗。虽然患者被告知了发生屈肌腱断裂的风险，但患者很满意至少他可以再次伸开手指，接受主动屈曲受限，而且拒绝行肌腱修复治疗。

多项随机对照研究证实，胶原酶治疗组Dupuytren挛缩的长期复发率与PNF组有显著不同，其高于外科手术组。然而，患者对胶原酶注射治疗的满意率较高，临床治疗效果可达到优和良的结果，而且对

于一些严重病例不存在接受多次注射治疗的限制。然而直到2020年，这种简单的治疗方法在欧洲仍然无法通过审批，对于众多的患者来说无法获得这种满意的治疗方法和可以控制疾病这种酶是悲哀的。另一家制药公司（Fidia Ltd，Milan）目前正在进行第一阶段的试验测试，以获取注射用胶原酶的替代产品。

20.5 放射治疗（RTX）的并发症

放射治疗Dupuytren病目前仍是有争议的。有争议的证据报道表明低剂量辐照剂量（30Gy连续5次，每次3Gy，6周后重复）对于预防早期疾病进展是有益的。这意味着只有掌侧结节或出现初期挛缩的患者可从放射治疗中获益。迄今为止，仍缺乏有关放射治疗掌腱膜挛缩症的长期随访结果的前瞻性或随机对照研究结果。

尽管通常在接受手部放射治疗的患者中有较高的满意度，但是（轻微的）并发症很常见。急性红斑作为一种明确的早期副反应，发生率为40%。晚期并发症为皮肤萎缩，发生率为10%。一般而言，发生恶性肿瘤的风险增加0.02%。迟发性进行性纤维化是一种明确的普通放疗治疗的副作用。由于副作用，放射治疗仅应用于掌侧结节或出现初期挛缩的患者。作者先前的研究结果显示年龄＞50岁，掌侧结节病例的发生率＞20%。最近，首次调查研究7年后，作者再次研究其发生率，发现仅有20%的结节期（Iselin Ⅰ期）会发展到Iselin Ⅱ期。所以，治疗掌侧结节的病例是一种过度医疗的现象。因此，我们认为过度治疗的问题应该得到充分的重视，应该将可能带来的益处与医疗保健费用以及未知的长期并发症相对比。目前，澳大利亚纽卡斯尔的放射肿瘤学专家团队正在进行随机对照研究，以确定RTX治疗Dupuytren病精确的波谱范围。

20.6 局部治疗的并发症

Dupuytren挛缩的局部非手术治疗包括机械外固定（应用夹板）或化学治疗（应用软膏剂和类似于胶原酶的渗透性药物）。应用外固定夹板，挛缩的条索可获得部分矫正或处于稳定状态。夹板可以是静态的，也可以是动态的，通过张力或压力作用于挛缩条索组织处。外科手术治疗后应用夹板固定以保持或改善手指伸直的作用是有争议的。原因之一在

于外科治疗后应用夹板固定改善手指伸直是不必要的，而且还增加了手指僵硬和屈曲受限的风险。有证据表明手部物理治疗包括手指主动活动和拉伸运动，此物理治疗可能是获得最优结果的有效治疗。除了僵硬的风险之外，疼痛可能是夹板固定带来的另外一个问题。自从 CRPS 被认定与 Dupuytren 疾病、外科手术相关，也与石膏固定相关，夹板固定也增加了 Dupuytren 疾病治疗后发生 CRPS 的风险。如果夹板固定的目的是试图矫正手指挛缩，那么疼痛、压疮、依从性差（高达 35%）并不罕见。然而，当应用掌侧压力性支具时，这些问题较少出现，并且不严重。

在中国的一项随机对照研究中，局部类固醇浸润被尝试应用于治疗 Dupuytren 病和 Ledderhose 病。该研究报道应用类固醇浸润治疗可以达到结节病灶软化和部分退化的效果，其机制为胶原蛋白生成的细胞凋亡和抑制。该治疗相关的副作用并没有提及。

局部治疗的研究较少，仅可见个案病例报道。自从证实类固醇类抗炎性药物可降低成纤维细胞活性，大多提倡局部应用该类药物，但长期效果不明确。皮肤萎缩是类固醇药物应用最常见的并发症，因此不建议长期使用。还没有研究将其他的抗炎性药物如双氯芬酸应用于治疗 Dupuytren 病。尽管相关并发症很少，但可能发生局部过敏反应。还有可能出现全身性副作用，包括消化道溃疡、肾功能障碍、肝脏毒性和贫血等。

除了抗炎性药物局部应用外，还经常建议局部应用维生素 E 软膏。一项单中心研究发现，使用维生素 E 软膏每日 2 次治疗 Dupuytren 结节，50% 的患者 Dupuytren 结节获得软化，但后期结果却没有报道。

20.7 全身性治疗的并发症

Dupuytren 病的全身性药物治疗还不明确。然而，纤维化是炎性病变的组织学结果。一些体外研究表明，肌成纤维细胞的激活或去激活，以及胶原蛋白的产生可以被某些药物治疗所干预。所以，目前少量的临床研究报道了系统性药物在 Dupuytren 病方面的应用。短期全身性的应用类固醇药物在 1950 年左右已经被应用，但对其结果是存有争议的，因为全身应用皮质类固醇和其他免疫调节药物有明确的副作用，更不适宜长期使用。骨质疏松、皮肤萎缩、痤疮、白内障、肌无力和口腔念珠菌感染等是全身性应用皮质类固醇药物多见的副作用，所以该项治疗现在已不再使用。

因为 Dupuytren 病的组织病理学与纤维瘤相似，所以一项随机双盲对照试验将大剂量三苯氧胺作为一种新辅助药物疗法和安慰剂同时应用于治疗严重的纤维化患者外科术后 3 个月。尽管有证据显示有显著的治疗结果，但长期使用可能会出现全身性副作用，如血栓疾病、肝脏毒性等，而且疗效在 2 年后消失。尽管如此，这项试验强烈的建议将该药物疗法作为严重进展期的 Dupuytren 病患者的辅助治疗。目前许多治疗方法都在进行，但仅限于试验，但在未来全身性治疗选择方面，可能会有更大的进展。

20.8 小结

掌腱膜挛缩症的治疗方法有很多，但各有优缺点，没有任何一种方法能保证明确的结果治疗，同时副作用和并发症也相对较少。

应用局部治疗延缓疾病进展或全身性治疗还没有明确的结果。胶原酶注射治疗可能是一种效果明确且治疗效果持久的微创治疗方法。

外科治疗的方法因其各自的并发症和创伤大小而有各自的适应证限制。掌腱膜部分切除术（LF）和真皮筋膜切除术掌腱膜全切除术（DF）较掌腱膜切断术（SF、OF、PNF）创伤性更大，且并发症也较多。在术前沟通和充分的知情同意非常重要，并发症的预防也是如此。在显微镜下对一些复杂病例进行操作，可以提高安全性和有效性。如果出现指神经血管束损伤，需要术中采取方法进行治疗，要向患者告知具体情况，也要如实记录以便于后期的手术治疗。

制定出适用于掌腱膜挛缩症治疗的多学科的、规范化的治疗方案是必要的。对于一些复杂病例，如高复发率、合并有糖尿病的患者，应该向有经验的专家寻求帮助，以获得更适宜的治疗方法。

未来有可能通过局部治疗来延缓掌腱膜挛缩症的进展。但目前仍需要进行不断地总结和改善，时至今日，熟练的解剖、精湛的外科专业技能、勤奋和谦逊是最重要的。

参考文献

[1] Lanting R, van den Heuvel F.R, Westerink B, Werker PMN. Prevalence of Dupuytren disease in The Netherlands. Plast Reconstr Surg. 2013; 132(2):394–403.

[2] Ng M, Thakkar D, Southam L, et al. A genome-wide association study of Dupuytren disease reveals 17 additional variants implicated in fibrosis. Am J Hum Genet. 2017; 101(3):417–427.

[3] Mathieu S, Naughton G, Descatha A, Soubrier M, Dutheil F. Dupuytren's disease and exposure to vibration: systematic review and metaanalysis. Joint Bone Spine. 2020; 87(3):203–207.

[4] Broekstra DC, Groen H, Molenkamp S, Werker PMN, van den Heuvel ER. A systematic review and meta-analysis on the strength and consistency of the associations between Dupuytren disease and diabetes mellitus, liver disease and epilepsy. Plast Reconstr Surg. 2018; 141 (3):367e–379e.

[5] Lanting R, van den Heuvel ER, Werker PM. Clusters in short-term disease course in participants with primary Dupuytren disease. J Hand Surg Am. 2016; 41(3):354–361, quiz 361.

[6] Haase SC, Chung KC. Dupuytren disease. Hand Clin. 2018; 34(3):1.

[7] Zhou C, Ceyisakar IE, Hovius SER, et al. Surgeon volume and the outcomes of Dupuytren's surgery: results from a Dutch Multicenter Study. Plast Reconstr Surg. 2018; 142(1):125–134.

[8] Denkler K. Surgical complications associated with fasciectomy for Dupuytren's disease: a 20-year review of the English literature. Eplasty. 2010; 10:e15.

[9] Eberlin KR, Mudgal CS. Complications of treatment for Dupuytren disease. Hand Clin. 2018; 34(3):387–394.

[10] Therkelsen LH, Skov ST, Laursen M, Lange J. Percutaneous needle fasciotomy in Dupuytren contracture: a register-based, observational cohort study on complications in 3,331 treated fingers in 2,257 patients. Acta Orthop. 2020; 91(3):326–330.

[11] McKirdy SW, Jacobs N, Nassab R, Starley IF. A retrospective review of cold intolerance following corrective surgery for Dupuytren's disease. Hand Ther. 2007; 12:55–59.

[12] van der Avoort DJ, Hovius SE, Selles RW, van Neck JW, Coert JH. The incidence of symptomatic neuroma in amputation and neurorrhaphy patients. J Plast Reconstr Aesthet Surg. 2013; 66(10):1330–1334.

[13] Malsagova AT, Zwanenburg RL, Werker PMN. New insights into the anatomy at the palmodigital junction in Dupuytren's disease: the palmodigital spiralling sheet. J Hand Surg Eur Vol. 2019; 44(9):972–978.

[14] Hettiaratchy S, Tonkin MA, Edmunds IA. Spiralling of the neurovascular bundle in Dupuytren's disease. J Hand Surg Eur Vol. 2010; 35 (2):103–108.

[15] Breed CM, Smith PJ. A comparison of methods of treatment of pip joint contractures in Dupuytren's disease. J Hand Surg [Br]. 1996; 21 (2):246–251.

[16] Saffar P. Total anterior teno-arthrolysis. Report of 72 cases. Ann Chir Main. 1983; 2(4):345–350.

[17] van Rijssen AL, Ter Linden H, Werker PMN. Five-year results of a randomized clinical trial on treatment in Dupuytren's disease: percutaneous needle fasciotomy versus limited fasciectomy. Plast Reconstr Surg. 2012; 129(2):469–477.

[18] Moermans JP. Segmental aponeurectomy in Dupuytren's disease. J Hand Surg [Br]. 1991; 16(3):243–254.

[19] Werker PMN, Degreef I. Alternative and adjunctive treatments for Dupuytren disease. Hand Clin. 2018; 34(3):367–375.

[20] Hueston JT. Dermofasciectomy for Dupuytren's disease. Bull Hosp Jt Dis Orthop Inst. 1984;44(2):224–232.

[21] Armstrong JR, Hurren JS, Logan AM. Dermofasciectomy in the management of Dupuytren's disease. J Bone Joint Surg Br. 2000; 82 (1):90–94.

[22] Krefter C, Marks M, Hensler S, Herren DB, Calcagni M. Complications after treating Dupuytren's disease. A systematic literature review. Hand Surg Rehabil. 2017; 36(5):322–329.

[23] Ullah AS, Dias JJ, Bhowal B. Does a "firebreak" full-thickness skin graft prevent recurrence after surgery for Dupuytren's contracture? A prospective, randomised trial. J Bone Joint Surg Br. 2009; 91(3):374–378.

[24] van Rijssen AL, Gerbrandy FS, Ter Linden H, Klip H, Werker PM. A comparison of the direct outcomes of percutaneous needle fasciotomy and limited fasciectomy for Dupuytren's disease: a 6-week follow-up study. J Hand Surg Am. 2006; 31(5):717–725.

[25] Stewart C, Davidson D, Hooper G. Re-operation after open fasciotomy for Dupuytren's disease in a series of 1077 consecutive operations. J Hand Surg Eur Vol. 2014; 39(5):553–554.

[26] Hurst LC, Badalamente MA, Hentz VR, et al. CORD I Study Group. Injectable collagenase clostridium histolyticum for Dupuytren's contracture. N Engl J Med. 2009; 361(10):968–979.

[27] Scherman P, Jenmalm P, Dahlin LB. Three-year recurrence of Dupuytren's contracture after needle fasciotomy and collagenase injection: a two-centre randomized controlled trial. J Hand Surg Eur Vol. 2018; 43(8):836–840.

[28] van den Berge BA, Werker PMN, Broekstra DC. Limited progression of subclinical Dupuytren's disease. Bone Joint J. 2021;103-B(4):704–771.

[29] https://www.genesiscare.com/au/depart-clinical-trial/?gclid=CjwKC Ajw1uiEBhBzEiwAO9B_HZy8L4PW1ZsWufEvEP7ZEzfu6rRiyvjhI QeXDSePmtGdVnKiIa3m9hoCgpgQAvD_BwE.

[30] Yin CY, Yu HM, Wang JP, Huang YC, Huang TF, Chang MC. Long-term follow-up of Dupuytren disease after injection of triamcinolone acetonide in Chinese patients in Taiwan. J Hand Surg Eur Vol. 2017; 42 (7):678–682.

6

第二十一章　指尖损伤治疗后并发症的处理

Florian S. Frueh, Maurizio Calcagni

摘要

　　指尖是手部最常受伤的部位。因此，指尖损伤后的并发症非常常见，关于对它们的治疗和了解对手外科医生来说非常重要，指甲畸形如甲嵴、甲裂、钩甲的矫正是一个挑战。虽然甲嵴相对容易处理，但甲裂和钩甲是治疗的难题，可以通过指甲根根除术和植皮来解决。痛性神经瘤是另外一种常见的潜在的破坏性指尖损伤的并发症。传统上，外科治疗包括神经瘤切除、神经缩短和移位。然而，已经有多种治疗方案被描述，但没有一种技术能提供优越的结果。最后，指尖损伤后可能发生肌腱或骨骼感染、不耐冷和指腹营养不良。虽然关节离断和手指缩短是常常被选用，独特和更复杂的外科手术应该成为手外科医生掌握的工具，以保持手指的长度和功能。

　　关键词：寒冷不耐受，指尖损伤，指尖营养不良，感染，指甲畸形，神经瘤

21.1 引言

　　指尖被定义为手指末端伸肌和指深屈肌腱止点的远端部分。由于解剖结构的特殊性，它具有高度专业化的功能（如感觉、保护或精细操作）。由于手较多地接触、使用机械，指尖是手部最常受伤的部位。因此，处理指尖损伤及其并发症是手外科医生最常遇到的问题之一。指尖损伤可根据其病因分类（如裁剪伤、挤压伤、挤压撕脱伤等）或根据组织缺失的程度来分类。为此，指尖被划分为不同的区域（图 21.1）。远端的指尖损伤通常可二期愈合，更近端的损伤（即 Hirase ⅡA 型和 Allen Ⅱ型缺损）并有明显的骨和甲床缺损时出现并发症的风险更高。为了防止可能出现的严重后遗症，受伤指尖的每一个解剖结构都应该在首次治疗时被谨慎处理。在本章中，我们将讨论指尖损伤后最重要的并发症及其手术处理。

21.2 指甲畸形

　　除了指腹远端组织损伤外，指尖损伤常常涉及甲床。甲床裂伤可能是开放性和显而易见（即裂伤或离断伤）或难以识别的闭合性损伤，例如，当与挤压伤和末节指骨骨折相关时。指尖损伤后的指甲畸形是非常常见的，并且经常出现明显的外观异常问题。此外，边缘锋利的脆弱甲板可能导致严重的功能损害。从形态学的角度来看，可以发现 3 种不同类型的指甲畸形：甲嵴畸形、甲裂畸形、钩甲畸形。甲嵴容易发生在甲床缺失或不平整修复后，或甲下指骨骨折背侧移位后。相反，甲裂是在生发基质形成瘢痕后发生的。最后，钩甲发生在掌侧骨支撑不足之后，例如，在指尖倾斜截指后。如果甲床没有仔细修整，骨支撑的缺乏会导致指甲向掌侧弯曲生长，并导致美观和功能受损。

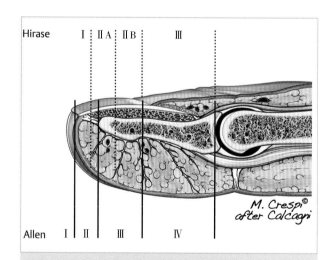

图 21.1 Hirase 和 Allen 关于指尖离断伤的分型。Hirase 分型：Ⅰ型 = 指动脉终末以远，ⅡA 型 = 中央动脉终末分支以远，ⅡB 型 = 甲皱襞以远，Ⅲ型 = DIP 关节以远。Allen 分型：Ⅰ型 = 甲床以远，Ⅱ型 = 指骨末端以远，Ⅲ型 = 甲半月以远，Ⅳ型 = DIP 关节以远

21.3 痛性神经瘤

痛性神经瘤的形成是指尖损伤的常见并发症。许多病例可以通过脱敏练习和由训练有素的手部治疗师指导的临时使用保护支具进行保守治疗。然而，如果出现严重的神经病理性疼痛，可能需要手术治疗。指神经末梢痛性神经瘤的临床表现以压痛和超敏为主要特征。诊断原则包括指神经局部阻滞麻醉后，患者应无疼痛或疼痛明显缓解。如果神经阻滞后持续疼痛且出现异常局部营养不良，外科医生应将此与复杂性局部疼痛综合征Ⅱ型进行鉴别诊断。痛性指神经瘤的外科治疗常常是延迟的，受累手指和手的功能受到明显的限制，并带来严重的社会经济后果，尤其是手工劳动者。治疗症状严重的神经瘤时，时间是一个重要因素。因此，我们建议对症状严重的指神经瘤进行早期和积极的外科治疗。已有多种治疗手指神经瘤的外科方法被介绍过，包括在骨或肌肉中进行的神经缩短和移位、端－侧神经吻合、神经包裹、局部皮瓣或最近使用的形成再生性末梢神经接口（RPNI）。然而，这些技术都不是公认的"金标准"，翻修手术的结果很难预测。根据我们的经验，即使进行翻修手术，患有损伤性和慢性神经病理性疼痛的患者出现永久性症状的风险最高。因此，当患者知情同意时应明确这一点，注意患者过高的期望值，手部治疗应该在早期进行受到最大限度的康复训练，并让患者有最大限度的锻炼配合。

21.4 感染

指尖损伤后的严重感染很少见。然而末节指骨破坏性骨髓炎或化脓性屈指肌腱滑膜炎可能会对手的功能造成潜在的严重后果。污染开放性损伤后的骨髓炎多为多微生物混合感染，需要包括手术和抗生素治疗在内的综合治疗。诊断原则包括感染手指的X线检查和骨活检、特异性病理学检测和阳性培养。

21.5 寒冷不耐受和指尖营养不良

指尖损伤的常见并发症是寒冷不耐受和指尖营养不良。在相关文献中，据报道，寒冷不耐受率为30%~100%。根据我们的经验，这些问题多发生在指尖离断伤的保守治疗使用封闭敷料后。指尖营养不

良是一个难题，因为它比健指更不耐用。寒冷不耐受很难治疗，通常会随着时间的推移和手治疗师的帮助而改善。相比之下，营养不良的指尖可以通过局部皮瓣的填塞或注射自体微量脂肪来改善（后者效果较差）。

21.6 作者自己的经验和首选技术

21.6.1 指甲畸形

通过拔甲和切除或重建不平整的甲床可以直接改善甲板的外观。通过人工真皮和来源于足趾的甲床移植重建较大的甲床缺损。然而，裂甲的手术治疗具有大的挑战性。根据甲基质破坏的大小采取不同的方法来修复甲床，对于小的甲基质缺损，通过切除瘢痕组织后直接修复甲床。对于广泛的甲基质缺损，重建甲床是困难的，对于这类损伤进行破坏性手术，如根除甲床后采用全层植皮可能是更适合的方法。最后，掌握好的适应证，钩甲能被矫正，但应告知患者手术后也有甲板畸形复发的风险。可以通过恢复骨对甲床的支撑来矫正钩甲，例如联合骨移植结合局部皮瓣来矫正钩甲。然而，许多患者更喜欢甲床破坏术这种更快的解决方案。总之，通过一套完整的早期评估和治疗方案来解剖重建破坏的甲基质，才能避免甲板畸形。

21.6.2 痛性神经瘤

预防是关键：为了减少指尖损伤后发生疼痛性末端神经瘤形成的风险，我们推荐在早期治疗时彻底缩短撕裂的指神经，同时指神经残端要有足够的软组织覆盖。此外，可以用局部麻醉药浸润神经残端，结合用双极烧灼封闭神经残端。我们治疗指尖痛性神经瘤的标准手术方法包括神经瘤切除术、神经缩短术和神经断端向近端移位术。另外，我们有首次使用RPNI来治疗较大神经瘤的经验，取得很好的效果，但这项新的技术在推广使用之前还需要进行更多的临床试验。

21.6.3 感染

对于化脓性屈肌腱腱鞘炎通常采用彻底的手术清创治疗，包括灌洗屈肌腱鞘和静脉注射抗生素。对于超声证实没有腱周脓性聚集的早期感染病例，

可以单用静脉注射抗生素保守治疗。但是，手外科医生早期应及时地（即在 24~48h 内）密切观察这些患者病情变化以证实临床治疗的有效性。

在远端指间关节平面截指来治疗末节指骨骨髓炎。如果手指重建具有可行性，应该进行下述操作：首先彻底地清除感染的骨质，随后进行骨移植和适当的软组织重建。对于植骨来源，桡骨远端或髂骨嵴是合适的供体部位。取得满意的治疗效果关键在于骨移植后良好的软组织覆盖。手部局部血管神经营养岛状皮瓣如 Venkataswami 皮瓣（携带掌侧指动脉、指神经的 V–Y 皮瓣）或手指背侧穿支皮瓣对于重建指尖不良的软组织覆盖来说是可靠的选择。

21.6.4 指尖萎缩

对于指尖损伤采取保守治疗导致指腹软组织覆盖不良，这类患者捏物时会出现局部疼痛，特别对于从事精密工作者如音乐家影响较大。通常，这类患者末节指体仅覆盖一薄层的真皮瘢痕和表皮组织，缺乏良好的皮下组织层覆盖，而末节指体的皮下组织层在捏物时对于震荡的减少是非常重要的（图

21.2a~d）。使用局部血管神经营养岛状皮瓣如 V–Y 皮瓣推进（图 21.2e~h）或 Venkataswami 皮瓣重建萎缩的指尖，重建结果满意。此外，可以使用甲皮瓣（图 21.2i、j）改善经常出现且不美观的短指甲。从技术角度来看，这种皮瓣技术较为简单，只需要增加约 10min 的手术时间。4 周后重建的指腹可完全受力（图 21.2k、l）。

拇指广泛性创伤性指腹缺损是一种罕见但具有挑战性的难题，这种损伤通常需要显微外科技术进行组织移植修复。我们已经使用半蹞趾趾腹的血管神经皮瓣修复这类损伤。这种皮瓣具有毛发少的皮肤独特优势，可以高度重建拇指的指腹，而拇指指腹对捏物和精细的操作至关重要（图 21.3）。

21.7 小结

指尖损伤常见的并发症为指甲畸形、痛性神经瘤、感染、寒冷不耐受和手指指腹的萎缩。重要的是，大多数这些问题可以通过早期精细的手术来避免，手术目的在于解剖重建甲床缺损和充分的软组织覆盖暴露结构。

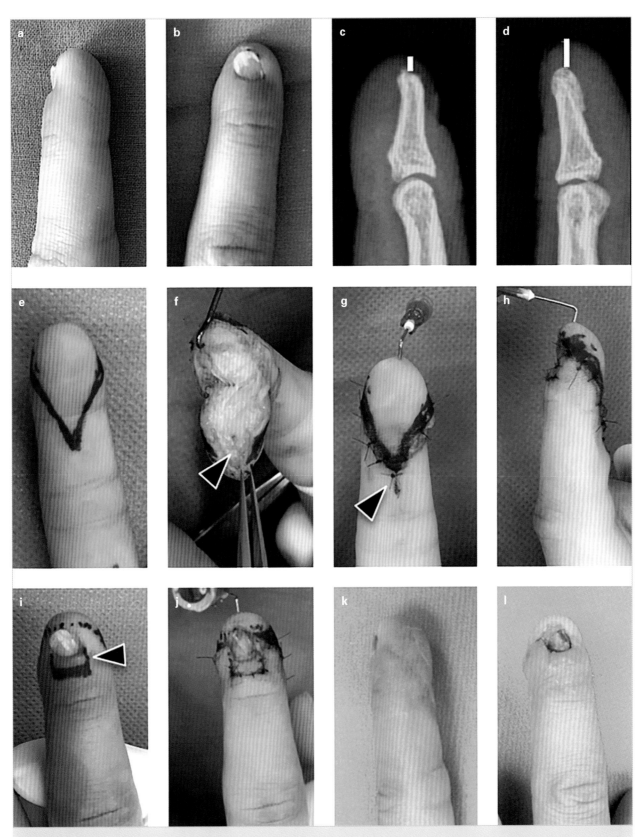

图 21.2　手术矫正指尖萎缩。a~c. 术前发现末节指骨软组织覆盖不良。d. 正常指尖。比例尺：c=1mm；d=3mm。e~h. 拉长的血管神经营养 V-Y 皮瓣的设计和解剖（f，箭头）适当的推进（g，箭头）。l、j. 甲板可见延长约 1.5mm（i，箭头）的甲皮瓣。k、l. 手术后 4 周的外观

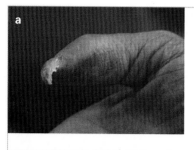
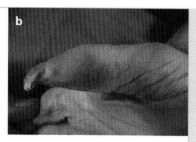
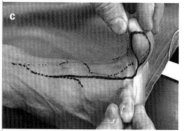
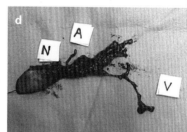
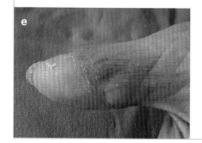
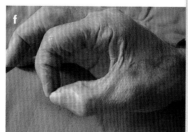

图 21.3 带血管的半蹒趾趾腹皮瓣重建拇指。a、b. 拇指掌侧大的离断伤后拇指指腹萎缩和疼痛。c、d. 半蹒趾趾腹侧方血管神经皮瓣的设计和获取，该皮瓣为拇指指腹萎缩提供理想的软组织重建。e、f. 临床结果显示重建拇指指腹满意的愈合，拇指可正常捏物

参考文献

[1] Lemmon JA, Janis JE, Rohrich RJ. Soft-tissue injuries of the fingertip: methods of evaluation and treatment: an algorithmic approach. Plast Reconstr Surg. 2008; 122(3):105e–117e.

[2] Panattoni JB, De Ona IR, Ahmed MM. Reconstruction of fingertip injuries: surgical tips and avoiding complications. J Hand Surg Am. 2015; 40(5):1016–1024.

[3] Yamano Y. Replantation of the amputated distal part of the fingers. J Hand Surg Am. 1985; 10(2):211–218.

[4] Hirase Y. Salvage of fingertip amputated at nail level: new surgical principles and treatments. Ann Plast Surg. 1997; 38(2):151–157.

[5] Allen MJ. Conservative management of finger tip injuries in adults. Hand. 1980; 12(3):257–265.

[6] Lee DH, Mignemi ME, Crosby SN. Fingertip injuries: an update on management. J Am Acad Orthop Surg. 2013; 21(12):756–766.

[7] Elliot D, Sierakowski A. The surgical management of painful nerves of the upper limb: a unit perspective. J Hand Surg Eur Vol. 2011; 36 (9):760–770.

[8] Kakinoki R, Ikeguchi R, Atiyya AN, Nakamura T. Treatment of posttraumatic painful neuromas at the digit tip using neurovascular island flaps. J Hand Surg Am. 2008; 33(3):348–352.

[9] Hooper RC, Cederna PS, Brown DL, et al. Regenerative peripheral nerve interfaces for the management of symptomatic hand and digital neuromas. Plast Reconstr Surg Glob Open. 2020; 8(6):e2792.

[10] Honda H, McDonald JR. Current recommendations in the management of osteomyelitis of the hand and wrist. J Hand Surg Am. 2009; 34(6):1135–1136.

[11] Pinder R, Barlow G. Osteomyelitis of the hand. J Hand Surg Eur Vol. 2016; 41(4):431–440.

[12] Buntic RF, Brooks D. Standardized protocol for artery-only fingertip replantation. J Hand Surg Am. 2010; 35(9):1491–1496.

[13] van den Berg WB, Vergeer RA, van der Sluis CK, Ten Duis HJ, Werker PM. Comparison of three types of treatment modalities on the outcome of fingertip injuries. J Trauma Acute Care Surg. 2012; 72 (6):1681–1687.

[14] Frenkel Rutenberg T, Velkes S, Sidon E, et al. Conservative treatment for pyogenic flexor tenosynovitis: a single institution experience. J Plast Surg Hand Surg. 2020; 54(1):14–18.

[15] Besmens IS, Guidi M, Frueh FS, et al. Finger reconstruction with dorsal metacarpal artery perforator flaps and dorsal finger perforator flaps based on the dorsal branches of the palmar digital arteries: 40 consecutive cases. J Plast Surg Hand Surg. 2020; 54(4):248–254.

[16] Fakin RM, Biraima A, Klein H, Giovanoli P, Calcagni M. Primary functional and aesthetic restoration of the fingernail in distal fingertip amputations with the eponychial flap. J Hand Surg Eur Vol. 2014; 39 (5):499–504.

[17] Guelmi K, Barbato B, Maladry D, Mitz V, Lemerle JP. [Reconstruction of digital pulp by pulp tissue transfer of the toe. Apropos of 15 cases]. Rev Chir Orthop Repar Appar Mot. 1996; 82(5):446–452.

第七部分
康复：如何通过
手部治疗预防和
管理并发症

第二十二章　Ⅱ区指屈肌腱修复：通过手疗法预防和应对并发症

Gwendolyn van Strien

摘要

治疗师和手术医生一样，会根据每位患者康复计划的细节做出选择，以获得最佳治疗结果。对于指屈肌腱修复术后的康复计划，治疗师的选择最初基于手术医生提供的信息，包括损伤机制、修复区域、使用的缝合材料和缝合技术类型以及滑车状态，然后考虑屈曲功（Work of Flexion，WOF）、疼痛以及患者依从性等方面内容。本章旨在提出个体化的早期主动活动疗法，该疗法以患者为中心，相比固定模式，可能会取得更好的指屈肌腱修复效果。

关键词：指屈肌腱修复，早期主动活动，康复，屈曲功，效果，以患者为中心，支具

22.1 伤口愈合：模式转变

Wong 等提出了修复指屈肌腱及其周围组织的新观点。研究人员观察到胶原蛋白的分泌在术后 3 天左右开始，在第 1 周内先是在周围组织中生成，1 周后肌腱也开始生成胶原蛋白并在第 21 天与周围组织形成连接。这种在肌腱愈合之前周围组织和腱鞘的早期愈合转化为周围组织粘连，限制了损伤后 3 周内的肌腱滑动。根据该情况结合目前缝合材料和修复技术（4 股修复）考虑，建议在术后 3~5 天内进行肌腱的功能锻炼。

22.2 并发症

22.2.1 粘连和断裂

粘连和断裂都是不理想的结果，因为两者都需要二次手术。相比断裂，肌腱粘连是指屈肌腱修复术后更常见的并发症。断裂后的再次修复比肌腱松解效果更好。无论采用早期被动活动（4%）还是早期主动活动（5%），肌腱断裂的发生率差别不大。然而在实现肌腱滑动方面，早期主动活动（9%）明显优于被动活动（6%），因此当情况允许时，应选择早期主动活动。

22.2.2 弓弦畸形

牢固的修复方式意味着更大的吻合口结节，因此需要切断滑车以避免干扰近端和远端肌腱滑动。滑车曾经被认为是生物力学上的必需品，现在我们知道这并不完全正确，经超声观察发现切断滑车后 1 年内仅出现轻微的弓弦畸形。对于康复治疗师而言，与手术医生沟通修复肌腱的数量、滑轮的切断或修复状态、修复后肌腱在术中主动或被动滑动情况等细节是制订个性化康复方案的重中之重。

22.3 并发症的预防

早期主动活动

屈曲功和肌腱滑动

早期主动活动（Early Active Motion，EAM）指在修复术后 7 天内开始主动肌腱滑动。安全 EAM 的目标是使用最小的力来实现充分的肌腱滑动，以实现粘连最小化。在正常情况下手指主动弯曲，对抗阻力或 WOF。而 WOF 受水肿、僵硬、手腕和手指的位置以及滑车的影响，这些因素均是避免修复后的肌腱再次断裂的需要重点考虑的内容。

水肿与屈曲功

EAM 在术后 1 周内开始，而水肿会增加 WOF，因此水肿的及时处理非常关键。Wu 和 Tang 研究发现手指掌侧的组织水肿占总 WOF 的 20%~25%。

加压包扎通常用于控制水肿。然而，一项研究发现，随着加压包扎的应用，WOF 会增加。因此在康复时应当考虑去除包扎以降低 WOF。

关节僵硬与屈曲功

肌腱修复后，由肌腱肿胀和吻合口结节（内部 WOF）引起的关节僵硬及摩擦占总 WOF 的 25%~30%。如果在主动活动训练之前完成指间关节的被动活动，这种阻力会降低。

7

· 被动活动要在主动活动之前。

· 当主动活动超出当下被动活动幅度时会存在肌腱断裂的风险。

手腕位置和 WOF

当手指弯曲且手腕处于屈曲位置时（Kleinert 固定位），肌腱的 WOF 显著增加（指浅屈肌较指深屈肌更加显著）。然而，若手指弯曲期间手腕处于中立或轻微伸展位置，肌腱的 WOF 都可以降低。支持手腕自由移动的 Manchester 短支具被用于 EAM 和四股指深屈肌修复，其不会增加肌腱断裂和近端指间关节挛缩的风险。

· 为了将术后肌腱断裂的风险降至最低，应将腕部略微伸展，切勿弯曲。

· 为了降低再次损伤风险，可以制作 Manchester 短支具以限制手腕 45° 伸展，并建议患者不要同时弯曲手腕和手指。

手指位置和 WOF

在主动手指屈曲过程中，背侧非固有伸肌腱施加的被动张力约占总 WOF 的 15%。如前所述，腕关节伸直位会影响长伸肌的被动张力。指深屈肌（FDP）和指浅屈肌（FDS）的 WOF 可以进一步降低，具体取决于掌指（MCP）关节的位置。屈肌腱 WOF 为 15° MCP 时最低；当 MCP 关节屈曲 > 45° 时，指深屈肌腱、指浅屈肌腱的 WOF 将显著增加。

· 由于本章提倡个体化治疗，作者建议，当手术医生对修复有信心且治疗师有使用 EAM 疗法的经验时，可以选择 MCP 关节屈曲 15° 位。对于治疗师经验不足或手术医生认为需要更安全的康复训练方法时，选择 30°~45° 之间 MCP 关节屈曲是最佳做法。

· 接受更多 MCP 关节屈曲（30°~45°）锻炼的部分患者在远近指间关节伸展更容易，并可因此预防屈曲挛缩。需要明确的是，在术后的前 7~10 天内很难实现完全的指间关节伸展，但在安全的情况下，仍应尽早争取。

· 在术后前 4 周，MCP 关节屈曲角度可以随时调整，以便进一步降低 WOF 并实现最佳肌腱滑动。

滑车和 WOF

肌腱修复后，手指主动屈曲时滑车贡献了总 WOF 的 30%。可通过切断滑车或切除 FDS 肌腱的一个分叉来减少 WOF。

另一个需要考虑的重要方面是，早期过多的主动复合手指屈曲可能导致肌腱断裂的发生率增加。而当主动复合手指屈曲被限制在 1/3 范围时，肌腱断裂的发生率低于 2/3 和完全屈曲。在同一项研究中还发现，切除滑车能够降低 2/3 至完全的复合手指屈曲所增加的肌腱断裂率。

· 为了避免潜在的有害 WOF，建议手术医生将手术的关键细节如吻合口结节、滑车是否切除以及术中肌腱滑过滑车的质量等告知手治疗师。

· 在修复后 3~4 周内，不鼓励主动完全屈指。1/3~1/2 的主动复合手指屈曲活动只需要较少的 WOF，且能够产生足够的肌腱滑动以预防粘连。

22.4 有效的训练：改善结果的技巧和窍门

22.4.1 从远端指间关节开始活动，而不是近端指间关节

Strickland 的研究报告表明，肌腱修复后 FDP 滑动减少了 65%，而 FDS 滑动仅减少了 10%。临床上，尤其是在尺侧手指，FDP 滑动的丧失导致了 DIP 屈曲的减少，此时肌腱滑动被重新分配到 MCP 并引起 MCP 的过度弯曲。为了检查 Ⅰ 区或 Ⅱ 区 FDP 修复后的滑动程度，应通过测量 PIP 和 DIP 关节运动来计算总主动活动（图 22.1），同时排除 MCP 关节的测量。A5 滑车紧张会造成 FDP 滑动受限，这主要由吻合口结节或吻合口在 PIP 屈曲后两个 FDS 在交叉狭窄处滑动时被卡住引起。

· 最好的做法是，当 FDP 吻合口靠近 FDS 交叉点时（当 FDS 分叉未切除时），手术医生与治疗师充分沟通，以便于治疗师避免 FDP 夹持练习，如直拳 / PIP 关节屈曲，并建议 "DIP 关节屈曲优先" 的训练。

· 手术医生术中观察 FDP 在 A5 滑车处的滑动情况并告知治疗师，将有助于康复治疗师选择最佳的 FDP 肌腱滑动运动。

22.4.2 确保是 "正确" 的肌腱在活动

握拳有两种方式：① 约 30% 的正常人群表现出从 MCP 关节开始运动的固有模式；② 约 70% 的正常人群表现出从 IP 关节开始运动的非固有模式。肌腱修复后，手指会肿胀，甚至疼痛，当被要求握拳时，患者会尽力配合，但有时会因为疼痛停止握拳。因此，相比从 IP 关节开始的非固有模式，使用从 MCP

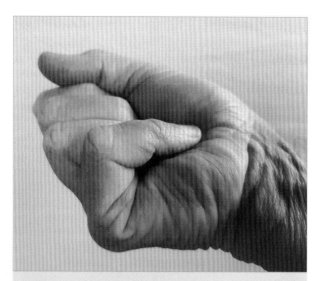

图 22.1 若计算总主动活动（TAM）的公式包括所有 3 个手指关节，MCP 过度屈曲会掩盖 DIP 屈曲的丧失

关节开始的固有模式会更普遍。该模式在 48~72h 内会转变为正常的运动皮质模式。一旦确定为正常模式就很难改变，尤其是在肌腱修复后的最初几周，此时被动的屈肌腱滑动至关重要。

· 手术医生、康复治疗师和患者都应仔细观察并纠正任何"错误"手指屈曲模式的使用倾向，以确保正确的肌腱滑动。

· 为了避免 MCP 关节屈曲并鼓励被动屈曲模式和 DIP 关节屈曲优先模式，应将支具固定在稍微远一点的位置。

22.4.3 术后训练：保持简单、功能性和相关性

预先提出治疗方案并不一定更好。事实上，类似于我们日常动作的练习可以有更多的重复机会和更好的效果。首先，我们应理解一个训练方案并不一定适用于所有患者，因为每个患者对损伤的反应不同，训练动力也不同。其次，我们要仔细观察患者的活动情况，以便设计出最适合的训练方案。在术后前 4 周，训练需要与肌腱愈合同步，因此需要根据治疗师的观察和 WOF 的变化对训练方案进行优化。

· 为了提高患者的积极性，应尽可能使用一些有效的训练，避免过多信息干扰。

· 提供图像指导，如正确进行训练的视频，以便患者可以在家中模仿训练。

· 为了激励患者，可以在进行正确训练时，使用患者的手机进行记录，以此作为家庭和工作的"手册"。

· 结合熟悉的物品进行有目的的训练，将功能训练与大脑皮层调节机能有效结合。比如当患者的手放在瓶子或杯子周围时，他会自然地握半拳（图 22.2）。

· 利用日常活动和常见物体进行锻炼的额外好处是，它给患者带来的精神上的"慢跑"。例如，坐下来喝一杯咖啡或一瓶水的时候做这个练习比在家里把一张纸贴在冰箱上要有效得多！

· 在康复的后期阶段，一种功能性练习是通过围绕智能手机的宽度完成"勾拳"动作，以实现最终的 DIP 关节屈曲。有统计显示，00 后每天要检查手机 150 次，每次看手机都要重复 3~5 次"勾拳"动作，这意味着对这个人群来说，"勾拳"动作每天会重复很多次（图 22.3）。

· 为了阻止手指弯曲的固有模式（尤其是在粘连松解后），可尝试使用相对运动伸展支具（Relative Motion Extension Splint，RMES）配合锻炼。RMES 可将 MCP 关节运动范围限制在 15°~20° 之间，以促进

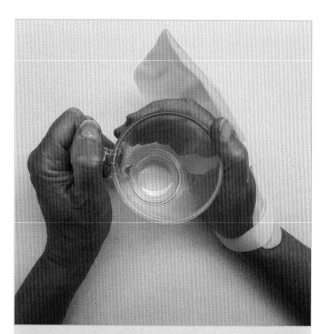

图 22.2 用手握在玻璃杯/马克杯/瓶子周围，相当于 1/3 或 1/2 的握拳，感觉"自然"，且只需付出较少的努力。当用指尖触摸杯子时会自动激发 DIP 关节屈曲。由于这项运动与喝水有关，所以患者会更自然地完成训练

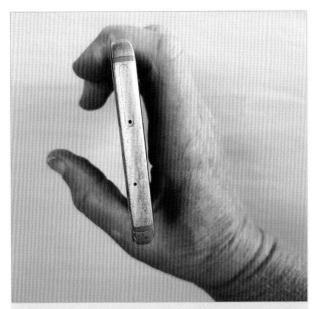

图22.3　当患者手握智能手机时会自然地激发患者进行 DIP 关节屈曲

FDS/FDP 的滑动（图 22.4）；同时，患者可以在不妨碍活动的情况下正常训练和使用手。对于肌腱粘连松解术后的患者，白天佩戴 RMES 可有助于避免以后再次松解。

22.4.4　以人为本的医疗与墨守成规的医疗

操作手册会限制治疗师根据观察到的情况和肌腱愈合的进度来开具个性化的训练处方。剂量是训练处方中可以改变的一个要素。例如，如果修复后的肌腱早期表现出小幅度滑动，则无须每小时锻炼

10 次，因为这种情况下肌腱正在愈合且粘连程度较小，重复次数过多可能导致吻合口强度降低甚至断裂。另一个可能不正确的流程化训练的例子是"放置并保持"，尤其是对于那些被过度鼓励的患者而言，他们被动地将手指放置在超出修复的肌腱能够"保持"或"滑动"的位置，受激励时会以更大的力量弯曲手指时，修复的肌腱将出现断裂的风险。而对于一些容易继发负面情绪的患者来说，如果将手指放在修复后的肌腱可以"保持"的范围之外，当他们意识到无法"保持"屈曲位置时比较容易出现放弃训练的情况。

本文倾向于通过指导患者移动（从 DIP 关节开始，关注 FDP 的滑动），观察 WOF 变化，并在肌腱滑动未按预期进行时调整或添加"技巧"，来启动 EAM。根据作者的经验，一旦患者感觉并发现修复后的肌腱确实在"有效滑动"，即使只有轻微的 DIP 关节屈曲，也会起到有效激励的作用。康复治疗师的责任是筛选可以安全移动受损肌腱并激励患者的训练，因为患者的积极参与有助于提高疗效。

22.5　小结

对患者进行一对一训练会取得更好的效果。以患者为中心模式的疗效依赖于相互沟通的能力以及手术医生和治疗师对屈肌腱解剖、肌腱愈合和 WOF 专业知识的掌握。

致谢

非常感谢 Julianne W. Howell 在我撰写本章时提供的宝贵意见和建设性帮助。

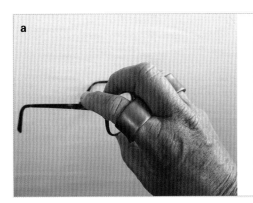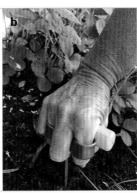

图22.4　a、b. 图中的相对运动伸展支具（RMES）能限制掌指（MCP）关节屈曲，并促进指浅屈肌（FDS）或指深屈肌（FDP）滑动以完成指间（IP）关节屈曲。RMES 可以全天佩戴，并且可以在不妨碍运动的情况下进行正常的训练

参考文献

[1] Wong JKF, Lui YH, Kapacee Z, Kadler KE, Ferguson MWJ, McGrouther DA. The cellular biology of flexor tendon adhesion formation: an old problem in a new paradigm. Am J Pathol. 2009; 175(5):1938–1951.

[2] Dy CJ, Hernandez-Soria A, Ma Y, Roberts TR, Daluiski A. Complications after flexor tendon repair: a systematic review and metaanalysis. J Hand Surg Am. 2012; 37(3):543–551.e1.

[3] Starr HM, Snoddy M, Hammond KE, Seiler JG, III. Flexor tendon repair rehabilitation protocols: a systematic review. J Hand Surg Am. 2013; 38(9):1712–7.e1, 14.

[4] Reissner L, Zechmann-Mueller N, Klein HJ, Calcagni M, Giesen T. Sonographic study of repair, gapping and tendon bowstringing after primary flexor digitorum profundus repair in zone 2. J Hand Surg Eur Vol. 2018; 43(5):480–486.

[5] Amadio PC. Friction of the gliding surface. Implications for tendon surgery and rehabilitation. J Hand Ther. 2005; 18(2):112–119.

[6] Wu YF, Tang JB. Tendon healing, edema, and resistance to flexor tendon gliding: clinical implications. Hand Clin. 2013; 29(2):167–178.

[7] Buonocore S, Sawh-Martinez R, Emerson JW, Mohan P, Dymarczyk M, Thomson JG. The effects of edema and self-adherent wrap on the work of flexion in a cadaveric hand. J Hand Surg Am. 2012; 37(7):1349–1355.

[8] Kursa K, Lattanza L, Diao E, Rempel D. In vivo flexor tendon forces increase with finger and wrist flexion during active finger flexion and extension. J Orthop Res. 2006; 24(4):763–769.

[9] Peck FH, Roe AE, Ng CY, Duff C, McGrouther DA, Lees VC. The Manchester short splint: a change to splinting practice in the rehabilitation of zone II flexor tendon repairs. Hand Ther. 2014; 19:47–53.

[10] Strickland JW. Development of flexor tendon surgery: twenty-five years of progress. J Hand Surg Am. 2000; 25(2):214–235.

[11] Walbeehm ET, McGrouther DA. The "Chinese Finger"; is the FDS Decussation a Trap? J Hand Surg Am. 1994; 19(1) suppl:38.

[12] Al-Sukaini A, Singh HP, Dias JJ. Extrinsic versus intrinsic hand muscle dominance in finger flexion. J Hand Surg Eur Vol. 2016; 41(4):392–399.

[13] Weibull A, Flondell M, Rosén B, Björkman A. Cerebral and clinical effects of short-term hand immobilisation. Eur J Neurosci. 2011; 33(4):699–704.

[14] Guzelkucuk U, Duman I, Taskaynatan MA, Dincer K. Comparison of therapeutic activities with therapeutic exercises in the rehabilitation of young adult patients with hand injuries. J Hand Surg Am. 2007; 32(9):1429–1435.

[15] Thomas JJ. Materials-based, imagery-based, and rote exercise occupational forms: effect on repetitions, heart rate, duration of performance, and self-perceived rest period in well elderly women. Am J Occup Ther. 1996; 50(10):783–789.

第二十三章 周围神经手术：通过手疗法预防和管理并发症

Ton A. R. Schreuders

摘要

精细的手术修复只是神经损伤后的第一步，之后需要一个漫长的康复过程才能恢复良好的手部功能。经过最初一段时间的神经保护之后，必须进行长时间的训练，以提供足够的运动和感觉功能，并防止并发症的发生。本章将讨论通过适当的手疗法可以避免或治疗神经手术相关的并发症。

关键词： 神经手术相关的并发症，手疗法，神经损伤，感觉重塑，再学习，手部康复

23.1 引言

手疗法在周围神经损伤患者中的应用价值已得到证实。接受手部治疗师治疗的患者在一年内重返工作岗位的概率是未接受这种专业治疗患者的 3.5 倍。

虽然通常的做法是在术后最初的 3~4 周内用石膏固定来保护缝合的周围神经，但也有研究提出了相反的观点。石膏固定的主要目标是尽量减少神经修复后的张力，这在犬实验中被证明对神经修复是有害的。有些人提倡更长的固定时间，如腕关节神经损伤固定 6 周。然而，也有研究表明固定对指神经的修复没有益处。因此，未来需要进一步的研究来评估修复后的神经是否以及如何更早地被调动。

在这个最初的保护阶段之后，当神经上的张力逐渐增加时，支具就可以停用。恢复活动能力的被动锻炼必须与神经滑行练习相结合，以防止神经周围的短瘢痕形成。

23.2 并发症

23.2.1 水肿

与许多其他手部损伤类似，神经损伤也会导致手部过度肿胀。除了神经损伤，肌腱和血管等其他结构通常也可能同时会受损，从而导致血液循环不良而继发后续的肿胀。

治疗

为了应对水肿，常规的治疗包括抬高肢体、使用压缩手套、运动和按摩。需要注意的是，患者应该轻柔地移动患肢，并注意移动时的感受，因为通常的抬臂动作可能会引起缝合的神经紧张。例如，当肘部向上伸展时，缝合的正中神经会被拉伸。总的来说，在早期阶段必须避免任何疼痛和（或）刺痛感，同时还应避免使用过紧的支具或绷带，特别是在神经缝合处。

23.2.2 疼痛

疼痛的处理是至关重要的，需要凭借多学科合作的方式加以解决，并在患者接受神经手术时开始。为了防止术后疼痛感的急速加重，适当的止痛手段，尤其是局部操作是非常必要的。

数天后，治疗方案还需要在优化功能恢复时专注于有效缓解疼痛，同时也要强调活动范围的重要性。在后期阶段，应进行感觉和运动再学习活动来治疗疼痛。

在周围神经损伤后，非伤害性刺激有时被认为是有害的，这被称为痛觉异常。

治疗

电刺激，如经皮神经电刺激（TENS），用于慢性背痛，可对感觉过敏患者有益。在脱敏治疗中，不同的物体表面或纹理被用来降低手触摸引起的疼痛。这一概念类似于感觉重塑，即使用不同类型的刺激，如振动和纹理，对超感官区域进行再教育和脱敏。

与脱敏治疗相反，体感痛觉的康复（SSR）应避免刺激过敏和疼痛区域。在 SSR 治疗中，触摸痛的皮肤区域由触摸痛描记法标记，而严重程度由彩虹疼痛量表（用一系列单丝对严重程度进行分类）测定。然后，在远处的近端区域给予舒适的触觉或振动"反刺激"，随着时间的推移，疼痛区域会变小。

镜像疗法也被证明对神经瘤引起的 2 型复杂区

域疼痛综合征（CRPS）有效。

23.2.3 肌无力

有研究数据表明，专门针对再学习过程的训练方案大大增加了改善神经修复后功能的可能性。目前手部康复的发展趋势是调节中枢神经，而不是周围神经因素。当我们向患者解释恢复的过程以及长时间训练的必要性时，使用语言学习是一个发人深省的比拟。在神经损伤和修复后的最初阶段，通过使用大脑的视觉–触觉和听觉–触觉交互能力来维持手皮层功能的方法正在改进。

肌肉力量完全恢复是很少见的，因此对患者进行预期管理十分重要。幸运的是，许多患者能够学会对力量的丧失进行补偿，尽管这种自动补偿可能对恢复起反作用。

所谓的废用现象是一种非常明显的表现，在所有患者中都可以观察到。通常患者快速学习各种技巧动作，并使用代偿动作完成工作。有些动作有助于患者进行日常活动，但有些动作可能适得其反，因为在某些时间节点患者并不需要多余的肌肉力量。

治疗

就像语言学习一样，肌无力的治疗需要长时间的训练。如果可能的话，可以用一种有意义和有目的的方式开展。在第一阶段，肌肉锻炼不是传统的健身训练，而是短时间内集中对特定肌肉正确刺激的控制。想象和镜像疗法在这个阶段也有帮助。

治疗师需要了解废用现象的机制，并考虑治疗策略，如限制诱导运动疗法（CIMT）。在这种疗法中，未受伤的手臂被限制（如使用支具或手套）。这种疗法在臂丛损伤的儿童中已被证明是有效的。

电刺激（ES）在一些国家是常见的疗法。现有研究中还没有强有力的临床证据支持使用 ES 长时间维持肌肉活力直至神经再支配。目前 ES 和运动促进神经再生的机制仍然不明确。然而，它们确实能够加速神经再生。

当肌肉恢复神经支配，但患者还不能主动收缩肌肉时，ES 可以起到帮助作用。在这种情况下，ES 被用作重新学习的途径来"找到"正确的肌肉。

23.2.4 挛缩和缩短（如肌肉紧绷）

尺神经病变，特别是在柔软灵活的手，由于无

法伸展近端指间（PIP）关节，有发生进行性 PIP 关节挛缩的风险。指总伸肌（EDC）的过度活动造成第 4 和第 5 指掌指（MCP）关节的过伸。类似地，屈肌紧张本身就增加了 PIP 关节屈曲挛缩的风险，反之亦然。在长期固有负手中，甚至钮孔畸形和伸肌腱脱位在 MCP 关节水平也可能发生。

在正中神经损伤后早期有拇指蹼内收挛缩的风险。高位正中神经麻痹（指示指，图 23.1）时，常发生示指和拇指的 IP 关节伸直挛缩。

桡神经麻痹时需要避免的并发症有屈腕挛缩和屈肌紧绷。

治疗

需要定期进行运动范围的锻炼，以防止这些关节僵硬和肌肉紧张。这种情况下支具被频繁使用，比如夜用固定支具（图 23.2），这是一种带有指节弯曲器和拇指蹼的支具。为桡神经病变患者安装一个简单的翘起支具，有助于他们的日常活动并防止腕关节疼痛和僵硬。

23.2.5 感觉丧失

失去保护性感觉可能会导致尖锐和热的物体伤害。我们应教育患者如何避免这些创伤和烫伤。

治疗

感觉重塑项目通常用于促进感觉恢复。这是一种认知行为治疗技术，帮助神经损伤的患者，在受损的感觉区域被刺激后，有意义地解释变化模式或

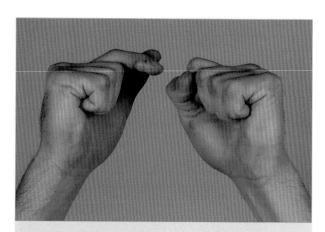

图 23.1 高位正中神经麻痹患者，典型的指示指

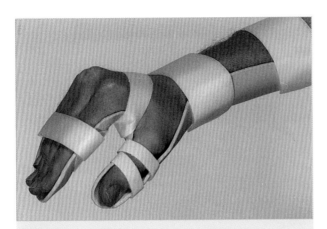

图 23.2　夜用固定支具用于预防近端指间关节屈曲挛缩和拇指蹼内收挛缩

神经脉冲到达他们的意识水平，此时安静的环境和集中注意力很重要。

感觉的恢复与运动功能类似：需要在固定的场所进行集中训练。

23.2.6　自主神经功能丧失

出汗减少和循环失控会导致疼痛和寒冷不耐受。

治疗

手套通常是有用的，可以避免温度变化，特别是从温暖的房间来到寒冷的环境。还有些患者觉得热水浴或冷水浴很有用。

23.2.7　心理压力

周围神经损伤患者承受着巨大的心理压力，心理学家的参与应该被纳入康复计划中，而不仅仅是手疗法。

23.3　展望

神经移植后的康复需要加强皮质再定位和恢复肌肉平衡的治疗方案。因为在神经移植中，肌肉的神经重建是由新的近端神经驱动的，患者必须建立和重新学习新的运动模式。评估运动皮层和皮质再定位的研究表明，神经转移后皮层发生变化，因此感觉运动重塑十分重要。

23.4　核心理论

周围神经损伤患者需要有经验的手部治疗师指导，以优化手部感觉和功能的恢复。预期管理非常重要。此外，治疗成功的决定因素包括：

· 疼痛：在整个治疗期间，通过多学科治疗尽量减少疼痛是很重要的。应通过 TENS、脱敏或 SSR 避免增加疼痛。

· 水肿：特别是在急性期，水肿的治疗很重要，同时避免对修复的神经施加压力或牵拉。

· 功能：急性期后，固定和活动相结合以避免挛缩形成，变得重要。

· 感觉：应该并展感觉重塑治疗。与功能训练一样，在固定的场所进行集中的训练十分重要，以获得尽可能好的结果。

参考文献

[1] Bruyns CN, Jaquet JB, Schreuders TAR, Kalmijn S, Kuypers PD, Hovius SER. Predictors for return to work in patients with median and ulnar nerve injuries. J Hand Surg Am. 2003; 28(1):28–34.

[2] Lee WP, Constantinescu MA, Butler PE. Effect of early mobilization on healing of nerve repair: histologic observations in a canine model. Plast Reconstr Surg. 1999; 104(6):1718–1725.

[3] Dahlin LB, Wiberg M. Nerve injuries of the upper extremity and hand. EFORT Open Rev. 2017; 2(5):158–170.

[4] Clare TD, de Haviland Mee S, Belcher HJ. Rehabilitation of digital nerve repair: is splinting necessary? J Hand Surg [Br]. 2004; 29(6):552–556.

[5] Packham TL, Spicher CJ, MacDermid JC, Quintal I, Buckley N. Evaluating a sensitive issue: reliability of a clinical evaluation for allodynia severity. Somatosens Mot Res. 2020; 37(1):22–27.

[6] Rosén B, Björkman A, Lundborg G. Improved sensory relearning after nerve repair induced by selective temporary anaesthesia: a new concept in hand rehabilitation. J Hand Surg [Br]. 2006; 31(2):126–132.

[7] Lundborg G, Rosén B, Dahlin LB, Holmberg J, Karlson B. Functional sensibility of the hand after nerve repair. Lancet. 1993; 342(8882):1300.

[8] Rosén B, Vikström P, Turner S, et al. Enhanced early sensory outcome after nerve repair as a result of immediate post-operative re-learning: a randomized controlled trial. J Hand Surg Eur Vol. 2015; 40(6):598–606.

[9] Zielinski IM, van Delft R, Voorman JM, Geurts ACH, Steenbergen B, Aarts PBM. The effects of modified constraint-induced movement therapy combined with intensive bimanual training in children with brachial plexus birth injury: a retrospective data base study. Disabil Rehabil. 2019; •••:1–10.

[10] Gordon T, Sulaiman O, Boyd JG. Experimental strategies to promote functional recovery after peripheral nerve injuries. J Peripher Nerv Syst. 2003; 8(4):236–250.

[11] Taylor KS, Anastakis DJ, Davis KD. Cutting your nerve changes your brain. Brain. 2009; 132(Pt 11):3122–3133.

[12] Ashwood M, Jerosch-Herold C, Shepstone L. Learning to live with a hand nerve disorder: a constructed grounded theory. J Hand Ther. 2019; 32(3):334–344.e1.

[13] Jaquet JB, Kalmijn S, Kuypers PD, Hofman A, Passchier J, Hovius SER. Early psychological stress after forearm nerve injuries: a predictor for long-term functional outcome and return to productivity. Ann Plast Surg. 2002; 49(1):82–90.

[14] van Zyl N, Hill B, Cooper C, Hahn J, Galea MP. Expanding traditional tendon-based techniques with nerve transfers for the restoration of upper limb function in tetraplegia: a prospective case series. Lancet. 2019; 394(10198):565–575.

第二十四章　骨关节手术：通过手疗法预防和应对并发症

24.1 A 部分：手疗法：骨关节骨折并发症的预防和管理

Gertjan Kroon, Elske Bonhof-Jansen

摘要

无软组织损伤的常见非移位手部骨折可采用石膏固定或保护性支具治疗。相关并发症，如关节僵硬、肌腱粘连、不愈合或畸形愈合等，很少见。然而，不恰当或长时间的固定会引起关节僵硬。复杂的骨折通常需要手术治疗。在开放或挤压伤中，手术被认为是"二次创伤"，这些损伤容易导致瘢痕形成和运动障碍。为了预防和处理这些并发症，及时的转诊和手外科医生与康复治疗师的密切合作至关重要。康复治疗侧重于安全地、渐进地运动，并在愈合的时间进程中控制疼痛。这样做的目的是为患者提供手的功能性，并在病情允许的情况下尽快恢复日常活动。本章为手康复治疗师提供预防和管理手部骨折后常见并发症的方法。

关键词：手疗法，骨折，沟通，早期运动，僵硬，支具

24.1.1 一般原则

治疗的时机

预防和减少并发症的目标是在保护骨折稳定性的同时保持关节和软组织的灵活性。僵硬的发生率取决于骨折的位置和稳定性，并随着软组织损伤和手术增加。众所周知，软组织的损伤程度与功能预后直接相关。此外，患者因素如高龄、合并症、吸烟和心理社会背景（如疼痛、焦虑或灾难化）也会对预后产生负面影响。如果这些不利因素存在，早期和及时转诊开展手治疗对于防止僵硬是有必要的。糟糕的是，相关文献对骨折稳定后的康复治疗描述很少。手治疗包括支持或保护支具和训练，根据骨折和软组织愈合的阶段，允许安全的、渐进的运动，并控制疼痛。通过在训练中嵌入有目的的动作，手的功能使用将得到改善，以恢复日常活动、工作、运动和爱好。骨折术后第 1 周开始手疗法是最有效的，因为在骨折和软组织愈合的初始阶段更容易防止僵硬和水肿。活动范围最大限度的恢复一般出现在术后前 6 周。没有软组织损伤的普通非移位性骨折通常用非手术方式进行治疗，包括或不包括石膏固定。但是不恰当或长时间的固定则会引起关节僵硬。此外，手疗法也并不是必需的，因为部分患者可以预期在石膏取出后 2 周内完全恢复活动。告知患者康复目标、预期恢复时间和效果将有利于患者的自我管理。然而，当患肢疼痛持续或运动功能恢复延迟时，患者应尽快寻求手外科医生或康复治疗师的帮助。

沟通

除了技术方面，沟通也是康复成功的关键。手术医生、康复治疗师和患者之间的密切合作是有效治疗所必需的。康复治疗师需要骨折稳定性方面的信息，以便在最有效且安全的范围内启动适当的康复计划。尤其是在手术效果并不理想的情况下，如骨折稳定性不足、软组织脆弱、围手术期或预期的活动受限以及需要支具支持的情况。此外，手术医生和康复治疗师提供的患者信息有助于预期管理，并支撑患者的自我管理。沟通的主题可以是疼痛和水肿的处理，特定的训练，允许的功能，预期的恢复时间和结果。

24.1.2 并发症

在开放或挤压伤中，手术被认为是"二次创伤"，增加了瘢痕形成和运动障碍的风险。当没有证据表明手术治疗比保守治疗更有效时，我们更应该注意这些风险，以及相关的成本。本章节主要讨论那些可以通过手疗法预防和管理的并发症。

感染

在克氏针或外固定方法经皮骨折内固定中，6%~7% 的病例可能发生针道感染。其中大多数是浅

表感染，通过口服抗生素或拔除感染针可以解决。目前，还没有足够的证据表明有必要采取专门的钉道护理来降低感染率。个体发生钉道感染的危险因素尚未确定，且由于缺乏证据，建议采取一般方式来降低感染风险。康复治疗师可以告知患者如何预防感染，并指导患者检查伤口，关注感染迹象。

骨折不愈合 / 畸形愈合

骨折周围的局部力量会影响骨的形成。考虑到潜在不稳定骨折中骨折偏离的趋势，过度的应力将导致不愈合或畸形愈合。骨折是否足够稳定并允许主动活动需要手术医生评估。当骨折后第 1 个月需要额外的支持时，掌骨骨折可使用三点式支具，近节指骨骨折可使用背侧内置支具（图 24.1），而指背支具可用于中指骨折（图 24.2）。

在关节内骨折的情况下，有保护的早期运动可以防止关节僵硬和优化关节表面重塑。在骨折愈合的早期阶段，稳定性不足或使用过大的力量可能导致骨不连或畸形愈合。在稳定的手部骨折中，可以使用并指指套在骨折愈合的早期阶段防止力量引起偏移。

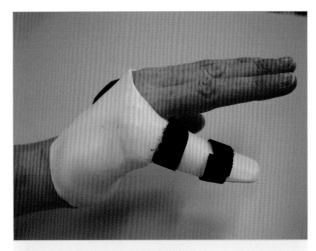

图 24.1　背侧内置固定 / 活动支具

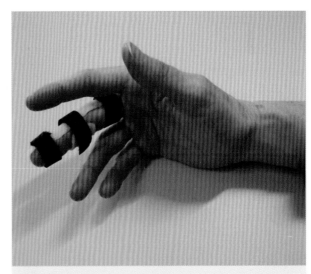

图 24.2　手指固定 / 活动支具

提示和技巧

· 触诊时骨折部位无疼痛和压痛是骨折愈合的临床征象。

· 早期运动促进骨折愈合，减少水肿。

· 手指的剪切活动可能是旋转不良或肌肉不平衡的迹象，需要评估内在肌功能（内在紧绷或协调性丧失）以区分。

· 在稳定性不足的情况下，可以使用额外的支具支持以进行早期运动，同时进行 X 线检查评估骨折对位情况。

· 为患者提供实用的信息，告诉他们在手的功能性使用中可以做什么和不能做什么，以防止过度使用。

僵硬

一般情况

僵硬的原因往往是多方面的。起初，僵硬是由于水肿引起的。当水肿得不到控制时，手就会处在掌指（MCP）关节过伸和近端指间（PIP）关节屈曲的状态，这将导致关节囊和韧带的萎缩。僵硬也可能是由于关节源性限制，源自创伤本身或长期固定

导致的关节囊和韧带收缩。粘连也会妨碍肌腱滑动或限制运动。骨的缩短可能导致肌肉 / 肌腱复合体的不平衡。最后，社会心理因素也不应被低估，因为在日常活动中移动或使用手时的疼痛和恐惧也可能是僵硬的原因，而过度使用可能导致肿胀。

关节僵硬

关节僵硬的特征是 MCP 关节的伸展和 IP 关节的屈曲，并在对应反方向的活动范围有限，且通常主动和被动关节活动没有明显的区别。而在相反的位置，也被称为"内在加力位"或"安全固定位"，可以通过使关节韧带处于拉长位置来防止僵硬。在这里，MCP 关节处于 60° ~70° 的屈曲位置，IP 关节处于 0° 的

伸展位置。预防挛缩便从将关节置于这个位置开始。

对于所有表现出僵硬倾向的稳定骨折，结合早期控制运动和休息时的内置固定支具治疗是有效的。

背侧内置支具能够支撑不够稳定的骨折，允许早期主动活动（图 24.3）。对于术后因积液引起的 PIP 屈曲，建议逐步矫正至固有位置，并进行主动活动范围训练。对于关节内骨折，建议尽量缩短固定时间。最近的研究表明，使用背侧内置支具（在允许 PIP 关节完全活动范围时限制 MCP 伸展）治疗近节指骨骨折是安全的，并可防止活动范围受损。

当发生关节僵硬时，若有足够的结构强度，骨折患者可在 6 周左右使用静态渐进支具以及动态活动支具，在此之后，可交替使用阻断支具来刺激受限方向的活动。相对运动支具是一种用户友好和有效的补充，以支持和改善活动范围。如果发生 PIP 关节屈曲挛缩，当其他治疗未能恢复伸展时，需要连续矫正，但在矫正前要确保没有屈曲缺陷。

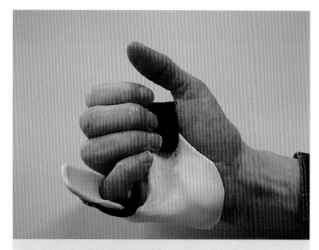

图 24.3 在支具支持下训练

阻断支具或相对运动支具可以对限制性瘢痕组织施加更多的牵拉。当伸肌腱粘连，屈曲功能严重受损时，可使用单关节或多关节活动支具。在肌肉无力的情况下，可以使用加强练习来增加这些力量对粘连的影响。通过提高屈肌的屈曲力，减少伸肌腱粘连，可以达到最好的效果。根据骨折愈合和局部组织反应情况，作用力的持续时间和强度可以逐渐增加。

提示和技巧

· 用压力疗法（弹力绷带包扎或压力手套）、抬高和按摩肢体控制水肿。

· 当需要固定时，请将手固定在固有位置。

· 对于稳定性骨折，应使用固定支具结合早期主动活动。

· 发生关节僵硬时，如果骨折足够牢固，在 6 周左右使用活动支具，并与主动活动交替进行。

提示和技巧

· 术后 5 天内开始早期运动 / 肌腱滑动练习。

· 内置固定支具结合训练有助于防止 PIP 伸肌滞后。

· 当使用克氏针固定时，应保留肌腱滑动的可能。

· 对于长期且不可矫正的畸形，手治疗可以改善功能。

肌腱粘连

手部骨折合并软组织损伤以及手术都会增加肌腱粘连的风险。这在近节指骨骨折中尤为常见，因为这里骨和肌腱关系密切。当主动活动比被动活动受损更严重时，就会出现限制性肌腱粘连。防止限制性粘连的基础是实现稳定的（接近）解剖复位和以肌腱滑动为主的早期运动，理想情况下在骨折固定后 5 天内开始训练。所有限制肌腱滑动的因素，如水肿、疼痛和内心的恐惧都必须得到有效的解决。

对于近节指骨骨折，背侧内置支具可以预防肌腱粘连，因为支具有几个优点。伸肌腱帽在 MCP 关节屈曲时向远端滑动，对近节指骨提供周向压迫，于是，MCP 关节的过伸与近端伸肌腱的滑行就会被限制，但伸肌腱的张力集中在 PIP 关节。支具可以与几种类型的关节运动结合：主动活动、辅助运动或被动活动。在功能重塑阶段，运动和日常活动中使用

24.1.3 结论

"手部骨折可并发因未治疗造成的畸形、过度治疗造成的僵硬以及治疗不当造成的畸形和僵硬"。从各个方面来说，骨折的治疗应试图找到骨折稳定性和关节 / 软组织灵活性之间的平衡。对于手术治疗不能有效降低僵硬风险的骨折，应考虑保守治疗。

手术医生必须考虑骨折稳定后是否允许进行安全的早期运动。手康复治疗师可以协助患者实施有效的康复方案以适应骨折和患者的特点。参与骨折管理的各学科之间的密切协作，能够有效和高效地进行骨折管理，有利于患者追求个人预期的目标。

7

24.1.4 核心理论

早期控制运动是防止僵硬等并发症的关键之一。及时的转诊以及患者与相关学科之间的密切合作，是确保患者获得最佳康复效果的基础。

24.2 B 部分：手部关节成形术后的康复

Paul De Buck

摘要

在临床上，手部关节置换术后出现鹅颈畸形、钮孔畸形和功能问题，如活动范围的丧失是十分常见的，但并非所有的研究都会提及。目前的康复治疗方案有时不够详细，缺乏简单的临床动机和解决方法。本章节将针对手指关节置换术后的功能性并发症，介绍一些一般性注意事项和被我们团队使用的易于执行的解决方法。它的目的不是改进现有的所有关节置换术后的康复方案。本中心最常见的关节成形术是近端指间（PIP）关节和CMC-1关节的高温石墨关节置换术。这些是本章讨论的主题。每次术后康复治疗应根据症状和临床动机进行调整。可使用不同类型的矫形器促进愈合，并结合对患者的正确教育，尽量减少并发症。因为，患者最终需要学会接受可能存在局限性的"新"关节。

关键词：手治疗，关节置换术，高温石墨，PIP关节，CMC-1关节，相对运动支具，临床动机

24.2.1 一般原则

关节置换术的种类很多，各有优缺点。许多关于生物力学、手术方案和结果的研究已经发表，但关于这些关节置换术后康复计划的研究却很少。外科医生的研究和临床经验表明，关节置换术后的并发症很少。最常见的手术并发症是假体的失效或移位。然而，在临床实践中，患者经常抱怨功能的丧失。

患者教育

患者通常是需要手术治疗的。然而，治疗的第一选择应该是保守的，通过使用保护性矫形器、锻炼、职业指南和支持装置。这些手段可以推迟甚至避免手术，因为患者在保留功能的同时减少了疼痛。

在保守治疗和关节置换术后的康复中，患者教育是第一步也是非常重要的一步。作为卫生保健专业人员，帮患者建立现实的康复目标十分重要，其间接的结果就是患者满意度的提升。患者需要被告知关节置换术的主要目的是减轻疼痛，而不是完全恢复活动能力。他们需要意识到术后恢复需要很长时间，术后3~6个月仍会感到疼痛。为了让患者更真实地了解手术的效果和康复过程中的进展，术前对关节活动范围、握力和功能水平进行基线评估是至关重要的。

术后治疗方案的选择

根据要更换的关节及其需要更换的病因，采取不同的手术和治疗方法。在CMC-1关节置换术中，一些额外的稳定性（僵硬）是有利的，因此没有必要立即采取主动应对方案。相反，在MCP和PIP关节的关节置换术中，需要进行早期活动。允许早期主动活动的技术（如不横向切断中央腱）是有利的。在很多情况下，频繁的治疗并不是强制性的。康复治疗师需要根据患者的社会人口学特征、依从性、进行手术的手指及数量、手术方法和潜在的病变情况来调整治疗频率。例如，与类风湿性关节炎患者相比，骨关节病患者只需要更少的强化康复计划和保护措施。

基于修复周围或"受损"或稳定或活动的软组织的康复计划至关重要，因为这些新关节相当表浅。不正确的负载会迅速引起拉伤和偏心负载，这将对已经在手术中"受损"的软组织造成伤害。例如，带伸肌腱纵向分离的PIP关节的背侧入路手术需要类似肌腱的方法，并提供适当的保护和肌腱滑动。

24.2.2 并发症

一般来说，治疗师需要保护"受损"的软组织，另一方面，他们需要避免关节失去活动能力，因为这是患者抱怨最多的并发症。因此，无论是早期的积极康复计划还是一段时间的完全固定制动，都应该在康复的早期阶段开始水肿和瘢痕组织治疗，并密切监测。非受累关节应保持活动，特别是手指。一个手指的僵硬将降低所有相邻手指的能力，引发基于四分叉现象的损害从而导致额外的功能丧失。

在接下来的部分，我将概述常见的并发症和有用的康复建议。

PIP 关节置换术的并发症

活动范围丧失

由于伸肌的手术改变和愈合过程，运动模式的

改变可能导致两种可能的功能并发症：鹅颈畸形伴伸展迟缓和逐渐加重伴屈曲挛缩的（假性）钮孔畸形。文献表明，鹅颈畸形更常发生在 PIP 关节表面（高温石墨）置换术后，特别是采用背侧入路的手术方式。这可能是由于术后伤口愈合过程中瘢痕组织收缩或粘连导致伸肌腱缩短，或侧腱束背侧移位，这提示术后早期过度伸展也可能是一个危险因素。想要避免这些并发症，保护和活动之间的良好平衡是必要的，因此监测康复进展并在需要时及时调整十分重要。

这意味着康复方案应侧重于避免粘连、缩短或延长伸肌腱帽，以及过度使用背侧和掌侧骨间肌。通过使用良好控制的、早期的、主动的方案，如短弧运动法，这些都可以避免。该方案结合了保护性固定和肌腱在保护范围内的滑动。康复的进展取决于软组织的愈合和临床表现。

屈曲障碍

如果确实发生鹅颈畸形，可以使用 PIP 关节过伸阻断矫形器（图 24.4）。当畸形伴随 PIP 关节屈曲受限时，这种矫形器可以结合相对运动伸展支具（图 24.4），类似Ⅳ区伸肌腱损伤的康复方案。由于 MCP 关节相对于相邻的非操作手指处于相对伸展的位置，手指屈曲的焦点将移至 PIP 关节。此外，手指的骨间肌被延长，伸肌腱受到保护。

伸展障碍

很明显，当伸展功能丧失时，PIP 关节的主动屈曲过程被延迟，此时使用静态的休息式伸展支具可以提供更多的保护。为了避免手指完全僵硬或假钮孔畸形，保持远端指间（DIP）关节活动是必要的。因此，DIP 关节不仅应该在 PIP-Resting 支具内保持

自由，还应该保持活动。尽管 DIP 关节的运动非常重要，因为它会导致屈、伸肌腱的滑动、Landsmeer 韧带的延长和侧向滑移，但在康复训练中总是被遗忘。

当 DIP 关节具有良好的活动能力时，使用相对运动屈曲支具可以以更动态、更安全的方式恢复伸展能力。这个简单的想法是基于伸肌腱固定术的应用。通过在轻微弯曲的位置阻断操作手指的 MCP 关节，该手指伸展时的重点将在 PIP 关节上，因此，可以训练主动伸展功能（图 24.5）。

手指偏曲

对于 PIP 关节桡侧或尺侧偏的情况，我们建议使用约束带绑定邻指的第 2 指骨。就我个人而言，我更喜欢用热塑形材料制作，因为这种材料不会失去硬度，而且可以保持相邻手指之间的空间。

提示和技巧

· 早期积极治疗是有必要的，重点是减少水肿、瘢痕组织和促进肌腱滑动。

· 应避免粘连、伸肌腱帽缩短或延长，以及手指骨间肌的过度使用。

· 保持 DIP 关节的活动性。

· 在屈曲增加和伸展减少中找到平衡。

· 可以考虑使用相对运动支具来保持平衡，必要时调整治疗方法。

CMC-1 手术并发症

过度使用导致的病痛：Quervain 腱鞘炎

拇指 CMC-1 关节（高温石墨和预复位）置换术

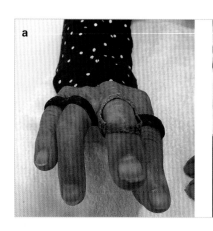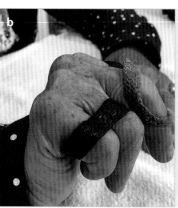

图 24.4　a、b. 相对运动伸展支具（黑色）保护伸肌腱Ⅳ区并延长手指骨间肌。配合近端指间关节过伸阻断矫形器（蓝色）

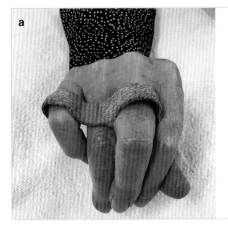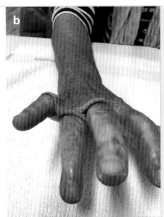

图24.5　a、b.相对运动屈曲支具用于主动恢复伸展功能

一般效果良好。一个常见的功能并发症是术后3~6个月疼痛加重，特别是在第1伸肌间室。一种可能的解释是在这段时间内活动的增加，导致过度使用和做出代偿性手腕运动的趋势，由于这种运动，使得第一伸肌间室的肌肉受到更大的压力。

为了防止过度使用，应该提前告知患者并进行适当的培训。患者应该通过协调本体感觉训练来掌握正确的拇指和手腕肌肉的共收缩。治疗应针对拇指和手腕的整个运动链，且应该运用到日常生活上，教会患者如何防止超负荷。使用矫正支架或提示带可以帮助这一点。根据代偿程度的不同，可以使用不同的提示带。

扳机指

作为CMC-1关节置换术后的并发症，扳机指虽然在我们的诊所并不常见，但它也会时而出现。当面对屈肌腱腱鞘炎的病例时，应考虑保守治疗。建议用支具固定拇指的IP关节4周。然而，有时弹响是由MCP关节的屈曲引起的，提示我们要进行MCP关节的固定。我们应指导患者正确使用拇指，以预防和治疗扳机指。如果这无效，将类固醇注射到腱鞘也是一个选择。

提示和技巧

· 稳定性越好，就越不需要早期积极治疗。

· 避免过度使用，特别是在康复治疗的第3个月。

· 在增加负荷时注意观察代偿运动。

· 把拇指和手腕作为运动链进行系统训练。

24.2.3　小结

一般情况下，患者需要学会使用"新"关节，需要接受新关节与原来的关节不一样，但比受损的要好。接受一些功能的丧失和负荷能力的降低，但知道疼痛会减少，这对患者良好的恢复至关重要。

24.2.4　核心理论

当保守治疗不能给予预期的疼痛缓解时，手术治疗可能是下一步选择。我们需要引导患者对治疗效果有现实的预期。疼痛是手术治疗的主要原因，功能恢复是次要的。每次术后治疗应根据症状和临床动机进行调整，重点是优化愈合过程，特别是伸肌组织，尽量减少功能并发症。监测手指伸肌的平衡变化是非常重要的。相对运动支具的使用可作为PIP关节术后恢复伸展或屈曲治疗的一部分。对于CMC-1关节置换术，应特别注意防止第1伸肌间室超负荷。最后，患者需要学会接受可能存在局限性的"新"关节。

参考文献

[1]　Chow SP, Pun WK, So YC, et al. A prospective study of 245 open digital fractures of the hand. J Hand Surg [Br]. 1991; 16(2):137–140.

[2]　Duncan RW, Freeland AE, Jabaley ME, Meydrech EF. Open hand fractures: an analysis of the recovery of active motion and of complications. J Hand Surg Am. 1993; 18(3):387–394.

[3]　Shimizu T, Omokawa S, Akahane M, et al. Predictors of the postoperative range of finger motion for comminuted periarticular metacarpal and phalangeal fractures treated with a titanium plate. Injury. 2012; 43(6):940–945.

[4]　Swanson TV, Szabo RM, Anderson DD. Open hand fractures: prognosis and classification. J Hand Surg Am. 1991; 16(1):101–107.

[5]　Day CS, Stern PJ. Fractures of the metacarpals and phalanges. In: Wolfe SW, Hotchkiss RN, Pederson WC, Kozin SH, eds. Green's

operative hand surgery. 6th ed. Part number: 9–9960–4987–6 (Vol. 1). Philadelphia: Churchill Livingstone Elsevier; 2011:239–290.

[6] Keogh E, Book K, Thomas J, Giddins G, Eccleston C. Predicting pain and disability in patients with hand fractures: comparing pain anxiety, anxiety sensitivity and pain catastrophizing. Eur J Pain. 2010; 14(4):446–451.

[7] Feehan LM. Early controlled mobilization of potentially unstable extra-articular hand fractures. J Hand Ther. 2003; 16(2):161–170.

[8] Miller L, Ada L, Crosbie J, Wajon A. Pattern of recovery after open reduction and internal fixation of proximal phalangeal fractures in the finger: a prospective longitudinal study. J Hand Surg Eur Vol. 2017; 42(2):137–143.

[9] Hays PL, Rozental TD. Rehabilitative strategies following hand fractures. Hand Clin. 2013; 29(4):585–600.

[10] Giddins GEB. The non-operative management of hand fractures. J Hand Surg Eur Vol. 2015; 40(1):33–41.

[11] van Leeuwen WF, van Hoorn BTJA, Chen N, Ring D. Kirschner wire pin site infection in hand and wrist fractures: incidence rate and risk factors. J Hand Surg Eur Vol. 2016; 41(9):990–994.

[12] Hsu LP, Schwartz EG, Kalainov DM, Chen F, Makowiec RL. Complications of K-wire fixation in procedures involving the hand and wrist. J Hand Surg Am. 2011; 36(4):610–616.

[13] Lethaby A, Temple J, Santy-Tomlinson J. Pin site care for preventing infections associated with external bone fixators and pins. Cochrane Database Syst Rev. 2013(12):CD004551.

[14] Sathyendra V, Darowish M. Basic science of bone healing. Hand Clin. 2013; 29(4):473–481.

[15] Cunningham BP, Brazina S, Morshed S, Miclau T, III. Fracture healing: a review of clinical, imaging and laboratory diagnostic options. Injury. 2017; 48 Suppl 1:S69–S75.

[16] Byrne B, Jacques A, Gurfinkel R. Non-surgical management of isolated proximal phalangeal fractures with immediate mobilization. J Hand Surg Eur Vol. 2020; 45(2):126–130.

[17] Swanson AB. Fractures involving the digits of the hand. Orthop Clin North Am. 1970; 1(2):261–274.

[18] Gravås EMH, Tveter AT, Nossum R, et al. Non-pharmacological treatment gap preceding surgical consultation in thumb carpometacarpal osteoarthritis: a cross-sectional study. BMC Musculoskelet Disord. 2019; 20(1):180.

[19] Wouters RM, Tsehaie J, Slijper HP, Hovius SER, Feitz R, Selles RW, Hand-Wrist Study Group. Exercise therapy in addition to an orthosis reduces pain more than an orthosis alone in patients with thumb base osteoarthritis: a propensity score matching study. Arch Phys Med Rehabil. 2019; 100(6):1050–1060.

[20] Pratt AL, Burr N. Post-operative rehabilitation after PIP joint arthroplasty with early active motion: a retrospective review of outcomes. Br J Hand Ther. 2007; 12(1):22–27.

[21] Wagner ER, Weston JT, Houdek MT, Luo TD, Moran SL, Rizzo M. Medium-term outcomes with pyrocarbon proximal interphalangeal arthroplasty: a study of 170 consecutive arthroplasties. J Hand Surg Am. 2018; 43(9):797–805.

[22] Forster N, Schindele S, Audigé L, Marks M. Complications, reoperations and revisions after proximal interphalangeal joint arthroplasty: a systematic review and meta-analysis. J Hand Surg Eur Vol. 2018; 43 (10):1066–1075.

[23] Evans RB. Early active short arc motion for the repaired central slip. J Hand Surg Am. 1994; 19(6):991–997.

[24] McAuliffe JA. Early active short arc motion following central slip repair. J Hand Surg Am. 2011; 36(1):143–146.

[25] Hirth MJ, Howell JW, O'Brien L. Relative motion orthoses in the management of various hand conditions: a scoping review. J Hand Ther. 2016; 29(4):405–432.

[26] Howell JW, Peck F. Rehabilitation of flexor and extensor tendon injuries in the hand: current updates. Injury. 2013; 44(3):397–402.

[27] Merritt WH, Wong AL, Lalonde DH. Recent developments are changing extensor tendon management. Plast Reconstr Surg. 2020; 145 (3):617e–628e.

[28] Pencle FJ, Harberger S, Molnar JA. Trigger thumb. StatPearls Publishing; 2020; https://www.ncbi.nlm.nih.gov/books/NBK441854/.

7

第八部分
复杂区域疼痛
综合征

第二十五章　揭秘复杂区域疼痛综合征 / Sudeck 萎缩 / 反射交感性营养不良

Francisco del Piñal

摘要

本章旨在说明，尽管我们之前对其有所认识，但我们可能在过去数年内对那些被称为复杂区域疼痛综合征（CRPS）、痛性肌萎缩、Sudeck 萎缩或者反射交感性营养不良（RSD）的神秘疾病是否存在误解。对于每一例患者深入的研究可帮助我们将病例归入某一特定名字的疾病。目前我们将术后"不适的并发症"武断地归咎于 CRPS 或者将疾病标签化为 CRPS，是由于外科医生忽视了真正的诊断，将对患者以及整个治疗过程产生反作用。

关键词：CRPS，慢性，RSD，Sudeck 萎缩

25.1 背景

> "对于真相而言，盲目地确信比谎言更危险。"
>
> ——F. Nietzsche

复杂区域疼痛综合征［CRPS，亦称 Sudeck 萎缩、反射交感性营养不良（RSD）或者痛性肌萎缩］是一种创伤或者手术后的异常疼痛反应，常常伴随血管舒缩机制改变，其发生并无确切原因。CRPS 是一个终末诊断，主要的治疗手段是疼痛门诊的药物治疗。

这一疾病的病理机制在其被发现的最初 150 年中被认为并不是疾病本身，而取决于时代背景下人们的情绪。Silas Mitchell 认为战士所患的肢体灼性神经痛是因为主要神经干损伤后引起的烧灼样疼痛和血管舒缩改变。显然这一疾病有着明确的触发病理机制，也就是神经损伤。然而 Paul Sudeck 在 1900 年误解了这一最本源的概念，他将这一疾病延伸至了由轻微的甚至非创伤性病因导致的相似临床症状（轻微灼痛）。随后，Leriche 和 Policard 将这些异常的临床症状的病理机制归咎于交感神经系统的过度活跃，因此有了反射交感性营养不良这一名词。近来则需要重新为那些并不累及交感神经系统的疾病修订相关的分类。就产生了 CRPS1 和 CRPS2 这两个新名词，前者为 RSD、后者为灼性神经痛。换句话说，RSD、CRPS1、Sudeck 萎缩是作为对 Mitchell 在 1870

年提出的概念的补充。对 Sudeck 有利的是，在他的时代没有 CT、MRI 以及关节镜这样的设备，诸如此类的检查都可以用来完善他的诊断，同时印证了这个说法："在那个时代，所有的猫在黑暗中都看起来是灰色的。"

对我而言，更明智的做法是不要说出"我坚信 CRPS1 可以简单地掩盖不当的医疗行为以及当我们一筹莫展时的沮丧"这种话。而我也不是唯一想要挑战现状的人。不少外科医生和神经病学专家也提到了对这一疾病名称的滥用和误诊。我们在以下病理机制方面产生了分歧：有些人认为是神经引起的；有些人认为存在盘根错节的精神问题或者心理问题。但所有的研究者都认为：CRPS 本身并不是一个疾病，而是一组需要正确识别并且有效治疗的体征和症状。

所以，尽管文献中大篇幅报道且经久讨论，顶尖杂志和参考书籍中也拥有大量相关文章，我仍旧坚持我的立场并再次重申：CRPS 是一个捏造的概念，并且这一概念应当从所有临床实践中消失。

25.2 CPRS 概念的缺点

通过阅读文献，在我追寻理解 CRPS 概念的道路上，我找到了一些缺点、矛盾和偏移。

· 令人讶异的是，随着当代医学科技进展，这一疾病仍没有明确的临床症状，没有特定的诊断性试验，病理生理学机制未知并缺少有效治疗方法。因此，这一疾病是以临床视角为基础的，而非科学性视角。

· CRPS 的诊断标准过于不严谨（Budapest 标准或者 Veldman 标准）。所有伴有肿胀和炎症反应的疼痛症状似乎都可归于其下。最严格的标准就是外科医生无法解释患者的临床症状。这一条认为所有的医生都拥有相同的诊断能力，而这一点以我的从业经历看我只能说是十分滑稽的。相反，正如我所述，我唯一可以找到有相关性的是 CPRS 病例呈指数级增长，与诊断该病例的外科医生的无知呈正比。这一主张可能会惹怒相当多的人，但事实上我仅仅是在

阐述一项发现。幸运的是，不是我一个人持有这样的观点，许多其他研究者也认为 CRPS 的诊断是由那些"并不会考虑这一诊断带来的负面效应的年轻医生""懒惰医疗"的结果。不过，如我将在下文讨论的，这也是由一种错误的教导方式导致的，即要尽快做出诊断以不错过任何一个病例。

·这一疾病的科学性支持来自对一些并不存在的概念集合体的拼装，从真实存在的（灼性神经痛）到存在于想象中的（RSD-心因性手部疾病）。令人惊讶的是，目前所引用的关于其发病率和结果的文献都是关于桡骨远端骨折的，并且都是对桡骨远端骨折实施次优选的治疗方法（简单的石膏固定，最多也只是加用克氏针固定）。在一项长期的研究中，作者声称"复位"与 CRPS 的发生无关，但同时与骨关节炎则相关（$P < 0.0001$）。这与我们如今所知"骨关节炎与关节内骨折畸形愈合直接有关"相悖。

·最近的大多数文献都是综述，并由相同的作者及机构撰写（Chicago-Cleveland-London-Mainz-Nijmegen-Vanderbilt），在我们的领域 Bristol-Poznan-London 是比较高产的研究中心。这些综述被编辑用大量溢美之词盛赞其学术水平。在这些综述中，那些持不同意见的论文被有组织地忽略了，尽管这些论文在 PubMed 上在一些有深度的综述中讨论过。这相当于纯粹的否认。另外，这些在更高影响力杂志上发表的论文是由康复科和疼痛科医生所写，而在手部领域可决定患者疼痛是否真的无法解释的是手外科医生啊！

·CRPS 方面的权威专家强调早期诊断对于预防该疾病进展至慢性阶段十分重要。综述文献中充斥着宁多勿少的论调。这会给临床医生施加更多的压力，从而降低诊断的标准来避免漏诊。然而，没有人证明早期诊断可对结果产生益处。

草率的诊断会增加非 CRPS 的病例数，关于此疾病自然病程的研究毫不意外地表明大多数病例可自愈。在 Zyluk 的一篇论文中，120 例患者伤后 6 周符合 CRPS 诊断标准的 15 例在 1 年后均不再符合；最终的发病率不到 1%。因此，早期诊断并早期治疗会给人们这样的印象，即早期治疗非常有效；事实上，患者可能只是从一个他们并未罹患的疾病中"得到治愈"。与上述观点一致的是，在慢性阶段任何治疗措施都无效。这些慢性病例可能代表仅有的"真正的"CRPS 病例——请注意，真正的是打上引号的。

·由于诊断 CRPS 的标准（Budapest 和 Veldman 标准）缺乏特异度，理论上作为终末诊断，归为 CRPS 的病例通常行手术治疗。文献中有大量如此的例子。不幸的是，大多数患者并没有足够幸运找到可以理解他们主诉的外科医生，而是被转诊至疼痛门诊而无法再返回。这也并不意味着疼痛科医生做错了什么。相反，疼痛科医生的任务是减轻疼痛而不是去了解疼痛的病因——这是首诊医生的职责。

·一系列荒谬的事情使得单单美国一年 CRPS 的病例数就激增至 50 000 例。不幸的是，草率地诊断 CRPS 也不是没有后果的。精神科医生、心理学家以及外科医生已发出警告，诊断 CRPS 会给患者的幸福感和心理健康带来不利影响，尤其是那些贫困人群。一旦做出该诊断，患者会为他们的主诉症状、患病状态以及不必要的医学治疗寻找理由。因此，收紧这一诊断标准，仅给那些真正罹患该疾病（如果有的话）患者下诊断。

25.3 病例系列

上述讨论的缺点以及被放大的数据尚不足作为可以将 CPRS 从我们的医疗实践中剔除的理由。的确有患者存在相应的体征和症状让他们符合 Veldman 和 Budapest 标准，他们的 CRPS 严重程度得分也较高。为了解决这一难题，我们开展了一项前瞻性研究。从 2018 年 1 月开始，这项研究纳入了那些来到门诊并经多方确诊为 CRPS 随后接受治疗的患者。我们最初的目的是给他们一个新的诊断，如果患者可以接受，对他们进行手术治疗而后评估结果。

这项研究仍在继续进行，所以我们仍在修正一些错误。目前 166 例患者中有 44 例拒绝手术或者未能再来进行进一步随访。有些患者面对他们并未罹患 CRPS 的事实感到失望或沮丧。有些患者被转诊至精神科医生处会诊，但未去。有 16 例患者非常适宜行根治性手术，因为他们表现为刺激性腕管综合征，但都因他们的主管医生（骨科医生、康复科医生或者疼痛科医生）的建议而拒绝手术。我必须承认，尽管会令人感到沮丧，这些选择没有任何问题，因为文献和参考书都不建议手术。有些拒绝手术的病例明显存在不当治疗，但仍意外地相信首诊外科医生的治疗，可能是因私人诊所的费用而退却。还有 28 例不需要任何手术治疗，是过度诊断的病例；有些是潮红反应，至少有 4 个病例出现误诊或者不当治疗。

进行手术或者治疗的患者没有 1 例出现中途退

出研究。

如果只考虑接受治疗的患者（人数和拒绝治疗的病例数相仿），研究结果表明只有 5 种类型的患者可以被划分有 CRPS 样症状（图 25.1）。

25.3.1 潮红反应

有些创伤或者手术后的患者会出现一过性的疼痛、肿胀、变色以及僵硬。同时他们的运动功能恢复也很困难。这些患者更倾向产生过度纤维化，这一过程有自限性，但"最终可能导致顽固性的僵硬"。治疗包括物理治疗，如需要还可加以低剂量的普瑞巴林或者加巴喷丁，也可考虑使用激素。这一组患者无法通过任何检查与"真正的"CRPS 相鉴别，我的印象是绝大部分可通过不同的 CRPS 治疗方法（应用双膦酸盐、二甲基亚砜、激素、甘露醇、氯胺酮甚至星状神经节阻滞）来"治愈"的病例实际上有潮红反应，因为几乎没有方法证实可有效治疗慢性病例。对于我来说，对整件事产生改变或者说手术指征是患者是否存在睡眠障碍。如果在药物治疗后患者仍无法入睡或者疼痛没有得到有效改善，我会更倾向于行手术治疗（见第 25.3.5 节）。在这一系列病例中，有 26 例患者被误诊为 CRPS，但事实上他

们罹患或者曾患有潮红反应。

25.3.2 灼性神经痛

当神经被瘢痕包裹，出现缺血、扭曲或者牵拉，会产生灼性神经痛症状，即烧灼样疼痛、诱发疼痛以及感觉迟钝。这一疾病被称为 Ⅱ 型 CRPS（CRPS2），与最初 Mitchell 对那些受伤后产生无法忍受疼痛的战士的描述一致。许多研究者都认为手术可为 80% 的患者带来疼痛缓解，包括将神经从瘢痕中松解、改变缺血的神经床。这组病例还包含了 Birch 所介绍的神经狭窄症，这一疾病可产生难忍的疼痛，神经松解术对其有效。

25.3.3 肌张力障碍：心因性手部疾病

神经病学家认为灼痛状的 CRPS 是由脊髓功能失调引起的。有报道表明，在一组患者中行鞘内注射巴氯芬可获得不错的疗效。这种方法仍存争议，另一些神经病学家和大多数外科医生都认为这一疾病显然是心因性的。然而，在肌张力障碍—心因性手部疾病—CRPS 之间存在灰色地带，患者常常会被错误归类；而我们已经探明了它们之间的"边界"。12

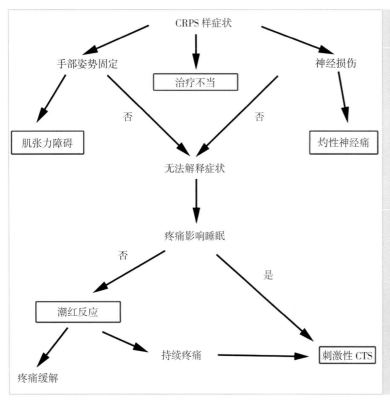

图 25.1 复杂区域疼痛综合征（CRPS）样症状患者的诊断流程

例肌张力障碍—CRPS 的患者中有 5 例同意手术：其中两例治愈；另一例患者疼痛消失并且活动度改善，但满意度不高，在我看来结果并不好；另一例出现一过性的改善；最后一例状况恶化。治疗这一组患者比较困难，原因在于即便对于专家来说要确定哪些患者可以从手术中获益也十分具有挑战性。目前，我认为手部出现固定姿势是实施手术的禁忌证。工伤患者似乎也要谨慎手术。所有病例都需要进行心理学评估，因为大多数肌张力障碍—CRPS 患者会出现抑郁状态，可能精神科会诊会有所帮助。在我们能对肌张力障碍—CRPS 患者群做出治疗建议前，仍需进一步研究。同样的，有证据表明，早期甄别真正的肌张力障碍患者对于减少医疗资源和医疗行为的浪费十分重要。患者需要精神科治疗，而不是被束缚在疼痛门诊。在目前的系列患者中，有 12 例肌张力障碍的患者被误诊为 CRPS。

25.3.4 误诊：医疗行为不当

不幸的是，CRPS 的症状和体征不具有特异性且难以捉摸，似乎囊括了许多方面。这会导致懒惰医疗以及疏于对发现疼痛的病例进行分析，甚至为医疗行为不当提供保护伞。患者对这种"暴行"毫无抵抗力，但我们医生才是专家。这一系列的患者证实了在 Thimineur 和 Saberski 的原创性论文中的论述：出现类似 CRPS 的临床症状应作为对患者进行正确分析的开始，而不是将患者"押送"到疼痛门诊。大多数这一类别的患者转诊至疼痛门诊，被诊断为

CRPS，并且没有进行任何关于问题产生根源的研究。这项研究的结论十分不幸，写作时我也感到非常痛苦，但在我们的"希波克拉底誓言"中，我们发誓要保护我们的患者而不是同事。这篇综述强调我们需要对那些有无法解释的疼痛的患者进行更加深入的研究。

在这一系列的患者中，71 例患者从多个角度来看都适用这个标题。包括了 4 例可能为潮红反应，但随访时没有疼痛、活动度正常。1 例患者没有任何疼痛，但存在一些僵硬。诊断会带来焦虑，所有的 4 例患者均服用抗焦虑药物来控制睡眠剥夺。他们第一次来我门诊时，我给予了安慰，这让他们从一些不必要的标签中如释重负。其中的 1 例还去除了内固定物，并无任何并发症。166 例患者中至少有 24 例是不可饶恕的医疗过错病例，也可能是医生出于仁慈而犯错（图 25.2）。

25.3.5 刺激性腕管综合征（ICTS）

仍有一组患者表现出 CRPS 的所有症状和体征，但并不属于以上任何一类疾患。我们针对我提出的"刺激性腕管综合征"研究了数年。该综合征是腕管综合征（CTS）的一种变异类型，并且腕管切开术（CTR）疗效佳。患者主诉手部疼痛和感觉迟钝（并不一定在正中神经支配区域），夜间症状加重，通常无法完全握拳。这些临床特点与 CRPS 患者相差不多。我推测 CRPS 和 ICTS 是同一疾病的不同程度，实际上，二者的临床症状相似。其中一个亚组患者

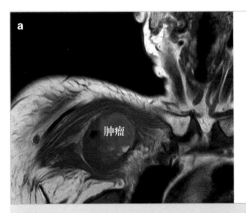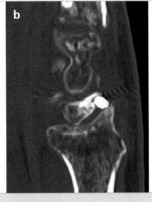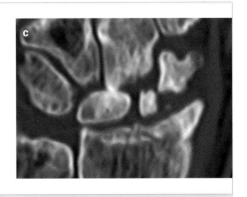

图 25.2 被标签化为复杂区域疼痛综合征（CRPS）的医疗行为不当和医疗过错。a. 这位女患者被诊断为 CRPS 并在疼痛门诊就诊了 8 个月。疼痛由"对侧手腕骨折后右上肢过载"（原文所述）引起。患者 20 年前有乳腺癌手术史。她的外科医生未能想到患者疼痛可能是由于肿瘤局部侵犯臂丛引起的，如她第一次来笔者所在门诊行磁共振成像（MRI）检查的图像所示。b、c. 尽管 CT 扫描提示存在突出的螺钉、腕中关节破坏以及持续的骨不连，外科医生因"营养不良性改变和 CRPS"将患者转诊到疼痛门诊。这一结果通过三维骨重建得到了确证

（无法完全握拳者）的研究结果已经在最近发表的一篇论文中公布。基本上如果外科医生可以排除其他可能可以解释疼痛的原因，行 CTR 的效果会比较理想。我们的结果显示 CTR 可以给 53 例患者中的 47 例带来持久的疼痛缓解，这些患者均被归类为 CRPS，且经历不可忍受的疼痛平均长达 16 个月。一些具有处在边缘地带手术指征（肌张力障碍—CRPS）的患者，以及存在隐秘动机的情况例如存在诉讼或者利益关系，结果并不令人满意。无须多言，在这些情况下贸然行 CTR 会让事情变得更糟糕。

25.4 讨论

在过去几年里，我一直致力于将 CRPS 的概念从我们的医疗实践中去除，最终从文献中我也得到了来自患者和医生的谩骂和负面消息。患者理解的是我在反驳他们有真正的疼痛或者缺陷的观点，事实上我们应该去寻找他们的真实问题并从其根源处解决，而不是针对症状（即疼痛）本身进行治疗。CRPS 中包含了一些真正可以通过治疗得以改善的症状，但也包括了精神方面的症状、装病逃差以及各种各样谋求利益的患者。来自一些医生的反对可能由于不愿意接受我们都必须做出改变的现实，以及出于对我们老师的尊重。

CRPS 作为一个整体并不能经得起批判性分析。甚至连它本身是否存在的证据都不足够有力，许多病例的症状和体征仅仅是单纯废用的结果。在我们的研究中，我们将所有的患者从 CRPS 这个大包裹中抽出来，重新归类至真正的疾患；那些接受治疗的患者，大多数人放弃了神经性药物。在 CRPS 情况下避免手术的经典原则，即仅在神经生理学可以证实存在疼痛焦点时破例进行手术，反过来说术前就必须证实对交感神经阻滞剂有效，这样的原则是毫无根据的。相反，我们的研究结果证实，相当多的患者可从正确为他们量身定制的手术中获益。

25.5 小结

总之，无论低年资还是高年资医生在做出这一诊断时的草率行为给患者健康带来的灾难性后果令人震惊。这项研究直接指出外科医生才是治疗这一疾患的先驱。将 CRPS 从我们的医疗实践中剔除，可迫使我们对所有疼痛患者进行更深入的研究。幸运的是，从这项研究可得出一个乐观的结论：当误诊

病例、肌张力障碍—心因性手部疾患、神经损伤以及玄幻的神经卡压症从"CRPS 大杂烩"中抽出，就不会再有病例被贴上 CRPS 的标签了。

参考文献

[1] Veldman PH, Reynen HM, Arntz IE, Goris RJ. Signs and symptoms of reflex sympathetic dystrophy: prospective study of 829 patients. Lancet. 1993; 342(8878):1012–1016.
[2] Marinus J, Moseley GL, Birklein F, et al. Clinical features and pathophysiology of complex regional pain syndrome. Lancet Neurol. 2011; 10(7):637–648.
[3] Patterson RW, Li Z, Smith BP, Smith TL, Koman LA. Complex regional pain syndrome of the upper extremity. J Hand Surg Am. 2011; 36 (9):1553–1562.
[4] Żyluk A, Puchalski P. Complex regional pain syndrome: observations on diagnosis, treatment and definition of a new subgroup. J Hand Surg Eur Vol. 2013; 38(6):599–606.
[5] Bruehl S. Complex regional pain syndrome. BMJ. 2015; 351:h2730.
[6] Birklein F, O'Neill D, Schlereth T. Complex regional pain syndrome: an optimistic perspective. Neurology. 2015; 84(1):89–96.
[7] Schott GD. Interrupting the sympathetic outflow in causalgia and reflex sympathetic dystrophy. BMJ. 1998; 316(7134):792–793.
[8] Straube S, Derry S, Moore RA, Cole P. Cervico-thoracic or lumbar sympathectomy for neuropathic pain and complex regional pain syndrome. Cochrane Database Syst Rev. 2013; 2013(9):CD002918.
[9] Stanton-Hicks M, Jänig W, Hassenbusch S, Haddox JD, Boas R, Wilson P. Reflex sympathetic dystrophy: changing concepts and taxonomy. Pain. 1995; 63(1):127–133.
[10] Del Piñal F. Editorial. I have a dream ... reflex sympathetic dystrophy (RSD or Complex Regional Pain Syndrome—CRPS I) does not exist. J Hand Surg Eur Vol. 2013; 38(6):595–597.
[11] del Piñal F. Reflex sympathetic dystrophy (RSD)/CRPS/Sudeck does not exist. IFSSH Ezine. 2019; 9(3):22–31.
[12] Jupiter JB, Seiler JG, III, Zienowicz R. Sympathetic maintained pain (causalgia) associated with a demonstrable peripheral-nerve lesion: operative treatment. J Bone Joint Surg Am. 1994; 76(9):1376–1384.
[13] Thimineur MA, Saberski L. Complex regional pain syndrome type I (RSD) or peripheral mononeuropathy? A discussion of three cases. Clin J Pain. 1996; 12(2):145–150.
[14] Ochoa JL. Truths, errors, and lies around "reflex sympathetic dystrophy" and "complex regional pain syndrome". J Neurol. 1999; 246 (10):875–879.
[15] Stutts JT, Kasdan ML, Hickey SE, Bruner A. Reflex sympathetic dystrophy: misdiagnosis in patients with dysfunctional postures of the upper extremity. J Hand Surg Am. 2000; 25(6):1152–1156.
[16] Barth RJ, Haralson R. Differential diagnosis for complex regional pain syndrome. Am Med Assoc Guides Newslett. September/October 2007; 12:1–4, 12–16.
[17] Dellon AL, Andonian E, Rosson GD. CRPS of the upper or lower extremity: surgical treatment outcomes. J Brachial Plex Peripher Nerve Inj. 2009; 4:1.
[18] Ring D, Barth R, Barsky A. Evidence-based medicine: disproportionate pain and disability. J Hand Surg Am. 2010; 35(8):1345–1347.
[19] Birklein F, Dimova V. Complex regional pain syndrome-up-to-date. Pain Rep. 2017; 2(6):e624.
[20] Goebel A, Barker CH, Turner-Stokes L, and the Membership of the Guideline Development Panel for 2018. Complex regional pain syndrome in adults: UK guidelines for diagnosis, referral and management in primary and secondary care. London: Royal College of Physicians; 2018.
[21] Harden NR, Bruehl S, Perez RSGM, et al. Validation of proposed diagnostic criteria (the "Budapest Criteria") for complex regional pain syndrome. Pain. 2010; 150(2):268–274.
[22] Harden N, Bruehl S. How to diagnose CRPS by utilizing the Budapest criteria. https://www.youtube.com/watch?time_continue=714&v=7-GI7cRL5lmw&feature=emb_title.
[23] Basler MH, Rae CP, Stewart G. Diagnosis of complex regional pain syndrome needs to be tightened. BMJ. 2014; 348:g4029.
[24] Bass C. Complex regional pain syndrome medicalises limb pain. BMJ. 2014; 348:g2631.

[25] Bickerstaff DR, Kanis JA. Algodystrophy: an under-recognized complication of minor trauma. Br J Rheumatol. 1994; 33(3):240–248.

[26] Field J, Warwick D, Bannister GC. Features of algodystrophy ten years after Colles' fracture. J Hand Surg [Br]. 1992; 17(3):318–320.

[27] Merritt WH. Reflex sympathetic dystrophy/complex regional pain syndrome. In: Mathes SJ, Hentz RV, eds. Plastic surgery. Philadelphia: Saunders Pub Co.; 2006:823–874, Chap. 195.

[28] Żyluk A, Mosiejczuk H. A comparison of the accuracy of two sets of diagnostic criteria in the early detection of complex regional pain syndrome following surgical treatment of distal radial fractures. J Hand Surg Eur Vol. 2013; 38(6):609–615.

[29] Koman AL, Smith BP, Smith TL. A practical guide for complex regional pain syndrome in the acute stage and late stage. In: Wolfe SW, Hotchkiss RN, Pederson WC, et al., eds. Green's operative hand surgery. 7th ed. Philadelphia: Churchill Livingstone; 2017:1797–1827.

[30] Zyluk A. The natural history of post-traumatic reflex sympathetic dystrophy. J Hand Surg [Br]. 1998; 23(1):20–23.

[31] Schwartzman RJ, Erwin KL, Alexander GM. The natural history of complex regional pain syndrome. Clin J Pain. 2009; 25(4):273–280.

[32] de Mos M, Huygen FJ, van der Hoeven-Borgman M, Dieleman JP, Ch Stricker BH, Sturkenboom MC. Outcome of the complex regional pain syndrome. Clin J Pain. 2009; 25(7):590–597.

[33] Stein AH, Jr. The relation of median nerve compression to Sudeck's syndrome. Surg Gynecol Obstet. 1962; 115:713–720.

[34] Birch R, St Clair Strange FG. A new type of peripheral nerve lesion. J Bone Joint Surg Br. 1990; 72(2):312–313.

[35] Placzek JD, Boyer MI, Gelberman RH, Sopp B, Goldfarb CA. Nerve decompression for complex regional pain syndrome type II following upper extremity surgery. J Hand Surg Am. 2005; 30(1):69–74.

[36] Camp SJ, Milani R, Sinisi M. Intractable neurostenalgia of the ulnar nerve abolished by neurolysis 18 years after injury. J Hand Surg Eur Vol. 2008; 33(1):45–46.

[37] Dellon AL. Surgical treatment of upper extremity pain. Hand Clin. 2016; 32(1):71–80.

[38] Bruehl S, Chung OY. How common is complex regional pain syndrome-Type I? Pain. 2007; 129(1–2):1–2.

[39] Gupta A, Silman AJ, Ray D, et al. The role of psychosocial factors in predicting the onset of chronic widespread pain: results from a prospective population-based study. Rheumatology (Oxford). 2007; 46(4):666–671.

[40] Hayes PJ, Louis DS, Kasdan ML. Additional considerations in complex regional pain syndrome. J Hand Surg Am. 2012; 37(3):625–, author reply 625–626.

[41] Noordenbos W, Wall PD. Implications of the failure of nerve resection and graft to cure chronic pain produced by nerve lesions. J Neurol Neurosurg Psychiatry. 1981; 44(12):1068–1073.

[42] Jobe MT, Martinez SF. Peripheral nerve injuries. In: Azar FM, Beaty JH, Canale ST, eds. Campbell's operative orthopaedics. 13th ed. Philadelphia: Elsevier; 2017:3162–3224, Chap. 62.

[43] Lankford LL. Reflex sympathetic dystrophy. In: Green DP, ed. Operative hand surgery. 2nd ed. New York: Churchill Livingstone; 1988:633–663.

[44] O'Connell NE, Wand BM, McAuley J, Marston L, Moseley GL. Interventions for treating pain and disability in adults with complex regional pain syndrome. Cochrane Database Syst Rev. 2013; 4(4):CD009416.

[45] Zhu SX, Lu SB, Yao JX, et al. Intrafascicular decompression in the treatment of causalgia with special reference to the mechanism. Ann Plast Surg. 1985; 15(6):460–464.

[46] Jones NF, Ahn HC, Eo S. Revision surgery for persistent and recurrent carpal tunnel syndrome and for failed carpal tunnel release. Plast Reconstr Surg. 2012; 129(3):683–692.

[47] Adani R, Tos P, Tarallo L, Corain M. Treatment of painful median nerve neuromas with radial and ulnar artery perforator adipofascial flaps. J Hand Surg Am. 2014; 39(4):721–727.

[48] Simpson CK, Butt AM, Power D. Neurostenalgia as a cause of pain after tendon and nerve repair at the wrist. J Hand Surg Eur Vol. 2013; 38(6):687–688.

[49] Bhatia KP, Bhatt MH, Marsden CD. The causalgia-dystonia syndrome. Brain. 1993; 116(Pt 4):843–851.

[50] van Hilten BJ, van de Beek WJ, Hoff JI, Voormolen JH, Delhaas EM. Intrathecal baclofen for the treatment of dystonia in patients with reflex sympathetic dystrophy. N Engl J Med. 2000; 343(9):625–630.

[51] Raja SN. Motor dysfunction in CRPS and its treatment. Pain. 2009; 143(1–2):3–4.

[52] Verdugo RJ, Ochoa JL. Abnormal movements in complex regional pain syndrome: assessment of their nature. Muscle Nerve. 2000; 23(2):198–205.

[53] Hawley JS, Weiner WJ. Psychogenic dystonia and peripheral trauma. Neurology. 2011; 77(5):496–502.

[54] Schrag A, Trimble M, Quinn N, Bhatia K. The syndrome of fixed dystonia: an evaluation of 103 patients. Brain. 2004; 127(Pt 10):2360–2372.

[55] Louis DS. Recognizable dysfunction syndromes. Hand Clin. 1993; 9(2):213–220.

[56] Kasdan ML, Stutts JT. Factitious injuries of the upper extremity. J Hand Surg Am. 1995; 20(3 Pt 2):S57–S60.

[57] del Piñal F. CRPS does not exist. Keynote lecture. 74th Annual Meeting of the American Society for Surgery of the Hand. Las Vegas. Sept 5–7, 2019.

[58] del Piñal F. Irritative carpal tunnel: a new syndrome helping to solve the CRPS/reflex sympathetic dystrophy/Sudeck enigma. Plast Reconstr Surg. (Submitted).

[59] Ochoa JL, Verdugo R. Focal dystonia associated with pain. Brain. 2005; 128(Pt 4):E24.

[60] Singh HP, Davis TR. The effect of short-term dependency and immobility on skin temperature and colour in the hand. J Hand Surg [Br]. 2006; 31(6):611–615.

[61] Hobelmann CF, Jr, Dellon AL. Use of prolonged sympathetic blockade as an adjunct to surgery in the patient with sympathetic maintained pain. Microsurgery. 1989; 10(2):151–153.

[62] Veldman PH, Goris RJ. Surgery on extremities with reflex sympathetic dystrophy. Unfallchirurg. 1995; 98(1):45–48.

8

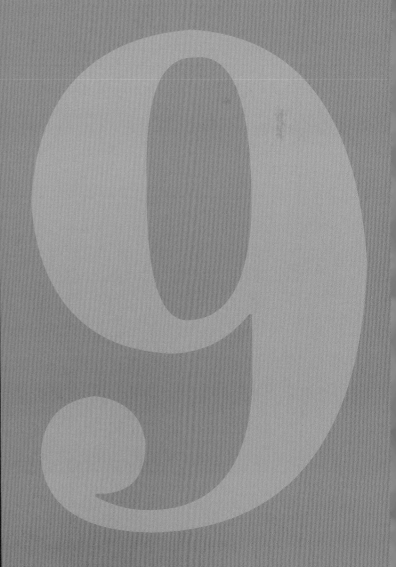

第九部分
社会问题

第二十六章 治疗预期／做作性障碍

Randy Bindra, Luke McCarron

摘要

对于外科医生来讲，目前还没有一个标准来界定患者是否对于手术治疗过程完全理解，这可能导致实际预后与患者的术前预期有所差别。患者术前一般主要关注的是疾病是否能够好转或者治愈，而忽略了对于术后的美观及功能的探讨。在这种情况下，即便术后外科医生认为手术效果很好，但患者也会有一定的心理落差。在术前术式的选择和术前知情同意过程中，充分了解患者的诉求并且帮助患者建立合理的手术疗效预期是十分重要的。患者如果对于手术抱有不切实际的治疗预期，即便术后出现很小的并发症，医生也会面临着被诉讼的风险。而手部康复治疗师的协助治疗对于降低这个风险是有帮助的。

本章的第二部分主要介绍手部的做作性障碍（FD）。这类患者的目的就是通过装病或者故意表现出身体异常而获得患者身份的认同。这类患者非常具有误导性，他们会模仿典型的体征，会对实验室检查及其他辅助检查结果进行争辩，并且寻求手术治疗，这类患者术后依从性差，希望延迟术后愈合。尽可能地鉴别出此类患者并避免进行手术是至关重要的。对于这类患者的治疗是需要多学科联合的，尤其是临床心理学医生或者精神科医生的治疗会起到更大的作用。

关键词：治疗预期，心理落差，治疗结果，做作性障碍，难愈性溃疡

26.1 如何建立患者术前合理的治疗预期

在过去的 20 年里，在患者对于术后疗效的关注中已经出现了所谓的"消费者体验"意识。临床医生既要能够提供高质量的治疗，同时还要满足不同患者的个人治疗预期。

手部手术需要外科医生、康复护理团队及患者本人的相互配合。术前建立患者合理的恢复预期，通过治疗团队配合完成既定的目标，这样才能够取得最大限度上的术后满意度。因此，充分地了解患者对于手术治疗的预期要比医生自身对于手术的主观满意度更重要。

对于一些复杂的手部畸形和并发症，需要包括外科医生、康复师、内科医生及心理医生在内的医疗团队成员之间交流与合作。在知情同意过程中，要与患者沟通充分。如果术后肢体需要制动，如何完成诸如驾驶、吃饭及洗澡等日常活动，这都需要在术前要充分告知。表 26.1 列出了术前需要讨论的此类问题。这些问题包括但不限于：保守治疗的选项，手术治疗的恢复时限，康复训练预期，治疗费用，重返工作岗位的时间，以及手术的并发症。

26.2 患者治疗预期与治疗结果的关系

当患者来诊时，一般主诉主要为疼痛、功能障碍或畸形，患者很少主动提到他们同时也很在意手

表 26.1 外科医生及患者术前讨论的主题

- 对于目前伤情或者疾病的保守治疗的选项有哪些？
- 您是独自居住还是与家人一起居住，术后谁来陪护？
- 您的治疗团队都有谁，团队成员在治疗工作的任务都是什么？
- 您术后的出行的交通方式是什么，包括门诊复查及康复训练等出行目的？
- 术后谁来帮助您进行日常生活，包括准备早餐、洗澡以及自理活动？
- 治疗的具体费用是多少，包括术后康复支出和离开工作岗位的时间？
- 恢复大致时限，以周、月或者年计算？
- 对于您的情况，"完全恢复"的标准是什么？
- 术后康复训练的要求：多少个康复阶段？每个阶段多少周？
- 术后重返工作岗位的时限，几周、几个月还是几年？
- 术后的并发症有哪些？如何缓解？

或手指的外观，以及能否继续他们的爱好活动。以疼痛为主诉的患者来举例，术前与患者讨论往往聚焦在治疗方面，而对于切口瘢痕、持续的骨质增生及关节活动度丧失等问题讨论往往不甚充分。在一项对于颌面部术后患者寻求诉讼的研究中，在引起术后结果不满意的所有因素中，医疗过错的占比是最小的，而术前说明不充分及患者不切实际的高预期则占比最大。

术前往往医生的注意力集中在手术的并发症上，但切口瘢痕、患者是否充分理解手术、疼痛的控制、术后康复以及恢复时限等问题也是同等重要的。当为患者治疗骨折及外伤时，要保持积极乐观的态度，同时也要对瘢痕、手术次数、关节预期活动度及能否恢复到术前水平等问题予以充分重视。

26.3 康复治疗师在患者术前咨询中的作用

医患沟通就是将医疗重要信息从医务工作者传递给患者，反之亦然。康复治疗师与患者的接触时间要远多于外科医生，这可以使康复治疗师有更多的机会与患者共同探讨康复治疗的各种细节问题。对于这些问题，康复治疗师一定要结合自身在治疗团队中的角色给予精准的解答。康复治疗师经常被患者问及手术与康复细节的相关信息。这是康复治疗师向患者展示他们专业知识、补充解释治疗计划的最佳时机。可以利用图解形式、书面形式以及口头形式来让患者更好地理解治疗计划。可以提出以天或周为单位实现康复的阶段性目标。

以患者为中心的多学科团队治疗方法具有高性价比，这可以使规范的并且富有意义的医生—患者及康复师—患者之间的良性互动增加。

医生与患者之间的沟通一般会受到时间限制且不定期进行。医生所拥有的专业知识背景可以帮助其指导患者术后恢复和制订相应的康复计划。在术后随访中一些患者受限于知识背景感到无法向医生提问或寻求医生对于术后恢复的详细说明，在这种情况下患者要在短时间内理解医生所制订的计划是较为困难的。这也会导致患者的不满意，有可能引起医患矛盾。而解答患者的对于术后恢复的问题则是康复治疗师的核心技能，这可以使患者安心并且减少患者的焦虑。一些患者会觉得相对于医生而言向康复师提问会更加舒适。相对于医生，康复师与患者之间的沟通互动更频繁并且不受时间限制。由

于康复师与患者的接触时间相对较多，因此可以利用充分的时间，在伤情、康复计划及手术情况的每一个细节与患者进行交流，以确保患者能够充分理解。

26.4 做作性障碍：定义及分级

外科医生诊治的患者通常具有确定的症状和器质性的疾病——即具有已知的病理变化，有影像学及其他实验室检查的佐证且一般具有有效的治疗手段。然而，医生也会偶尔遇见具有非器质性病变的患者，实验室及影像学检查不支持或无法合理解释患者的症状和体征，患者可能呈现无痛苦或极度夸张的情绪反应。

这类非器质性障碍通常与抑郁症、人格障碍等心理障碍相关，或与诸如精神分裂症等精神疾病相关。非器质性障碍有很多类型，包括：躯体化障碍——患者极度关注躯体症状；转换障碍——表现为无法解释的瘫痪或肢体无力；疼痛障碍——心理因素引起的疼痛等。

做作性障碍（FD）是非器质性疾病中的一个亚型，患者往往会编造症状或自己人为制造疾病，意在获得患者的身份并寻求治疗。与转换障碍和疑病症（症状不是患者主动臆想的）不同，FD患者是主动人为地制造身体上的异常，比如故意制造伤口或肿胀以蒙蔽医生。FD患者的目的不是骗取金钱补偿，通常仅仅是寻求同情或关注，并做好接受手术治疗的准备。这类患者通常无明确目的，这与诈病者是完全不同的，诈病者往往是外伤后夸大症状体征，寻求经济补偿或可以使用药物、推迟恢复工作及逃避犯罪指控等非经济补偿。

做作性障碍被收录于2020年ICD-10-CM版，诊断编码为F68.10，名为"对自身的做作障碍，未定型。"在《精神疾病诊断与统计手册第5版》（DSM-5）中将做作性障碍分为对自身和对他人两种类型，分别替代了之前名称：Munchausen综合征和代理型Munchausen综合征。

FD的诊断需要排除可导致当前症状的每一个器质性因素。例如，主诉为手部感觉异常的患者，临床查体的症状和体征均不一致，需要反复的临床评估、神经电生理检查、磁共振检查，有可能的话请神经科医生共同会诊。患者的额外检查、多学科专家会诊等支出可多达50 000美元（1美元 ≈ 6.91元人民币）。下面分别介绍手科门诊患者的几种类型FD。

9

26.4.1 自残

患者对自己的身体制造钝器伤或皮下注射气体液体或放置针头等物体，导致的人为制造的伤害。表现为 Munchausen 综合征的患者往往辗转反复于各个医院，吹牛夸大自身经历，多见于男性，通常预后不佳。本征的亚型为代理型 Munchausen 征，即在子女家属身上制造医疗问题，反复将子女送医，要求手术。

手外科门诊常见的此类情况为患者人为制造的手部难愈性溃疡创面（图 26.1）。这种情况往往在多家医院治疗后无好转，并且已经持续好几个月。需要通过临床评估、实验室培养及活检排除恶性溃疡，X 线检查排除溃疡面深层组织的异物残留。患者一般会采用手段防止创面愈合，拒绝佩戴支具或辅料包扎等可以促进愈合的处置。

相反，"被动型自残"的患者一般寻求外科医生来为他们制造医疗问题。这类患者通常具有高智商，会研究他们可以利用的临床症状，然后开始积极地就医，说服医生为他们进行手术治疗。如果临床辅助检查与编造的症状体征不相符，他们会对检查结果进行争辩，要求更换其他检验中心进行检测或进行其他检查。手术后患者经常会变得依从性较差，延长住院时间并希望延迟痊愈。他们偶尔会与医疗团队对立，将现状的责任推给医生。在医患关系急转直下后，他们通常会辗转至其他医院求医，并且拒绝出示以前的医疗记录。这种行为也称为 SHAFT 综合征。

26.4.2 人为性水肿

人为的手部软组织肿胀可以由过紧的辅料包扎、夹板固定、弹力绷带及止血带引起，也可以由皮下注射气体及液体引起，或者由反复的钝器伤引起。水肿通常是患者有意为之而且过程较为隐蔽，并且患者表现出似乎不知道水肿的原因；他们往往是为了主动寻求手术（图 26.2）。临床检查经常发现清晰的水肿界限，似乎应用了绷带结扎所致。入院临床观察期间，由于患者没有隐蔽的机会使病情加剧，一般水肿会得到缓解。

手部反复创伤会引起固定的局限性区域肿胀，Secretan 在 1901 年对这种情况进行了首次报道，在报道中，11 例工伤患者表现出手背持续性水肿。作者注意到经过一段时期的固定后肿胀并未缓解，随后作者指出这种情况属于做作性障碍（FD），是由患者自己对手背反复挫伤引起的。

磁共振成像显示伸肌腱至骨间肌周围弥漫性纤维化。如未甄别出 FD 而进行手术时，会发现腱周组织纤维化。组织学检查发现含铁黄素沉积的慢性纤维化与急性出血性改变同时出现，这是该区域反复性创伤的征象。

26.4.3 肌张力异常的手部体位（Dystonic Posturing）

做作性障碍患者在轻微外伤、感染或其他一些刺激之后会出现手部或腕部的异常姿势（图 26.3）。手部的异常位置可以是固定位置的，也可以是肌张力异常位置的。在后者情况中，手部运动缓慢、刻意、不自然，并且每次就医时表现不一样。在较为严重的静态畸形和握拳综合征时，尺侧 2~3 指紧握，患者不能主动伸指，指屈肌明显收缩对抗被动伸指，这种情况是心理异常性屈指（Psychoflexed Hand）或

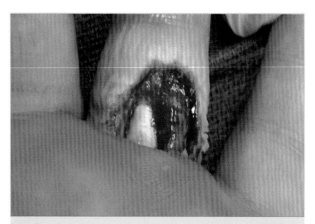

图 26.1 患者人为制造的位于指根部的难愈性溃疡创面

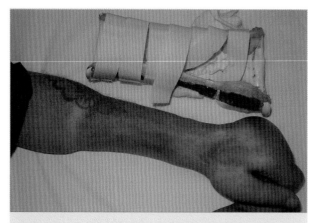

图 26.2 人为的支具过度压迫致手部水肿

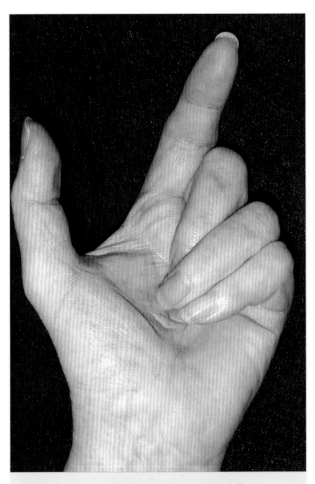

图 26.3 意外性创伤后肌张力异常的手部姿势

握拳综合征（Clenched Fist Syndrome）。病情严重时，手掌皮肤浸渍发软，手指屈曲挛缩。在区域麻醉下手部异常的位置和屈曲状态可以得到缓解，但麻醉后当患者随意运动恢复时复发。支具固定后也可以得到缓解，但如果心理因素不解除，手部异常状态仍然会复发。

26.4.4　做作性障碍（FD）的诊断

做作性障碍的患者寻医时通常会有外伤、肿胀、疼痛或者麻木等症状，因此在诊病的最初时期很难鉴别。往往确定为 FD 诊断时，患者已发展成术后并发症而且导致医患对立。根据 FD 不同的临床症状，鉴别诊断也有所不同，包括复杂性区域疼痛综合征（CRPS）、恶性溃疡、掌腱膜挛缩、淋巴水肿及锁骨下静脉血栓等。表 26.2 中列出了 FD 典型症状，可以帮助医生进行鉴别。

表 26.2　FD 典型症状
· 具有明显的且症状反复的病史
· 不同医疗机构就医时呈现出不同的临床症状体征
· 对于明显功能受限缺乏应有的关注
· 通常对医疗术语、典型体征及辅助检查过于关注
· 不同医生进行了多次手术的切口瘢痕
· 非常排斥不支持诊断的辅助检查结果
· 患者在不经意间改变手部姿势或使用手的能力
· 为了很小的问题而寻求手术治疗
· 对于侵入性检查或手术表现得很积极
· 拒绝出示之前的检查结果、医疗记录或手术记录
· 拒绝佩戴支具等可以促进伤口愈合的处置
· 要求手术的意愿被拒绝后表现得很气愤及充满敌意
· 拒绝心理及精神病方面的相关评估

26.4.5　做作性障碍（FD）的治疗

如患者为疑似 FD，医生应避免为患者进行手术。应当进行多学科会诊，与心理医生、精神科医生及康复治疗师协作共同诊治。要耐心向患者说明治疗团队意识到临床症状的人为性质并将采取相关治疗。如果患者能够接受心理治疗，则可以进行诸如难愈性溃疡创面的清创及异物取出等必要手术。

当患者处于恢复阶段时，尤其是对于重度患者而言，康复师与医生保持密切的沟通是非常重要的。应采用有效的评估方法来随访患者预后进展。对于预后进展，康复师要形成书面报告，康复师与医生共同随访患者，这些都能确保与 FD 患者有效沟通。

26.5　结论

当患者具有前后不一的病史，不是十分明确的症状体征及不切实际的预期时，医生需要特别留意。对于此类患者，手术通常不是第一选择，应该先暂予观察，以鉴别是否为做作性障碍。反复临床评估观察是否有前后不一致的症状及体征，回顾之前的病历记录，与其他医疗团队成员充分探讨，以及高年资医生的治疗意见，这些都会对做作性障碍的诊治有所帮助。

参考文献

[1] Johnson PJ. Understanding and improving patient satisfaction in orthopaedic surgical procedures: a review. Univ N M Orthop Res J. 2019; 8(1):19.

[2] Swarup I, Henn CM, Gulotta LV, Henn RF, III. Patient expectations and satisfaction in orthopaedic surgery: a review of the literature. J Clin Orthop Trauma. 2019; 10(4):755–760.

[3]   Krause HR, Bremerich A, Rustemeyer J. Reasons for patients' discontent and litigation. J Craniomaxillofac Surg. 2001; 29(3):181–183.

[4]   Ha JF, Longnecker N. Doctor-patient communication: a review. Ochsner J. 2010; 10(1):38–43.

[5]   Stewart MA. Effective physician-patient communication and health outcomes: a review. CMAJ. 1995; 152(9):1423–1433.

[6]   Longstaffe R, Slade Shantz J, Leiter J, Peeler J. Surgeon–therapist communication: do all members see eye-to-eye? Phys Sportsmed. 2015; 43(4):381–387.

[7]   Edition F. Diagnostic and statistical manual of mental disorders. American Psychiatric Association; 2013.

[8]   Grunert BK, Sanger JR, Matloub HS, Yousif NJ. Classification system for factitious syndromes in the hand with implications for treatment. J Hand Surg Am. 1991; 16(6):1027–1030.

[9]   Folks DG, Freeman AM, III. Münchausen's syndrome and other factitious illness. Psychiatr Clin North Am. 1985; 8(2):263–278.

[10]   Wallace PF, Fitzmorris CS, Jr. The S-H-A-F-T syndrome in the upper extremity. J Hand Surg Am. 1978; 3(5):492–494.

[11]   Smith RJ. Factitious lymphedema of the hand. J Bone Joint Surg Am. 1975; 57(1):89–94.

[12]   Secretan H. Hard edema and traumatic hyperplasia of the dorsum of the metacarpus. Rev Med Suisse Romande. 1901; 21:409.

[13]   Frykman GK, Wood VE, Miller EB. The psycho-flexed hand. Clin Orthop Relat Res. 1983(174):153–157.

9

第二十七章 知情同意/如何防止医疗诉讼

Ridzwan Namazie, Randipsingh Bindra

摘要

知情同意是在医生提供详细的治疗相关信息的基础上患者自愿做出治疗决定的过程。它包括诊断、治疗供选方案、替代方案、治疗风险及治疗收益等细节。有的时候，医疗支出也要包含在知情同意中。

知情同意的过程可以使患者有充足的时间来理解和消化相关的医疗信息，提出问题、咨询并做出决定。患者宣教、治疗手册及医疗资源链接虽然都很重要，但不足以构成全部的知情同意内容。签字的表格只能说明医患之间已经进行了病情和治疗方面的交流，但这也不足以认定为完全的知情同意。病历记录中详细的谈话记录在知情同意过程中同样也很重要。

每个国家都有其自身的卫生服务系统和文化观念，因此在治疗方面不同国家的法律法规和职业义务也不尽相同。然而，为患者提供最好的医疗是医生的职责所在，医生的法定责任是确保患者在做出治疗决定的过程中完全理解诊疗相关问题，这点是共通的。

当医患之间的交流存在问题时会引发医疗诉讼。避免医疗诉讼的发生关键在于恰当的知情同意。详细的病历记录，与患者建立良好融洽的关系，使患者完全理解诊治相关问题，这些对于确保良好医患关系都至关重要。

关键词：知情同意，医疗诉讼，医疗事故，医患关系

27.1 知情同意

27.1.1 背景

在未经患者允许的情况下对其进行治疗，这是违背医疗基本原则及患者的宪法权利的。希波克拉底时期，非常强调倾听患者的诉求、仔细全面的评估，治疗选项的讨论及公开披露预后效果。中世纪欧洲时，医患关系则转变为主动–被动模式，即医生处在社会顶层并被认为是无所不能，患者则被认为是无助的。随着患者认知程度的提高，在诊疗中患者参与程度也在不断提高，从而形成了目前更加以患者为中心的医患模式。

如今的欧盟具有涵盖所有欧盟公民的医疗条约和协定。在 1997 年签署的《欧洲人权与生物医学公约》（*ECHRB*）中，第 5 条规定医生只有在患者知情同意的前提下才可以进行治疗，并且知情同意可以撤回。在《欧洲联盟基本权利宪章》中进一步强调了上述这一点，该宪章规定患者具有知情权。其中第 3 条规定医生只有在患者同意的情况下才能进行相关诊疗。

恰当的知情同意内容的标准经历了不断的演变，然而，基本原则是大体不变的。对于知情同意的内容，每个国家都有不同的法律规定。此外，患者因素、文化信仰、宗教信仰、个人信仰及道德观念也决定着知情同意是否充分。

"知情同意"一词最早在 1957 年由美国律师 PG Gebhard 提出。他在 1957 年 Salgo 与斯坦福大学的诉讼案中代表美国外科医生协会提交的简报中应用了该术语。该案最终判决所概述的原则形成了知情同意的基础原则。

27.1.2 知情同意的要素

知情同意不仅仅适用于手术；尽管来找医生面诊的患者是默许同意的，但采集病史和查体也需要获得患者的同意。进一步的治疗、用药及相关医疗操作都要得到患者的明确同意。有效的知情同意需要满足 3 个要素。

行使知情同意的行为能力

患者需要完全理解医生提供的相关信息，权衡利弊并做出是否接受治疗的决定。其他影响同意能力的因素包括信息记忆及沟通能力。

如果患者在脑外伤之后或受药物及酒精影响暂时失去了行使知情同意的行为能力，知情同意和相关治疗可以推迟，急诊病例除外。在这种情况下，

9

当地的指南及法律规定相关的处理原则以患者的最大利益为出发点。一般而言，以保护生命及保全肢体为原则。

如果患者永久失去了同意的行为能力，通常会有指定的法定监护人，该监护人可以是代理律师或代理机构，具有知情同意的代理权。在一些国家，医生可以为无行为能力的患者行使知情同意，以维护患者的最大利益。智力低下或精神病状态并不能自动排除患者的知情同意能力。如果对患者的理解能力存疑，应向了解患者病情的家庭医生或精神科医生寻求书面建议。在任何情况下，尽可能多地将患者纳入在治疗决策过程中符合每个人的最大利益。

还有一些客观的工具，如 MacArthur Competence Assessment Tool For Treatment（MacCAT-T），可以用来评估同意的行为能力。然而这类工具难于执行并且耗时较长，执行时间可长达 30min。

自愿同意原则

患者必须在没有任何来自医生、家属或第三方强迫的情况下做出同意治疗的决定。对于有些病例，医生很难知道患者是否完全不受外部影响。

处在医院的环境下，患者难免会觉得压抑和陌生，这会使患者迫于环境压力选择同意治疗。患者迫于家庭压力选择接受治疗的情况是相当微妙的。在大多数病例中，家庭成员认为他们能够代表患者的最大化利益；然而，对医生而言，尤其治疗老年患者时，最重要的是尊重患者的意愿。

医生治疗患者时需要注意提出治疗建议的方式。医患之间的开放式交流要允许患者全程参与，这是至关重要的。以造成不必要的紧迫性和令人过分担忧的方式将治疗信息提供给患者可以被视为胁迫。医生需要打消患者的疑虑，确保患者的知情同意是完全出于自愿的，并且如果患者改变主意之后知情同意可以撤销。

患者必须得到完全告知

外科医生需要尽可能使用容易理解的措辞向患者提供关于病情和治疗的所有的必要信息。患者应该被告知诊断、鉴别诊断及确诊所需的相关检查等信息。任何治疗干预措施的收益、副作用及并发症风险都要向患者解释清楚。如果治疗干预措施目前还存在争议或是实验性的，应该向患者特别说明。在教学单位中，应确定负责或监督干预措施的人员。还应该讨论其他可能的治疗方案和不进行任何治疗

的方案，以及每种方案的风险及获益。

患者往往期待外科医生告知最常见并发症的可能性，而不是单单列出术后所有可能出现的并发症。一般来说，当不良后果比较常见时，即便该后果很轻微（比如胶原酶注射后皮肤撕裂），或当后果比较严重时，即便发生率很低（比如腕管松解后出现复杂区域疼痛综合征），这些并发症风险的可能性应向患者告知。病情讨论一定要包含任何可能的对患者具有重要意义的治疗结果，并且外科医生应该意识到对于患者而言哪些并发症具有重要意义。术前知情同意谈话过程中的一个重要环节就是了解患者的职业生涯和个人爱好及治疗可能造成的影响，并且询问患者可能特别担心的关于治疗方面的事情。例如，对于吉他手和体力劳动者而言，远指间关节屈曲功能丧失的意义是不同的。患者需要知道手术过程中出现并发症的可能性。比如，术前讨论部分腕关节融合术后腕关节活动丧失过程中，在引用并发症的发生率时，医生需要说明该数据是基于自身的经验抑或是基于参考文献。

术后康复方案也应该在术前知情同意时说明，包括诸如用药、功能限制、家庭辅助设备、在院时间、石膏固定的具体要求以及康复治疗期间的出勤率等细节。大多数患者会要求医生预估离岗休养的时间，如果可能的话医生可以做出分阶段重返工作的康复计划。进一步计划的外科干预（如内固定物的取出），预后及预期效果，也应一并包含在谈话中。

以治疗手册、示意图、图表及患者宣教等手段对治疗进行说明，这对患者来说是有益处的。指导患者访问信誉良好的在线资源（如 www.handcare.org）能够帮助患者通过图表理解病情。还有其他的病情和治疗的解释手段，包括在橡胶手套上绘制和剪切用以解释皮瓣手术，以及暂时固定方法，如胶带或夹板，来模拟术后夹板固定或关节固定术。

如有任何利益冲突都有必要进行声明，尤其是当外科医生参与到植入物或装置的产品研发或临床研究时。大多数国家都有处理这类利益冲突的解决框架，并且该框架通常形成了伦理审批流程的一部分。当产品在非说明书指定情况应用或未经当地许可机构授权应用时，也必须在知情同意书中进行明确的声明和记录。

27.1.3 儿童知情同意

每个国家对于儿童知情同意的定义不同。年龄

通常是决定因素，但也有例外。如果患者被认定为未成年或儿童，一般都需要家长或监护人代表患者进行知情同意。在一些情有可原的特殊情况下，知情同意不需要征得父母同意，但这种情况在不同国家会有所不同。孩子的年龄、成熟度及接受的治疗通常都是考虑因素。在大多数国家中，在父母拒绝的情况下，儿童可以通过法院的途径申请授权知情同意。

　　能够进行知情同意的法定年龄在不同国家有所不同。知情同意的最低法定年龄的国家是南非。在南非12岁儿童即可以对医疗处置独立进行知情同意，手术治疗需要征得父母同意。在欧盟国家中，

知情同意的最低法定年龄在立陶宛为14岁，丹麦为15岁，英国和荷兰为16岁。在奥地利、比利时、捷克、爱沙尼亚、德国、卢森堡以及瑞典，没有固定的知情同意最低法定年龄，而是要看儿童的成熟度（表27.1）。在美国、印度及澳大利亚，知情同意法定年龄为18岁并需要征得父母同意。

　　地方的法律法规经常会推翻基于先前法律案例的最低法定年龄。比如，Gillick案最后确定：如果子女具有充分的理解能力，能够完全理解医生提出的治疗方案，那么父母对于16岁以下未能年子女是否接受医疗的权利将即刻终止。这个决议在英国、澳

表 27.1　儿童能够进行知情同意的年龄

国家	未经父母同意，儿童可以进行知情同意接受医疗治疗（包括诊断和手术）的年龄	未经父母同意和未向父母提供信息的情况下，儿童可以寻求医疗建议的年龄
奥地利	由成熟度决定	由成熟度决定
比利时	由成熟度决定	由成熟度决定
保加利亚	18 岁	16 岁
塞浦路斯	18 岁	由成熟度决定
捷克	由成熟度决定	由成熟度决定
德国	由成熟度决定	由成熟度决定
丹麦	15 岁	15 岁
爱沙尼亚	由成熟度决定	由成熟度决定
希腊	18 岁	18 岁
西班牙	16 岁	16 岁
芬兰	18 岁	由成熟度决定
法国	18 岁	由成熟度决定
克罗地亚	16 岁	未规定
匈牙利	18 岁	18 岁
爱尔兰	16 岁	16 岁
意大利	18 岁	由成熟度决定
立陶宛	16 岁	16 岁
卢森堡	由成熟度决定	由成熟度决定
拉脱维亚	14 岁	由成熟度决定
马耳他	18 岁	18 岁
荷兰	16 岁	16 岁
波兰	16 岁	18 岁
葡萄牙	16 岁	由成熟度决定
罗马尼亚	18 岁	16 岁
瑞典	由成熟度决定	由成熟度决定
斯洛文尼亚	15 岁	15 岁
斯洛伐克	18 岁	18 岁
英国（苏格兰除外）	16 岁	16 岁

来源：https://fra.europa.eu/en/publication/2017/mapping-minimum-age-requirements/consent-medical-treatments.（数据采集日期：2020 年 6 月 8 日）

大利亚、新西兰和加拿大也被采纳。在美国的一些案例中，14 岁以下儿童如果独立生活并且能够完全理解医生提出的治疗方案，则被认为具备知情同意的能力。

27.1.4 费用知情同意

在公共卫生医疗保障全覆盖的国家，患者的医疗支出不是问题。然而，当患者寻求私人医疗或必须支付医疗费用时，一定要在术前让患者完全了解治疗的费用——植入物费用、外科医生及医院的费用，以及包括康复在内的术后治疗费用。费用的估算也应包含无法预计的不良事件或并发症的额外支出。医生如果在治疗中有经济利益，也应向患者进行声明。

27.1.5 知情同意的例外情况

在一些例外情况时可以不需要知情同意过程。例外情况的细节在不同的国家有所不同。一般认为，在需要拯救患者生命或保全肢体的紧急情况时，为加快治疗进程，知情同意过程可以简化。如果患者处在无意识状态，根据 ECHRB 第 8 条，医生可以代表患者做出治疗决策。如果情况允许，在不影响急诊治疗进程的前提下，可以与患者的近亲进行术前谈话。如果有事前声明并且该声明具有法律效力，医生需要遵循该声明，ECHRB 第 9 条对此有明确规定。

极少数情况下，医生可能认为知情同意过程会对患者造成心理或精神上的伤害。患者会不同意医生的治疗建议或者患者的观点没有现代医学的广泛支持，这些都不符合知情同意的例外情况。必须有证据表明患者非常焦虑不安，以至于他们可能采取伤害自己或他人的行动，才可考虑知情同意例外情况。想恰当处理这类例外情况的医疗个案比较困难，应该寻求其他医生的建议或法律建议。

如果患者事先对治疗风险的相关信息做过系统性的了解，那么医生则可以进行简短的术前谈话，但也要避免将患者当作专业知识丰富医疗专家。对待所有的患者，都要评估患者理解能力并据此做出适当的术前谈话深度。

27.1.6 拒绝知情同意

患者有权对于治疗的知情同意做出拒绝的决定，即便这个决定会让患者遭受到不良后果。当然这个知情同意的过程需要基于以下条件，即患者已满足具备知情同意能力的标准，患者可以根据自己意愿做出决定，以及医生已全面告知患者所有可能的治疗结果。

对于上述情况，由其他医生给予不同治疗方案，并且给予患者时间来消化这些医疗信息是十分有帮助的。拒绝一项治疗方案并不代表拒绝所有治疗方案。患者可能仍然需要其他的医疗干预，比如应用夹板固定、骨折闭合复位或药物缓解疼痛，医生有责任确定患者能够接受何种程度的治疗。医生也应告诉患者，他们随时可以改变决定。

27.1.7 知情同意记录

医生需要对知情同意过程进行记录。记录作为知情同意的一部分应该详尽并且包含术前谈话的所有内容。应用目录列表或模板，可以帮助确保完成该流程。

知情同意书通常由患者和医生双方签字。理想情况下，术前谈话的细节应该在知情同意书中记录，另一种方式是在患者病历中记录。然而，应该注意的是没有谈话细节的知情同意书，尽管签过字，但不足以证明知情同意已被患者完全理解。要给患者充分的时间对治疗方案进行考虑，同时对于非急诊病例，知情同意签字可以推迟到下一次面诊。

尽管针对特定治疗方案的同意书详细说明并列出了该方案的常见和严重的并发症，但这并不能替代术前谈话。

27.2 如何防止医疗诉讼

大体而言，整个社会上的诉讼变得越来越多。美国医学协会的一项调查显示，57% 的外科医生经历过医疗诉讼索赔。对于医生而言，被起诉是非常有压力的，并且往往会占用他们大量的时间和精力，直到几个月后结案。这个过程耗费了各种资源，使医生无暇顾及他的工作及家庭。为了防止医疗诉讼，了解促使患者选择诉讼途径的各种因素是十分重要的。

调查显示，患者选择诉讼的主要原因有 4 个：①与治疗水平相关；②缺乏相关的解释说明；③经济开销和病痛折磨的补偿；④认为医生或医疗机构应对医疗行为负责。选择诉讼的患者希望得到事实真相，希望鉴定他们所遭受创伤的严重性，并且希望确保类似情况不再发生。

27.2.1 医疗事故索赔的性质

手外科最常见的索赔与腕管减压及腕部骨折等常见的手术治疗相关。关于腕管减压术的主要控诉是正中神经的医源性损伤。对于桡骨远端骨折来说，则是骨折畸形愈合及内固定螺钉进入关节内或螺钉过长。其他手外科的诉讼原因包括环小指腕掌关节骨折脱位及舟状骨骨折。在所有肢体手术中，错将健侧当作患侧进行手术是常见的诉讼原因，在手部手术中错把健康手指当成患指进行手术的也并不少见。来自挪威的 Norum 等在腕部手术后的医疗索赔的文章中报道最常见的诉讼原因是疼痛、腕关节僵硬、功能减退及无力，其他诉讼原因包括患者认为他们被拒绝手术或接受了错误的手术。

27.2.2 防止医疗诉讼

所有的患者投诉和误解皆源于医生与患者缺乏沟通，随后医患关系破裂导致患者寻求其他帮助。以下原则有助于减少医疗诉讼。

避免明显的错误

弄错手术左右侧或者弄错手术部位是明显可以避免的，当这类错误发生时是不可原谅的。医疗机构应制订并落实相关制度以确保避免此类错误。术前回顾病历及知情同意书、患肢标识及术前计划的手术切口，这些步骤可以帮助确定正确的手术部位，以及帮助患者更好地理解手术及对术后瘢痕的预估。在大多数国家手术开始前进行 Time-Out 核查是必需的，这可以确认患者的身份、手术名称、左右侧及手术部位，但最终，外科医生是落实核查的关键。

完全理解相关的治疗方案

如果患者在术后出现并发症，但医生在术前知情同意时却并没有向患者详尽说明该并发症，这种情况下患者很有可能选择诉讼。如果确实出现了并发症，医生应该尽早向患者说明发生了什么，并且可以采取何种措施会将并发症的影响降到最低。医生不应使患者觉得被放弃了，而应该向患者提供针对并发症的下一步治疗计划，并可以适时向患者提供由其他医生诊治的机会。为患者提供机会向其他

医生进行咨询，这可以进一步说明在治疗方面手术医生很坦诚并没有隐瞒。

建立良好的医患关系

受患者喜爱的医生很少会被起诉。与所有的患者都建立和睦融洽的关系可能不现实，但在建立医患关系的过程中可以采用一定的策略。给予充足的面诊时间，阅读影像资料和病理报告后给予患者适当的反馈，以及非医疗内容及患者感兴趣的对话，这些都可以提高患者满意度。如果发生了并发症，医生应为患者及家属分配更多的时间，并与诸如手部康复师和疼痛治疗专家等其他术后治疗者密切配合。

详细的术前谈话和记录

关于手术风险的详细讨论必须进行记录，否则法庭便会自动假定为风险不会出现，并会归结为患者的表述与医生的表述是相反的，并且陪审团会更倾向于承担并发症后果的患者。

包括宣传册、网络资源在内的提供给患者的所有资源都必须有所记录。

建立合理的预期

大多数患者尤其是创伤术后的患者都期望术后能够完全恢复。在患者看来，神经修复就意味着能够获得正常的感觉，肌腱修复或骨折固定就意味着能够完全恢复活动度。向患者说明并使其完全理解神经损伤后感觉可能就会永远不一样，手指肌腱修复后或骨折修复后关节活动度可能恢复不到原来的程度。患者需要理解功能丧失不是并发症而是一个预期结果，这个结果与损伤的程度有关，与医生的治疗质量无关。

其他因素

患者在发起法律诉讼之前通常会表达不满并提出怨言。在升级到医疗诉讼之前，积极地处理患者的任何问题，这符合医生的利益最大化。疼痛处理不当是患者术后不满意的另一个原因。术后应用舒适的夹板、正确的阻滞及镇痛，以及在需要时容易找到医生，这些对于保持患者愉悦的心情都相当重要。应该让患者感觉到如果有任何问题可以向医生寻求帮助。在教学医院这种大型医疗机构中，应该建立一些机制，通过这些机制可以对有问题的患者进行早期处理，以免问题进一步扩大。

如果在术中出现了失误或并发症，应尽快通知

医疗机构的风险处理团队。在向患者及家属交代病情之后，即便法律程序还没有启动，医生也应向法律顾问或医疗事故处理部门寻求建议，机构相关部门尽早得到不良事件通知，就可以向医生提供相关实施措施来避免将事件扩大为法律诉讼。

参考文献

[1] Miles SH. Hippocrates and informed consent. Lancet. 2009; 374 (9698):1322–1323.

[2] Kaba R, Sooriakumaran P. The evolution of the doctor-patient relationship. Int J Surg. 2007; 5(1):57–65.

[3] Council of Europe. Convention for the protection of human rights and dignity of the human being with regard to the application of biology and medicine. In: CETS 164. Oviedo; 1997.

[4] Council and Commission. European Parliament. Charter of Fundamental Rights of the European Union. Off J Eur Union. 2016; 202:389.

[5] Faden RR, Beauchamp TL, King NMP. A history and theory of informed consent. New York: Oxford University Press; 1986.

[6] Haysom G, Narsai U. Informed consent and communicating information. Avant Mutual. https://www.avant.org.au/news/informed-consent-and-communicating-information/. Accessed 30 June, 2020.

[7] DeGeorge BR, Jr, Archual AJ, Gehle BD, Morgan RF. Enhanced informed consent in hand surgery: techniques to improve the informed consent process. Ann Plast Surg. 2017; 79(6):521–524.

[8] Casby C, Lyons B. Consent and children. Anaesth Intensive Care Med. 2019; 20(1):52–55.

[9] Lennings NJ. Forward, Gillick: are competent children autonomous medical decision makers? New developments in Australia. J Law Biosci. 2015; 2(2):459–468.

[10] Professional Development and Standards Board. RACS Position Paper: Informed Financial Consent. Royal Australasian College of Surgeons; 2019.

[11] Queensland Health. https://www.health.qld.gov.au/consent/html/for_clinicians. Accessed 30 June, 2020.

[12] Vincent C, Young M, Phillips A. Why do people sue doctors? A study of patients and relatives taking legal action. Lancet. 1994; 343 (8913):1609–1613.

[13] Pappas ND, Moat D, Lee DH. Medical malpractice in hand surgery. Review. J Hand Surg Am. 2014; 39(1):168–170.

[14] Norum J, Balteskard L, Thomsen MW, Kvernmo HD. Wrist malpractice claims in Northern Norway 2005–2014. Lessons to be learned. Int J Circumpolar Health. 2018; 77(1):1483690.

[15] Gross DA, Zyzanski SJ, Borawski EA, Cebul RD, Stange KC. Patient satisfaction with time spent with their physician. J Fam Pract. 1998; 47 (2):133–137.

[16] Bono M,Wermuth H, Hipskind J. Medical malpractice. StatPearls Publishing LLC; 2020.

9

第二十八章 并发症：对外科医生的影响

David Warwick

摘要

并发症的出现对于患者的影响是很明显的，患者需要承受并发症带来的疼痛、痛苦、焦虑，并且需要进一步治疗。但患者出现并发症对于外科医生也存在影响。虽然医生可以从中汲取经验教训，但这个影响更多的是负面的，因为医生会有太多的焦虑和反思，以至于使其成为"第二受害者"。没有医生能避免所有的并发症，但所有的医生都可以避免某些特定的并发症。当患者出现并发症时，医生应始终觉得负有责任并承认存在的问题。不仅患者的并发症及情绪需要医生来治疗和调节，医生自己的情绪也需要调节。做到这些并不容易，但可以概述为医生需要在支持和理解的环境下坦诚面对。

关键词：并发症，失误，疏忽，复原，外科医生，应对

28.1 背景

外科医生都经历过患者出现并发症。如果一位外科医生声称自己的患者从没有出现过并发症，那么这位医生一定是根本不做手术、欺骗他人、欺骗自己或没有意识到。

> 每一位外科医生的灵魂深处都有一块小小的自留地，这是个充满痛苦和遗憾的地方，在这里他会不时地去祈祷，并为自己的失败寻找答案。
> ——Rene Leriche，《外科哲学》（法），1951

在本章中，将介绍如何避免出现并发症、并发症如何对外科医生造成影响、如何避免诉讼。同时也会介绍一些策略，帮助外科医生处理并避免成为第二受害者。

28.2 并发症和失误

28.2.1 什么是并发症

临床上并非所有的不良结果都是并发症。Dindo将不良结果定义为并发症、后遗症和治疗失败。并发症是偏离了正常术后流程的不良结果，后遗症是可以预料的后果（掌指关节融合后关节僵直，大多角骨切除术后捏力降低），治疗失败是手术目的并没有达到（筋膜切除术后残留屈曲挛缩，肿瘤切除术后肿瘤残留，植骨术后依然骨不连）。

28.2.2 发生并发症的可能性

为什么并发症发生率很重要？

如果我们知道一种并发症的发生率，接下来我们可以做两件重要的事情：在知情同意过程中给予患者警示；采取可能的措施降低并发症风险。

不要相信文献中的发生率

并发症发生的可能性更多的是一种推测，而不是事实。我们可以在杂志和专著上得到一些数据，但这些发表的文章容易受到确认偏倚 Ascertainment Bias 的影响（外科医生会经常承认每一个并发症吗？更不必说发表他们的高发生率了），也容易受到发表偏倚 Publication Bias 的影响（杂志希望发表不良结果的文章吗？）。此外，即便并发症发生率看起来很低，但需要注意的是在一个小的病例系列中置信区间才能揭示潜在的高发生率。

对临床工作的统计

外科医生应该了解病例治疗的临床效果，这其

9

中应该包含有收集并发症发生的系统，各种电子软件系统均可应用。记录每一个并发症需要做很多工作，但收集的数据可以使外科医生了解如何改进治疗，同时也可使患者了解医生的治疗会带来并发症的概率。

28.2.3 如何判断并发症是否为过失性？

区分并发症、过失及疏忽是十分重要的。治疗过失能够引起并发症，但不是所有的并发症都由过失所致，并且不是所有的过失都由疏忽所致。患者、医生及律师应该理解它们之间的不同。

有些并发症是由于自然事件引起的不可避免的偏离治疗预期的结果，比如感染、复杂区域疼痛综合征（CRPS）、骨不连、腕管瘢痕疼痛和 Colles 骨折后拇长伸肌（EPL）腱断裂。有些并发症的发生反映了该并发症的发病率，无论手术进行得多么顺利，它都会在一定比例的患者中发生，比如 Sauve-Kapandji 术后关节不稳、STT 切除术后腕中关节炎以及舟状骨固定术后骨不连。

可以被患者理解及接受（非疏忽所致）的手术失误所致的并发症：在复杂的掌腱膜挛缩翻修术中切断了指神经，粉碎性骨折的内固定螺钉放置不是非常完美，筋膜切开术后切口闭合过紧，钻头尖折断，克氏针激惹侧副韧带导致近端指间关节僵硬。

疏忽所致并反映了医生的不当决策的并发症：示指近端指间关节硅胶假体置入后不稳定，年轻的重体力劳动者腕关节置换术失败。

疏忽所致并反映了拙劣的手术技术的并发症：桡骨远端螺钉拧入关节腔内，腕管松解术中伤及正中神经，术中不仔细致皮神经损伤引起 CRPS，金属植入物手术中未应用 X 线透视。

疏忽及较差的业务水平所致的并发症：搞错了手部部位，未按照指南预防从而导致血栓形成或感染，术前未查看影像资料，术后制动不充分。

医生治疗团队导致并且超出了外科医生管制范畴的并发症：术中或门诊时其他医生未按照无菌原则操作引起的感染，麻醉深度不够导致患者的无意识活动，不正确康复治疗。

患者过失引起的并发症：舟状骨骨不连的患者未戒烟，感染的患者擅自移除伤口敷料，骨折畸形愈合的患者自行过早摘除了石膏外固定或克氏针。

28.3 并发症的避免

28.3.1 外科医生的胜任能力

一个称职的外科医生不仅仅指他的手术技术，还有术前的治疗决策以及使患者对于治疗完全理解并且知情同意，同时还包括治疗术后并发症的能力。后者所述不仅仅是身体治疗的技术能力，还有心理及情绪治疗的能力。

28.3.2 外科医生如何避免并发症的发生？

没有任何一个医生可以避免所有的并发症，但所有的医生可以避免某些特定的并发症。当患者出现并发症时，医生会始终觉得负有责任并且心情难以愉悦，因此对于外科医生而言，必须要尽其所能地避免并发症的发生。

· 为每个患者选择最适合的手术——体操运动员不会接受第 1 腕掌（CMC）关节融合，而道路挖掘工人不会接受会导致 CMC 关节不稳的大多角骨切除术。

· 选择自己培训过并且经历过的手术——当医生完成手术例数越多，就越能出色地完成它。

· 避免进行实验性手术——一项手术技术成熟之前并且其潜在的弊端被发现之前，要经过许多中心的许多医生来验证和实践。患者并不是实验动物。

· 要熟知手术的潜在并发症并尽力去避免——桡骨掌侧钢板放置在桡骨分水岭线以近来避免肌腱激惹断裂，对于 STT 骨性关节炎要做舟状骨远极最小限度地切除。

· 术中应用手术放大目镜——避免损伤神经血管。

· 保持手术的仔细谨慎——完美的肌腱缝线位置，仔细创口闭合，每个内固定螺钉长度要检查两次。

· 仔细制订术后康复计划——确保近指间关节置换术后几天内进行康复训练以避免关节僵硬，不要过早更换敷料否则引起感染，在正确的时间应用正确的夹板固定。

· 遵循治疗指南——WHO 清单，洗手，"肘关节以下裸露"。

· 应用循证医学证据而不是自身观点——血栓预防和抗生素预防不应用于所有患者，仅应用于推荐的患者。

- 告诫患者不要吸烟，这点经常被忽略。
- 术前确保血糖和抗凝药剂量得到控制。

28.3.3 知情同意

知情同意是处理并发症的关键

如果患者充分意识到并发症是有可能发生的，那么术后出现不可避免的并发症，患者将与医生共同面对。这就是术前知情同意十分重要的原因。如果术前进行了充分告知，一旦出现术后并发症，患者会认为医生的术前告知是明智的，并且会配合医生共同应对。如果术前告知不充分，一旦出现并发症，患者会认为医生不称职。

治疗预期

不要在术前给患者建立不切实际的术后预期，否则将增加患者不满意的概率，因为即便患者的术后效果处于平均水平，他们也会认为术后效果没有医生描述的那么好。明智的做法是建立一个低于平均水平的术后效果及高于平均水平的术后并发症发生率的预期。当患者术后效果满意且无并发症时，他会觉得医生技艺高超；患者也比较容易接受较差的术后效果和并发症的出现。

患者的权力

在决定接受手术治疗之前，每一位患者都有权知晓3个关键的问题：

- 手术从来都不是非做不可的，它只是一个治疗选项。有时候什么都不做，或者尝试简单的药物注射或夹板制动，也是明智的决定。
- 大多数情况下，是有多种手术方式可选的，每一种术式都有各自的治愈率。患者应该选择哪种术式对他们最有益处的，而不是由医生来选择。
- 如果术后并发症出现，任何手术都有可能效果不佳，一些并发症（神经损伤、严重的CRPS）可能是不可逆的，并且可能比术前的情况更糟。

28.4 并发症发生后该怎么做？

28.4.1 坦诚面对

正视并接受并发症的出现

如术后出现并发症，虽然医生有责任向患者进行告知，但医生首要责任是自己要接受这个结果。

否认并发症的出现对于医生是一个非常具有诱惑的选择，尤其是在其自身有失误的前提下。医生对于并发症的情绪反应（之后会更加详细地进行细节论述），可能会使其倾向于不接受治疗进展不顺利的事实。如果并发症出现，要去正视它而不是去否认，不要对它不重视。要告诉自己，你会处理得很好。

分析

无论是何种并发症，医生都必须接受事实，然后试图准确地找出并发症的原因。分析找出原因——并发症是不可避免的，还是可以接受的失误，抑或是疏忽所致？

找出并发症的责任主体

医生原因；并发症由不可避免的自然事件引起；概率原因——尽管手术高质量完成但仍会有一定比例的患者会出现并发症；制度原因；团队原因；患者自身原因。

28.4.2 并发症出现后要告知患者

大多数理智的患者都能够理解可避免并发症与不可避免并发症的区别，并且积极配合医生治疗。有些和善仁慈的患者能够理解医生也是凡人，也会犯错误。也有一些患者会认为任何并发症都是疏忽所致的过失，并且发起诉讼。

因此一旦术后并发症出现，医生要让患者知道：

- 向患者解释发生了什么。
- 对患者的情况感同身受。
- 以人性化及职业化的方式，让患者意识到医生与患者一样关注病情进展。
- 让患者确信如果并发症的出现是失误的话，医生会勇于承担。
- 尽医生自己所能与患者共同努力治疗并发症。
- 治疗的过程中，患者可以随时提出问题。
- 如果患者有意愿的话，主治医生可以帮助患者请另一名医生向患者提供其他治疗方案。
- 患者经常会在并发症出现的时候责备自己，无论引起并发症的是自然原因还是医生原因，医生都应该帮助患者消除这种内疚感。

永远不要做下面的事情：

- 对于已出现的并发症予以否认。
- 给出错误的解释。
- 使并发症看起来微不足道——即便医生认为并

发症是微不足道的，患者却不这样认为。

·责备患者。

28.4.3 如何处理不可避免的并发症

医生一定要向患者解释并发症及其原因。要坦诚地解释为什么医生会认为这种并发症是自然的以及不可避免的。要以感同身受及让人容易接受的方式完成上述工作，而不是以盛气凌人及推诿逃避的方式。当医生试图去抱怨并发症而不是想对并发症负责时患者是会注意到的。并发症的出现会让医生充满负疚感、倍感压力及失望，医生此时的个人观点理所当然是有所偏颇的。

与患者一起回顾适应证及知情同意

这种情形下的谈话是艰难的，尤其谈话对象是充满了愤怒、猜疑及焦虑的患者。最初手术的适应证要以支持性的非辩护性的方式进行回顾。此种情况下，术前知情同意显得十分重要——如果医生帮助患者回顾整个知情同意过程，那么理智的患者将意识到自己是小概率事件的不幸受害者，他们会选择继续相信医生。

其他解决方案

如果谈话失败，询问患者是否需要其他解决方案。有时如果医生解释病情后患者没有完全释怀，他们甚至会启动法律程序。

28.4.4 如何处理失误

如果外科医生没有足够的坦诚及策略来处理并发症，那么患者将对医生失去尊重及信心并会心生埋怨，并且大概率会寻求另一位医生甚至是律师的帮助。一定要重视患者的焦虑、压力和疑虑。

并发症是否为疏忽所致失误？

失误出现后，医生此时是充满负疚感、倍感压力及失望的，其个人观点理所当然是有所偏颇的。如果患者觉得医生不坦诚，可能会咨询其他医生甚至咨询律师来甄别并发症是由非疏忽还是由疏忽失误所致。

每个患者在生活中都犯过一些出于好意的错误。因此，即便并发症是医生的疏忽或者非疏忽所致，如果医生与患者的交流是真诚、谦逊、设身处地的，

善意的患者也可能会选择谅解。医生如果与患者共同面对并且尽量说明如何治疗或缓解并发症，患者也依然会选择相信医生。许多患者都希望医生对于自己的治疗经验能够帮助到出现类似情况的其他患者。

疏忽所致的失误

有时，患者确实应该得到赔偿，因为医生所犯错误十分愚蠢，是稍加留心就可以避免的，比如术中未用 X 线透视导致克氏针刺穿了正中神经，再比如为了治疗次要症状而进行不必要的截骨术，但因为技术不过硬导致骨不连。如果不可接受的失误导致患者不可逆性损伤，那么医生应该协助患者启动赔偿程序而不是混淆视听，这最终将降低成本、减少压力、减少对抗。以上情况在密歇根失误披露程序（Michigan Error Disclosure Program）中有详细的说明。

28.5 并发症对于医生的影响

28.5.1 第二受害者

诸如雷电击毁房屋或病毒大流行之类的自然灾难会影响每一个人，但外科"自然灾难"会影响无辜的外科医生。就像飞行员一样，医生与其他人相比不容易出错，但与律师或会计师不一样的是，医生出错的结果会更严重并且不能简单地用金钱来解决。一项关于 7900 名外科医生的调查发现，手术失误后的 3 个月内抑郁症发生率较高并且生活质量较低。

我们必须牢记遭受并发症折磨的是患者，因此要以患者的感受优先。然而，我们也不能低估或忽略患者出现并发症对于医生的影响。每名医生的性格不同，因此他们对于这种影响的反应也不同。有的医生受的影响比较大，而有的医生可能不受影响。这两种情况都有不妥。如果医生太过敏感，那么他们将经历难以控制的焦虑、负疚及失去自信，从而破坏了他们重新成为一名高效医生的能力。如果医生太过迟钝，那么他们可能不会设身处地地为患者着想，或者不会具备成为更优秀医生的领悟力。

医生确实可以成为第二受害者。

28.5.2 心理影响

患者术后如果发生并发症，主治医生也会经历心理上的影响。

由于手术并发症的出现，医生会患有抑郁与倦怠综合征，这不仅会影响医生及其家庭，也会影响医生的临床工作及其他患者的安全。

即便诸如关节感染等并发症的出现并不是医生的过错，但也会对医生产生很大心理影响。

常见的表现包括：负疚感，焦虑，难为情，悲伤，愤怒，信心受挫，担心声名受损，担心患者，惧怕讼诉，影响工作及业余生活，反思，不安。

28.5.3 抑郁与倦怠

外科医生有与他人交流的需要，以获得个人心理及职业上的安慰，他们需要从不良事件中汲取经验教训。然而，由于某些因素的原因，医生可能会排斥这种交流，这些因素包括医院的追责制度，同事的猜忌、诉讼的风险以及对于医生坚强和理性的期望。这些因素使得医生陷入消极反应——抑郁与倦怠的先兆。

28.6 应对策略

28.6.1 心理策略

医生应对方式有很多：

· 与值得信赖的前辈讨论和请教。

· 合理地解释并发症，并且意识到并发症是不可避免的，同时对患者已经进行充分告知。

· 接受发生在我们身上的错误；如果我们想要获得作为一名医生的情感回报，那么我们必须接受失败的情感压力。

· 与患者开诚布公地谈话来寻求解决方法。

· 加强相关手术的学习——阅读资料，参加培训班，与上级医生共同再次完成该手术。

· 发表病例报道，撰写文章，将相关并发症融入授课中。通过让别人从中汲取经验教训来减轻自己的负疚感。

· 制订方案，防止并发症再次发生。

· 不要逃避后退——从哪里跌倒，就从哪里爬起来。

其他对于并发症的处理策略包括：谨慎，增加与家人和朋友在一起的时间，锻炼，艺术创作，个人爱好，不要滥用药物、饮酒及其他有害物。

28.6.2 风险规避

在并发症出现后外科医生在治疗上经常会变得比较保守。与年轻有抱负并且经验不十分丰富的青年医生相比，年龄较大的经验丰富的外科医生确实倾向于选择保守治疗或相对简单易行的手术。这有可能是多年来负面治疗结果日积月累所导致的，同时这也是并发症的积极一面——防止类似的患者出现并发症。

然而，风险规避也有消极的一面，因为这会使患者失去潜在更有价值的治疗方法。以前的糟糕经历不应该无休止地影响未来的治疗决策。

举个例子，腕关节置换对于融合而言具有很多优点，比如更好的关节活动度、更好的外观以及更好的患者满意度。然而，一定比例的患者会出现术后功能不理想，并要求关节融合。如果医生以前有过关节置换失败病例，那么他未来将不会选择关节置换，以至于他的患者将被剥夺一个很有价值的治疗选项，并且患者没有机会根据自身的情况对手术方案做出选择。

28.6.3 医院文化

许多医疗机构会有追责及失误零容忍的氛围，或者经历了并发症不良事件的医生可能会感觉到这种氛围。这种情况是不可取的。针对这种情况，医疗机构应该建立起监督、情感支持以及学习等相关制度。

28.6.4 恢复

并发症出现后，外科医生的心理按照以下顺序恢复：①混乱及事故反应期；②侵入性思维期；③恢复完整期；④忍受调查期；⑤情感急救期；⑥结局。

第6阶段结局之后会有3种结果：离职、像往常一样工作及兴致勃勃的投入工作。无论最后结局如何，并发症的发生是一段足以改变生活的经历，它可能会对医生有持续的影响。

28.6.5 复原

幸运的是，大多数医生都能够走出并发症不良事件的阴影，并且接受在职业生涯中会不可避免地出现并发症。

并发症事件的处理经验会帮助医生更好的决策、更加注重知情同意、获得更细腻的技术、更加理解患者处境、更加谨慎。某种程度上，这个认知过程会使医生减少负疚感并从糟糕经历中得到宝贵经验。

28.6.6 小结

对于并发症的处理策略可以总结为在支持理解的环境中坦诚地面对和总结。

推荐阅读

作者推荐两本相关的著作：①作者 Gawande A. 书名 *Complications. London*，出版信息：UK：Profile Books；2003。②作者 Marsh H. 书名 *Do No Harm*。出版信息：London，UK：Orion，2014。

参考文献

[1] Wu AW. Medical error: the second victim. The doctor who makes the mistake needs help too. BMJ. 2000; 320(7237):726–727.

[2] Dindo D, Demartines N, Clavien P-A. Classification of surgical complications: a new proposal with evaluation in a cohort of 6336 patients and results of a survey. Ann Surg. 2004; 240(2):205–213.

[3] Kachalia A, Kaufman SR, Boothman R, et al. Liability claims and costs before and after implementation of a medical error disclosure program. Ann Intern Med. 2010; 153(4):213–221.

[4] Hilfiker D. Facing our mistakes. N Engl J Med. 1984; 310(2):118–122.

[5] Shanafelt TD, Balch CM, Bechamps G, et al. Burnout and medical errors among American surgeons. Ann Surg. 2010; 251(6):995–1000.

[6] Ullström S, Andreen Sachs M, Hansson J, Øvretveit J, Brommels M. Suffering in silence: a qualitative study of second victims of adverse events. BMJ Qual Saf. 2014; 23(4):325–331.

[7] Pinto A, Faiz O, Bicknell C, Vincent C. Surgical complications and their implications for surgeons' well-being. Br J Surg. 2013; 100(13):1748–1755.

[8] Han K, Bohnen JD, Peponis T, et al. The surgeon as the second victim? Results of the Boston Intraoperative Adverse Events Surgeons' Attitude (BISA) study. J Am Coll Surg. 2017; 224(6):1048–1056.

[9] Srinivasa S, Gurney J, Koea J. Potential consequences of patient complications for surgeon well-being: a systematic review. JAMA Surg. 2019; 154(5):451–457.

[10] Shanafelt TD, Balch CM, Bechamps GJ, et al. Burnout and career satisfaction among American surgeons. Ann Surg. 2009; 250(3):463–471.

[11] Mallon C, Gooberman-Hill R, Blom A, Whitehouse M, Moore A. Surgeons are deeply affected when patients are diagnosed with prosthetic joint infection. PLoS One. 2018; 13(11):e0207260.

[12] Pratt S, Kenney L, Scott SD, Wu AW. How to develop a second victim support program: a toolkit for health care organizations. Jt Comm J Qual Patient Saf. 2012; 38(5):235–240, 193.

[13] Turner K, Johnson C, Thomas K, Bolderston H, McDougall S. The impact of complications and errors on surgeons: Do surgeons need support—and, if so, what kind? RCS Bull. 2016; 98:404–407.

[14] Scott SD, Hirschinger LE, Cox KR, McCoig M, Brandt J, Hall LW. The natural history of recovery for the healthcare provider "second victim" after adverse patient events. Qual Saf Health Care. 2009; 18(5):325–330.

9

第二十九章　并发症：对患者的影响

Terry L. Whipple

摘要

　　相对于外科手术的挑战而言，手外科术后并发症对患者的影响更加深远。若要达到患者对于手术的完全知情同意，需要使患者建立合理的治疗预期及其对医生和团队的信任。手术并发症会给患者的功能恢复和生活带来不便，患者需要承受并发症带来的额外负担，并且患者与家人、同事和朋友之间的关系被并发症所扰乱。并发症发生后患者的情绪压力和手功能的丧失是手术风险的一部分。按照《希波克拉底誓言》所述，上述的情况也是一个优秀外科医生的职责。

　　关键词：信任，不便，负担，功能，希波克拉底誓言，职责，结果

29.1　引言

　　每名即将接受手术的患者都有对于治疗的预期。理论上，对于整个治疗涉及的各方（医生、护士、患者、家庭、雇主、律师、保险机构）来说，治疗预期是完全一样或至少相似的。然而，由于各种原因，有时候手术的结果与预期是不相符的。手术治疗的结果可能超出预期或者差于预期，又或者最终效果被术后并发症所推迟或改变。

　　没有人希望看到术后出现并发症，但并发症确实会意外出现。即便意外并发症的转归最终与预期结果是一样的，但也需要很长的恢复过程，往往需要承受额外的治疗及手术，其他科室专家的会诊，额外的康复训练。如果术后并发症极大地改变了手术的最终结果，那么其对于患者的影响是深远的。

　　避免并发症，降低并发症风险，这是每个优秀医疗团队的职责，每名团队成员也都应该承担相应的职责。手外科患者与其他患者一样，通常术前医生会给予患者关于手术治疗的知情同意，知情同意会引导患者对于手术的预期。医生强调知情同意不仅仅是强调术前签名表中列出的意外损伤，也包括让患者理解替代治疗方案的利弊和选择手术入路的原因。术前准备涉及手术风险的管控——包括用药调节、忌口、术前训练、健康状态、术后康复流程、

夹板固定以及其他许多因素。

　　从患者角度来看，并发症导致的手部手术疗效的推迟或显著改变可分为多个种类，本章中，我们大致将其分为以下几个种类：信任、对患者造成的影响、患者付出的代价以及功能。

29.2　信任

　　手外科患者与其医生的接触可能是简短并紧急的会面，或者已经经过了一段时间的接触。这种医患的关系可能源自急诊科的手外伤会诊，或者源自网络查询、康复训练师的介绍，又或是朋友的推荐。这种关系建立在患者对医生及其团队的信任及信心。为什么患者会躺下来接受麻醉，把自己手的未来托付给医生实施手术？患者必须对医生的能力充满信任和信心。外科医生不应仅仅是手术匠，也应该致力于患者的利益。

　　手术并发症可以轻易地破坏患者信任感。帮助患者在术前建立牢固的信心，一旦术后出现并发症可以极大地有助于维持患者的信任感，这就是术前知情同意的重要性，也是向患者灌输医生眼中的人类价值观的重要性。医患信任关系在这个过程中建立，它可能在急诊情况下快速构建，或者在临床诊治过程中随着时间的推移缓慢地构建。医患之间一定要建立信任关系。

　　由于术后出现并发症而失去患者的信任，可以对医生多年来的声望造成影响。心怀不满的患者可能会大声叫嚷，产生负面影响。对于出现手术并发症的患者，指责是其自然的反应。患者首先会指责谁呢？医生或者医疗团队。对于患者而言，经历了不当行为的感觉、假想的手术失误、失礼、疏忽、不被重视的感觉，所有这些都可能在社区中形成不好的影响。如果医生不能恰当处理，患者对于并发症的看法会掩盖其最初求医的问题。

29.3　对患者造成的影响

　　手外科并发症可以对患者造成暂时的或者永久

9

的不便。前面的章节已经介绍了与手外科手术相关的各种类型的常见并发症。比如，通过稳定骨折端或静脉包裹神经吻合口等方式及时地处理有时可以缓解并发症的影响，但是如果并发症发生或者发现得较晚，再次住院手术、延长 PT 或 OT 或者抗生素治疗都可能推迟患者的功能恢复、延缓回到工作岗位的时间或舒适生活的回归，治疗和恢复的时间要比术前预计的长很多。

并发症对于患者的影响无法概括描述。手是肢体的功能性终端单位。手的每一个部分失去作用都是一种损害。患者哪侧是利手、年龄、生活方式、家庭角色、财务供应以及伴发病等因素都对手术并发症造成的不便有所影响，这些影响的不仅仅是患者本身，同时也影响患者的同事、工作项目计划、患者对于家人或朋友的生活依赖、家庭责任、日常生活的独立完成以及许多需要他人替办或协助的事项。并发症的出现影响的不仅仅是个人，还会对患者生活圈的许多人造成不便的影响。

29.4 患者付出的代价

治疗手术并发症需要相关费用的支出，因此预防术后并发症是非常必要的。为了评估治疗并发症所需的保险报销费用，需要投入无法估量的时间和精力。为尽可能达到术前最初的预期，并发症出现后的治疗过程所需的时间和医疗资源是成倍增加的，也就是说这个过程增加了保险公司和患者本人的治疗费用。所有的术后并发症都需要增加治疗费用。

治疗并发症可能需要额外的手术及麻醉。手术室或重症监护室的费用较高，额外的康复治疗也需要费用，任何此类治疗都需要额外的费用支出。手术并发症后需要其他科室专家会诊，这其中可能涉及感染科、心血管科、泌尿科、普外科、血管外科、神经科、康复科，如果并发症对患者的心理有严重影响，还要涉及心理科。所有这些额外支出最终都是患者来承担。

但是患者不仅仅需要经济上的额外支出，还需要承受并发症带来的心理上的压力。这种压力也会给患者带来影响，它可能引起患者的依赖、强迫、情绪不稳定以及挫折感，从而影响患者的家庭关系、朋友及就业雇佣关系，这些无形的支出也可能是暂时的或是永久性的。一名好的手外科医生会理解患者这些情感上的压力和负担，并且应该为患者提供适当的咨询或帮助。

手外科术后并发症可能会对患者的工作造成影响。同时也要考虑到患者供养家庭、抵押贷款或其他债务偿还的能力。医生可以考虑利用经济援助计划项目为患者减轻负担。并发症带来的经济负担给患者造成了额外的压力。

29.5 功能

手是上肢的功能性终端单位，它可以用来完成创造、维修、塑造、交流、保护和情感表达。从婴儿护理到家庭打扫、从打字到图画、从付款到手术的实施，再到更换轮胎或打招呼，手的作用是独一无二的。与医生一样，患者也十分珍爱他们的手。作为手外科医生要牢记：每一个手外科手术对于患者的手功能来说都是具有不确定性的危险性经历。

前面几章已经提到过，手术并发症可能会导致手部僵硬、感觉丧失、关节稳定性或力量丧失，这会严重影响患者的手功能。手术并发症通常会导致手功能受损，《美国医学会永久性损伤评估指南》(*The AMA Guide to the Evaluation of Permanent Impairment*)中规定手部损伤对于患者整体的影响具有很高的百分比。如果并发症能够被缓解或者治愈，也将避免永久性损伤，否则持续的功能受损会对患者在经济上和心理上造成永久的影响。患者对于手功能的依赖不应该低估。

改善手功能和舒适度是外科治疗的最常见原因。考虑到手术并发症会对手功能造成进一步损害，医生在手术前关于并发症的预防应该经过深思熟虑。在这里，回顾一下《希波克拉底誓言》中的一条原则，就像 1964 年波士顿塔夫茨大学医学院院长 Louis Lasagna 医生提到的："我将牢记我治疗的不单单是发热及癌症等疾病本身，而是一个活生生的患者，他的疾病可能会影响到家庭和经济的稳定。如果我要进行彻底的治疗，这些相关的问题都是我的职责所在。"

因此，希望我们手外科医生能为患者提供更好的治疗，首先要做一名人道主义者，其次才是作为医生。预防手外科手术后所有潜在的并发症，如果并发症发生了，要减缓其诸多的负面效应。

参考文献

[1] Rondinelli RD, ed. Guides to the evaluation of permanent impairment. 6th ed. USA: American Medical Association; 2008.
[2] Practo. https://doctors.practo.com/the-original-and-revised-version/. Published March 10, 2015.

索引